全国中医药行业高等教育"十四五"规划教材

全国高等中医药院校规划教材（第十一版）

针刀医学

（新世纪第三版）

（供针灸推拿学、中医学、中医骨伤科学、

中西医临床医学等专业用）

主 编 郭长青

中国中医药出版社

·北 京·

图书在版编目（CIP）数据

针刀医学 / 郭长青主编 . —3 版 . —北京：
中国中医药出版社，2023.8
全国中医药行业高等教育"十四五"规划教材
ISBN 978-7-5132-8198-0

Ⅰ . ①针… Ⅱ . ①郭… Ⅲ . ①针刀疗法—中医学院—
教材 Ⅳ . ① R245.31

中国国家版本馆 CIP 数据核字（2023）第 098117 号

融合出版数字化资源服务说明

全国中医药行业高等教育"十四五"规划教材为融合教材，各教材相关数字化资源（电子教材、PPT 课件、视频、复习思考题等）在全国中医药行业教育云平台"医开讲"发布。

资源访问说明

扫描右方二维码下载"医开讲 APP"或到"医开讲网站"（网址：www.e-lesson.cn）注册登录，输入封底"序列号"进行账号绑定后即可访问相关数字化资源（注意：序列号只可绑定一个账号，为避免不必要的损失，请您刮开序列号立即进行账号绑定激活）。

资源下载说明

本书有配套 PPT 课件，供教师下载使用，请到"医开讲网站"（网址：www.e-lesson.cn）认证教师身份后，搜索书名进入具体图书页面实现下载。

中国中医药出版社出版

北京经济技术开发区科创十三街 31 号院二区 8 号楼

邮政编码 100176

传真 010-64405721

三河市同力彩印有限公司印刷

各地新华书店经销

开本 889×1194 1/16 印张 28.25 字数 753 千字

2023 年 8 月第 3 版 2023 年 8 月第 1 次印刷

书号 ISBN 978-7-5132-8198-0

定价 95.00 元

网址 www.cptcm.com

服 务 热 线 010-64405510 微信服务号 zgzyycbs
购 书 热 线 010-89535836 微商城网址 https://kdt.im/LIdUGr
维 权 打 假 010-64405753 天猫旗舰店网址 https://zgzyycbs.tmall.com

全国中医药行业高等教育"十四五"规划教材
全国高等中医药院校规划教材（第十一版）

《针刀医学》
编 委 会

主 编

郭长青（北京中医药大学）

副主编

李石良（中日友好医院）　　　　　　董宝强（辽宁中医药大学）

杨永晖（安徽中医药大学）　　　　　李瑞国（河南中医药大学）

董 博（西安交通大学）　　　　　　刘福水（江西中医药大学）

刘建民（湖北中医药大学）

编 委（以姓氏笔画为序）

万 飞（重庆医药高等专科学校）　　万全庆（浙江中医药大学）

王卫国（山东中医药大学）　　　　　王为民（天津中医药大学）

尹 聪（山东第一医科大学）　　　　田雪梅（甘肃中医药大学）

付 磊（湖南中医药大学）　　　　　宁 煜（首都医科大学）

司原成（贵州中医药大学）　　　　　毕 衡（云南中医药大学）

师 帅（黑龙江中医药大学）　　　　任旭飞（济宁医学院）

刘 鹏（广州中医药大学）　　　　　李晓峰（河北中医药大学）

李德华（成都中医药大学）　　　　　张 义（北京中医药大学）

张 冲（广州中医药大学）　　　　　张存权（宁夏医科大学）

陈 梅（南京中医药大学）　　　　　陈贵全（西南医科大学）

邵水金（上海中医药大学）　　　　　金晓飞（山西中医药大学）

周 钰（新疆医科大学）　　　　　　周红海（广西中医药大学）

郑雷刚（内蒙古医科大学）　　　　　修忠标（福建中医药大学）

高 月（大连大学）　　　　　　　　龚小钢（北京联合大学）

学术秘书（兼）

张 义（北京中医药大学）

李灿东（福建中医药大学校长）

杨　柱（贵州中医药大学党委书记）

余曙光（成都中医药大学校长）

谷晓红（教育部高等学校中医学类专业教学指导委员会主任委员、北京中医药大学教授）

冷向阳（长春中医药大学校长）

宋春生（中国中医药出版社有限公司董事长）

陈　忠（浙江中医药大学校长）

季　光（上海中医药大学校长）

赵继荣（甘肃中医药大学校长）

郝慧琴（山西中医药大学党委书记）

胡　刚（南京中医药大学校长）

姚　春（广西中医药大学校长）

徐安龙（教育部高等学校中西医结合类专业教学指导委员会主任委员、北京中医药大学校长）

高秀梅（天津中医药大学校长）

高维娟（河北中医药大学校长）

郭宏伟（黑龙江中医药大学校长）

彭代银（安徽中医药大学校长）

戴爱国（湖南中医药大学党委书记）

秘书长（兼）

陆建伟（国家中医药管理局人事教育司司长）

宋春生（中国中医药出版社有限公司董事长）

办公室主任

张欣霞（国家中医药管理局人事教育司副司长）

张峐宇（中国中医药出版社有限公司副总经理）

办公室成员

陈令轩（国家中医药管理局人事教育司综合协调处副处长）

李秀明（中国中医药出版社有限公司总编辑）

李占永（中国中医药出版社有限公司副总编辑）

芮立新（中国中医药出版社有限公司副总编辑）

沈承玲（中国中医药出版社有限公司教材中心主任）

全国中医药行业高等教育"十四五"规划教材
全国高等中医药院校规划教材（第十一版）

编审专家组

组　长

余艳红（国家卫生健康委员会党组成员，国家中医药管理局党组书记、局长）

副组长

张伯礼（天津中医药大学教授、中国工程院院士、国医大师）

秦怀金（国家中医药管理局党组成员、副局长）

组　员

陆建伟（国家中医药管理局人事教育司司长）

严世芸（上海中医药大学教授、国医大师）

吴勉华（南京中医药大学教授）

匡海学（黑龙江中医药大学教授）

刘红宁（江西中医药大学教授）

翟双庆（北京中医药大学教授）

胡鸿毅（上海中医药大学教授）

余曙光（成都中医药大学教授）

周桂桐（天津中医药大学教授）

石　岩（辽宁中医药大学教授）

黄必胜（湖北中医药大学教授）

前 言

为全面贯彻《中共中央 国务院关于促进中医药传承创新发展的意见》和全国中医药大会精神，落实《国务院办公厅关于加快医学教育创新发展的指导意见》《教育部 国家卫生健康委 国家中医药管理局关于深化医教协同进一步推动中医药教育改革与高质量发展的实施意见》，紧密对接新医科建设对中医药教育改革的新要求和中医药传承创新发展对人才培养的新需求，国家中医药管理局教材办公室（以下简称"教材办"）、中国中医药出版社在国家中医药管理局领导下，在教育部高等学校中医学类、中药学类、中西医结合类专业教学指导委员会及全国中医药行业高等教育规划教材专家指导委员会指导下，对全国中医药行业高等教育"十三五"规划教材进行综合评价，研究制定《全国中医药行业高等教育"十四五"规划教材建设方案》，并全面组织实施。鉴于全国中医药行业主管部门主持编写的全国高等中医药院校规划教材目前已出版十版，为体现其系统性和传承性，本套教材称为第十一版。

本套教材建设，坚持问题导向、目标导向、需求导向，结合"十三五"规划教材综合评价中发现的问题和收集的意见建议，对教材建设知识体系、结构安排等进行系统整体优化，进一步加强顶层设计和组织管理，坚持立德树人根本任务，力求构建适应中医药教育教学改革需求的教材体系，更好地服务院校人才培养和学科专业建设，促进中医药教育创新发展。

本套教材建设过程中，教材办聘请中医学、中药学、针灸推拿学三个专业的权威专家组成编审专家组，参与主编确定，提出指导意见，审查编写质量。特别是对核心示范教材建设加强了组织管理，成立了专门评价专家组，全程指导教材建设，确保教材质量。

本套教材具有以下特点：

1.坚持立德树人，融入课程思政内容

将党的二十大精神进教材，把立德树人贯穿教材建设全过程、各方面，体现课程思政建设新要求，发挥中医药文化育人优势，促进中医药人文教育与专业教育有机融合，指导学生树立正确世界观、人生观、价值观，帮助学生立大志、明大德、成大才、担大任，坚定信念信心，努力成为堪当民族复兴重任的时代新人。

2.优化知识结构，强化中医思维培养

在"十三五"规划教材知识架构基础上，进一步整合优化学科知识结构体系，减少不同学科教材间相同知识内容交叉重复，增强教材知识结构的系统性、完整性。强化中医思维培养，突出中医思维在教材编写中的主导作用，注重中医经典内容编写，在《内经》《伤寒论》等经典课程中更加突出重点，同时更加强化经典与临床的融合，增强中医经典的临床运用，帮助学生筑牢中医经典基础，逐步形成中医思维。

3.突出"三基五性",注重内容严谨准确

坚持"以本为本",更加突出教材的"三基五性",即基本知识、基本理论、基本技能,思想性、科学性、先进性、启发性、适用性。注重名词术语统一,概念准确,表述科学严谨,知识点结合完备,内容精炼完整。教材编写综合考虑学科的分化、交叉,既充分体现不同学科自身特点,又注意各学科之间的有机衔接;注重理论与临床实践结合,与医师规范化培训、医师资格考试接轨。

4.强化精品意识,建设行业示范教材

遴选行业权威专家,吸纳一线优秀教师,组建经验丰富、专业精湛、治学严谨、作风扎实的高水平编写团队,将精品意识和质量意识贯穿教材建设始终,严格编审把关,确保教材编写质量。特别是对32门核心示范教材建设,更加强调知识体系架构建设,紧密结合国家精品课程、一流学科、一流专业建设,提高编写标准和要求,着力推出一批高质量的核心示范教材。

5.加强数字化建设,丰富拓展教材内容

为适应新型出版业态,充分借助现代信息技术,在纸质教材基础上,强化数字化教材开发建设,对全国中医药行业教育云平台"医开讲"进行了升级改造,融入了更多更实用的数字化教学素材,如精品视频、复习思考题、AR/VR 等,对纸质教材内容进行拓展和延伸,更好地服务教师线上教学和学生线下自主学习,满足中医药教育教学需要。

本套教材的建设,凝聚了全国中医药行业高等教育工作者的集体智慧,体现了中医药行业齐心协力、求真务实、精益求精的工作作风,谨此向有关单位和个人致以衷心的感谢!

尽管所有组织者与编写者竭尽心智,精益求精,本套教材仍有进一步提升空间,敬请广大师生提出宝贵意见和建议,以便不断修订完善。

国家中医药管理局教材办公室

中国中医药出版社有限公司

2023 年 6 月

编写说明

　　全国中医药行业高等教育"十三五"规划教材《针刀医学》自2017年8月出版以来，得到了广大师生的好评，同时大家也提出了许多宝贵意见和建议。经过5年多的教学和临床实践，针刀治疗的理念不断更新，诊断技术不断完善，治疗方法不断改进。为了更好地适应新时期人才培养的需要，提高教学质量，有必要将上述优秀成果吸收到本次"十四五"规划教材中，以适应针刀医学的快速发展和教学的需要。本教材编委会经过充分讨论确定了本课程教学内容和教材编写体例，在此基础上编写出版了本教材。本教材供针灸推拿学针刀方向、针灸推拿学五年制、中医学五年制、中医学针推八年制、中医骨伤科学、中西医临床医学等专业方向使用。

　　此次编写对上一版教材进行了部分调整。全书分为上篇、中篇和下篇。上篇为基本概念和基本原理，介绍了针刀医学基本概念、针刀医学基础理论、针刀器械及其治疗作用、骨骼肌功能解剖学、体表标志和常用治疗点定位；中篇为针刀治疗常用诊断技术、针刀治疗一般流程和阿是穴新解及针刀技术临床应用；下篇为临床应用，介绍了针刀治疗概述，针刀治疗慢性软组织损伤、骨关节病、周围神经卡压综合征、各科杂病等内容。

　　本教材的主要特色：在继承针刀医学四大基础理论的同时，提出了以软组织力学性能为核心的针刀治疗基础理论。该理论可解释并指导大多数疾病的针刀治疗。此外，本教材增加了针刀治疗常用的体表标志和常用的针刀治疗点的体表定位，根据病变类型分类介绍了常用针刀治疗技术，并且引入了对体态和动作评估方法和针刀术后的康复锻炼方法，将针刀治疗从"以痛为腧"的病变点治疗提升到对人体力学平衡的整体把握。本教材图文并茂，首次收录了大量的实体解剖图，这些图片来自李石良教授所著的《针刀应用解剖与临床》一书，在此特表示感谢。

　　本教材的编写分工如下：第一章由郭长青、张义编写，第二章由郭长青、张义、陈梅编写，第三章由郭长青、张义编写，第四章由毕衡、李晓峰、龚小钢和司原成编写，第五章由邵水金、田雪梅、万全庆、付磊编写，第六章由宁煜、刘福水、董博、尹聪、张义编写，第七章由宁煜、万飞、刘鹏、李德华编写，第八章由刘建民、周钰、陈贵全、高月、任旭飞编写，第九章由万飞、陈梅、王卫国编写，第十章由修忠标、李石良、王为民、张冲编写，第十一章由董宝强、李石良、田雪梅、金晓飞编写，第十二章由杨永晖、李石良、郑雷刚、陈梅编写，第十三章由李瑞国、周红海、师帅、张存权编写。本教材融入了课程思政教学内容，同时附有融合出版数字化资源。

　　在本教材编写过程中，我们力求概念准确，强调知识点，体现出科学性、系统性、先进性和实用性。但由于时间仓促，难免存在不足之处，恳请各位读者提出宝贵意见，以便今后进一步修订提高。

《针刀医学》编委会

2023 年 5 月

目　录

下　篇

上　篇

扫一扫，查阅本章数字资源，含PPT、音视频、图片等

古代中医外科文献常见"针刀"或"刀针"字样，这里的"针刀"与现代的针刀不是同一概念，而是当时针灸器械和外科手术器械的统称，多用于排脓放血。如《严氏济生方·痈疽论治》载："疽之证甚恶，多有陷下透骨者，服狗宝丸，疮四边必起，依前法用乌龙膏、解毒散讫，须用针刀开疮孔，其内已溃烂，不复知痛，乃纳追毒丹于孔中，以速其溃。"《医方考·笔针》载："李王公主患喉痛，数日痛肿，饮食不下。召到医官，尽言须用刀针溃破。公主闻用刀针，哭不肯治。痛迫，水谷不入，忽有一草泽医曰：某不用刀针，只用笔头蘸药痈上，霎时便溃。公主喜，令召之。方两次上药，遂溃出脓血一盏余，便宽，两日疮无事。令供其方，医云：乃以针系笔心中，轻轻划破而溃之尔，他无方也。"

现代的针刀，特指针刀疗法，此疗法在1976年由朱汉章教授发明，经过40多年的应用，已经发展成为一门新兴学科——针刀医学，其具有相对独立的理论依据、治疗手段和研究范畴。

第一节　针刀医学基本概念

针刀医学是基于现代针灸学和外科技术发展而成的一门新兴的交叉学科。近年，针刀医学得到了快速发展，针刀医学理论得到了不断充实、技术得到了不断完善，积累了丰富的临床经验，为学科发展奠定了理论和实践基础。

一、针刀医学的概念

针刀是集合了针灸针和手术刀两者特点，以针刺的形式刺入人体组织，然后完成切开和牵拉等一系列治疗操作的器械。现代针刀器械并非来自古代镵针、铍针等带刃针具，也与这些古代带刃针具无相似性。判断两者是否相似的依据不是外观，而是用途和使用方法。《灵枢·九针论》曰："镵针者，取法于巾针，去末寸半，卒锐之，长一寸六分，主热在头身也。"镵针形如箭头，主要用于浅刺出血，治疗头身热病及皮肤疾患等。《灵枢·九针论》曰："铍针，取法于剑锋，广二分半，长四寸，主大痈脓，两热争者也。"铍针是形如宝剑，两面有刃的针具，用于刺破痈疽，排出脓血。古代镵针和铍针用于放血和排脓，而针刀大多用于对软组织的松解，以治疗运动系统慢性损伤或经筋痹证，所以两者是没有关联的。很多人误认为针刀器械来自传统九针中的带刃针，针刀的来源和概念存在争议，同学们应当树立不迷信不盲从的批判性思维，以及独立思考和实事求是的意识，提高辨识能力和社会责任意识。

针刀疗法是在针刀医学理论指导下，以针刀为主要工具，以解剖学为支撑，参考外科技术，形成的一种新的治疗方法。

针刀医学是以针刀医学理论为指导，以针刀器械为工具，以针刀疗法为手段来防治疾病的新兴学科，是研究针刀疗法的作用效应、作用机制及作用规律的学科。

针刀医学是医学的一个新兴分支学科，并非脱离中、西医学凭空产生的一门新医学，而是以现有的医学研究成果为基础，为了满足临床需求，创新发展而成的一个相对独立的新的医学分支学科。针刀医学是学科名称，没有其他特殊含义。我国国家标准《学科分类与代码》（GB/T13745-2009）中，以医学命名的各级学科有 38 个，如放射医学、保健医学、口腔医学、运动医学、老年医学等。

二、针刀医学的内容

（一）针刀基础理论研究

基础研究是认识自然现象，揭示自然规律，获取新知识、新原理、新方法的研究活动。基础研究不能直接解决临床问题，但它是应用技术的基石，直接决定着应用技术的发展水平。只有不断加深对人体病变规律及针刀治疗的作用效应、作用机制和作用规律的了解，才能不断优化针刀应用技术，解决更多的临床问题。早期朱汉章教授提出了针刀医学四大基础理论，后来经过不断的基础研究，人们对软组织的生理功能、病变规律有了一定的认识，指导针刀治疗的正是这些来自基础研究的成果。此外，人们也在逐渐展开针刀疗法对病变组织、器官的作用效应、作用机制和作用规律的研究，其结果也必然成为针刀治疗指导理论。

（二）应用解剖学研究

针刀医学所需的应用解剖学包含两方面内容，即解释针刀治疗机制和指导针刀治疗操作。针刀医学常以软组织为切入点，治疗过程的基础是穿刺，因此要从软组织与神经、血管、骨、关节的关系角度解释疾病的发生和针刀治疗的机制。

解剖学是一门古老而成熟的学科，解剖学在当代的发展主要是满足临床的各种需求。中医药院校本科阶段设有正常人体解剖学和局部解剖学课程，尚不能满足针刀临床应用的需求。虽然国内外学者在解剖方面已经做了大量研究，形成了诸如表面解剖学、触诊解剖学、断层解剖学、手术入路解剖学等，但这些研究并不是针对针刀治疗，虽然可以为针刀治疗提供帮助，但仍不能完全解释针刀治疗机制和指导针刀操作。因此，针对针刀医学临床实际需求进行解剖学研究是非常有必要的，而且是针刀医学的重要内容。

（三）针刀器械研究

针刀器械是针刀治疗所依赖的主要工具，对于针刀治疗来说具有至关重要的作用。最初的针刀器械由注射针头发展而来，经过朱汉章教授以及广大医学工作者的共同努力，形成了多种不同类型、不同材质、不同用途，甚至不同流派的针刀器械。为了不断满足临床需求，方便治疗操作，提高治疗效果，减少不良反应，针刀器械不断得到改良，如近年来产生了专门用于治疗腱鞘炎的镰形针刀和推割刀，用于骨减压的骨减压针刀，以及用于临床带教的双柄针刀等。

与此同时，人们也在不断探索针刀治疗辅助设备，辅助设备的出现能够有效提高针刀治疗的有效性、便利性和安全性。为了提高针刀刺入的准确性，有人提出了不同的针刀可视化方案，例如利用计算机模拟人体组织介导进针路径，以及利用 X 线或超声介导进针路径。为了提高针刀治疗的便利性，有人设计了针刀治疗床和针刀治疗椅，还有人设计了针刀专用手术套装。

（四）针刀适应证研究

针刀疗法有特定的适应证范围。对于适应证的把握是针刀治疗的前提。根据已经发表的针刀文献来看，针刀疗法的适应证非常广泛，优势病种相对集中。据统计，截至2016年发表的针刀文献涉及疾病284种，文献最多的前12种疾病依次是颈椎病、膝关节骨性关节炎、腰椎间盘突出症、腱鞘炎、肩周炎、第3腰椎横突综合征、跟痛症、肱骨外上髁炎、颈源性疾病、背腰腿痛、神经卡压、筋膜炎，这些疾病的文献数量均在100篇以上，占文献总数的68.7%。虽然针刀疗法的适应证广泛，但分布不均，优势病种相对集中，主要为肌肉骨骼和结缔组织疾病。

针刀医学是一门新兴学科，人们对其适应证与治疗的优势病种认识尚不统一，对其适应证的夸大和缩小同时存在。但不难发现，针刀疗法的适应证和优势病种还有很大拓展潜力，针刀治疗的适应证和优势病种是动态的，其将随着研究的深入而不断改变。因此应当采取科学的研究方法，本着大胆假设、小心论证的科学态度来看待针刀治疗的适应证。随着针刀医学的发展其适应证可能发生变化，不断筛选适应证和优势病种是针刀医学的重要任务。

（五）针刀应用技术研究

针刀应用技术是针刀治病的具体手段，包括针刀治疗方案的优化及标准化方案的制订和修订。针刀诊疗技术是针刀治病的重要手段，包括术前准备、定点方式、进针方式、操作手法、术后手法和康复等方面。针对不同的适应证和优势病种，不断优化针刀治疗的流程和方案，是针刀医学的重要任务。经过长期的临床应用，针刀治疗的术前准备、定点方式、进针刀方法、针刀操作技术、术后手法和康复等技术都在不断优化，更加符合实际。随着针刀器械的逐步改良和治疗经验的逐渐积累，会逐渐形成针对特定疾病标准化方案，甚至对标准化方案进行修订。

三、针刀医学的特点

（一）填补了现有治疗方法的空白

针刀医学的出现，在一定范围内填补了保守疗法和外科手术之间的空白。对运动系统慢性损伤而言，一般有保守疗法和手术疗法。保守疗法有制动、非甾体类抗炎药、针灸推拿、局部封闭等。如果保守疗法效果不佳则只能选用手术疗法，但手术疗法患者痛苦比较大，对组织的损伤也比较大。针刀是针灸针和手术刀的结合。针灸针针刺伤口很小，但切开和分离作用很弱，手术刀切开分离作用很强，但创伤比较大。针刀能够完成一定的切开和分离等操作，又不会带来普通外科手术的创伤。因此，可以认为针刀在吸收了二者长处的同时避免了二者的不足。可以说针刀治疗技术是介于保守疗法和外科手术之间的一种准手术疗法。针刀技术出现以后，弥补了在治疗运动系统慢性损伤方面保守疗法和手术疗法之间的空白，也为运动系统慢性损伤的治疗带来了一种新的选择。

（二）具有显著的创新性

针刀医学既是对现代针灸学的复古，也是对传统针灸学的创新。针刀治疗的本质是经皮微创软组织松解术。传统针灸学当中具备这种治疗作用，但是在近现代随着针具和刺法的不断演变，传统针灸学当中的软组织松解技术逐渐淡出了人们的视野。针刀医学的兴起在客观上使得这一传统针灸学中已不广为人知的技术重新为人所知，从这个角度来说针刀医学是对现代针灸学的复古。针刀医学出现在当代，从现代的视角认识并治疗疾病，对经筋学说和经筋刺法进行了现代解读。古代针具以钝性松解为主，针刀前端的平刃具有较强的锐性松解作用，且比传统针具针对性更强。另外古代针灸学没有系统的解剖学指导，松解效果在一定程度上又与组织创伤呈正比，因此在古代做软组织松解具有较高的盲目性和风险性，而现代的针刀治疗有丰富的解剖学知识指导，因此安全性和有效性均有所提高。所以说针刀医学也是对传统针灸学的创新。

（三）推动了对经筋理论的认识

针刀医学发展了对经筋病的认识，推进了经筋疗法的进步，推进了针灸学的发展。现代针灸学对经筋和经筋病的重视程度远不及对经脉的重视程度，现代的针具和刺法并未发挥出治疗经筋病的最佳效果。针刀器械和针刀治疗技术不但提供了新的视角去认识经筋和经筋病，同时从现代医学的角度对传统针具和经筋刺法的实质进行了解释。根据临床规律研制开发的针刀器械和针刀治疗技术，无疑提高了人们对经筋理论的重视程度，推动了传统经筋疗法的发展，使之更加符合时代，同时在客观上推动了针灸学的发展，在未来可能成为针灸学发展的重要动力。

（四）对中医技术现代化有示范作用

针刀医学立足于中西医交汇点，成为中医技术现代化的典范。中医经筋痹证与西医学运动系统慢性损伤相对应，经筋刺法与西医学的软组织松解术相对应，针刀医学是中西医殊途同归的交汇点。针刀医学立足于中西医的交汇点，从中西医各自的角度看待同一类疾病，通过中西医各自的技术相互融合形成新技术，对于中医现代化具有示范作用。

第二节　针刀医学发展简史

一、针刀医学的产生

针刀医学的产生源于一个偶然的病例。1976 年春，朱汉章教授接诊了一位外伤后掌指关节和指间关节屈伸功能障碍的患者。朱汉章教授判断原因可能是掌腱膜、肌腱等组织在损伤后发生粘连所致。后来用 9 号注射针头直接刺入有压痛并且变得僵硬的瘢痕组织上，进行耐心松解，出针后用手法屈伸掌指关节和指间关节。经过治疗后，患者的手指可以伸屈自如了。在这个病例的启示下，朱汉章教授想到了采用针型工具松解软组织粘连和挛缩的方法。为了实现这种治疗方法，研制工具成为必然。为了满足采用针刺的方式进行软组织松解，朱汉章教授经过反复设计和试验，成功研制了新工具，其主体呈针形，直径 1mm 左右，头端有用于切开的平刃，尾端有用于捏持的扁平形针刀柄。该工具以类似针刺的方式刺入组织，在组织内既可以对粘连和挛缩进行小范围切开松解，也可以对其撬拨进行牵拉松解。以类似针刺的方式刺入组织，在组织内进行软组织松解，也就是针灸针和手术刀的结合，因此该工具最后定名为针刀。

有了合适的工具，针刀疗法这种经皮软组织松解术得以成规模地开展。经过不懈的努力和探索，以朱汉章教授为首的一批临床医生在早期积累了一定的临床经验。在 1978 年，这一全新的探索领域被江苏省卫生厅列入了省重点卫生科研课题。1979 年，朱汉章教授把几年来探索所得的经验和教训编辑成册，即 15 万字的《小针刀疗法》初稿。1980 年，针刀科研课题通过了江苏省卫生厅组织的严格验收。1984 年该项目通过了专家鉴定，标志着针刀疗法的正式诞生。同年，在江苏省卫生厅、江苏省科协和江苏省科技报的支持下，在南京的玄武湖畔创立了第一家以针刀疗法为特色的金陵中医骨伤科医院，开始了大规模的临床应用阶段。

二、针刀医学的发展

针刀疗法从 1987 年针刀疗法面向全国推广以来，从农村基层开始，逐渐向县、市、省级城市发展。从事针刀疗法的医生人数越来越多，其中既有乡村医生，也有三甲医院的专家；针刀治疗从局部单一的软组织损伤开始，向多部位、复杂的软组织损伤进展。大批医务工作者通过针刀疗法临床应用取得多项研究成果，促使理论和临床操作技术日趋完善。

针刀医学的发展也表现在相关理论的不断充实。1992 年，《小针刀疗法》由中国中医药出版社出版，朱汉章教授首次提出了针刀诊疗四大基本理论的雏形。2001 年，朱汉章教授著的《针刀医学原理》由人民卫生出版社出版，明确和细化了指导针刀诊疗的基础理论，正式阐述了针刀医学的四大基础理论和六大组成部分。四大基础理论提出了关于闭合性手术理论，重新诠释了外科手术的含义和内容，阐述了对慢性软组织损伤和骨质增生的新认识。六大组成部分构成了针刀诊疗的大体框架。

2002 年以后科研成果"针刀医学（小针刀疗法）"和"针刀治疗骨性关节炎的临床实验研究"分别获得教育部科技进步二等奖。2003 年由国家中医药管理局组织的《针刀疗法的临床研究》成果鉴定会，将"针刀疗法"正式命名为"针刀医学"，与会专家建议将针刀医学作为一门新兴学科进入大学的正规教育。2004 年，由教育部组织的由 4 位院士参加的关于"针刀医学原创性及其推广应用的研究"的鉴定会，进一步肯定了"针刀医学在理论、操作技术、器械方面都是原创性的成果，特别是在诊疗技术方面达到了世界领先水平"。2005 年，"针刀松解法的基础研究"获国家重点基础研究"973"计划资助，此后多项关于针刀医学的科研课题获得了国家自然基金、教育部和中医药管理局的资助，正式开启了对针刀医学的规范的实验研究。

2004 年新世纪全国高等中医药院校创新教材《针刀医学》（上、下册）由中国中医药出版社出版，新世纪全国高等中医药院校规划教材《针刀医学教材系列》（5 本）由中国中医药出版社出版。一批高校开展了针刀方向本科教育或开设针刀课程，并且开始招收针刀方向硕士生和博士生。2006 年 2 月召开以"针刀医学发展与中医现代化"为题的第 272 次香山科学会议。目前，针刀医学方向分别成为教育部重点学科和国家中医药管理局重点学科主要研究方向，成为国家中医药管理局重点研究室主要研究方向。截至 2016 年国家知识产权网站上能检索的各种针刀专利达 300 多种。

在一个人的职业发展当中，智力因素起着重要作用，但是兴趣、动机、情感、意志、性格等方面的非智力因素也有着重要地位。针刀医学创始人朱汉章教授经历了坚韧不拔的创业过程，针刀医学的产生、发展、壮大到普及也是一个艰辛的历程，从被质疑到逐渐接受，经历了无数坎坷磨难，同时也取得了丰硕的成果。同学们应当在学习和工作中拥有坚强的意志，培养坚韧不拔的性格。

三、针刀医学的推广和普及

（一）传播培训

1987 年第一期全国小针刀疗法培训班在南京举办，从此针刀疗法开始向全国正式推广应用。1987 年以来，这项新技术随着改革开放的步伐，也走出国门，开始为世界人民的健康服务。朱汉章及其学生通过出国讲学和学术交流等方式，很快在泰国、马来西亚、新加坡、俄罗斯、乌克兰、日本、美国、印度尼西亚、澳大利亚、墨西哥、意大利、智利、巴西、南非等 40 多个国家及我国港、澳、台湾地区建立了针刀治疗中心和医疗点，并培养外籍医生 500 多人。在全面推广应用和大量的临床实践，以及深入的理论探讨和学术交流的基础上，早期著作《小针刀疗法》经修订，于 1992 年 6 月由中国中医药出版社出版了中文、英文两种版本，后该书被翻译成 5 种文字，在 17 个国家出版发行。1997 年大型《针刀医学》系列教学录像片（共 15 集）出版发行，该片集普及班、提高班、研修班等内容为一体，以具体病例为中心，以针刀操作为主体，采用电化形象教学手段，为针刀操作规范化作出了新的贡献。

（二）学术交流

1990 年中国小针刀疗法研究会成立，并在深圳召开了首届全国小针刀疗法学术交流会。这个学术团体的成立标志着小针刀学术思想开始形成。此后国内外各地相继成立了各级各类针刀医学会，1990 年成立了中华中医药学会针刀医学分会，2004 年成立了世界中医药学会联合会针刀专业委员会，2009 年成立了中国针灸学会微创针刀专业委员会，2013 年成立了中国中医药促进会针刀专业委员会，2015 年成立了中国民族医学会针刀专业委员会。国内 28 个省、直辖市、自治区相继成立了针刀医学省级学会，国外有 15 个国家和地区也相继成立了针刀医学会。

（三）推广应用

截至目前，发表在医学期刊上的针刀疗法文献达到 1 万篇以上，涉及病种已达 284 种，这说明针刀医学的临床应用非常广泛。针刀治疗技术被广泛地应用于临床，应用机构覆盖 30 个省、市、自治区的医疗机构。全国 26 个省、市、自治区制定发布了针刀治疗收费标准，该诊疗技术已列入国家的公费医疗和医疗保险项目，并于 1998 年批准了针刀适应证范围内 78 种疾病的针刀治疗收费标准。

（四）高等教育

随着针刀医学的不断推广和普及，针刀医学已被引进高等医学教育。针刀医学所创立的基本理论和技术方法受到医学界的广泛关注，针刀医学的新理论、新方法已被 60 多种医学专著和教科书引述。针刀医学教材被纳入高等教育体系，多个高等中医院校和高等西医院校开设了针刀医学课程。2003 年开始成立针刀医学系，2003 年开始招收了针刀医学方向硕士研究生，2006 年开始招收针灸推拿学针刀方向本科生，2007 年开始招收针刀医学方向博士研究生，2009 年开始招收针刀医学方向博士后。

第三节 针刀医学的学术背景和学术意义

一、针至病所刺法与气至病所刺法

针刺手法是针灸取效的重要环节，流传至今的针刺手法种类繁多，可大体分为针至病所刺法和气至病所刺法两类。针至病所刺法指针具直接刺至病灶，发挥直接治疗作用的刺法，如火针刺破腱鞘囊肿等。气至病所刺法指针具不直接针刺病灶，而针刺与病灶相关的或近或远的穴位，发挥间接治疗作用，如针刺足三里治疗胃病等。当病灶位置可直接针刺时，既可用针至病所刺法发挥直接治疗作用，又可用气至病所刺法发挥间接治疗作用。以腰肌劳损为例，直接针刺腰部肌肉劳损点，属于针至病所刺法；依据"腰背委中求"选委中穴治疗，属于气至病所刺法。多数内脏部位难以直接针刺，常采用气至病所刺法进行治疗，因此气至病所针对疾病范围更广泛，可治疗全身各部位疾病，而针至病所针对疾病更有针对性，主要用于浅表部位，可直接针刺的筋骨病和皮肤病，较少涉及内脏疾病。

针至病所刺法至少包括引流刺法、损毁刺法和松解刺法三部分。引流刺法如《灵枢·四时气》中放腹水的方法，或火针治疗腱鞘囊肿的刺法，损毁刺法如火针治疗皮肤赘疣，松解刺法如《灵枢·官针》中齐刺、扬刺、恢刺、关刺等治疗筋骨痹证的刺法，以及当代针刀疗法。上述针至病所刺法的作用无法用"刺激"来描述。

二、针至病所与气至病所刺法的发展历程

《素问·调经论》曰："病在肉，调之分肉，病在筋，调之筋，病在骨，调之骨。"《灵枢·四时气》曰："转筋于阳治其阳，转筋于阴治其阴，皆焠刺之。"《灵枢·卫气失常》曰："筋病无阴无阳，无左无右，候病所在。"《灵枢·终始》曰："手屈而不伸者，其病在筋，伸而不屈者，其病在骨，在骨守骨，在筋守筋。"上述《黄帝内经》不同篇章讲的是同一个问题，即常用于筋骨伤病的针至病所刺法，这种刺法常以痛为腧而不拘泥于穴位。

《灵枢·九针十二原》曰："空中之机，清静而微……虚实之要，九针最妙，补泻之时，以针为之。"《灵枢·刺节真邪论》曰："用针之类，在于调气。"《难经》曰："从卫取气。""从荣置气。"《类经》曰："用针之道，以气为主。"以及"搓以使气""气调而止"等论述，都是在描述气至病所刺法，认为气至病所刺法可调节全身经络脏腑气血，既可用于内脏病，也可用于筋骨病。

《灵枢·官针》包括这两类刺法。其中针至病所刺法有17种：九刺中的大泻刺、经刺、分刺、毛刺、焠刺；十二刺中的报刺、恢刺、齐刺、扬刺、直针刺、短刺、浮刺、傍针刺，五刺中的半刺、关刺、合谷刺、输刺。气至病所刺法有9种：九刺中的俞刺、远道刺、巨刺、络刺；十二刺中的偶刺、输刺、阴刺、赞刺；五刺中的豹文刺。此外，《黄帝内经》中各处散在着毫针补泻手法，如迎随、徐疾、捻转、呼吸、开阖补泻等刺法，也属于气至病所刺法。

金元明清时期气至病所刺法占据了绝对主体地位。如窦汉卿的八种手指补泻基本式及各手法发挥，均属于气至病所刺法，如爪切、循摄、弹刮等，明代的三才法、透天凉、青龙摆尾等，也是对气至病所针法的发展。相对于气至病所刺法，金元以后文献对于针至病所刺法的记载极少。比较典型的有1644年出版的《针灸经验方·手臂》云："手臂筋挛酸痛，专废食饮，不省人事者，医者以左手大拇指坚按筋结作痛处，使不得移动，即以针贯刺其筋结处，锋应于伤筋则酸

痛不可忍处，是天应穴也，随痛随针，神效，不然则再针。"《针灸经验方·脚膝》云："手足筋挛塞涩，以圆利针贯刺其筋四五处后，令人强扶病人病处，伸者屈之，屈者伸之，以差为度，神效。"二者只有方法，没有名称。

合谷刺和苍龟探穴两种刺法的操作较为相似，但除此之外二者完全不同。前者来自秦汉时期的《黄帝内经》，后者来自金元之后的《金针赋》；前者通过直接针刺病位治疗肌痹，属于针至病所刺法，后者针刺穴位，目的是搜气，属于气至病所刺法。由此可见，决定刺法用途的不仅是技术，更重要的是刺法背后的思想。血气理论、经脉理论、调气、补泻、神经刺激等多种古今理论都无法完全覆盖针至病所刺法，甚至现在人们习惯性地用血气理论、调气或者刺激神经等气至病所思想去看待针至病所刺法。对于以痛为腧的经筋刺法，用气至病所思想来指导经筋病的治疗显得牵强，更适合用针至病所思想来指导。

中华民国时期，刺法一方面延续了传统刺法，另一方面引入西医学成果，特点是以神经科学观点解释针刺，认为针刺与刺激神经相关。这一时期气至病所刺法得到进一步发展，但针至病所刺法进展依然不大。直至 1957～1962 年众多针灸教材的问世，标志着针灸学科体系趋于稳定。现代刺法中，以毫针调气和补泻为主要治疗手段的气至病所刺法仍然是主流。

两种刺法此消彼长，气至病所思想占据绝对主体地位，这是针刀医学产生的大背景。虽然传统的针至病所刺法已经包含了松解作用，但人们通常只从刺激角度探讨针刺作用，认为针刺是一种非特异性刺激疗法。在这种背景下，1976 年朱汉章教授在注射针头的基础上设计了第一支针刀，认为针刀器械融合了针灸针的刺激作用和手术刀的松解作用。用于软组织松解时注射针头类似于古代粗针，因此针刀的出现一方面代表着一个新学科的诞生，同时在客观上也是对金元以后不占主体地位的针至病所思想和刺法的再发现和发展延续。

三、针刀医学的学术意义

现代研究认为，针刺通过刺激体表的特定部位，发挥多水平、多途径、多靶点的整体、双向、良性调整作用，调动机体本身固有的潜能，达到治病的目的。在这种认识下，针刺作用的起点是针刺对穴位的机械刺激，由此调动人体的自我调节系统，显然松解刺法无法融入该理论体系。

将针刺作用起点前移至针刺的直接作用即可解决此矛盾。针刺手法不外乎提插、捻转和摆动三类动作，这三类动作产生切开和牵拉作用，称之为针刺手法的直接作用。直接作用既可刺激穴位，也可松解组织，刺激和松解都是直接作用引出的作用效应，最终获得全身调节效应或局部治疗效应（图 1-1）。将针刺作用的起点前移至针刺直接作用，可以从理论上兼容各种松解刺法，使针灸学更加全面。

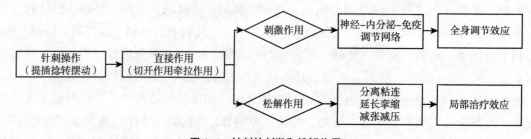

图 1-1　针刺的刺激和松解作用

《灵枢·官针》中有丰富多彩的针至病所的刺法，这些刺法都具有对经筋病变部位的松解作用。现代针刀技术仍然没有从本质上超出《灵枢·官针》刺法的范围。一方面，现代针刀技术是现代原创的治疗技术；另一方面，也可以把针刀技术看作是对传统针灸学中针至病所技术的再发现，同时也依托现代科技对传统技术进行了创新和升级，使传统针灸松解技术能够在现代再次焕发光彩，并且与国外同类技术"经皮针刺切开术"相比并不落后。直到现在，国外"经皮针刺切开术"仍然使用注射针头作为松解工具，而针刀医学在20世纪70年代就已经由注射针头进化为专门用于松解的针刀器械。这充分展示了中医技术丰富的门类，也展示了针刀医学继往开来的决心，同学们应提升专业认同感，乃至民族自信心和文化自信心。同时，"针至病所"刺法是中医针刺技术的重要组成部分，对于针灸学现代研究具有重要的补充作用，提示同学们在传统文化自信的同时不能故步自封，也要具有与时俱进和接纳新事物的胸怀，以及自信发展的创新精神。

【复习思考题】

1. 什么是针刀？什么是针刀疗法？什么是针刀医学？
2. 针刀是不是从古代铍针、镵针等带刃针具发展而来？
3. 针刀医学有哪些特点？

扫一扫，查阅本章数字资源，含PPT、音视频、图片等

基础理论是一个学科的基石，基础理论的完善和发展是一个学科发展壮大的必要条件。经过多年探索，针刀医学基础理论已经初具雏形。早期针刀医学提出了四大基础理论，随着研究的深入，基础理论得到了不断完善和补充。

第一节　针刀医学经典理论

一、针刀医学四大基础理论

（一）闭合性手术理论

手术是现代医学治疗疾病的重要手段之一，是指为医治或诊断疾病，以刀、剪、针等器械在人体局部进行的操作，是外科的主要治疗方式。常用于创伤、感染、肿瘤、畸形和功能障碍等情况的治疗。传统的外科开放性手术要求手术视野足够清晰，通常要求足够大的手术切口。较大的手术切口会带来一定程度上的副作用，切口越大，患者痛苦越大，出血越多，感染风险越大。因此人们一直在寻找一种能够尽可能减小切口的手术方式，如现在采用腹腔镜技术切除阑尾和胆囊，可以用椎间孔镜技术治疗椎间盘病变等。在这类技术基础上，经过不断优化和改良，逐步形成了具有中医特色的小切口闭合性手术技术，也就是针刀技术。

闭合性手术技术以人体运动系统病变规律和解剖结构为依据，在非直视条件下通过小切口进行某些类似手术的操作，具有痛苦小、切口小、感染风险小、术后无需缝合等优点。针刀闭合性手术的特点有三：一是切口小，二是非直视手术，三是技术操作有限。切口小是指针刀刃宽度是毫米级别，通常在1～3mm，所以针刀刺入皮肤及各层组织后，留下的创口也是毫米级别，大多数时候只有1mm左右。因为针刀闭合性手术切口小，不可能像一般外科手术那样肉眼直视手术视野，至少在现阶段也不可能普及像内窥镜手术一样通过监视器直视手术视野，所以只能在非直视条件下完成操作。非直视条件下针刀对受术部位操作的准确性肯定不如直视条件下，而准确性又直接影响治疗效果和治疗安全。这个特点既是优势也是不足，优势是指伤口小，对人体伤害小，不足是指非直视条件下操作位置准确性受到一定局限。因此针刀闭合性手术的施术部位不包括体腔内的内脏等人体深层组织器官，而是以体腔外相对层次较浅的运动系统的肌、腱、韧带、筋膜病灶为主。同时，针刀技术操作的前提是对运动系统解剖结构熟练掌握。一般外科手术的术式多样，比如有切除术、移植术、成形术、重建术、清理术等，而针刀技术操作只有切开、牵拉和机械刺激三种直接作用，术式比一般外科手术少得多，能够处理的病灶类型也少得多，但这并

不代表针刀技术的适应证少。因此提示针刀技术需要严格筛选适应证。

（二）关于慢性软组织损伤的理论

一般认为，人体的肌、腱、筋膜、韧带、关节囊组织等笼统称为软组织。软组织分布范围广泛，遍布人体全身上下，重量占体重的一半左右。软组织是人体运动系统的重要组成部分，担负一部分运动功能，所以受到各种伤害的机会较多。软组织损伤后，在多数情况下是纤维性修复，形成与原组织不同的纤维性结构。同时人体软组织会发生适应性改变，比如筋膜和韧带的钙化等。软组织的纤维性改变和适应性改变可能影响人体正常生理功能，成为致病因素。

人体运动系统软组织主要承担运动功能，因此探讨软组织的生理和病理规律离不开人体力学。人体力学是利用相似的机械操作和物理定理来研究人体的各种活动的科学。它基于人体生理解剖学、理论物理学的知识，研究人体运动器官的结构、功能与运动规律，从而指导人体防护与保健。力学原理在人体活动中，有些是自然形成的，有些则需要经过后天的训练。人体的生理结构恰到好处地包含着许多力学原理。如人体机械运动的基本规律、骨骼肌的杠杆作用、人体的平衡和稳定、合力与分力、重量和质量、流体力学、热力学，以及解剖学和生理学的静态学与动力学等。

当人体软组织发生纤维性改变或者适应性改变时，组织的力学性能会发生改变，这将直接影响运动系统甚至运动系统以外的力学平衡。截至目前，针刀治疗疾病的着眼点绝大部分情况下是通过对软组织病灶的干预来调整人体的力学平衡，所以说针刀医学的基本思想之一就是重视人体软组织和人体力学平衡的重要性。

（三）关于骨质增生的理论

骨骼能承受骨组织的机械应变，并具有适应这些功能需要的能力。骨骼结构受应力影响，负荷增加骨增粗，负荷减少骨变细，这一现象称之为 Wolff 定律。骨折再塑过程也遵循这一定律。骨折后如有移位，在凹侧将有明显骨痂形成，其内部骨小梁将沿着压应力的传递方向排列，而在凸侧将有骨的吸收。骨力求达到一种最佳结构，即骨骼的形态与物质受个体活动水平的调控，使之足够承担力学负载，但并不增加代谢转运的负担。软组织张力增高可刺激其在骨上的附着点形成骨赘。

（四）经络理论的新探索

中医学认为，经络内属脏腑，外络肢腑，沟通人体表里，行气血、通阴阳，内溉脏腑、外濡腠理，保卫机体、抗御病邪。现代生理学认为只有神经体液综合调节才能维持机体内外环境的稳定以达到经络的这种调节功能。因此有人提出经络与神经体液调节学说，推论经络系统与神经体液系统的功能密切相关。其中神经是指从神经末梢直到大脑皮层的完整系统，体液则是来自体内所有的内外分泌腺，可以借血液循环运行或自行渗透的一切化学物质或代谢变化的总称。经络对全身的调节功能和针刺穴位引起的各种效应，实际上是通过神经反射或神经体液的综合性调节功能而实现的，这些可能就是经络的功能和物质基础。针刀刺入人体组织与普通毫针刺入穴位有类似之处，都是通过神经和体液调节为渠道进行全身调节。

二、人体弓弦力学系统和网眼理论

湖北中医药大学张天民教授将生物力学与人体解剖结构有机结合起来，提出了人体弓弦力学解剖系统。

　　人体弓弦力学解剖系统是运用弓箭的组成结构和受力模式、力学传导方式，去认识人体解剖结构，是研究骨连接力学结构及力传导的解剖系统。一副完整的弓箭由弓、弦和箭三部分组成，弓与弦的连接处称之为弓弦结合部。一副完整弓弦的力学构架是在弦的牵拉作用下，使弓按照弦的拉力形成一个闭合的力学系统。射箭时的力学构架是在弦的拉力作用下，使弓随弦的拉力方向产生形变，最后将箭射出。弓弦力学解剖将人体骨骼定义为弓，连接骨骼的软组织定义为弦，在副骨、籽骨、滑囊、脂肪、皮下、皮肤、神经、血管等组织结构辅助下，完成人体力学传导，将人体联系为一个有机生命整体的解剖系统。弓弦力学解剖系统可分为单关节弓弦力学解剖系统和多关节弓弦力学解剖系统。单关节弓弦力学解剖系统是人体弓弦力学解剖系统的基础。根据人体各部位的力学解剖结构不同，单关节弓弦力学解剖系统组成了 5 个多关节弓弦力学解剖系统，即头面部弓弦力学解剖系统、四肢弓弦力学解剖系统、脊柱弓弦力学解剖系统、头 - 脊 - 肢弓弦力学解剖系统及内脏弓弦力学解剖系统。

　　慢性软组织损伤的病因是人体弓弦力学系统的弦受力异常，它的病理是人体通过粘连、瘢痕和挛缩对受损部位的弦组织进行修复，当人体不能代偿这种异常应力时，就会引起慢性软组织损伤的临床表现。

　　网眼理论认为慢性软组织损伤不是一个点的病变，而是以人体弓弦力学系统为基础，以受损软组织的行经路线为导向，形成以点成线、以线成面的立体网络状的病理构架。可以将这种架构看作为一张渔网，渔网的各个结点就是弓弦结合部（软组织在骨骼的附着点），是发生粘连、瘢痕、挛缩最集中，病变最重的部位。换言之，是慢性软组织损伤病变的关键部位，连接各个结点的网线就是弦的行经路线。

第二节　经筋与阿是穴

　　针刀技术广泛的应用于临床，必然包含特定的治疗原理。本教材将从中西医两个角度分别认识针刀治疗的作用原理。从中医针灸学角度来看，针刀技术偏向于针至病所的经筋刺法。传统的经筋刺法的原则是"以痛为腧"，即寻找并针刺阿是穴治疗筋骨伤病。

一、经筋

　　经筋理论源于《灵枢·经筋》。一般认为，经筋分布于身体浅部，从四肢末端走向头身，中途多次结聚于关节和骨骼附近，有的进入胸腹腔，但不属络脏腑。经筋的功能主要包括两个方面"连缀四肢百骸"和"主司关节运动"，即连接和运动功能。《说文解字》云："筋，肉之力也。"现代研究发现，经筋与人体的浅表肌肉群、肌腱的分布与循行路线十分相似，经筋的结、聚、行与肌肉及其关节处的固定点密切相关；同时经筋与一些神经的走行及功能基本是一致的，如手太阳筋之结与现代刺激尺神经干的反应一致，足阳明筋之主治证候与现代面神经瘫痪临床表现很相似。因此认为，经筋由四肢、躯干部的神经及浅筋膜、深筋膜、肌、腱、腱围、韧带、关节囊、滑膜、椎间盘等软组织组成。

　　经筋的生理状态是"肌肉解利"，病理状态有"寒则反折筋急，热则弛纵不收"。经筋病主要有筋急、筋纵和特殊经筋病三类。筋急的表现与运动系统慢性损伤、中枢神经损伤引起的肌痉挛基本相符，其中包括经筋痹证是常见病，也是针刀治疗的最主要的适应证。经筋痹证是因风、寒、湿、热等外邪侵袭人体，闭阻经络而导致气血运行不畅的病证，主要表现为肌肉、筋骨、关节等部位酸痛或麻木、重着、屈伸不利、关节肿大灼热。运动系统慢性损伤、风湿性关节炎、类风湿关节炎等与经筋痹证基本相符。其中最多见的是运动系统慢性损伤。

运动系统慢性损伤指骨、关节、肌、腱、腱围、韧带、筋膜及其相关的血管、神经，由于长期的姿势或职业动作在局部产生的应力，超越代偿能力形成轻微损伤，逐渐累积迁延而成慢性损伤。运动系统慢性损伤是临床常见病损，远较急性损伤多见。运动系统慢性损伤包括四大类，分别为软组织慢性损伤，包括肌、腱、腱围、韧带等的慢性损伤；骨的慢性损伤，比如疲劳骨折；软骨的慢性损伤，如关节软骨和骨骺软骨慢性损伤；神经卡压伤，属于特殊的软组织损伤。腰肌劳损、腱鞘炎、腱鞘囊肿、肱骨外上髁炎等常见的针刀适应证均属于运动系统慢性损伤。运动系统慢性损伤常无明显外伤史，但常有过度活动史或患者从事特殊的工种；临床症状以躯干或肢体某部位长期疼痛、麻木，压痛和活动障碍，常伴随某些特殊的体征；局部炎症不明显。

《灵枢·经筋》指出经筋痹证的治疗原则是"燔针劫刺，以知为数，以痛为腧"，强调重点关注病变局部。同时，经筋的走行距离很长，比如足太阳膀胱经的经筋从足走到头，走行途中多次附着于关节附近，提示头与足之间存在着以经筋为媒介的相互的力学关系。不合理的姿态和运动会改变运动系统的力学环境，也就意味着损伤概率的增加。而且中医强调整体观念，应该依据人体力学规律，从改善工作条件、纠正生活和运动习惯、调整整体力线等方面改善运动系统的整体力学环境，减少慢性损伤的发生。

国内有学者将人体力线的改变概括为对应补偿调节和系列补偿调节。当一块肌肉处于高张力状态时，相对应的拮抗肌就要代偿来维持力学平衡，这就增加了拮抗肌的损伤概率，这称为对应补偿调节。当拮抗肌不能有效做出对应补偿调节时，人体力线将出现改变，既使轻微力线改变，也可造成上下游软组织和骨关节位置和力学环境的变化，这称为系列补偿调节。力学环境的改变一旦超过组织的代偿能力，很容易引起慢性损伤。也有学者在针刀实践中提出慢性软组织损伤环链理论、整体力线、弓弦理论、网眼理论等，认为当某部位软组织张力发生变化时，可导致其对侧或上下游与之相邻的部位出现损伤，迁延日久，可能波及相关的神经、血管和关节，导致极为复杂的临床表现。

国外学者根据经验先后提出了"肌肉链""肌筋膜链""解剖链"或"肌筋膜经线"等概念。肌筋膜链学说提高了人们对经筋的认识水平。传统解剖学从直观上认识肌肉，发现人体共有600多块肌肉，但是没有强调肌肉与肌肉之间的筋膜连接和力学关系。在日常活动中，几乎人体的任何运动都不是由单一的一块肌肉完成的，而是由一组肌群共同协调完成。人体结构是特定的，人体运动规律也是特定的，因此运动中肌群的组合方式也是相对特定的，也就是说特定的动作是由相对特定的一群肌肉协调完成的。全身筋膜系统是一个网络，网络意味着相互连接和相互影响，尽管每块肌肉都可以独立发挥作用，但分布于筋膜网络中的肌肉可以通过筋膜网络影响功能上整合的全身结构，特定的肌群在筋膜的相互贯穿和连接下整合，而形成了有迹可循的"肌筋膜链"，这些肌筋膜链在神经系统的协调下控制着人体的姿势和运动。这提示针刀治疗一方面要关注损伤局部，另一方面也要关注整体力线的变化。

二、阿是穴

"以痛为腧"是经筋痹证的重要治疗原则，指治疗痹证要以病痛局部或压痛点作为针刺部位进行治疗。最初有阿是之法，后来逐渐演变为阿是穴。《备急千金要方·灸例》云："有阿是之法，言人有病痛，即令捏其上，若里当其处，不问孔穴，即得便快或痛处，即云阿是，灸刺皆验，故曰阿是穴也。"阿是之法是寻找治疗点的方法，"阿是"为吴地方言，是问"是不是"的意思，是触诊过程中医生问话，根据患者反应确定治疗点的过程。

《灵枢·背腧》云："则欲得而验之，按其处，应在中而痛解，乃其腧也。"说明按压"痛解"处可以作为施术部位。《灵枢·癫狂》云："取之下胸二胁咳而动手者，与背腧以手按之立快者是也。""立快"有舒适之意，说明按压"快"处可作为施术部位。《灵枢·刺节真邪》云："用针者，必先察其经络之实虚，切而循之，按而弹之，视其应动者，乃后取之而下之。"说明触诊后身体状况发生变化的部位可以为施术部位。《素问·骨空论》云："视背俞陷者灸之。""缺盆骨上切之坚痛如筋者灸之。"说明凹陷、硬结条索等也可作为施术部位。可见，按之疼痛、痛解、立快、特殊感应，或局部凹陷硬结等，都可视为阿是穴。

阿是穴没有具体名称，出现的部位不固定，但有一定规律性，而且具有临时性和随病消长的特点，后世也称为不定穴或天应穴。阿是穴不具有濡养筋骨、运行气血的生理作用，一般多用于治疗筋骨伤病，但目前应用越来越广泛，可以治疗内科、五官科、妇科疾病等，亦可用于外科手术止痛及戒毒脱瘾等。综上所述，取阿是穴是治疗经筋病的基本取穴方法之一，亦是针刀治疗的基本定点方法之一。阿是穴是中医学概念，可能对应着多种不同的病理变化，比较典型的有触发点、末端病、周围神经卡压点等。

触发点又称激痛点、扳机点，可见于人体中任何一块肌肉。其特征性表现：触发点及其周围肌肉呈紧绷感，体表可触及硬结条索；针刺或按压触发点可引出疼痛、牵涉痛等反应，这种疼痛与患者主诉的疼痛感受相似，按压可加重已存在的疼痛；触发点累及的肌肉活动长度缩短，关节活动受限；受累肌肉可见假性肌无力。有学者认为，触发点是阿是穴的一种重要而且普遍的表现形式。末端病是腱或韧带附着点因劳损引起的组织变性。可由缺血、牵拉、外伤、注射药物等原因引起，但与非类风湿引起的组织变性无关。病理变化包括腱及腱围纤维波浪消失，玻璃样变、血管和脂肪侵入，腱围水肿粘连；纤维软骨血管侵入、钙化软骨；潮线增厚不规则，撕脱骨折；骨组织髓腔纤维变。宏观表现为附着点疼痛和压痛，符合阿是穴描述。周围神经卡压现象非常常见，卡压点多见于神经走行沿途经过的骨纤维管、肌肉、筋膜、纤维束等部位。神经受卡压时按压卡压点可见局部疼痛和沿着神经远端的麻痛感。

针灸学中历来有"横络盛加于大经"的说法，一方面，是解结刺法的基础，而且经筋的作用正是"束骨利机关"，同时"阿是之法"是重要的取穴方法，经筋和阿是穴完美地对应着人体软组织及其病变点，古老的经筋和阿是穴理论至今仍然能够指导针刀治疗。针灸专业同学应当具有高度的专业自信。另一方面，现代国内专家对经筋理论有了新的阐述，国外出现了肌筋膜链学说和相应的技术，这也是对经筋的发展，应当抱着传承和创新的态度学习中医。

第三节　软组织力学性能改变

朱汉章教授早期提出针刀医学四大基础理论，高度重视慢性软组织损伤，认为粘连、瘢痕、挛缩、阻塞是慢性软组织损伤的四大病理因素。多数情况下针刀治疗是针对软组织进行松解，因此软组织的功能状态是针刀医学重点关注的对象之一。

软组织主要包括肌、腱、筋膜、韧带等组织，是人体运动系统的重要组成部分，软组织功能正常是维护运动系统的重要因素。外伤、劳损、过度使用、不合理的用力方式等可造成急、慢性软组织损伤。从中医角度来看，肌、腱、筋膜、韧带等组织皆属于经筋，具有束骨利关节的重要作用，经筋发生痹证常见"支、转筋、痛"等症状。在微观层面软组织的各种病理改变和适应性改变可在宏观层面引起软组织各方面性质的改变，其中与针刀治疗密切相关的有软组织挛缩、相对运动障碍、腔隙内压增高，这三种改变称为软组织力学性能改变。

一、软组织挛缩

软组织挛缩包括两种情况：第一，在某种原因作用下，组织张力增高或长度缩短，或两者同时存在。第二，软组织延伸性减弱。软组织延伸性是指软组织能够被外力拉长的能力。延伸性是衡量软组织功能的重要指标之一，正常的延伸性对关节活动功能具有重要意义。延伸性降低是软组织常见的改变之一。

如疏松结缔组织在关节固定制动、局部水肿和循环不良、创伤及炎症等情况下会出现胶原成分增多，密度增大，形成较致密的结缔组织，造成挛缩；在关节固定制动的情况下，韧带因不能受到牵拉会自动缩短而失去弹性，造成挛缩；纤维性修复后产生的瘢痕可出现挛缩。

（一）因筋膜、韧带、肌腱的收缩能力增强造成挛缩

人体平滑肌具有主动收缩功能，是因为含有收缩蛋白——α–平滑肌肌动蛋白，其他含有α–平滑肌肌动蛋白的组织如筋膜、韧带、肌腱等结缔组织也具有主动收缩能力，这种收缩能力与平滑肌收缩相类似。

1988年，研究人员发现挛缩的大鼠前交叉韧带中深染的 α–平滑肌肌动蛋白含量明显增高，认为与韧带挛缩有关。1993年有学者在等长牵张黏弹性检验中发现胸腰筋膜能够产生长达数分钟的自主收缩，据此推测胸腰筋膜内可能含有具有自主收缩能力的成分。1996年德国学者通过电镜发现人类小腿筋膜胶原纤维之间镶嵌有平滑肌细胞，2002年又发现肌腱中的平滑肌肌动蛋白；2004年通过免疫组化的方式在人类尸体腰背筋膜中发现包含 α–平滑肌肌动蛋白的细胞。腰背筋膜中这种细胞的平均密度是 $79/mm^2$，青年人明显高于老年人，根据已知的 α–平滑肌细胞和肌纤维母细胞的收缩能力推测，如此高密度的收缩细胞足以引起明显的筋膜收缩，甚至形成慢性骨筋膜室综合征。2006年发现筋膜内收缩细胞的数量与身体活动的多少呈正相关，筋膜的初始刚度与基质水合作用有关。

另外，在组织损伤的修复过程中，损伤局部可出现一种特化的成纤维细胞——肌纤维母细胞，其胞浆内含有 α–平滑肌肌动蛋白。这种蛋白为平滑肌细胞所固有，是平滑肌细胞收缩的结构基础。因此，肌纤维母细胞可以称为"带有肌肉的结缔组织细胞"。这类细胞既可以看作有收缩能力的平滑肌细胞，又可以看作带有平滑肌特性的成纤维细胞收缩显性，是成纤维细胞向肌细胞转化的中间形态。肌纤维母细胞又称为成肌纤维细胞，其收缩能力与 α–平滑肌肌动蛋白的基因表达水平有关。随着受损组织修复过程的完成，肌纤维母细胞逐渐被纤维细胞所代替，但此时若存在某些病理状态，如局部微环境紊乱、细胞因子的调控作用失衡等，则肌纤维母细胞持续存在，分泌胶原并产生挛缩。目前，该细胞被认为与大多数组织挛缩有关。

如果筋膜、韧带、肌腱等的主动收缩功能调控机制失常，可导致这些组织的收缩功能异常，如掌腱膜内 α–平滑肌肌动蛋白表达过度可导致掌腱膜挛缩；耻尾肌组织中 α–平滑肌肌动蛋白含量明显减少，可导致压力性尿失禁的发生。压力性尿失禁是常见的中老年女性疾病，由于盆底结构松弛所致。盆底由多层肌肉和筋膜组成，耻尾肌是最重要的支持结构。研究发现压力性尿失禁可能与耻尾肌组织中 α–平滑肌肌动蛋白含量减少所导致的盆底肌肉退行性改变有关。

（二）筋膜、韧带、肌腱硬化造成挛缩

筋膜、韧带、肌腱等组织在宏观层面可以出现瘢痕、肥厚、粘连、力学性能等改变，其原因

是在微观层面发生细胞、纤维、基质等成分改变。王长峰等发现脊髓型颈椎病患者黄韧带弹力纤维含量下降、排列紊乱、胶原纤维含量增加，黄韧带厚度和Ⅰ/Ⅱ型胶原含量的比值与对照组比较有显著性差异。这种固有结缔组织成分的改变属于"纤维化"或"硬化"范畴。很多研究表明，筋膜的刚度与年龄相关，部分筋膜刚度可能随着年龄增长而增高。

造成筋膜、韧带、肌腱等组织硬化的原因可能是损伤修复的结果，也可能是代偿性的改变。如关节和脊柱出现失稳后，人体代偿功能发挥作用，可能伴随出现关节和脊柱的"再稳定过程"，甚至产生关节和脊柱的"过稳状态"，用于抵消失稳。关节和脊柱的稳定因素包括内源性稳定和外源性稳定。内源性稳定依靠关节面、关节囊、韧带或椎间盘、小关节、韧带，外源性稳定依靠关节或脊柱周围的肌肉。"再稳定过程"和"过稳状态"可能涉及骨，也可能涉及韧带、关节囊、肌肉等软组织。

"再稳定过程"和"过稳状态"在骨的表现是骨赘形成。如关节边缘或椎体前后缘形成骨赘，增大了骨间的接触面积，有利于关节和脊柱的稳定，甚至形成骨桥，使相邻的椎骨失去相对运动。而随着椎间盘退变，纤维环松弛，椎体间连接失稳，当椎体运动时，纤维环作用于关节软骨尤其是周边关节软骨的应力增大，刺激关节软骨细胞增生，经软骨内钙化和骨化进而化生为骨赘。一个退变的椎间隙，其上下椎体边缘多会形成明显的骨赘，而颈椎病和腰椎病多发生在这种椎间隙。

"再稳定过程"和"过稳状态"在软组织的表现是组织学和力学状态的改变。余家阔等发现家兔经过4个月低头固定以后，关节囊韧带止点钙化纤维软骨层增厚，潮线向韧带方向推进，韧带本身玻璃样变并出现异位纤维软骨岛，项韧带玻璃样变，韧带中纤维细胞数明显减少，变性后的纤维呈灰白色，彼此互相粘连成梁状，失去正常纤维结构；电镜下未见项韧带中轮廓清晰的细胞器。而在颈椎病患者中颈部韧带、筋膜的硬化和钙化是十分多见的。颈椎动力性平衡失调以后，关节突关节的应力重新分布，关节囊受到牵拉，早期松弛，一段时间后关节囊增生肥厚，呈玻璃样改变，这些组织学变化最终可表现为生物力学改变。赵定麟将韧带的纤维增生与硬化解释为人体的自然保护作用，张印斗等认为韧带的退变主要表现为韧带本身的纤维增生与硬化，后期形成钙化，由于韧带硬化与钙化可直接起到局部制动作用，从而增加了颈椎的稳定性，减缓了颈椎病进一步的发展，因此慢性骨关节炎或颈、腰椎病患者多表现关节或脊柱活动度降低。这可以解释项韧带钙化在颈椎病诊断中的定位价值。韧带、筋膜在组织学上是相似的，类似情况同样可能发生在脊柱和关节附近的肌筋膜。

"再稳定过程"和"过稳状态"多数情况下有利于脊柱和关节稳定性的恢复，但少数情况下骨赘和力学状态改变的软组织会对神经和血管构成刺激。例如颈椎骨赘能够压迫脊髓或颈神经根，颈部牵系结构能够压迫椎动脉，腰部骨筋膜室压力增高能够压迫脊神经后支等，颈部深筋膜浅层的变形、增生、粘连、钙化对血管和神经的刺激和压迫是颈椎病发病的一个重要原因。所以当"再稳定过程"和"过稳状态"下力学状态改变的软组织对神经和血管构成刺激时，就需要针刀松解软组织，以解除对神经和血管的刺激（图2-1）。

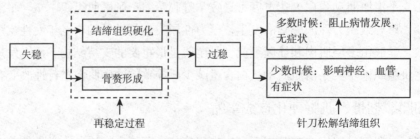

图2-1　"再稳定过程"和"过稳状态"

（三）静息肌张力增高造成挛缩

人体静息肌张力是指骨骼肌（肌筋膜）在静息状态下受到牵张时所表现出的张力，它来源于骨骼肌固有的黏弹性，与牵张反射无关。肌细胞的兴奋与收缩已经得到了充分的认识，但是其本身固有的黏弹性却一直未被重视。人体姿势由中枢神经系统与骨骼、肌肉、筋膜系统共同控制，其中静息肌张力是骨骼肌低水平的被动性紧张，是对外来牵张的固有抵抗作用，对保持平衡状态下的姿势稳定性具有重要意义；与之相反，肌肉收缩是在神经控制下的主动活动，是高水平的主动性紧张，能够增加姿势稳定性。静息肌张力的增高意味着肌筋膜延伸性的下降。

肌肉中的结缔组织参与构成静息肌张力。静息肌张力主要来源于肌原纤维静息张力、肌细胞骨架、肌肉中的结缔组织三部分，其中肌肉中的结缔组织占有重要地位，肌肉中的结缔组织的改变直接影响静息肌张力。肌肉中的结缔组织是指肌外膜、肌束膜和肌内膜。肌肉中的结缔组织具有多种特殊功能，如介导机械信号向肌细胞传递，促成肌肉的生长和神经分布，引导肌细胞的增殖和生长，整合肌肉收缩力。不同的肌肉中的结缔组织蛋白表达的时间和比例不同。在生物力学方面，肌肉中的结缔组织构成了肌肉的骨架并保证肌肉结构的完整性，保证力的传递，参与肌肉的缓冲，使肌肉自身产生的力和外界作用于肌肉的力安全有效地在整个组织中传导，并且这取决于肌肉中的结缔组织合理的成分和结构。肌肉中的结缔组织结构越多，受到牵拉时弹力出现得就越早，肌肉收缩后的合张力也就越大，有学者发现肌肉挛缩与肌肉中的结缔组织纤维化有关。因此肌纤维及肌肉中的结缔组织的各自特性及二者的相互作用决定了整个肌肉的特性（图 2-2）。

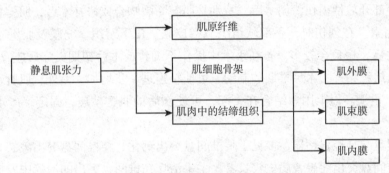

图 2-2　肌肉中的结缔组织构成

延伸性正常是健康软组织的重要特性之一，正常范围内的静息肌张力具有重要的临床意义。静息肌张力是维持人体预紧张和低水平稳定功能重要的发起者。正常的静息肌张力能够以最小的能量消耗来维持放松状态下的人体直立，因此对于骨骼肌肉系统乃至相关的神经和血管等的功能具有重要意义。

静息肌张力的异常改变可能是一些疾病中被忽视的因素，在临床评价中值得重视。从临床来看，部分人群肌肉不易放松，易于出现张力增高的表现，在具有某些骨骼肌肉系统症状的患者身上可触及明显增高的静息肌张力，如在紧张性头痛患者的斜方肌上部、退行性腰椎间盘疾病和强直性脊柱炎患者的腰背部伸肌经常可以触及硬结。关节僵硬常与肌肉延伸性下降有关。很多研究提示，针对静息肌张力的有氧运动和肌肉拉伸能够有效地改善症状，其效果与现代物理疗法、肌肉协调和力量训练相似。肌筋膜综合征和触发点可能与静息肌张力有关。肌筋膜综合征是一种局部疼痛性疾患，可由按压触发点引发。

从上所述不难看出，静息肌张力与中医经筋痹证、以痛为腧等概念有密切关系。针刀治疗一般多是寻找软组织硬结进行切开松解，提示针刀对肌肉结缔组织的切开松解可能降低了局部肌肉的静息肌张力。

二、相对运动障碍

在运动中，人体的肌、腱、韧带、筋膜、神经、骨之间存在相对运动，如肢体活动过程中，神经与周围组织之间可发生相对滑动，腱与腱鞘之间可发生相对滑动。也会因为某些原因出现相对运动障碍，具体如下所述。

（一）组织粘连

组织粘连是常见的相对运动障碍。组织在遭到破坏后，即使是具有一定的再生能力，其修复过程也不可能单独由实质细胞单独完成。而是首先要通过肉芽组织增生，溶解吸收坏死组织和异物，填补组织缺损，最后肉芽组织转变为纤维结构为主的瘢痕组织，修复才告完成。肉芽组织中的成纤维细胞产生基质和胶原，早期基质较多，以后则胶原越来越多。随着时间推移，肉芽组织逐渐成熟，产生越来越多的胶原纤维，逐渐发生玻璃样变。至此，肉芽组织成熟为纤维结缔组织，并逐渐转化为老化阶段的瘢痕组织。瘢痕组织是指肉芽组织经改建成熟形成的纤维结缔组织。此时组织由大量平行或交错分布的胶原纤维束组成。纤维束往往呈现玻璃样变，纤维细胞稀少，组织内血管减少。大体上局部呈现收缩状态，颜色灰白或灰白半透明，质硬韧并缺乏弹性。瘢痕可发生粘连，当粘连发生在相对滑动的界面之间时便会影响相对运动。

如严重的手部开放性损伤清创术后，特别是肌腱断裂吻合或修补术后，肌腱粘连是影响手功能恢复的关键因素。在创伤时，手部软组织包括皮肤、皮下组织、筋膜及肌腱本身可能同时受伤，手术复合之后，瘢痕会较多。若在手术中操作不细致或术后初期炎症反应及肿胀控制欠佳，渗出液会增加软组织粘连；术后早期的制动，可使粘连进一步增加。另外，肌腱手术时的缝合会使吻合部粗大、粗糙。以上因素结合在一起，可使伤后的肌腱粘连、固定，严重影响手的运动功能。

突出的椎间盘与神经根粘连，多见于腰椎间盘突出钙化、腰椎间盘突出破裂、腰椎间盘突出复发，以及腰椎间盘突出症患者病史较长者。手术治疗在椎间盘突出的治疗中发挥关键作用，但手术会引发瘢痕组织形成，进而引发神经根等粘连，在很大程度上限制了神经根活动，最终造成患者根性坐骨神经痛，病情迁延持续。

肩周炎患者盂肱关节囊表现为无菌性炎症，随着病变的进展，形成粘连带，进而限制关节运动。关节囊的炎症反应由关节滑膜层逐渐向周围软组织浸润，范围不断扩展，当炎症发展到一定范围时，关节囊萎缩粘连到仅为健侧的一半时，疼痛即开始发作。

（二）腱鞘狭窄

肌腱一般由滑膜包绕，在关节的屈面或是关节成较锐角处，多有一个或一段由骨和纤维韧带构成的骨纤维管，形成滑车结构，以防止肌腱拉紧时肌腱失去腱鞘或者滑车的约束，在肌肉收缩牵动关节屈曲的时候离开骨面或向侧方滑脱。肌腱在纤维韧带上长时间过度磨损发生创伤性炎症，肌腱发生水肿，可呈现葫芦状膨大。同时纤维韧带在炎症作用下增厚，骨纤维管变得狭窄，呈束带样压迫肌腱。当膨大部分的肌腱通过狭窄的腱鞘时即可发生弹响或绞锁。

三、腔隙内压增高

人体组织内存在很多腔隙，组织增生、肥大、水肿等可以增加腔隙内压力。腔隙内压力异常增高的情况比较多见，具体如下所述。

（一）骨筋膜室内压增高

骨筋膜室的室壁坚韧而缺乏弹性，创伤骨折的血肿和组织水肿可使其室内内容物体积增加，或因外包扎过紧，局部压迫使骨筋膜室容积减小，均可导致骨筋膜室内压力增高，而阻断室内血液循环，使骨筋膜室内的肌和神经组织缺血。肌组织缺血后，毛细血管通透性增加，大量渗出液进入组织间隙，形成水肿，使骨筋膜室内压力进一步增加，形成缺血－水肿－缺血的恶性循环，造成骨筋膜室综合征。骨筋膜室综合征一经确诊，应立即切开筋膜减压。早期彻底切开筋膜减压是防止肌肉和神经发生缺血性坏死的唯一有效方法。

（二）滑囊内压增高

滑囊是结缔组织中的囊状间隙，是由内皮细胞组成的封闭性囊，内壁为滑膜，有少许滑液。少数滑囊与关节相通，位于关节附近的骨突与肌腱或肌肉、皮肤之间。凡摩擦力或压力较大的地方，都有滑囊存在，其作用主要是利于滑动，从而减轻或避免关节附近的骨隆突和软组织间的摩擦和压迫。

长期、反复摩擦和压迫可引起创伤性滑囊炎，滑囊壁发生充血、水肿、渗出、增生、肥厚、粘连等无菌性炎症，表现为滑膜充血、水肿，滑液增多并充盈滑囊，导致滑囊内压增高。最常见的有引起膝关节疼痛的鹅足滑囊炎和继发于肩关节周围组织损伤与退行性变的肩峰下滑囊炎。

（三）骨内压增高

骨内压是指骨的血流动力在骨腔内或骨质间隙内所产生的压力。骨内压增高是指在某些因素的影响下，骨内压高于正常生理状态的一种现象。目前骨内静脉淤滞学说已被大家公认是引起骨内高压的主要因素，而骨内微循环障碍是骨内高压的病理本质。一般来说，当骨髓微循环普遍扩张和骨髓腔内容物增加时，由于骨腔是一个相对密闭的硬壳腔隙，不能自行缓冲调节，因而造成骨内压力升高。在病理情况下，当所有骨内静脉引流受阻或发生阻塞时，就会引起骨内压持续性升高，髓内动静脉压差减小，骨内毛细血管血流量减少，血流处于淤滞状态，继而发生渗出、骨间质水肿等。后者又加重骨内静脉引流障碍和组织受压，从而引起一系列血流动力学和血液流变学发生变化，使血液淤滞进一步加重。骨内高压与骨内病理改变相互作用，互为因果，形成恶性循环，最终导致骨内高压的发生和发展。也正因为如此，使得骨内压持续升高并长期存在，导致一系列临床症状和疾病，如顽固性跟痛症、股骨头缺血性坏死等多种疾病，并与骨关节炎的发生关系密切。

第四节　软组织改变对人体的影响

软组织损伤改变可引起一系列的并发症，包括营养性紊乱引起的肌萎缩、韧带松弛引起的关节不稳定、损伤性关节炎、关节周围骨化、关节内游离体等。可见软组织"力学状态"改变不仅能够加重损伤局部病变，更重要的是通过对邻近的神经、血管、骨、关节等组织器官产生影响，参与多种疾病的发病过程。

一、对局部的影响

肌紧张可造成局部缺血、代谢产物潴留，引起疼痛、组织损伤和纤维化。肌筋膜疼痛综合征（myofascial pain syndrome，MPS）是一种以慢性软组织源性疼痛且伴有一个或多个触发点（trigger points，TrP）为主要特征的一组临床症候群。该病在软组织疼痛患者中所占比例高达 20%～95%。目前认为触发点形成机制尚不完全明确，但触发点局部肌组织的功能状态是清楚的。触发点概念提出后，David Simon 提出了对触发点的经典描述——能量危机（energy crisis）概念，指出肌纤维持续性收缩增加局部能量消耗，同时抑制了血液循环，局部缺血低氧导致组织释放血管活性物质，这些物质作用于伤害性感受器引起神经致敏而产生疼痛，且可刺激神经末梢乙酰胆碱的释放。同时缺血使 ATP 供应不足，所以肌肉持续收缩。肌肉持续收缩，引起代谢增强，代谢产物蓄积，引起肌肉疼痛，导致组织缺血，如此反复恶性循环，最终形成能量危机。肌肉持续收缩形成紧张性肌纤维，多个紧张性肌纤维形成可触及的紧张带。

慢性骨筋膜间隔综合征，是持续性的骨筋膜间隔内压增高导致的骨骼肌慢性缺血性损害。慢性骨筋膜间隔综合征患者的筋膜标本生物学表现为增厚、变坚韧，力学特点为弹性形变下降，电镜下可见纤维桥链接。骨筋膜间隔结构坚韧，容易出现内部压力升高的现象。研究结果显示当骨骼肌内压持续高达 8mmHg 时，即可发生慢性骨筋膜间隔综合征。骨筋膜间隔内部长期压力增高可引起静脉回流障碍，导致肌纤维缺血，甚至坏死及纤维化，产生疼痛，也可刺激穿经此筋膜室的神经，引起放射痛。有学者认为大部分软组织源性下腰痛是由腰骶部慢性骨筋膜间隔综合征所致。

二、对神经和血管的影响

人体肌筋膜等软组织具有很多功能，其中容易被忽视的功能之一是通道功能。周围神经和血管走行于软组织或软组织与骨构成的通道中，通常情况下该通道容纳并限制它们的活动，同时提供保护作用。但当通道内压力增高时，可刺激神经和血管。

广义的周围神经卡压综合征是指周围神经在其行程中任何一处受到卡压而出现感觉、运动等功能障碍，可因骨纤维管狭窄，软组织增生、肥厚、粘连而使经过该处的周围神经被挤压，引起神经血供障碍，造成不同程度的感觉及运动功能障碍。以正中神经（C_5～T_1）为例，神经在颈椎椎间孔处可因椎间孔狭窄而受压，下行至斜角肌间隙时可被斜角肌卡压，继续下行至喙突和胸小肌处时可被胸小肌卡压，继续下行至旋前圆肌处时可被旋前圆肌两头之间的腱弓卡压，继续下行至腕管时可被腕管卡压。周围神经卡压综合征可造成神经纤维发生脱髓鞘变化，甚至远端轴索崩解，髓鞘发生 Waller 变性，在肢体活动时，处于狭窄通道内的神经纤维在机械刺激下发生慢性损伤性炎症，并加重水肿 - 缺血的恶性循环，进一步造成损害。

目前教科书列举的周围神经卡压综合征的种类很有限，例如腕管综合征、梨状肌综合征等。但周围神经卡压综合征并不局限于这些，还包括一些小的神经支卡压征，如脊神经后支卡压。陈维城等采用颈部深筋膜浅层钙化灶切除手术来治疗 22 例颈椎病患者，主要症状有颈项酸痛、颈部转动不灵、肩臂酸痛、背部牵拉痛、背部沉重感、上肢麻木乏力、头痛头昏、眼球发涨等，22例患者在术中均见钙化组织周缘或基底有小的神经血管束通过，在术中尽量将神经血管束分离，粘连紧密者予以切断，6 例切断者术后未见不良反应，结果只有 3 例无效。该作者认为颈椎病的发病原因中，软组织的变形、增生、粘连、钙化对血管和神经的刺激和压迫是一个重要原因。

Heine 则发现在人体深筋膜浅层有许多神经血管束的穿出点，其中部分与 361 个经穴的位置是重合的。外科医生 Bauer 发现在颈肩臂慢性疼痛患者身上穿出深筋膜浅层的神经血管束被穿出点周围的环形纤维束紧紧卡压，使用微创外科的方法松解卡压后，患者症状显著改善。

腘动脉压迫综合征是因动脉与其周围的肌肉或肌腱、纤维组织束的位置关系异常导致动脉受压而引起下肢缺血症状群。通常由于腘动脉及周围肌肉或纤维组织先天性发育异常所致。腘动脉受其周围肌肉、肌腱或纤维束压迫，引起相应的临床症状。外科手术松解被压迫的腘动脉是治疗该病的唯一方法。

椎动脉周边存在着对椎动脉起限制固定作用的骨性及软组织因素，它们被称为椎动脉的牵系结构。牵系学说是对椎动脉型颈椎病发病机制的解释之一。Ebraheim 等发现颈椎钩突、横突及上关节突周围的关节囊、骨膜相互延续形成薄层的纤维筋膜鞘样结构，将椎动脉、静脉、神经包裹在内，而且在钩突与横突外膜之间存在一些纤维组织连接，称"钩突 – 椎动脉 – 脊神经复合体"，主要作用是固定椎动脉。而 Chopard 等将椎动脉走行途径形容为一个纤维性、骨性、肌性通道，椎动脉被固定其中，具有保护作用。瞿东滨在此基础上将椎动脉周边存在着的对椎动脉起限制固定作用的骨性及软组织因素称为椎动脉的牵系结构，在颈椎运动或不稳情况下，纤维束带可能激惹椎动脉。刘植珊等在行椎动脉减压术治疗椎动脉型颈椎病中，发现椎动脉外层被覆一层筋膜组织，在狭窄部位或横突孔出入口两侧，可形成肥厚的纤维束带，因而导致椎动脉狭窄。武兴杰通过对成人尸体颈椎的解剖证实纤维粘连带存在对椎动脉的机械性牵拉或压迫。

三、对骨和关节的影响

正常关节囊、韧带、肌、腱、支持带等关节周围软组织维持了脊柱和关节的稳定性，但这些软组织改变可改变骨关节的力学平衡，可参与骨赘形成、影响正常姿态、限制关节活动、改变关节力学平衡。

（一）参与骨赘形成

骨骼能承受骨组织的机械应变，并具有适应这些功能需要的能力。骨骼结构受应力的影响，负荷增加骨增粗，负荷减少骨变细，这一现象称之为 Wolff 定律。骨折再塑过程也遵循这一定律。骨折后如有移位，在凹侧将有明显骨痂形成，其内部骨小梁将沿着压应力的传递方向排列，而在凸侧将有骨的吸收。骨力求达到一种最佳结构，即骨骼的形态与物质受个体活动水平的调控，使之足够承担力学负载，但并不增加代谢转运的负担。软组织张力增高可刺激其在骨上的附着点形成骨赘。传统观点推断椎体骨赘来自椎体边缘韧带骨膜下的出血、机化和钙化。邱贵兴等通过动物实验发现，骨赘生长方向与末端附着的肌膜牵引方向一致，认为边缘骨赘可能是增厚挛缩的关节囊压力增加，刺激血管与相应的组织增生所致。近年来有专家根据实验结果，提出由于纤维环牵拉关节软骨的拉应力增大，刺激关节软骨细胞增生，进而化生为椎体边缘骨赘。

（二）影响正常姿态

肌肉失衡可能影响正常姿态，而姿态异常可能是骨骼肌肉系统疾病的早期因素之一。例如上交叉综合征常见于长期伏案工作或常进行超负荷训练的人士，主要表现为颈部生理弯曲减少或消失而导致头部不自觉的前倾，肩胛骨耸起、前移，胸椎曲度增加呈现驼背，看起来比实际身高矮小。患者可出现颈肩部肌肉酸痛僵硬，肩膀及下背出现酸痛，甚至胸闷、呼吸不顺，可影响生活质量和自信心。上交叉综合征的原因是肌肉失衡，有些肌肉紧张度过高，如胸大肌、胸小肌、背阔肌、肩胛提肌、斜方肌上束、胸锁乳突肌和斜角肌；有些则紧张度降低，比如菱形肌、斜方肌中下束、前锯肌、肩袖肌群、深层颈屈肌。强弱肌肉形成一个交叉，所以称作上交叉综合征。

下交叉综合征常见于腹型肥胖的人、孕妇、穿高跟鞋的人。主要表现为明显的骨盆前倾和腰椎过度前弯，由于重心前移，形成前凸后翘的姿态。经常处于骨盆前倾，腰椎过度前弯的状态，会增加腰椎和膝关节的压力，引起疼痛。其原因是肌肉紧张度不平衡。紧张度增高的肌肉有髂腰肌、竖棘肌、股直肌；紧张度降低的肌肉有腹肌、臀大肌、腘绳肌。强弱肌肉形成一个交叉，所以称作下交叉综合征。

（三）限制关节活动

软组织粘连、挛缩可限制关节运动。例如，屈指肌腱狭窄性腱鞘炎可出现肌腱与腱鞘的相对性狭窄，影响肌腱在腱鞘内的正常滑动。跟腱挛缩可限制踝关节背屈。关节僵直多继发于骨折出血后制动时间过长，或者发生于滑膜切除术后及关节炎症后等。关节囊及关节内粘连、关节囊挛缩、韧带纤维化等，可使关节屈伸受限。

颞颌关节周围的肌肉、韧带等组织功能异常可导致颞下颌关节功能紊乱症，引起咀嚼与张口障碍、局部疼痛和关节弹响，严重者可引起颞颌关节强直。

（四）改变关节力学平衡

软组织挛缩可以改变关节力学平衡，加速关节退变。肌肉、韧带、支持带等都是关节和脊柱的稳定装置，如肌肉、韧带、支持带等功能异常可影响关节和脊柱的稳定性。以膝关节为例，髌骨外侧压迫综合征表现为髌骨外侧支持带挛缩，膝关节屈伸时髌骨的正常轨迹外移，髌骨关节软骨面压力分布不均，软骨及软骨下骨因负荷过大而受损，外科手术或者镜下松解外侧支持带可获得满意效果。

关节囊挛缩是骨关节炎常见的病理变化之一，关节囊及关节周围软组织的继发性挛缩可能参与骨关节炎的发病过程。国外学者指出髋关节骨关节炎导致关节外周肌群挛缩出现肌张力增强，关节软骨遭受持续性肌张力过强，持续性肌肉牵拉逐渐形成进行性损害，从而加重骨关节炎的病理改变。杨述华等有针对性对髋关节周围肌肉行手术松解，取得满意疗效。

近年来，越来越多的研究表明颈椎病与椎周软组织病变的关系极为密切。颈椎的小关节囊、韧带、肌肉等软组织既参与内源性稳定也参与外源性稳定，因此软组织病变必然影响颈椎的稳定性。姜淑云等认为颈椎病患者颈部肌群生物力学性质发生变化，是颈椎病发生发展的关键环节。施杞等通过切除大鼠颈部肌群、切断兔颈棘上和棘间韧带的方法，分别建立了颈椎动力性平衡失调、静力性平衡失调颈椎病动物模型。罗才贵等研究显示颈椎病模型家兔颈部肌肉 Ca^{2+}-ATP 酶活性较空白组显著降低。基于对软组织的重视，甚至有学者提出了"肌源性颈椎病期"的概念。

（五）影响人体整体力学结构

人体不同区域之间存在相互联系，某个区域发生的改变可以对其他区域或者整体的力学结构产生不良影响。胸椎周围的竖脊肌、多裂肌、腰方肌等肌筋膜紧张度过高会限制胸椎的活动度。胸椎活动度受限很容易影响到肩部、颈部、腰部及髋关节。在日常活动或体育运动中，胸椎活动度受限容易造成肩部、颈部、腰部及髋关节等部位的代偿动作，增加肩关节、颈椎及腰椎等部位的损伤风险，因此，胸椎的灵活性改善不仅对普通人群，对运动员也非常重要。再如跟腱挛缩可导致踝关节背伸受限，造成无法完成下蹲动作。

四、对其他器官的影响

软组织力学性能变化，不仅体现在对自身、神经、血管、骨、关节等组织器官的影响，还可能对运动系统以外的组织器官产生影响。体表瘢痕挛缩不仅可限制关节的运动功能，如果出现在特定部位还可影响人体视觉美感。如颈部是烧伤瘢痕最常发生的部位之一，颈部瘢痕挛缩不仅影响颈部功能也严重影响颈部美观。面部皱纹与其下方的面肌静息肌张力增高有关。肛裂与内括约肌挛缩有关，肛裂慢性炎症刺激使内括约肌长期处于挛缩状态，内括约肌挛缩和末端纤维化是肛管狭窄、疼痛、排便困难、溃疡久不愈合的主要原因。前列腺增生作为一种良性病变，是老年男性的常见病之一。前列腺包绕着尿道，前列腺包膜可以传递组织增生的扩张压力到尿道，压迫膀胱颈部或尿道，引起下尿路梗阻。

五、针刀松解作用

采用针刀松解解除异常软组织对骨、关节、神经和血管或者其他组织器官的影响，达到治疗目的。

有人认为针刀治疗虽然伤口很小，但是也会形成小的损伤，特别是经反复针刀治疗的患者；根据病理学的常识，有创伤就有修复，创伤－修复－瘢痕，形成新的挛缩和粘连，导致病情加重。实际上针刀治疗的作用靶点是软组织的力学状态对人体生理功能的影响，并非软组织病理变化本身。针刀治疗的目的是改变软组织力学状态，即延长挛缩、分离粘连、减张减压等，从而解除对神经、血管、骨关节等组织器官的不良影响，而非从根本上消除软组织瘢痕、粘连等病理改变。

例如，颈部牵系结构和深筋膜是相互联系的，因此针刀治疗椎动脉型颈椎病就是通过针刀松解项部深筋膜达到降低牵系结构张力，以解除对椎动脉的压迫。所以与外科手术不同，针刀不可能直接切除牵系结构，但能间接降低牵系结构的张力，解除对椎动脉生理功能的影响。即使针刀治疗后形成了新的瘢痕，但只要新的瘢痕组织不再影响神经、血管等的生理功能就达到了治疗目的。

软组织与骨、关节、神经、血管等器官组织的辩证关系：软组织既可以保护这些组织，也可以压迫和刺激这些组织。长于死记硬背、短于逻辑推理是学生常见的不良学习习惯，同学们应当在学习中更多运用观察、想象、思考、判断、推理、逻辑等更加高级的学习技巧。经筋和阿是穴从中医学角度探讨软组织，软组织从西医学角度探讨经筋，中西医虽表述不同，但并不矛盾，同学们要养成多学科知识融会贯通、举一反三的学习习惯，树立中西医协同应用的意识。

【复习思考题】

1. 软组织力学性能可以发生哪些改变？
2. 关节和脊柱的"再稳定过程"有哪些意义？
3. 软组织力学性能改变可对人体产生哪些影响？
4. 针刀治疗的作用靶点是什么？

针刀医学的治疗工具称为针刀器械，其形态特殊，治疗作用有独特之处。因此，对针刀器械及其治疗作用的认识是针刀治疗疾病的基础。

第一节 针刀器械

凡是满足以针刺的方式刺入人体组织，然后完成切开、牵拉等一系列操作的治疗器械均可以称为针刀。针刀的外观并不拘泥于一种固定的形式，可以根据临床需要来设计。在传统针刀器械的基础上，医务工作者根据临床需要已开发出了多种不同类型的针刀。

一、针刀的构成和型号

（一）针刀的构成

针刀由朱汉章教授设计。通常由针刀柄、针刀体和针刀刃三部分组成。针刀刃是针刀体前端的楔形平刃，针刀体是针刀刃和针刀柄之间的部分，针刀柄是针刀体尾端的扁平结构。操作时针刀的刀口线与针刀体垂直，针刀柄与针刀刃在同一平面内，因此当针刀刃进入人体后可通过暴露在体外的针刀柄调整针刀刃的方向。现在临床最多用的针刀为一次性针刀，这种针刀的针刀柄由塑料制成，针刀体为不锈钢材质。此外还有多次性针刀，完全由不锈钢制成（图3-1）。

从形态来看，针刀可以看作毫针和手术刀的结合。针刀将两者的优点进行了有机结合，同时又互相弥补了对方的不足（表3-1）。

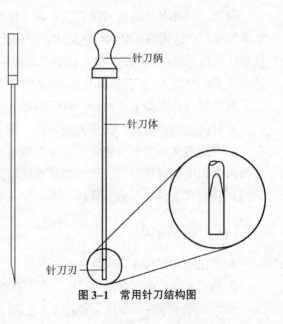

图 3-1 常用针刀结构图

针刀柄
针刀体
针刀刃

表 3-1 针刀与毫针和手术刀的比较

	毫针	手术刀	针刀
优点	创伤小	能够切开、分离	具有一定切开、分离的功能，同时创伤小
不足	没有切开、分离的功能	创伤大	

（二）常用针刀型号

1.Ⅰ型针刀　根据尺寸不同分为四种型号，分别为Ⅰ型1号、Ⅰ型2号、Ⅰ型3号、Ⅰ型4号。

Ⅰ型1号针刀：全长15cm，针刀柄长2cm，针刀体长12cm，针刀刃长1cm。针身为圆柱形，直径0.4～1mm，刀口为齐平口，刀口线和针刀柄在同一平面内。

Ⅰ型2号针刀：结构与Ⅰ型1号相同，针刀体长度为9cm。

Ⅰ型3号针刀：结构与Ⅰ型1号相同，针刀体长度为7cm。

Ⅰ型4号针刀：结构与Ⅰ型1号相同，针刀体长度为4cm。

Ⅰ型针刀是应用最为广泛的针刀，适应于治疗各种软组织损伤和骨关节损伤以及其他杂病的治疗（图3-2）。

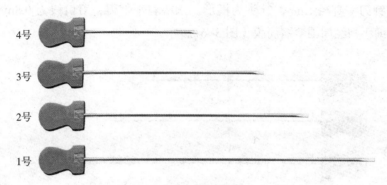

图3-2　Ⅰ型针刀

2.Ⅱ型针刀　全长12.5cm，针刀柄长2.5cm，针刀身长9cm，针刀刃长1cm。针刀体为圆柱形，针刀体直径3mm，刀口线0.8mm。Ⅱ型针刀适用于软组织紧张度过高患者或骨折畸形愈合凿开折骨术（图3-3）。

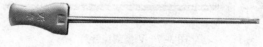

图3-3　Ⅱ型针刀

二、其他针刀类型

为了适应各种不同的临床需求，各种不同样式的针刀器械被设计出来，到目前为止获得国家专利授权的针刀有300多种。如镰刀形针刀、斜口针刀、钝头针刀、圆刃针刀、凹刃针刀、剑锋针刀、注射针刀、鸟嘴刃针刀、剪刀刃针刀、芒针刀、旋转刃针刀、探针式针刀、弯形针刀、套管针刀、电热针刀等。

1.Ⅳ型斜口针刀　直径1mm，针头为楔形，末端扁平带刃，刀口线为0.8mm，刀口为斜口。适用于筋膜、骨膜、皮肤划开术（图3-4）。

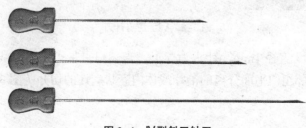

图3-4　Ⅳ型斜口针刀

2. Ⅴ型圆刃针刀　直径 1mm，针头为楔形，末端扁平带刃，刀口线为 0.8mm，刀口为月牙状。适用于神经点弹、剥离骨膜、筋膜及其他坏死组织（图 3-5）。

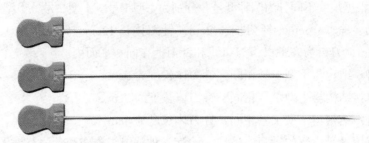

图 3-5　Ⅴ型圆刃针刀

3. Ⅵ型凹刃针刀　直径 1mm，针头为楔形，末端扁平带刃，刀口线为 0.8mm，刀口为凹刃口。适用于切开细小神经周围挛缩筋膜（图 3-6）。

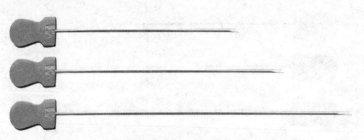

图 3-6　Ⅵ型凹刃针刀

4. Ⅶ型剑锋针刀　直径 1mm，针头为楔形，末端扁平带刃，刀口线为 0.8mm，刀口为剑锋口。适用于肌肉、筋膜、腱鞘点状切痕松解术（图 3-7）。

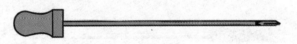

图 3-7　Ⅶ型剑锋针刀

5. Ⅷ型注射针刀　针刀柄为一扁平葫芦形，有一个连接注射器的插孔，针身为圆柱形，直径 1mm，针头为楔形，末端扁平带刃，刀口线为 0.8mm，刀口上 0.2mm 处有一小孔和针柄上注射器插孔相通。适用于较大面积需要松解治疗的疾病和某些针刀手术时的局部药物注射（图 3-8）。

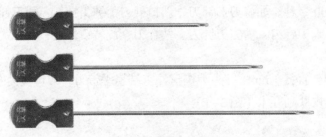

图 3-8　Ⅷ型注射针刀

6. Ⅸ型鸟嘴刃针刀　直径 1mm，针头为楔形，末端扁平带刃，刀口线为 0.8mm，刀口为鸟嘴形刃口。用于两个相邻组织平面分离的治疗或体内囊状病灶的切开（图 3-9）。

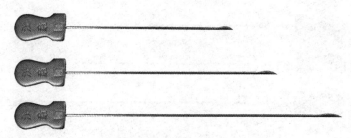

图 3-9　Ⅸ型鸟嘴刃针刀

7. X型剪刀刃针刀　直径 1.2mm，针头为楔形，末端扁平带刃，刀口线为 0.8mm，刀头为剪刀形，由两片可活动的剪刀刃构成，当剪刀刃张开时就是一个微型剪刀，当剪刀刃闭合时，外观与齐平口针刀相同。用于体内一些紧张肌纤维和紧张筋膜的剪断松解治疗及体内小瘤体的剥离（图 3-10）。

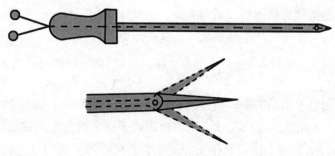

图 3-10　X型剪刀刃针刀

8. XI型芒针刀　直径 0.5mm，针头为楔形，末端扁平带刃，刀口线为 0.4mm，刀口为齐平口。用于眼角膜和其他黏膜表面的治疗各种疾病（图 3-11）。

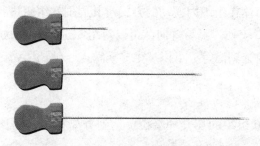

图 3-11　XI型芒针刀

9. XIII型探针式针刀　针刀身为扁条状，宽 2mm，一侧厚 0.8mm，一侧为刀刃。用于人体内部部分瘤体和其他病变组织的摘除（图 3-12）。

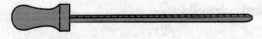

图 3-12　XIII型探针式针刀

10. XIV型弯形针刀　针刀头为圆锥形，长 2cm，一侧有刀刃，一侧厚 0.8mm，上有一针孔，针身为圆柱形，弯曲 180°。用于人体内部瘤体和其他病变组织需要拉出体外摘除的治疗（图 3-13）。

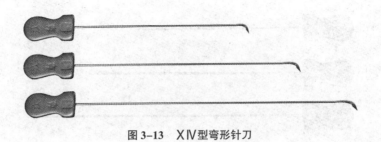

图 3-13 ⅩⅣ型弯形针刀

第二节 针刀的治疗作用

一、直接作用

针刀的直接作用是指针刀刺入组织后对人体产生的最原始、最直接的作用，包括切开作用和牵拉作用。直接作用对人体可以产生分离粘连、延长挛缩、减张减压、机械刺激等治疗效应。

（一）切开作用

切开作用，即使用针刀前端的平刃将组织直接切开产生的作用，属于锐性松解。常用针刀前端的平刃宽度为 0.6 ~ 1.0mm，可以在软组织中形成若干毫米级别整齐的切口。针对不同组织针刀的切开方法有很多，如纵切、横切、平切、十字切、铲切等，可以产生分离粘连、延长挛缩、减张减压、损毁等作用。

（二）牵拉作用

牵拉作用，即通过针刀体在组织内摆动的方式对其周围软组织进行牵拉产生的作用，属于钝性松解。针刀体直径较粗、较硬，不易弯曲，可以对组织进行有效的牵拉。牵拉的方式有多种，如纵向摆动、横向摆动、通透剥离等，可以产生分离粘连、延长挛缩、减张减压等作用。

二、治疗效应

针刀治疗主要通过对软组织的切开和牵拉，达到分离粘连、延长挛缩、减张减压、局部损毁、机械刺激等效应。

（一）分离粘连

在粘连部位用针刀直接切开的锐性方式和牵拉的钝性方式，对组织粘连产生一定松解作用。存在粘连的部位，可直接使用针刀将其切开，如果粘连面积较大，可连续切开。因针刀的刀口很窄，一般不可能形成互相连续的切口，此时可配合纵向或横向摆动针刀以牵拉粘连组织，使粘连组织充分分离或松弛。

针刀松解手外伤性肌腱粘连，先用平刃针刀于瘢痕近端刺入皮下，沿肌腱表面和血管走行顺行切开松解肌腱浅面的瘢痕组织，再用同法松解肌腱的两个侧面，松解肌腱深面时用针刀刃将肌腱轻轻挑起顺行松解。然后以圆钝头针刀于瘢痕的远端刺入皮肤，沿肌腱的浅面、两侧面、深面紧贴肌腱表面逆行推挤分离钝性松解，直到肌腱周完全松解为止，松解完毕后主动和被动伸屈手指，使之恢复正常伸屈角度。

（二）延长挛缩

在挛缩组织上用针刀切开小切口，然后配合手法牵拉使挛缩组织延长。这种方式与外科开放延长术相比，具有创伤小、时间短、出血少、术后恢复时间短的优点。

以跟腱挛缩为例，选择跟腱不同平面，用针刀进行松解。在跟腱上选择若干点横行切开部分跟腱束，直到腱张力明显降低，同时配合 Ilizarov 架牵引，可有效延长挛缩的跟腱。

针刀切断内括约肌挛缩带可以治疗肛裂，该方法具有缩小局部手术创伤，降低手术对肛门括约肌的损伤程度，消除大便对创面的污染，缩短愈合时间，消除局部因瘢痕形成而影响肛门的生理功能等多种优势。

（三）减张减压

当腔隙内压力增高时，针刀切开腔隙外壁，可有效降低腔隙内压力。针刀延长挛缩组织，可降低挛缩组织的张力。对于慢性骨筋膜室综合征，可用针刀直接十字切开构成骨筋膜室的浅层筋膜鞘，以降低室内压力，出针后可配合针孔拔罐通过负压增加减压效果。对腕管综合征，可用针刀切断部分腕横韧带，降低腕管内部压力。颈部烧伤瘢痕的治疗方法有 Z 字成形术、皮片移植、皮瓣转移等，但没有一种方法能够在功能和外观上同时达到理想效果，并且可对供区造成一定损害。应用针刀对烧伤后轻度颈部瘢痕挛缩的患者进行瘢痕内微创松解，在保留原瘢痕皮肤的同时可明显增加颈部活动度，外观和功能都令患者满意。

（四）局部损毁作用

针刀切开还有一定的损毁作用。使用针刀治疗腋臭，针刀刺至真皮下，向四周平行切开，将汗腺管切割破坏，发挥治疗作用。用针刀将鸡眼底部切开，造成病变组织与其周围组织联系破坏，鸡眼失去存活条件而萎缩、脱落。用针刀有选择性地切断部分面神经末梢，削弱面神经兴奋性过高所引起的面肌痉挛，而不至于引起面肌功能障碍性瘫痪和表情肌功能异常。

（五）机械刺激作用

针刀刺入人体组织还有类似于现代毫针针刺的针刺效应，特别是使用针刀直接接触神经的神经触激术。例如，针刀治疗具有与一般针刺类似的针刺镇痛作用，但这并不是针刀治疗的主要目的。一般认为，针刺镇痛是由于来自穴位处的感觉传入冲动和来自痛源部位的感觉传入冲动在各级中枢神经系统内发生相互作用，前者抑制了后者而产生的。这得到了大量神经生理实验资料的支持。此外，针刺可引起内源性阿片肽等中枢性神经递质的释放，从而发挥镇痛效应。

广义的针刺作用应该从切开和牵拉谈起，如果切开和牵拉的作用较弱，可以作为机械刺激对穴位感受器产生作用，进而将机械信号转化而为神经信号传入中枢，借助神经－内分泌－免疫网络产生广泛的调节作用，这是一般认为的针刺作用；当切开和牵拉的作用大到一定程度，可以使局部组织产生较大范围断裂，起到延长挛缩、分离粘连、解除狭窄、降低张力等作用，这是一般认为的针刀的作用。"针"和"刀"并没有本质的区别，"针"本身蕴含着"刀"的作用，这对针灸学现代研究具有补充作用，鼓励同学们拥有求真务实、开拓进取的创新意识。

第三节 传统针具和经筋刺法

针刀技术是朱汉章教授发明的现代治疗技术，也是对传统针具和经筋刺法的再发现，两者并不矛盾。本节对具有显著切开和牵拉作用，并通过松解作用治疗经筋痹证的针具和刺法进行总结。

一、针具

《灵枢·官针》指出："九针之宜，各有所为，长短大小，各有所施也，不得其用，病弗能移。"指出九针的形状和用途各异，据病情选用方可祛病。九针是用于针刺、放血、火针、疏通漏管、脓包穿刺、切开引流、腹腔穿刺放水、截肢手术等一系列用途的医疗器械的总称。传统九针中用于软组织松解术的针具是圆利针、毫针、长针。古籍中圆利针、毫针、长针广泛用于以痛为腧治疗痹证，而运动系统慢性损伤是最常见的痹证，正是现代针刀的优势病种。经筋痹证的治疗原则是以痛为腧，与现代针刀治疗原则相符。

（一）圆利针

圆利针"取法于氂""且员且锐，中身微大""微大其末，反小其本""其形微大，其末反小"，《黄帝内经》时代圆利针的末端是膨大而锋利的，形如牛尾，或如未开的莲花。圆利针可用于痹证、疮疡和调气治杂病。圆利针针刺时会形成较大的切口，这个较大的切口对于痹证或者慢性软组织损伤来说是切开以松解减压，如软组织粘连，可以用膨大末端加以分离，如软组织挛缩可以用膨大末端形成较大切口使之延长，这与针刀的治疗机制是相似的；对于疮来说，末端膨大可以用于切开以引流排脓，而且开口越大，引流越顺畅。《黄帝内经》以后圆利针末端膨大逐渐消失，形状与毫针类似，可以用于调气治杂病，与毫针功能类似（图3-14）。

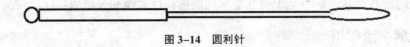

图3-14 圆利针

（二）毫针

毫针"取法于毫毛""如蚊虻喙"，可用于痹证、疗、调气治杂病、体弱患者。古代针具较粗，汉墓金针直径为1.2mm，中华民国时期常用的铁质针具直径为0.6～0.7mm，与现代针刀直径相当，这种针具可形成较大的组织切口。而现代常用的不锈钢细针具的切开作用几乎可以忽略不计。为了加强这种粗针的切开作用，古人甚至发明了圆利针这种末端膨大的针具。毫针"以痛为腧"治疗痹证与粗大的圆利针是类似的，也具有较强的松解作用（图3-15）。

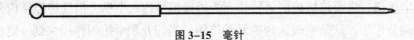

图3-15 毫针

（三）长针

长针"长七寸""长其身锋其末"，属"今之环跳针"，用于"深痹""深邪远痹""病在中者""痹深居骨解腰脊节腠之间者""筋骨疼痛""髀枢中痛，不可举"等。长针可用于治疗痹证，而且是病变层次较深的痹证，因此需要较长的针身。长针有与毫针和圆利针类似的软组织松解作用（图 3-16）。

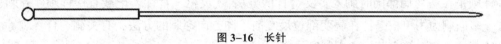

图 3-16　长针

（四）圆利针、毫针、长针三针合一

《素问·刺法论》和《针经摘英集》等文献显示圆利针、长针、毫针三者用途类似。从历代九针图来看三者形状一致，只是尺寸不同，成为后世不同型号的针灸针。"针"和"刀"的区别不仅在形态，更重要的是在功能。"针"的功能是穿刺，"刀"的功能是切开，穿刺和切开都是造成组织离断，只是离断的量有所不同。因此，"针"和"刀"的功能并没有质的区别，只有量的不同。在此"量"指的是造成组织离断的能力，该能力越强越靠近刀，该能力越弱越靠近针。朱汉章教授是在注射针头的基础上发明针刀的，使用注射针头进行软组织松解与粗针松解是类似的，至今国外的"经皮腱膜切开术"等松解技术仍然使用注射针头，空心针头容易将空气带入组织，不利于伤口愈合。朱汉章教授在注射针头的基础上发明了针刀，末端平刃的加入明确了针刀的切开作用，提升了针刀的切开效率，是松解器械方面的一次重要提升。

二、刺法

具有软组织松解作用的刺法有火针刺法、多针刺、多向刺、撬拨刺法、单向捻转刺法，这些刺法都可用于治疗痹证。

（一）火针刺法

火针是用火烧红的针尖迅速刺入病变部位以治疗疾病的一种方法（图 3-17）。火针常用于"痹"和"痈疽"。火针具有较强的切开作用，而且具有消毒作用。治疗痈疽主要用于切开排脓，如《医方类聚·针烙疮肿法》云："内溃成脓，即当弃药，从其针烙，当用大针如似火箸，磨令头尖，如枣核样圆满，用灯焰烧，须臾作炬，数搵油烧令赤，于疮头近下烙之，一烙不透，即须再烙令透，要在脓水易出，不假按抑。"火针的切开作用还可用于其他。《医门补要·医案》云："一童跌豁上口唇，先以细火针穿通两边豁唇，次以丝线针，自火针孔穿出收紧豁口。"《慈幼便览·初生无谷道》云："无谷道者，乃肺热闭于肛门，急以金银簪或玉簪，看其端的刺穿之，或以火针刺穿。"《仙传外科集验方·治诸疗疮方法》云："如是走黄，看血筋到何处，以用火针刺断其血筋立住，便不走黄。"上述举例，火针的用途都是切开。火针的作用机制是多方面的，但一定包含了切开作用。

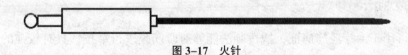

图 3-17　火针

《灵枢·经筋》反复提到的"燔针劫刺，以知为数，以痛为腧"，《灵枢·官针》云："九曰焠刺，焠刺者，刺燔针则取痹也。"《灵枢·四时气》云："转筋于阳治其阳，转筋于阴治其阴，皆焠刺之。"指出经筋挛急疼痛可用火针治疗，从中医学角度可以解释为温经散寒，但也与火针切开作用强有关。

（二）多针刺和多向刺

多针刺是在病变局部同时刺入多支毫针的方法，《灵枢·官针》记载有傍针刺、齐刺、扬刺等刺法，多向刺为用单根毫针在病变部位反复向不同方向穿刺的方法，有关刺、合谷刺等。多向刺和多针刺是治疗经筋痹证的常用刺法。

1. 多向刺　指单支毫针反复多次多向刺入病变部位用来治疗痹证的刺法（图 3-18），典型的有关刺和合谷刺等。古代粗毫针切开作用较强，且反复多次针刺加强了切开作用。

《灵枢·官针》云：“关刺者，直刺左右尽筋上，以取筋痹，慎无出血，此肝之应也。”《内经评文·官针第七》云：“谓直刺又左右之，其深尽筋上也。”关刺是指在筋层次的多向刺，可用于治疗痹证。

《灵枢·官针》云：“合谷刺者，左右鸡足，针于分肉之间，以取肌痹，此脾之应也。”合谷刺是在肌层次的多向刺，形如鸡爪，可用于肌痹。

2. 多针刺　指使用多支毫针共同刺入病灶部位治疗痹证的刺法（图 3-19），典型的有齐刺、扬刺和傍针刺等。古代粗毫针切开作用较强，且多针刺加强了切开作用。

《灵枢·官针》云：“齐刺者，直入一，傍入二，以治寒气小深者；或曰三刺，三刺者，治痹气小深者也。”中间先刺一针，再于两旁各刺一针，三针齐用，故曰齐刺，这是典型的多针刺，用于“寒气小深”或者“痹气小深”。《灵枢·官针》云：“扬刺者，正内一，傍内四，而浮之，以治寒气之博大者也。”中间先刺一针，再于上下左右各刺一针，治疗寒气面积较大的部位。《灵枢·官针》云：“傍针刺者，直刺傍刺各一，以治留痹久居者也。”先直刺一针，再在近旁斜刺一针，用于治疗“留痹久居”。

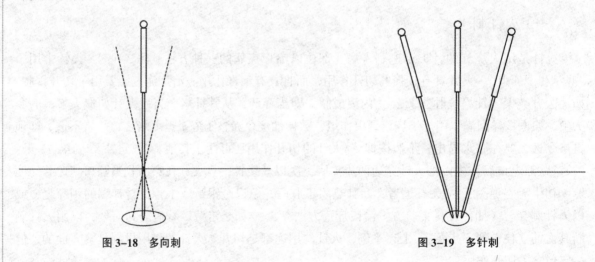

图 3-18　多向刺　　　　　　　　　　　　　　　　图 3-19　多针刺

（三）撬拨刺法

撬拨刺法可用于治疗经筋痹证，撬拨刺法能够对肌筋膜进行牵拉，具有较强的牵拉松解作用（图 3-20）。《灵枢·官针》记载：“恢刺者，直刺傍之，举之前后，恢筋急，以治筋痹也”。《医学纲目·刺灸通论》解释：“傍之举之者，谓直刺入郄，转针头从傍挑举其筋也。”“恢刺”的适应证是“筋急”，因为要“转针头从傍挑举其筋”，所以不刺筋上而刺筋旁，“挑举”就是撬拨的意思，与现在针刀横向和纵向摆动是一样的，属于牵拉松解。

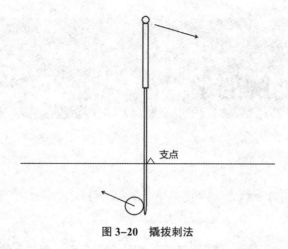

图 3-20　撬拨刺法

（四）单向捻转刺法

搓法指入针后，单方向捻转的方法（图 3-21）。《针经指南》云："搓者，凡令人觉热，向外针似搓线之貌，勿转太紧。"搓法是常用于催气的手法，同时也能使纤维组织缠绕针体，形成强大的牵拉松解作用。甚至有学者在普通毫针的针体加工凹槽以增加摩擦力，从而增加滞针牵拉松解的强度。

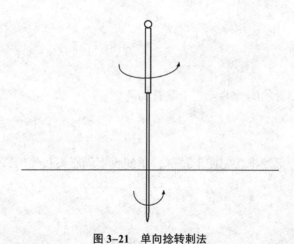

图 3-21　单向捻转刺法

结构为功能服务，针刀器械的功能是经皮微创软组织松解，古代针具和刺法中承担经皮微创软组织松解的是毫针、圆利针和长针等不带刃的粗针，刺法是火针、多针刺、多向刺、撬拨刺法和单向捻转刺法，而不是传说中的铍针、镵针等带刃针等，要学会树立批判性思维，坚守守正创新的中医传承精神，养成师古而不泥古的中医学习态度。

【复习思考题】

1. 针刀由哪些结构构成？
2. 为什么说针刀是毫针和手术刀的结合？
3. 针刀有哪些直接作用？
4. 针刀的治疗效应有哪些？
5. 查阅文献，举例说明单向捻转刺法的松解用途。

第四章
骨骼肌功能解剖学

　　骨骼肌的功能差异细致入微，需要用足够仔细认真的态度去理解每块肌肉在不同场景中的作用，需要用工匠精神认识每块肌肉的功能，也要用工匠精神去对待学业和未来的工作。骨骼肌功能异常与不良的生活习惯和姿态有关，要注意生活和学习中保持良好的姿态和运动习惯。

第一节　头颈部

一、胸锁乳突肌

（一）附着点

　　起于胸骨柄前面和锁骨的胸骨端，止于颞骨的乳突。

（二）功能

　　双侧收缩后伸头和上部颈椎，屈曲下颈部，单侧收缩侧屈头和颈部，使头和颈部转向该肌的对侧，辅助呼吸。

（三）功能解剖

　　与头夹肌形成一个倒 V 字形结构，两肌一起使头部前后居于肩胛带中央。颈部屈曲和头部后伸这种联合动作，可使头在下颌引导下向前运动。如果双侧肌收缩，会导致头前移；如果单侧收缩，则会导致斜颈。讲话和咀嚼时，可以维持头颈稳定。与颞下颌关节密切相关，挛缩时可引起颞下颌关节紊乱。可压迫颈丛神经，导致耳鸣、三叉神经痛（图 4-1）。

二、斜角肌

（一）附着点

　　前斜角肌起于第 3 ～ 6 颈椎横突前结节；中斜角肌起于第 2 ～ 7 颈椎横突后结节；后斜角肌起于第 5 ～ 7 颈椎横突后结节。前斜角肌止于第 1 肋内上缘；中斜角肌止于第 1 肋外上缘；后斜角肌止于第 2 肋外面。

（二）功能

单侧收缩，颈部侧屈；双侧收缩，上提第 1 ～ 2 肋。

（三）功能解剖

斜角肌可以稳定头颈部并使其侧屈，同时对深部结构（椎动脉、颈静脉和臂丛等）形成一个防护罩。斜角肌分别止于第 2 肋外和第 1 肋前外侧，这种分散的止点有利于前斜角肌屈曲和侧屈头颈部。头颈部不动时，斜角肌能在深吸气时上提第 1 ～ 2 肋。膈是正常和平静呼吸的原动肌，而上提肋则更多见于用力呼吸时。所以用力呼吸的情况常发生在剧烈运动后或肺处于病理状态下。斜角肌过紧、肥大、创伤或结构异常，可导致臂丛或锁骨下动脉受压，临床上称之为胸廓出口综合征（图 4-2）。

三、颈长肌

（一）附着点

起于第 3 ～ 5 颈椎横突的前结节和第 5 颈椎～第 3 胸椎椎体的前面，止于第 3 ～ 6 颈椎的横突，第 2 ～ 6 颈椎椎体前面和第 1 颈椎前结节。

（二）功能

双侧收缩时，头颈部前屈；单侧收缩时，头颈部侧屈，头颈部转向该肌同侧。

（三）功能解剖

颈长肌是强大的头颈部屈肌。颈长肌常与头前直肌、头侧直肌联合在一起，称为椎前肌群。打喷嚏等高强度活动及投掷等上肢快速运动时，该肌群有助于稳定颈前部，有效地稳定颈曲前方，防止头过度后仰（图 4-3）。

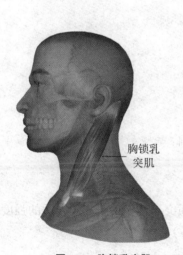

图 4-1　胸锁乳突肌

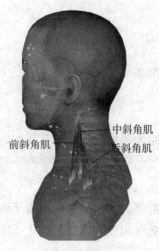

图 4-2　斜角肌

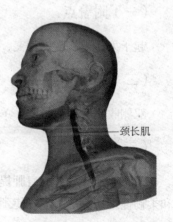

图 4-3　颈长肌

四、头长肌

（一）附着点

起于第 3 ～ 6 颈椎横突的前结节，止于枕骨基底部的下面。

（二）功能

双侧收缩时，头颈部前屈；单侧收缩时，头颈部转向该肌同侧。

（三）功能解剖

止于枕骨，参与寰枕关节的定位和运动。能稳定颈前结构，防止头过度后仰（图 4-4）。

五、头夹肌

（一）附着点

起于项韧带和第 7 颈椎～第 3 胸椎棘突，止于颞骨乳突和枕骨上项线的外侧部。

（二）功能

双侧收缩后伸头颈部，单侧收缩侧屈头颈部，头颈部旋向同侧。

（三）功能解剖

头长肌与颈前部的胸锁乳突肌形成一种有力的抗衡。两侧的头夹肌形成一个倒置的 V 字形，当两侧平衡时可使头部位于肩胛带中央。与其深部的枕骨下肌相比，头夹肌大而宽，使其成为头颈部后伸、侧屈和旋转的更有效原动肌（图 4-5）。

六、颈夹肌

（一）附着点

起于第 3 ～ 6 胸椎棘突，止于第 2 ～ 3 颈椎横突。

（二）功能

双侧收缩后伸头颈部，单侧收缩侧屈头颈部，头颈部旋向同侧。

（三）功能解剖

颈夹肌与其后部的肩胛提肌和前部的斜角肌共同附着于颈椎横突。这三块肌之间合适的强度和柔韧性维持着平衡，可使颈部的对线和颈椎功能最佳化（图 4-6）。

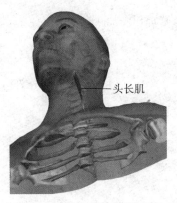

图 4-4　头长肌

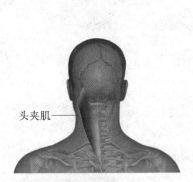

图 4-5　头夹肌

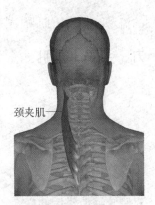

图 4-6　颈夹肌

七、头半棘肌

（一）附着点

起于第 1～6 胸椎横突和第 4～7 颈椎关节突，止于枕骨上下项线之间。

（二）功能

维持头的直立姿势，双侧收缩后伸头颈部。单侧收缩侧屈头颈部，使头颈部旋向该肌对侧（单侧收缩）。

（三）功能解剖

头半棘肌的垂直纤维使其成为头颈部强有力的伸肌和弱的回旋肌。枕下肌群的功能是维持头部稳定的位置，头半棘肌的功能是对抗重力的作用保持头部向上。半棘肌等张或者其与拮抗屈肌之间的力量失衡，可压迫相应的枕神经，会引起头后部疼痛（图 4-7）。

八、头后大直肌

（一）附着点

起于第 2 颈椎棘突，止于枕骨下项线的外侧部。

（二）功能

双侧收缩使头后伸，单侧收缩使头部转向同侧。

（三）功能解剖

头后大直肌是组成枕骨下肌群的四块肌之一。其他 3 块肌为头后小直肌、头上斜肌和头下斜肌。这些肌共同维持颅和上颈椎之间的对线关系。边行走边观察时，头部的精细运动也源自枕骨下肌群。枕骨下肌群对运动中维持空间定位非常重要。

头后大直肌位于第 2 颈椎和枕骨之间，其主要功能是维持姿势和稳定寰枕关节及寰枢关节，同时也有助于维持上部椎管和枕骨大孔的对合关系。此部位的正确对合有利于血液和脑脊液进出脑颅的流动。枕骨下肌群柔韧性和力量的失衡会导致头痛、认知障碍和疼痛（图4-8）。

九、头后小直肌

（一）附着点

起于第1颈椎后结节，止于枕骨下项线的内侧部。

（二）功能

双侧收缩使头后伸。

（三）功能解剖

头后小直肌是组成枕骨下肌群的四块肌之一。这四块肌共同维持颅和上颈椎之间的对线，并产生头部的精细运动。这些精细运动有助于在身体运动时保持身体的空间方位。和头后大直肌一样，头后小直肌也呈斜形分布。然而它更靠内侧，伸展于第1颈椎和枕骨之间。像其他枕骨下肌一样，头后小直肌的主要功能是保持姿势并有助于稳定寰枕关节（图4-8）。

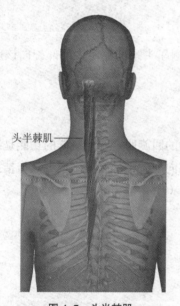

图4-7　头半棘肌

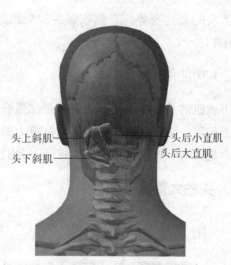

图4-8　枕后肌群

十、头上斜肌

（一）附着点

起于第1颈椎横突上面，止于枕骨上下项线之间。

（二）功能

双侧收缩后伸头部，单侧收缩侧屈头部。

（三）功能解剖

头上斜肌是组成枕骨下肌群的四块肌之一，这些肌共同维持颅和上颈椎的正确对线，该肌也产生对维持头部空间方位至关重要的精细运动。头上斜肌比其他枕骨下肌走行更垂直。该肌纤维方向使它成为更有效的伸肌和侧屈肌部，而作为回旋肌则较弱。头上斜肌是枕骨下肌中位置最表浅的。头后大直肌（内侧）、头下斜肌（外下侧）和头上斜肌（外上侧）在颅底形成一个深部稳定的三角（图4-8）。

十一、头下斜肌

（一）附着点

起于第2颈椎棘突尖，止于第1颈椎横突的下后部。

（二）功能

单侧收缩时，可朝同侧转动头部。

（三）功能解剖

头下斜肌是组成枕骨下肌群的四块肌之一，这些肌共同维持颅和上颈椎的正确对线，这组肌也可产生对维持头部空间方位至关重要的精细运动。与其他枕骨下肌不同，头下斜肌并不附着于枕骨，它将第2颈椎棘突连结于第1颈椎横突。头下斜肌的纤维走向呈扁平的斜角形，使其成为更有效的回旋肌。当第1颈椎横突被拉向第2颈椎棘突时，头颈部转动。头后大直肌（内侧）、头下斜肌（下外侧）和头上斜肌（上外侧）在颅底形成一个深部稳定的三角（图4-8）。

十二、颈部运动小结

（一）前屈

胸锁乳突肌、颈阔肌、颈长肌、头长肌、斜角肌（前方纤维）、头前直肌。

（二）后伸

胸锁乳突肌（上颈部）、头夹肌、颈夹肌、半棘肌、头后大直肌、头后小直肌、头上斜肌、肩胛提肌、斜方肌、回旋肌、多裂肌、棘间肌、髂肋肌、最长肌、棘肌。

（三）右侧屈

右胸锁乳突肌、右斜角肌、右颈长肌、右颈夹肌、右头夹肌、右半棘肌、右头上斜肌、右头外直肌、右肩胛提肌、右斜方肌、右横突间肌、右最长肌。

（四）右旋

左胸锁乳突肌、左斜角肌、右颈长肌、右头长肌、右头夹肌、右颈夹肌、左半棘肌、右头后大直肌、右头下斜肌、右头前直肌、右肩胛提肌、左斜方肌、左回旋肌、左多裂肌、半棘肌。

第二节　躯干部

一、斜方肌

（一）附着点

起于枕外隆凸、项韧带和全部胸椎棘突，止于锁骨外侧1/3、肩峰和肩胛冈。

（二）功能

伸展、侧屈头颈，向对侧转动头颈。上部上提和上旋肩胛骨，中部内收肩胛骨，下部下拉和上旋肩胛骨。整块肌上旋肩胛骨。

（三）功能解剖

上部与肩胛提肌和菱形肌协同，可耸肩或上提肩胛骨，头颈伸展、侧屈和向对侧旋转。中部与菱形肌协同内收肩胛骨。下部下降肩胛骨，上部和下部协同上旋肩胛骨。所有斜方肌纤维一起作用时，会使肩胛骨贴紧于胸廓，在承重和推举时可提供强大的支持作用。过头运动时，斜方肌上旋肩胛骨的功能有于保持关节窝的适宜位置，增强了盂肱关节的运动范围。下部常很弱，而上部常紧张，因而导致耸肩。上部和下部的平衡有助于保持头肩的适宜位置来抵抗重力（图4-9）。

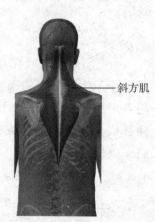

斜方肌

图4-9　斜方肌

二、背阔肌

（一）附着点

以腱膜起于下6个胸椎棘突、全部腰椎棘突、骶正中嵴和髂嵴后，止于肱骨小结节嵴。

（二）功能

内收、后伸及内旋肩关节。使骨盆前倾，下拉肩胛骨。

（三）功能解剖

与胸大肌类似，背阔肌在肱骨附着处扭转。投掷运动中，它们与大圆肌及三角肌后部协同作用，可下拉上举的手臂。攀爬时，上肢固定，背阔肌与胸大肌协同作用，外展手臂或提升躯体。在手臂承重时，如从椅子上撑起、拄拐走，或在健身馆进行吊环，或双杠运动时，可防止躯干向下移动。背阔肌足够的活动范围对于正确进行头部上方的运动很有必要。当这块肌紧张时，背部代偿性后弓，可对脊柱后部结构产生压迫。进行反复越过头部上方的运动，比如举重，会使背阔肌劳损，导致腰痛（图4-10）。

三、肩胛提肌

（一）附着点

起于第 1～4 颈椎横突，止于肩胛骨上角。

（二）功能

上提和下旋肩胛骨。后伸、侧屈颈部，使颈部转向同侧。

（三）功能解剖

肩胛提肌和斜方肌上部协同可上提肩胛骨和使头颈后伸。斜方肌使肩胛骨上旋时，肩胛提肌使肩胛骨下旋，菱形肌协助下旋。在上肢一些不对称的搬、提、取的活动中，肩胛提肌常会被过度使用而处于高张力状态（图 4-11）。

四、菱形肌

（一）附着点

小菱形肌起于第 6～7 颈椎棘突，大菱形肌起于第 1～4 胸椎棘突，止于肩胛骨内侧缘。

（二）功能

内收、上提和下旋肩胛骨。

（三）功能解剖

菱形肌和前锯肌相互拮抗，有助于稳定肩胛骨。可下旋肩胛骨，可如划船等后拉的动作。与中部斜方肌一样，菱形肌一般发育不全，有利于圆肩形成。当菱形肌和强大的前锯肌之间失去平衡时，会使肩胛骨处于前拉及下降位，导致颈椎的张力增加和可动性下降（图 4-12）。

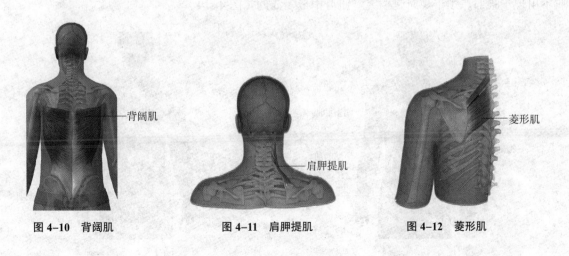

图 4-10　背阔肌　　　　图 4-11　肩胛提肌　　　　图 4-12　菱形肌

五、竖脊肌

（一）附着点

髂肋肌起于骶骨后面，髂嵴内唇，第 3 ～ 12 肋后面，止于第 1 ～ 12 肋后面，第 4 ～ 7 颈椎横突。最长肌起于胸腰筋膜，第 5 腰椎～第 1 胸椎，第 4 ～ 7 颈椎关节突，止于第 1 ～ 12 胸椎横突，第 2 ～ 6 颈椎横突，第 3 ～ 12 肋后面，颞骨乳突。棘肌起于第 11 胸椎～第 2 腰椎棘突，项韧带，第 7 颈椎～第 2 胸椎棘突，止于第 1 ～ 8 胸椎棘突，第 2 ～ 4 颈椎棘突，枕骨上下项线之间。

（二）功能

双侧收缩后伸脊柱，单侧收缩侧屈脊柱，颈部肌束单侧收缩头颈转向同侧。

（三）功能解剖

脊柱后伸和侧屈。用力呼气时，髂肋肌也参与下拉肋骨。向后下方牵拉乳突时，能稳定和转动头颈部（图 4-13）。

六、颈半棘肌

（一）附着点

起于第 1 ～ 6 胸椎横突，止于第 2 ～ 7 颈椎棘突，枕骨上下项线之间。

（二）功能

双侧收缩后伸脊柱，单侧收缩颈椎转向对侧。

（三）功能解剖

颈椎活动时，颈半棘肌与回旋肌、多裂肌一起维持椎骨稳定。与回旋肌和多裂肌不同，半棘肌不出现于腰部。颈半棘肌是横突棘肌群中最表浅的（图 4-14）。

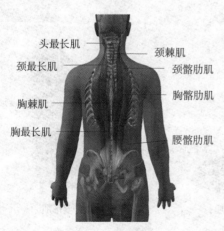

头最长肌 颈棘肌
颈最长肌 颈髂肋肌
胸髂肋肌
胸棘肌
胸最长肌 腰髂肋肌

图 4-13　竖脊肌

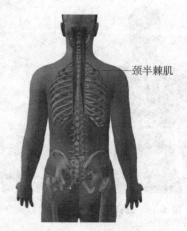

颈半棘肌

图 4-14　颈半棘肌

七、多裂肌

（一）附着点

起于第 4 颈椎～第 5 腰椎横突，骶骨后面，髂嵴后部，止于第 2 颈椎～第 5 腰椎棘突。

（二）功能

双侧收缩后伸脊柱，单侧收缩脊柱转向对侧。

（三）功能解剖

与回旋肌、半棘肌一起组成一个连结不同椎体的横突和棘突的网。当脊柱活动时，起到稳定和控制各椎体的作用。多裂肌位于半棘肌深面、回旋肌的浅面。在脊柱的各节段均有分布（图 4-15）。

八、回旋肌

（一）附着点

起于第 1 颈椎～第 5 腰椎横突，止于上位椎骨棘突。

（二）功能

双侧收缩后伸脊柱，单侧收缩向对侧旋转。

（三）功能解剖

回旋肌是横突棘肌群中最深层的肌。回旋肌分布于所有脊柱节段，但大部分起于胸椎。横突棘肌群深层的小块肌组成肌网，连结不同椎体的横突和棘突。每块肌有两部分，一部分由一个椎体横突连结到其上方椎体的棘突，另一部分由此横突连结到其上方两个椎体的棘突。脊柱活动时，它们协同稳定和控制各个椎体（图 4-16）。

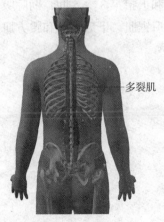

图 4-15　多裂肌

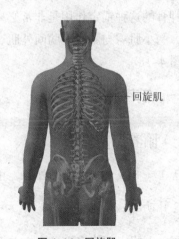

图 4-16　回旋肌

九、胸大肌

（一）附着点

起于锁骨内侧半、胸骨、第 1～6 肋软骨，止于肱骨大结节嵴。

（二）功能

锁骨部屈曲肩关节，肋部后伸肩关节，所有纤维可内收内旋肩关节，水平内收肩关节。

（三）功能解剖

锁骨部肌束能屈曲肩关节。胸骨部肌束与其他肩关节内收机肌协作能内收肩关节。肋部肌束能使肩关节从屈曲位或上举位后伸。胸大肌在肱骨附着点附近有一扭转。充分屈曲肩关节可打开扭转，为外展和内旋肱骨做好准备。在一些越过头顶的运动中尤其重要，如投掷、击、扣球和游泳等运动。背阔肌也有相应的扭转，是协同运动的纽带。与大圆肌及三角肌后部一起将手臂强行从上举位拉下。当手臂支撑体重时，胸大肌与肩带肌可维持胸部直立（图 4-17）。

十、胸小肌

（一）附着点

起于第 3～5 肋，止于喙突。

（二）功能

前伸和降低肩胛骨，肩胛骨下回旋，上提第 3～5 肋助吸气。

（三）功能解剖

将肩胛骨束缚在胸廓前方，与锁骨下肌一起，稳定肩带。紧张可造成圆肩。可压迫臂丛神经。撑起身体时，胸小肌与前锯肌协同使肩胛骨紧贴身体。推离椅子站起或做俯卧撑推离地面时，肩胛骨的这种锚定作用是非常必要的。通过固定肩胛骨和上抬第 3～5 肋，助呼吸。完成这个功能，胸小肌需与膈肌、肋间外肌、斜角肌、前锯肌、上后锯肌、下后锯肌和腰方肌一起协同收缩（图 4-18）。

十一、前锯肌

（一）附着点

起于 1～8 或 9 根肋骨的外面，止于肩胛骨内侧缘。

（二）功能

前屈、上旋、下降肩胛骨。止点固定时，协助用力吸气。

（三）功能解剖

前锯肌和胸小肌一起使肩胛骨贴靠胸廓，特别是在手臂负重时。推的动作会用到前锯肌这个功能。越过头顶时，前锯肌与斜方肌协同操控关节窝位置。在取、扔、推的动作中，这对保持正常的肩肱节律是非常重要的。前锯肌和膈肌、肋间外肌、胸小肌、斜方肌及其他附着于胸廓的肌一起协同完成用力吸气（图 4-19）。

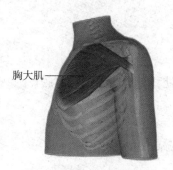胸大肌————

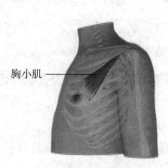胸小肌————

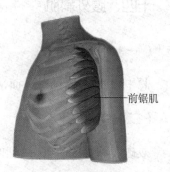————前锯肌

图 4-17 胸大肌   图 4-18 胸小肌   图 4-19 前锯肌

十二、膈肌

（一）附着点

起于胸廓下口内面及腰椎前面，各部肌束向中央集中移行于中心腱，止于中心腱。

（二）功能

吸气时使胸腔扩大。收缩时膈穹隆下降，使胸腔容积增大，助吸气；松弛时膈穹隆上升，使胸腔容积减小，助呼气。

（三）功能解剖

呼吸运动的主要肌。膈肌收缩时，中心腱向下拉向腹腔，胸腔内的体积增加，使得外界空气进入肺内。当膈肌舒张时，胸腔内体积减小，腔内压力增大促使空气从肺内排出。当人体处于放松状态时，膈肌收缩和舒张完成了呼吸运动。其他肌（如肋间肌、前锯肌）的参与，可使呼吸的幅度加大（图 4-20）。

十三、腹直肌

（一）附着点

起自耻骨联合和耻骨结节之间，止于第 5 ～ 7 肋骨、肋软骨和胸骨剑突。

（二）功能

双侧收缩脊柱前屈，单侧收缩脊柱侧屈。

（三）功能解剖

单侧收缩可辅助脊柱侧屈。行走时非常重要，重力集中在右腿上时，右侧腹直肌连同右侧的竖脊肌可协同稳定躯干。而当重力移至左腿时，左侧腹直肌和左侧竖脊肌兴奋收缩使躯干稳定。维持身体直立，平衡竖脊肌的力量，保持骨盆平衡，力弱时容易出现骨盆前倾（图 4-21）。

十四、腹外斜肌

（一）附着点

起于第 5～12 肋骨外面，止于髂嵴，大部分在腹直肌外侧缘处移行为腹外斜肌腱膜。

（二）功能

双侧收缩脊柱前屈。单侧收缩脊柱侧屈，向对侧旋转脊柱。挤压和支撑腹内脏器。

（三）功能解剖

腹外斜肌与腹内斜肌和腹横肌在用力呼气时协同作用，压缩和保护腹内脏器。左右侧腹外斜肌和腹内斜肌一起收缩时，可使躯干在腰部屈曲。旋转时，右侧腹外斜肌和左侧腹内斜肌一起收缩，使躯干左旋；左侧腹外斜肌和右侧腹内斜肌一起收缩，使躯干右旋。在屈曲和旋转中，这些肌支撑在深部横突棘肌上，以维持脊椎椎骨间的排列。挥动斧头、过头扔物和单手推举时，腹内斜肌和腹外斜肌协同作用（图 4-22）。

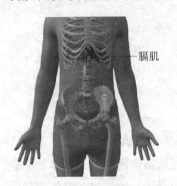

图 4-20　膈肌

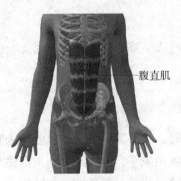

图 4-21　腹直肌

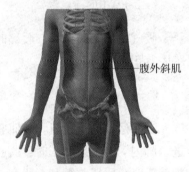

图 4-22　腹外斜肌

十五、腹内斜肌

（一）附着点

起于胸腰筋膜、髂嵴、腹股沟韧带外侧半，在腹直肌外侧缘移行为腹内斜肌腱膜。

（二）功能

双侧收缩脊柱前屈。单侧收缩脊柱侧屈，向同侧旋转脊柱。挤压和支持腹内脏器。

（三）功能解剖

腹外斜肌、腹内斜肌和腹横肌协同作用，压缩和保护腹内脏器，在用力呼气同时收缩。左右侧腹外斜肌和腹内斜肌一起收缩时，可使躯干在腰部屈曲。右侧腹内斜肌和左侧腹外斜肌共同作用使躯干右旋。左侧腹内斜肌与右侧腹外斜肌共同作用使躯干左旋。躯干的这些强有力回旋肌依赖于深层横突间肌来维持运动中脊柱椎骨间的对线。挥动斧头、过头扔物和单手推举时，腹内斜肌和腹外斜肌协同作用，完成这类有力的旋转和前屈（图 4-23）。

十六、腹横肌

（一）附着点

起于第 7～12 肋骨内面、胸腰筋膜、髂嵴和腹股沟韧带外侧部，在腹直肌外侧缘移行为腹横肌腱膜。

（二）功能

挤压和支持腹内脏器，辅助呼气。

（三）功能解剖

不能进行独立的运动，但有增加腹内压的功能。有助于用力呼气时排出空气，协助排尿、排便和呕吐。支持和稳定腰椎（图 4-24）。

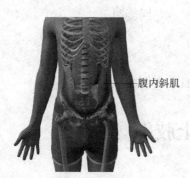

图 4-23　腹内斜肌

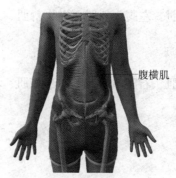

图 4-24　腹横肌

十七、腰方肌

（一）附着点

起于髂嵴，止于第 1～4 腰椎横突和第 12 肋下缘。

（二）功能

双侧收缩背伸脊柱，单侧收缩侧屈脊柱，吸气时下拉和固定第 12 肋。

（三）功能解剖

腰方肌位于竖脊肌深面、腰大肌后面，构成腹后壁。身体下部固定时，腰方肌使脊柱相对于骨盆正确定位。腰方肌与竖脊肌协同可使身体保持直立，并完成精细的侧向运动和背伸。站立时，成对的腰方肌与臀中肌一起维持躯体在下肢上的位置关系。行走时，腰方肌和臀中肌在重心转移时协同稳定骨盆，防止骨盆侧移，保持身体在矢状面上运动。当重心在双足间转移时，腰方肌使髂嵴向胸廓靠近，使下肢来回摆动时避免碰到地面。吸气时，腰方肌牵拉第 12 肋，使胸廓充分扩张。腰方肌功能障碍可发生于劳力性呼吸、臀中肌力量减弱，以及竖脊肌、腹肌和腰肌等体位肌的失调（图 4-25）。

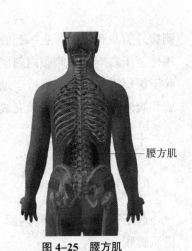

图 4-25　腰方肌

十八、躯干运动小结

（一）前屈

腹直肌、腹外斜肌、腹内斜肌。

（二）后伸

髂肋肌、最长肌、棘肌、腰方肌、半棘肌、回旋肌、多裂肌、棘间肌。

（三）侧屈

腹直肌、腹外斜肌、腹内斜肌、髂肋肌、最长肌、腰方肌、横突间肌。

（四）右旋

右腹外斜肌、左腹内斜肌、左半棘肌、左多裂肌、左回旋肌。

（五）左旋

左腹外斜肌、右腹内斜肌、右半棘肌、右多裂肌、右回旋肌。

第三节　上肢部

一、三角肌

（一）附着点

起于锁骨外侧 1/3，肩峰及肩胛冈，止于肱骨三角肌粗隆。

（二）功能

所有肌纤维收缩外展肩关节。前部肌纤维收缩屈曲、内旋、水平内收肩关节。后部肌纤维缩伸展、外旋、水平外展肩关节。

（三）功能解剖

三角肌是肩部所有运动的原动肌。前部肌纤维发达，后部纤维薄弱。可稳定肩关节，使上肢上举过头。前部肌纤维和胸大肌协同能屈肩和内旋，在做推和扔的动作时协同。后部肌纤维与背阔肌和大圆肌协同可伸肩和外旋。牵拉时，如划船，三角肌后部肌纤维也是有力的主动肌。在过顶运动时如投掷和击打时，三角肌后部肌纤维同胸大肌、背阔肌和大圆肌协同，使肩屈曲，肱骨伸展过头。挛缩导致肱骨头上移前移容易撞击（图 4-26）。

二、冈上肌

（一）附着点

起于肩胛骨冈上窝，止于肱骨大结节上部。

（二）功能

外展肩关节。

（三）功能解剖

冈上肌是组成肩袖的 4 块肌之一。冈上肌、冈下肌、小圆肌和肩胛下肌在功能上可作为一个整体，使肱骨头稳定于关节盂内。手臂移动到不同的位置时，每块肌都对操纵肱骨头运动方向发挥其特定作用。如果没有肩袖动力学稳定关节的功能，那么肱骨头就会和其周围骨性结构碰撞，会造成关节囊、肌腱、血管和神经的损害。冈上肌是驱使肱骨头向下的原动肌，可防止肱骨撞击喙突和损害肩峰下的关节囊及冈上肌腱。冈上肌损伤常见，可使整个肩关节的功能受损（图 4-27）。

三、冈下肌

（一）附着点

起于肩胛骨的冈下窝，止于肱骨大结节中部。

（二）功能

外旋，内收，伸展，水平外展肩关节。

（三）功能解剖

冈下肌是肩关节的外旋肌，对上肢过头投掷和击打运动前"预加载"后伸和外旋以利肩关节运动是必不可少的，如过头投掷和击打运动。在减速阶段，也会离心性调用冈下肌减慢上肢的运动。在强有力的肩部内旋肌（胸大肌、背阔肌、大圆肌、三角肌前部和肩胛下肌）与较弱的外旋肌（三角肌后部、冈下肌和小圆肌）之间常产生功能不平衡，从而造成盂肱关节的力学失稳（图 4-28）。

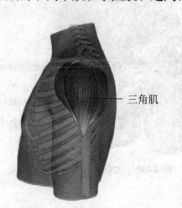

图 4-26　三角肌

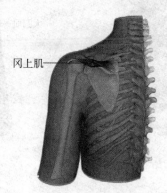

图 4-27　冈上肌

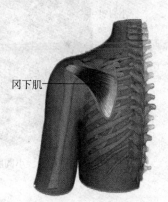

图 4-28　冈下肌

四、小圆肌

（一）附着点

起于肩胛骨的上外侧缘，止于肱骨大结节下部。

（二）功能

外旋、内收、伸展和水平外展肩关节。

（三）功能解剖

小圆肌和大圆肌、背阔肌及胸大肌的肋部纤维协同作用可降低上举的手臂。在复杂的运动中，如扔、拉、投掷时，这种功能有利于获得恰当的机械力。在手臂过头活动的"兴奋"或预加载期间，调用小圆肌与冈下肌协同完成肩部外旋，并在这些活动的持续期间对上肢起离心减速作用（图4-29）。

五、大圆肌

（一）附着点

起于肩胛骨下角，止于肱骨小结节嵴。

（二）功能

内收、伸展和内旋肩关节。

（三）功能解剖

大圆肌是背阔肌的协同肌。内旋肩关节时，大圆肌与肩胛下肌的作用远大于其他旋转肩袖的肌（图4-30）。

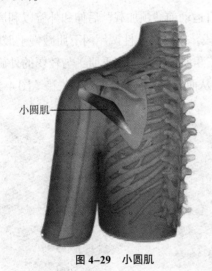

图 4-29　小圆肌

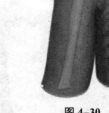

图 4-30　大圆肌

六、肩胛下肌

（一）附着点

起于肩胛骨的肩胛下窝，止于肱骨小结节。

（二）功能

内收、内旋肩关节。

（三）功能解剖

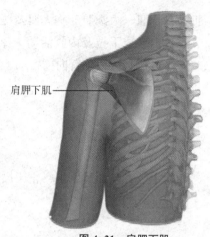

图 4-31　肩胛下肌

胸大肌、背阔肌、大圆肌和三角肌前部进行强力运动时，肩胛下肌可以使肱骨头稳定，因为在一些拉的运动中，比如过顶击打和投掷活动，这些肌可使上抬的手臂降低。为了正确执行动作，这些过顶姿态需要肩袖所有的 4 块肌肉之间保持精确平衡。正常行走步态中，肩胛下肌主要是驱使手臂向后摆动。与胸小肌共同卡压臂丛神经（图 4-31）。

七、肱二头肌

（一）附着点

长头起于肩胛骨盂上结节，短头起于肩胛骨喙突，止于桡骨粗隆和肱二头肌腱膜。

（二）功能

屈曲、外展（肱二头肌长头）和内收（肱二头肌短头）肩关节。屈曲和旋后前臂。

（三）功能解剖

长头和短头的附着点有助于在完成屈曲动作时，使肩关节稳定。通过这种方式，它与三角肌、喙肱肌及肱三头肌协同作用。短头也和喙肱肌一起使臂内收，并在行走时使臂向前摆动。和肱肌、肱桡肌及屈腕肌一起使前臂屈曲。拧开瓶盖时，额外的前臂旋后功能使它能完成绞合动作（图 4-32）。

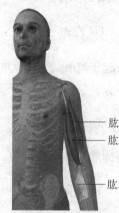

肱二头肌长头
肱二头肌短头
肱二头肌腱膜

图 4-32　肱二头肌

八、喙肱肌

（一）附着点

起于肩胛骨喙突，止于肱骨体中 1/3 内侧面。

（二）功能

屈曲及内收肩关节。

（三）功能解剖

与肱二头肌配合，使肩关节屈曲及内收，像肱二头肌的第三个头，是三角肌的拮抗肌。喙肱肌、背阔肌、大圆肌、胸大肌及肱三头肌长头协同作用使肩关节内收，完成下拉及内收活动。稳定肩关节，把肱骨头拉向关节窝。步行时协调手臂向前摆动（图4-33）。

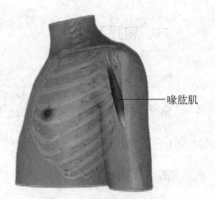

图4-33 喙肱肌

九、肱肌

（一）附着点

起于肱骨前面远侧半，止于尺骨粗隆和冠突。

（二）功能

屈肘。

（三）功能解剖

肱肌主要与肱二头肌和肱桡肌一起屈肘。肱肌有力地附着于肱骨前方的广泛部位。从而允许肱肌能产生强大力量而不受伤。大幅度运动如举重、牵拉和引体向上都依赖于肱肌。当前臂处于旋前位（掌心向下）时，肱二头肌和肱桡肌会失去其力学优势，此时肱肌的作用尤其重要。肱二头肌和肱肌均是快缩屈肌，使手臂能做大范围快速运动。肱二头肌和肱肌产生的力量分布于尺骨和桡骨之间，可最大限度地提高关节功能并减少损伤（图4-34）。

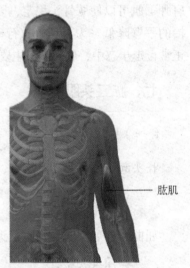

图4-34 肱肌

十、肱三头肌

（一）附着点

长头起于肩胛骨关节盂的下方，外侧头起自肱骨后面桡神经沟的外上方，内侧头起自桡神经沟的内下方，三头合为一个肌腹，以扁腱止于尺骨鹰嘴。

（二）功能

长头伸展和外展肩关节。伸展肘关节。

（三）功能解剖

牵拉运动（如划船）中，肱三头肌和背阔肌、大圆肌及三角肌后部一起伸展肩关节。长头将上抬或前伸的手臂向后拉向身体或进入伸展位。做塞衬衣这类动作时，肱三头肌将肩拉向身体及体后。肱三头肌的最强大功能是伸展前臂，完成此动作所有的肌纤维都要参与。肘肌通过将肘关节的滑膜拉出鹰嘴的前移路径，协助完成前臂的伸展。臂和肩的推动活动充分利用肱三头肌的这种功能（图4-35）。

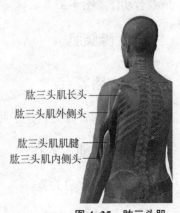

肱三头肌长头
肱三头肌外侧头
肱三头肌肌腱
肱三头肌内侧头

图4-35 肱三头肌

十一、肱桡肌

（一）附着点

起于肱骨外上髁上方，止于桡骨茎突外侧。

（二）功能

屈肘。使旋后的前臂旋前，并恢复中立位。使旋前的前臂旋后，并恢复中立位。

（三）功能解剖

肱桡肌与它的协同肌——肱二头肌和肱肌不同。这三块肌都能屈肘，但肱桡肌的起点更靠近肘关节，而不像另两块肌是止点靠近肘关节。这样的起止点有助于肱桡肌强力屈肘及更有效地提举重物。当前臂处于中立位（拇指向上）时，肱桡肌最有力。这种姿势使其在肱骨外侧缘上的起点和位于桡骨茎突上的止点在一条直线上。肱桡肌可协助旋前和旋后，使前臂回到中立位。因此，如果在前臂旋后位携带物品或屈臂，肱二头肌将起主要作用。如果采取前臂旋前位，则肱肌起主要作用。但是如果让前臂处于中立位（拇指向上），肱桡肌将起主要作用（图4-36）。

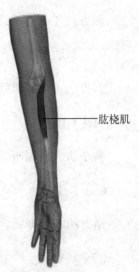

肱桡肌

图4-36　肱桡肌

十二、肘肌

（一）附着点

起于肱骨外上髁后面，止于尺骨鹰嘴外侧面，尺骨骨干近端后面。

（二）功能

伸肘。前臂旋前和旋后时稳定尺骨。

（三）功能解剖

肘肌的主要功能是协助肱三头肌伸肘，肘肌是靠近肱尺关节的一块较小肌肉。桡骨旋转时，肘肌也有助于稳定尺骨。肘肌把鹰嘴固定在外上髁，这可以防止尺骨在前臂旋前和旋后时从鹰嘴窝中脱出。伸肘时肘肌的紧张也可以保护关节囊。尺骨鹰嘴进入鹰嘴窝时，肘肌向下牵拉关节囊使其远离鹰嘴，这可以防止关节囊被挤入肱尺关节的铰合部（图4-37）。

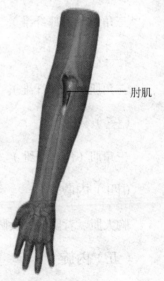

肘肌

图4-37　肘肌

十三、肩胛骨运动小结

（一）上提

斜方肌（上部纤维）、肩胛提肌、菱形肌。

（二）下降

斜方肌（下部纤维）、胸小肌、前锯肌。

（三）后缩

斜方肌（全部肌纤维）、菱形肌、肩胛提肌。

（四）前伸

胸小肌、前锯肌。

（五）上旋

斜方肌、前锯肌。

（六）下旋

肩胛提肌、胸小肌、菱形肌。

十四、肩关节运动小结

（一）屈

三角肌（前部纤维）、胸大肌（锁骨部纤维）、喙肱肌、肱二头肌。

（二）伸

三角肌（后部纤维）、背阔肌、大圆肌、胸大肌（胸部纤维）、肱三头肌（长头）。

（三）外展

三角肌（所有纤维）、冈上肌、胸大肌（过顶）。

（四）内收

胸大肌、背阔肌、大圆肌、小圆肌、喙肱肌、肱三头肌（短头）。

（五）内旋

三角肌（前部纤维）、胸大肌、背阔肌、大圆肌、肩胛下肌。

（六）外旋

三角肌（后部纤维）、冈下肌、小圆肌。

第四节 下肢部

一、腰大肌

（一）附着点

起于腰椎体侧面和横突，止于股骨小转子。

（二）功能

屈曲髋关节，外旋髋关节。

（三）功能解剖

连接躯干与下肢，身体直立时，可稳定下位脊柱。行走、跑步和跳跃时，腰大肌和髂肌共同屈髋。站立时，腰大肌和腰方肌及竖脊肌群一起，使骨盆前倾，并拮抗臀肌和腹肌使骨盆后倾的的力量。短缩的腰大肌使骨盆过度前倾，常伴有腰椎前凸及腰痛（图 4-38 ）。

二、髂肌

（一）附着点

起于髂窝，止于股骨小转子。

（二）功能

屈曲髋关节，外旋髋关节。

（三）功能解剖

在行走、跑步、跳跃、踢腿等运动时屈髋。当下肢负重时，髂肌向前拉骨盆（图 4-39 ）。

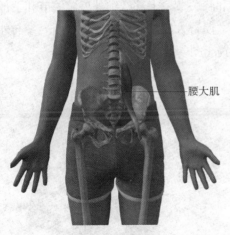

图 4-38 腰大肌

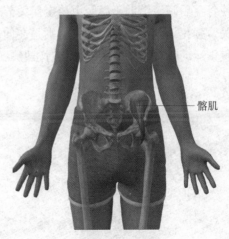

图 4-39 髂肌

三、阔筋膜张肌

（一）附着点

起于髂前上棘，经髂胫束止于胫骨外侧髁。

（二）功能

屈曲、外展、内旋髋关节。

（三）功能解剖

单足站立时，阔筋膜张肌和缝匠肌都兴奋收缩。阔筋膜张肌和臀大肌后部在外侧下行，止于髂胫束。髂胫束远端纤维辅助外侧副韧带。阔筋膜张肌、臀大肌和髂胫束的紧张可在近端对股骨大转子或在远端对股骨外侧髁产生摩擦，而维持髂胫束的柔韧性及髋部内收肌和外展肌之间的力量平衡，有助于防止此问题的发生。走路时，阔筋膜张肌与缝匠肌、腹直肌共同协调引导下肢的方向（图4-40）。

四、臀大肌

（一）附着点

起于髂骨外面和骶、尾骨的后面，止于股骨的臀肌粗隆和髂胫束。

（二）功能

伸展、外旋髋关节，上部纤维外展髋关节，下部纤维内收髋关节。

（三）功能解剖

走路或由坐姿站立时臀大肌动态伸展髋关节。当下肢固定时，可挺直躯干。和腹直肌一起使骨盆后倾，以拮抗平衡腰方肌、腰大肌、髂肌和其他屈髋肌。臀大肌无力会导致骨盆前倾，紧张时会使骨盆后倾。借助于髂胫束稳定髋关节外侧和膝关节。上部纤维外展髋关节和下部纤维则内收髋关节强化了髋关节稳定性，特别是在伸髋时，使臀大肌的力集中在矢状面。参与外旋髋关节，在负重运动时有助于维持股骨相对于胫骨的位置（图4-41）。

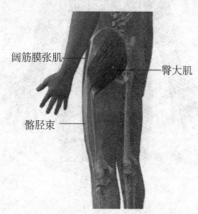

图4-40　阔筋膜张肌

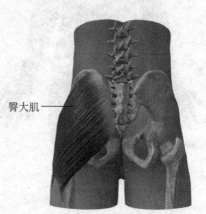

图4-41　臀大肌

五、臀中肌

（一）附着点

起于前后臀线之间的髂骨外面，止于股骨大转子。

（二）功能

外展髋关节。前部纤维屈曲、内旋髋关节，后部纤维外旋、伸展髋关节。

（三）功能解剖

双腿站立时，髋关节由臀中肌、臀小肌和腰方肌协同维持。单腿站立时，臀中肌可以维持骨盆的水平位。行走时，臀中肌功能障碍会导致鸭步，呈蹒跚摇摆步态。扳机点可导致大腿后外侧疼痛（图4-42）。

六、臀小肌

（一）附着点

起于前、后臀线之间的髂骨外面，止于股骨大转子前缘。

（二）功能

外展髋关节，前部肌束内旋髋关节，后部肌束外旋髋关节。

（三）功能解剖

站立时，臀小肌、臀中肌和腰方肌协同维持髋关节的稳定性。臀小肌无力可使骨盆在站立、行走或跑步时横向移动；单腿站立时，无法维持骨盆水平；行走时，呈鸭步，蹒跚摇摆步态（图4-43）。

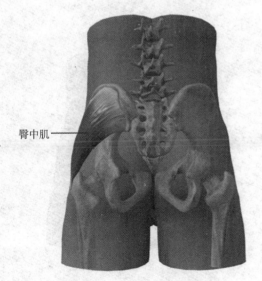

臀中肌 ———

图4-42　臀中肌

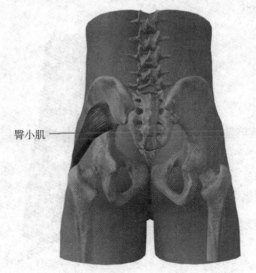

臀小肌 ———

图4-43　臀小肌

七、梨状肌

（一）附着点

起于骶骨前面，止于股骨大转子。

（二）功能

外展外旋髋关节。髋屈曲 60°以上时，外展内旋。

（三）功能解剖

髋关节深部的外旋肌包括上孖肌、下孖肌、闭孔内肌、闭孔外肌、股方肌和梨状肌，类似于上肢的肌腱袖（肩袖），对髋关节起稳定作用。这 6 块髋关节深部外旋肌的紧张，特别是梨状肌，会压迫坐骨神经（图 4-44）。

八、上孖肌

（一）附着点

起于坐骨棘外侧面，止于股骨大转子内侧面。

（二）功能

外旋、内收髋关节。

（三）功能解剖

下肢悬空时，髋关节深部 6 块外旋肌将股骨转向外。运动时，可防止股骨内旋。足着地时，上孖肌和梨状肌还可使骨盆斜向外侧。这种作用发生在重量由一条腿转向另一条腿时，如行走或奔跑。骨盆的横向偏移可协助躯干旋转，并有助于运动方向的改变，如剪切或旋转时（图 4-45）。

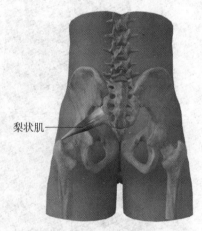

图 4-44　梨状肌

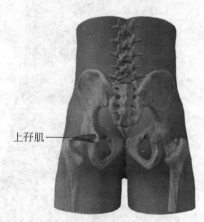

图 4-45　上孖肌

九、下孖肌

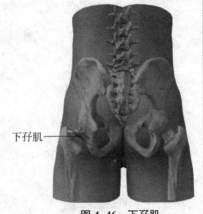

图 4-46 下孖肌

（一）附着点

起于坐骨棘及坐骨结节，止于转子窝。

（二）功能

外旋、内收髋关节。

（三）功能解剖

下肢悬空时，6 块深部外旋肌可使股骨转向外；下肢承重时，防止股骨内旋（图 4-46）。

十、闭孔内肌

（一）附着点

起于闭孔膜内面及其周围骨面，止于转子窝。

（二）功能

外旋、内收髋关节。

（三）功能解剖

当下肢悬空时，6 块外旋肌使股骨转向外；下肢承重时，防止股骨内旋。另外，闭孔内肌和盆底肌关系密切（图 4-47）。

十一、闭孔外肌

（一）附着点

起于闭孔膜外面及闭孔周围的耻骨和坐骨，止于股骨转子窝。

（二）功能

外旋、内收髋关节。

（三）功能解剖

当下肢悬空时，6 块外旋肌使股骨转向外；下肢承重时，防止股骨内旋（图 4-47）。

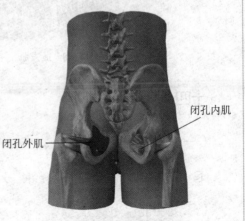

图 4-47 闭孔内肌和闭孔外肌

十二、股方肌

（一）附着点

起于坐骨结节外侧，止于股骨大小转子之间。

（二）功能

外旋、内收髋关节。

（三）功能解剖

当下肢悬空时，6块外旋肌使股骨转向外；下肢承重时，阻止股骨内旋（图4-48）。

十三、缝匠肌

（一）附着点

起于髂前上棘，经"鹅足状"韧带止于胫骨上端的内侧面。

（二）功能

屈曲、外展、外旋髋关节，屈曲、内旋膝关节。

（三）功能解剖

人体最长的肌，因跷二郎腿式工作坐姿（一条腿的脚踝放在另一条腿膝部上方）而得名，完成这一动作要靠缝匠肌的收缩。屈膝的同时必须屈曲、外展和外旋髋关节。缝匠肌和阔筋膜张肌都可屈髋，但旋转方向相反，这有助于控制髋关节和膝关节的旋转运动，如绷直下肢。缝匠肌在鹅足状韧带处与股薄肌和半腱肌汇合。内侧副韧带损伤很常见，尤其当这三块肌薄弱或失衡时。加强内侧副韧带，防止膝外翻（图4-49）。

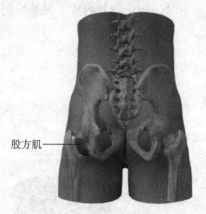

图4-48 股方肌

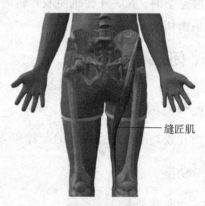

图4-49 缝匠肌

十四、股直肌

（一）附着点

起于髂前下棘和髋臼上缘，经髌韧带止于胫骨粗隆。

（二）功能

屈髋关节，伸膝关节。

（三）功能解剖

行走和奔跑时，股直肌向前拉股骨，同时前踢小腿，此时脚与地面接触，并承受体重。伸膝作用强于屈髋作用，能使骨盆前倾。站立和抬腿时可伸直膝关节，但此时其他股肌比股直肌更有力。股直肌的紧张是常见问题，可导致膝关节疼痛，并磨损关节软骨（图4-50）。

十五、股外侧肌

（一）附着点

起于股骨大转子、臀肌粗隆和股骨粗线外侧唇，经髌韧带止于胫骨粗隆。

（二）功能

伸膝。

（三）功能解剖

股外侧肌、股中间肌和股内侧肌有伸膝的单一功能。股直肌也参与此运动。站立、提举、跳跃和用力踢的动作都需要均衡有力的股四头肌参与。股外侧肌往往比股内侧肌发达，可能导致髌骨不正确的运动轨迹。胫骨粗隆与髌骨中心连线，髌骨中心与髂前上棘连线，两线的夹角就是Q角。女性的Q角往往大于男性（图4-51）。

十六、股内侧肌

（一）附着点

起于股骨粗线的内侧唇，经髌韧带止于胫骨粗隆。

（二）功能

伸膝。

（三）功能解剖

肌纤维向内侧走行，平衡股外侧肌，保证髌骨的正常运动轨迹（图4-52）。

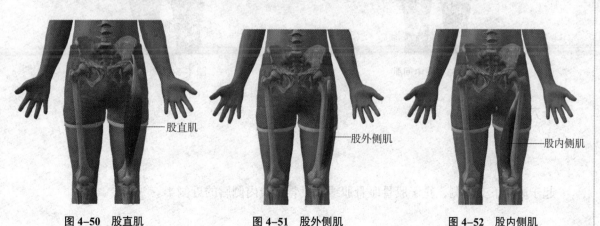

图4-50 股直肌　　　　　　图4-51 股外侧肌　　　　　　图4-52 股内侧肌

十七、股中间肌

（一）附着点

起于股骨体前面近侧 2/3 和粗线远端外侧缘，经髌韧带止于胫骨粗隆。

（二）功能

伸膝。

（三）功能解剖

紧紧固定在股骨前面，有力地牵拉股骨，参与膝关节伸展（图 4-53）。

十八、耻骨肌

（一）附着点

起于耻骨上支，止于股骨耻骨肌线。

（二）功能

内收、屈曲髋关节。

（三）功能解剖

大腿内收肌群之一，内收髋关节。足不着地时，耻骨肌在股骨外旋时将其向内和向前拉，有助于踢腿或踢球等动作；足着地时，有助于改变运动方向并稳定骨盆。屈髋时，内收肌伸髋，当伸髋时，内收肌屈髋，这与走路或跑步的动力学吻合（图 4-54）。

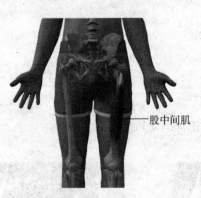

图 4-53　股中间肌

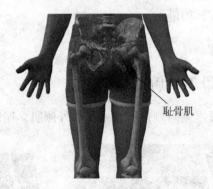

图 4-54　耻骨肌

十九、短收肌

（一）附着点

起于耻骨下支外侧，止于股骨耻骨肌线和股骨粗线内侧唇的近侧半。

（二）功能

内收、外旋、屈曲髋关节。

（三）功能解剖

与耻骨肌协同作用，内收、屈曲和外旋髋关节。足未着地时，短收肌在股骨外旋时将其向内和向前拉，有助于踢腿、踢球动作。足着地时，改变运动方向并有助于稳定骨盆。屈髋时，内收肌伸髋；伸髋时，内收肌屈髋（图4-55）。

二十、大收肌

（一）附着点

起于耻骨下支、坐骨支和坐骨结节，止于股骨粗线内侧唇、股骨内侧髁上线和收肌结节。

（二）功能

内收髋关节，上部纤维屈曲髋关节，下部纤维伸展髋关节。

（三）功能解剖

足未着地时，大收肌向内拉动股骨，有助于行走和跑步时足跟着地。足着地时，有助于稳定骨盆。拉动骨盆向前、内或后使其位于下肢的中心。屈髋时，内收肌伸髋；伸髋时，内收肌屈髋（图4-56）。

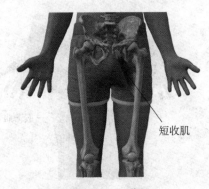

图4-55 短收肌

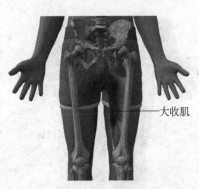

图4-56 大收肌

二十一、长收肌

（一）附着点

起于耻骨头，止于股骨粗线。

（二）功能

内收、屈曲、外旋髋关节，骨盆前倾。

（三）功能解剖

长收肌和短收肌、耻骨肌、大收肌及股薄肌一起内收髋关节。长收肌形成股三角的内侧边界，上边界由腹股沟韧带形成，侧边界由缝匠肌形成。股神经、股动脉和股静脉位于该三角形区域，其中股神经在最外侧延伸，靠近髂前上棘，并在腹股沟韧带向下延伸，以支配大腿的前侧肌肉。长收肌有助于稳定站立姿势，并且在行走过程对于维持下肢平衡也起着重要作用（图4-57）。

二十二、股薄肌

（一）附着点

起于耻骨头和其下支起点，止于胫骨上端内侧面。

（二）功能

屈曲和内旋膝关节，内收和屈曲髋关节，前倾骨盆。

（三）功能解剖

股薄肌是位于大腿内侧的细长肌肉，它与长收肌、短收肌、大收肌和耻骨肌一起构成内收肌群的一部分。股薄肌是最表浅的髋关节内收肌，覆盖其余四个，另外，股薄肌是唯一跨过髋关节和膝关节的内收肌。股薄肌从髋骨延伸到胫骨，能够内收大腿，使髋关节屈曲和内旋，这些动作具有重要作用，如在步行过程中平衡躯干（图4-58）。

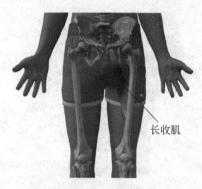

图 4-57 长收肌

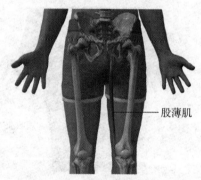

图 4-58 股薄肌

二十三、股二头肌

（一）附着点

长头起于坐骨结节，短头起于股骨粗线外侧唇，止于腓骨头。

（二）功能

伸展、外旋、屈曲髋关节，使屈曲的膝关节外旋。

（三）功能解剖

　　腘绳肌群还包括半腱肌和半膜肌，所起的姿势稳定作用强于拮抗肌股四头肌。有助于臀大肌和腹直肌维持骨盆后倾。当下肢没有固定时，股二头肌与半腱肌和半膜肌一起，伸髋关节并将股骨拉向后方，如行走或奔跑时身体向后摆腿的动作，腘绳肌离心收缩可减慢这些运动。当股四头肌群过强或腘绳肌群过度紧张时，运动减速可导致腘绳肌群损伤。下肢固定时，腘绳肌群和强大的臀大肌一起维持身体直立，将骨盆拉向膝和足后方。腘绳肌也能屈膝，股二头肌也能外旋膝关节。只有在膝关节稍微屈曲时才能旋转膝关节，而膝关节完全伸直时可锁住胫股关节并阻止其旋转。负重时，屈曲的膝关节旋转有助于改变下肢运动方向（图 4–59）。

二十四、半膜肌

（一）附着点

　　起于坐骨结节，止于胫骨内侧髁的后面。

（二）功能

　　伸展和内旋髋关节。屈曲膝关节，使屈曲的膝关节内旋。

（三）功能解剖

　　腘绳肌可屈膝关节。半膜肌和半腱肌具有内旋膝关节的功能，但只有在膝关节稍屈曲时才能实现。膝完全伸直可锁住胫股关节并防止其旋转。负重时，屈曲的膝关节旋转有助于改变下肢运动方向（图 4–60）。

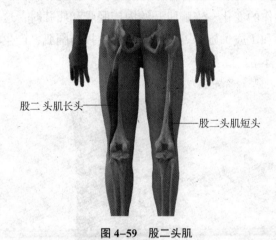

股二头肌长头————　　　　　　————股二头肌短头

图 4–59　股二头肌

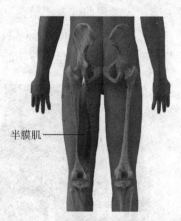

半膜肌————

图 4–60　半膜肌

二十五、半腱肌

（一）附着点

　　起于坐骨结节，经"鹅足样"肌腱止于胫骨干内侧。

（二）功能

伸展、内旋髋关节。屈曲膝关节，使屈曲的膝关节内旋。

（三）功能解剖

腘绳肌能屈膝关节，半腱肌和半膜肌都可内旋膝关节。只有膝关节轻度屈曲时才可内旋膝关节（图 4-61）。

二十六、腘肌

（一）附着点

起于股骨外侧髁，止于胫骨近端后面。

（二）功能

屈曲、内旋膝关节。

（三）功能解剖

足未屈曲时，胫骨可围绕股骨内旋。足屈曲时，股骨可围绕胫骨外旋。腘肌的主要功能是解开"锁扣运动"机制。股骨内侧髁比外侧髁大，在旋转时可卡住股胫关节。当膝关节伸展时，胫骨绕股骨外旋直至达到完全外旋，这就是"锁定"状态。观察此动作的简单方法，第一步是面向前坐在椅子上，然后完全伸直一个膝关节，观察此时脚的姿势。当膝关节完全伸时，足应当稍微旋外，这是由胫骨在股骨上旋转而产生的。也可以通过站立和轻微锁住关节（完全伸），然后再解锁膝关节（轻微屈曲或者"松弛"），观察动作的变化。当腘肌开始内旋胫骨和屈膝时，这种精细运动"解锁"膝关节，可使腘绳肌继续屈曲和（或）旋转。膝关节过伸会损伤腘肌，产生疼痛及膝关节后部肿胀，并引起下肢功能障碍（图 4-62）。

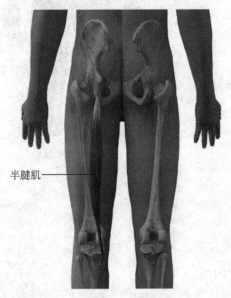

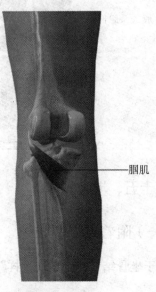

半腱肌

腘肌

图 4-61　半腱肌　　　　　　　　　　图 4-62　腘肌

二十七、胫骨前肌

（一）附着点

起于胫骨外侧髁和胫骨近侧半及小腿骨间膜，止于内侧楔骨跖面和第一跖骨底。

（二）功能

踝背屈，足内翻。

（三）功能解剖

如果足离地，将足远端上拉（背屈），这使足趾在步态摆动期不与地面接触。保持背屈位也使得足跟先着地。足部固定或站立时，胫骨前肌将小腿拉向足前（也称背屈）。步态站立期体现了这种功能。一旦足跟着地，胫骨前肌便持续收缩使重心由足后移向足前。过度使用会产生刺激或肌腱炎，是小腿前面疼痛的原因之一。有支撑足内侧弓的作用。胫骨前肌腱附着于内侧楔骨跖面和第一跖骨底，肌腱走行角度使胫骨前肌起着抬高足内侧弓的作用，并限制或控制旋前。足旋前和旋后过程中，胫骨前肌与胫骨后肌协同作用，维持足弓高度和拮抗腓骨长肌（图 4-63）。

二十八、踇长伸肌

（一）附着点

起于腓骨前面中部和小腿骨间膜，止于第一远节趾骨底背面。

（二）功能

伸展第一跖趾关节和趾间关节，踝关节背屈，足内翻。

（三）功能解剖

足离地或踏地时，协助胫骨前肌和趾长伸肌使踝关节背屈。足内翻提供杠杆，与胫骨前肌、胫骨后肌、趾长屈肌和踇长屈肌协同作用。和胫骨前肌及小腿后面深部肌一起控制足旋前（图 4-64）。

二十九、趾长伸肌

（一）附着点

起于腓骨前面，分别止于第 2～5 趾的中节、远节趾骨底。

（二）功能

伸展第 2～5 趾的跖趾关节和趾间关节，背屈踝关节，足外翻。

（三）功能解剖

跨过小腿前面，对踝关节有一定杠杆作用。足离地或踏地时，趾长伸肌协助胫骨前肌和踇长伸肌使踝关节背屈。协助腓骨肌使足外翻（图 4-65）。

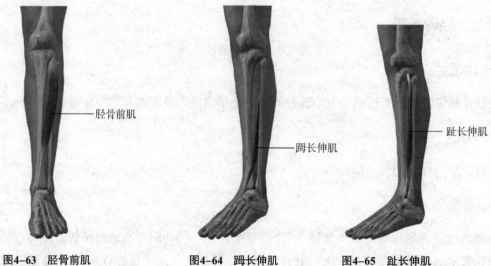

图4-63　胫骨前肌　　　　　图4-64　姆长伸肌　　　　　图4-65　趾长伸肌

三十、腓骨长肌

（一）附着点

起于腓骨头和腓骨外侧2/3，止于第一跖骨和中间楔骨外侧面。

（二）功能

跖屈踝关节，足外翻。

（三）功能解剖

和胫骨前肌腱一起构成"解剖学U形马镫"状结构，动态稳定足横弓和内侧纵弓。与腓骨短肌和第三腓骨肌一起使足外翻。参与身体在额状面上的侧向跨步运动。和腓骨短肌都参与踝跖屈（图4-66）。

三十一、腓骨短肌

（一）附着点

起于腓骨外侧面的远端2/3，止于第五跖骨粗隆外侧面。

（二）功能

踝跖屈，足外翻。

（三）功能解剖

和腓骨长肌及第三腓骨肌一起使足外翻，侧向跨步（图4-67）。

三十二、第三腓骨肌

（一）附着点

起于腓骨前面远端 1/3 和骨间膜，止于第五跖骨底背面。

（二）功能

踝背屈，足外翻。

（三）功能解剖

和腓骨长、短肌一起使足外翻，侧向跨步（图 4-68）。

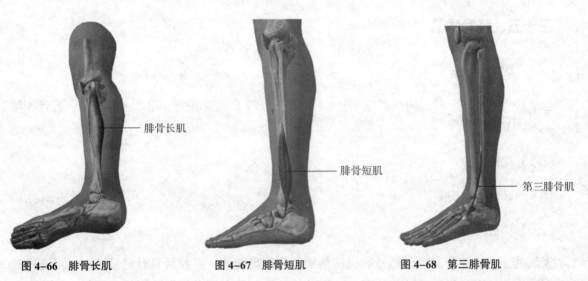

图 4-66　腓骨长肌　　　　图 4-67　腓骨短肌　　　　图 4-68　第三腓骨肌

三十三、腓肠肌

（一）附着点

内侧头起于股骨内侧髁后面，外侧头起于股骨外侧髁后面，通过跟腱止于跟骨后面。

（二）功能

踝跖屈，足内翻，屈膝。

（三）功能解剖

　　含有快动肌纤维，易兴奋收缩也易疲劳。在提腿、短跑和跳跃时产生爆发力。比目鱼肌协同腓肠肌完成跖屈，这两块肌在这一过程中作用大小差异，主要取决于膝关节的位置：伸膝时或伸膝后，腓肠肌的作用大；屈膝时比目鱼肌的作用大（图 4-69）。

三十四、比目鱼肌

（一）附着点

起于胫骨后面和比目鱼肌线，腓骨后头和近端，经跟腱止于跟骨后面。

（二）功能

跖屈踝关节，足内翻。

（三）功能解剖

功能解剖见腓肠肌（图4-70）。

三十五、胫骨后肌

（一）附着点

起于胫骨后外侧、腓骨内侧近端2/3和骨间膜，止于足舟骨粗隆、第1～3楔骨、骰骨、第2～4跖骨底。

（二）功能

踝关节跖屈，足内翻。

（三）功能解剖

宽阔的止点有助于保持内侧弓的机械结构和控制足旋前。胫骨后肌对足弓的影响可能比胫骨前肌更大，一些运动学家认为它是"U形马镫结构"的内侧半。承重活动（如行走、跑步和跳跃）时，胫骨后肌最活跃。维持胫骨后肌等支撑足弓的肌肉力量，可防止胫骨后肌腱炎（图4-71）。

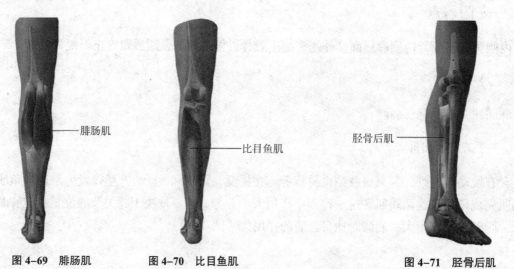

图 4-69　腓肠肌　　　　图 4-70　比目鱼肌　　　　图 4-71　胫骨后肌

三十六、踇长屈肌

（一）附着点

起于腓骨和小腿骨间膜的后面，止于第一远节趾骨底。

（二）功能

屈曲第一跖趾关节和趾间关节，跖屈踝关节，足内翻。

（三）功能解剖

动态稳定足内侧弓。承重时，控制足的旋前，与足固有肌一起调节平衡，使足贴合地面。行走时向前推进身体，踇长屈肌是其主要的原动肌。在步态站立期末，重心由脚跟跨过足移至趾。由髋、大腿、膝和小腿产生的力借助足和趾传递，驱动身体向前。长屈肌在传递这些力量时起着重要作用（图 4-72）。

三十七、趾长屈肌

（一）附着点

起于胫骨后面，止于第 2～5 趾的远节趾骨底。

（二）功能

屈曲第 2～5 跖趾关节和趾间关节，跖屈踝关节，足内翻。

（三）功能解剖

趾长屈肌是动态稳定足内侧弓的肌之一。承重时，趾长屈肌活跃并控制足的旋前。与足固有肌协同作用，可调节平衡，并使足底贴合地面（图 4-73）。

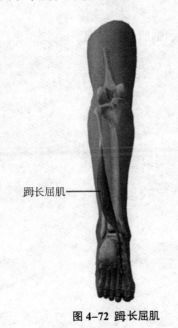

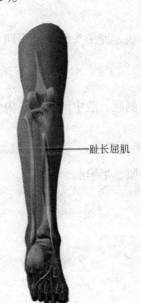

趾长屈肌

踇长屈肌

图 4-72　踇长屈肌　　　　图 4-73　趾长屈肌

三十八、髋关节运动小结

（一）屈髋

腰大肌、髂肌、缝匠肌、阔筋膜张肌、股直肌、耻骨肌、短收肌、长收肌、大收肌（前部纤维）、臀中肌（前部纤维）、臀小肌。

（二）伸髋

大收肌（后部纤维）、臀大肌、臀中肌（后部纤维）、股二头肌（长头）、半膜肌、半腱肌。

（三）髋外展

缝匠肌、阔筋膜张肌、梨状肌、臀大肌（上部纤维）、臀中肌、臀小肌。

（四）髋内收

耻骨肌、短收肌、长收肌、股薄肌、大收肌、臀大肌（下部纤维）、上孖肌、下孖肌、闭孔内肌、闭孔外肌、股方肌。

（五）髋内旋

阔筋膜张肌、臀中肌（前部纤维）、臀小肌、半膜肌、半腱肌。

（六）髋外旋

腰大肌、髂肌、缝匠肌、短收肌、臀大肌、臀中肌（后部纤维）、梨状肌、上孖肌、下孖肌、闭孔内肌、股方肌、股二头肌（长头）。

三十九、膝关节运动小结

（一）屈膝

缝匠肌、股薄肌、股二头肌、半膜肌、半腱肌、腘肌、腓肠肌。

（二）伸膝

股直肌、股外侧肌、股中间肌、股内侧肌。

（三）内旋

缝匠肌、半腱肌、半膜肌、腘肌。

（四）外旋

股薄肌、股二头肌。

四十、踝关节运动小结

（一）跖屈

腓肠肌、比目鱼肌、跖肌、腓骨长肌、腓骨短肌、胫骨后肌、趾长屈肌、踇长屈肌。

（二）背屈

胫骨前肌、趾长伸肌、踇长伸肌、第三腓骨肌。

（三）内翻

胫骨前肌、踇长伸肌、胫骨后肌、趾长屈肌、踇长屈肌。

（四）外翻

趾长伸肌、腓骨长肌、腓骨短肌。

第五章

体表标志和常用治疗点定位

扫一扫，查阅本章数字资源，含PPT、音视频、图片等

针刀治疗经常在非直视条件下操作，为了使针刀准确到达目标位置，通常要借助体表可见的或可以触及的标志性结构，例如皮纹标志、肌性标志、腱性标志、骨性标志等。这些标志结构作为路标，可引导针刀到达准确位置。人体的软组织阳性点或者压痛点是针刀治疗常用的治疗点，通过对体表标志的认识可以更好地掌握常用的针刀治疗点。

针灸取穴历来使用的就是触诊解剖学，针刀治疗也不例外，古人对表面解剖和触诊解剖有大量研究和论述。在实操过程中要树立客观、严谨、细致的科学训练观，以及团队协作精神、探索与质疑的精神。一方面提升传统文化自信，另一方面鼓励实事求是的治学精神。

第一节　体表标志

骨骼的显著特征、肌肉肌腱形成的隆起，以及乳突、脐孔等皮肤特征都可以作为体表标志。在使用体表标志时，应根据特定的目的、要求加以选择，优先选取与组织结构之间存在相对恒定关系的体表标志作为参考。如在解剖体位下，肩胛下角与第 7 胸椎棘突正对等。

此外还应注意两点：一是人体各个部分的相对位置在不同个体存在习惯姿态上的差别（如肩胛骨与躯干之间）；二是对同一个体而言，相对位置随身体姿势的改变而改变，如肩胛骨的位置随上肢的运动而改变。

另外，呼吸运动及体位更换可引起躯干体表标志相对位置较明显的改变。

一、头颈和躯干部

（一）面部（图 5-1）

1. 眶上缘　为眶上方的骨缘。眶上缘的中内 1/3 交点处，或距头部前正中线约 2.5cm 为眶上孔或眶上切迹，内有眶上血管和神经通过。

2. 眶下缘　为眶下方的骨缘。眶下缘的中点下方约 0.8cm 处为眶下孔，内有眶下血管和神经通过。

3. 眉弓　为眶上缘上方约 1.5cm 处的横行骨性隆起，男性隆起较显著，其内侧份的深面有额窦。

4. 颧弓　位于耳屏至眶下缘的连线上，为颧骨向后延伸的骨性隆起，由颧骨的颞突和颞骨的颧突共同构成。

5. 颞窝　为颧弓上方凹陷处，内有颞肌等结构。

6. 下颌头　在颧弓下方，耳屏的前方，做开口和闭口运动时，能触及下颌头向前、后滑动。

7. 下颌角　在耳前下方，为下颌体下缘后端与下颌支后缘下端相互移行的转角处。

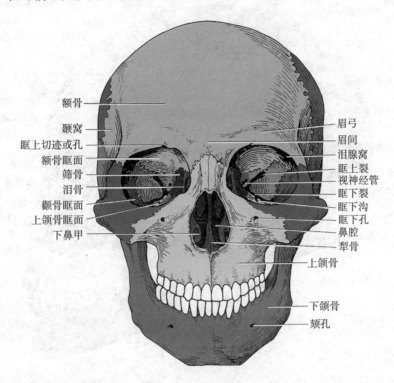

额骨
颞窝
眶上切迹或孔
额骨眶面
筛骨
泪骨
颧骨眶面
上颌骨眶面
下鼻甲

眉弓
眉间
泪腺窝
眶上裂
视神经管
眶下裂
眶下沟
眶下孔
鼻腔
犁骨
上颌骨
下颌骨
颏孔

图 5-1　面部体表标志

8. 耳屏　位于耳甲腔前方的扁平突起，其内部为软骨。在耳屏前方约 1cm 处可触及颞浅动脉的搏动。

9. 咬肌　位于耳垂前下方，下颌支外侧面，当上、下牙列咬合时，呈肌性隆起。

10. 颞肌　在颧弓上方的颞窝内。

11. 人中沟　为上唇表面正中线上的纵行浅沟。

12. 鼻唇沟　为鼻翼外侧向口角外侧延伸的浅沟，位于上唇与颊之间，左右对称。

13. 颏唇沟　为下唇下方与颏部交界处正中线上的浅沟。

（二）头部（图 5-2、图 5-3）

1. 枕外隆凸　是枕鳞中央的骨性隆起，位于头颈交界处，枕部正中线上有项韧带附着。沿项沟向上摸，触及明显的骨性隆起即是。

2. 上下项线和项平面　上项线位于枕外隆凸的两侧，为自枕外隆凸至乳突的稍向上的弧形线，有斜方肌、头夹肌及胸锁乳突肌附着。自枕外隆凸向前下方发出一骨嵴称为枕外嵴，为项韧带的附着部。自枕外嵴中点斜向外下方的弓状线称为下项线，为头后大直肌、头后小直肌和头上斜肌的附着部。上、下项线之间的平面称为项平面，为头半棘肌的附着部。

3. 乳突　为位于耳垂后方的圆丘状骨性隆起。

4. 前囟点　又称额顶点，为冠状缝和矢状缝前端的交点。在新生儿，此处的颅骨因骨化尚未完成，仍为结缔组织膜性连接，呈菱形凹陷称为前囟，在 1～2 岁时闭合。

5. 人字点　又称顶枕点，为矢状缝后端与人字缝的交点，位于枕外隆凸上方约 6cm 处。此处呈一线形凹陷，称为后囟。后囟较前囟小，生后不久即闭合。

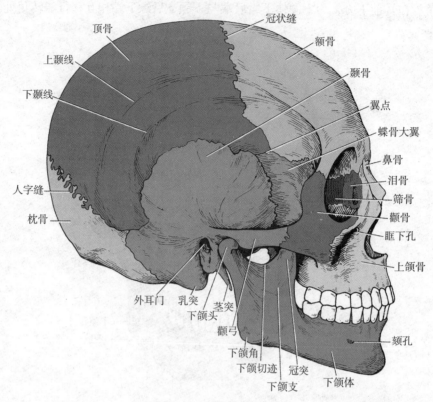

图 5-2　颞部体表标志

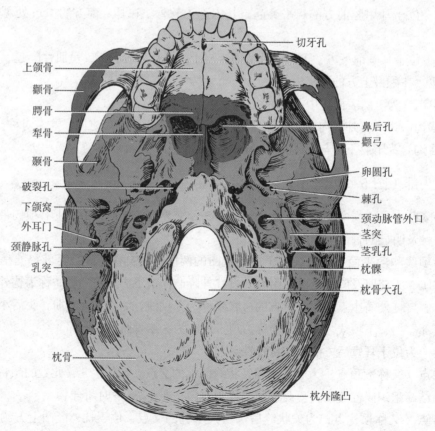

图 5-3　枕部体表标志

（三）颈项部（图5-4）

1.颈椎横突　是颈椎弓根移行部向两侧发出的伸向外方的突起。第2～6颈椎横突在乳突至第6颈椎横突前结节的连线上，紧贴皮下时易于触及。

第2颈椎横突：位于乳突尖下1.5cm处。

第3颈椎横突：位于第2颈椎横突与第4颈椎横突连线的中点，相当于舌骨水平。

第4颈椎横突：相当于颈外静脉与胸锁乳突肌交叉水平或平甲状软骨上缘，或胸锁乳突肌后缘中点上1cm处。

第5颈椎横突：位于第4颈椎横突和第6颈椎横突之间。

第6颈椎横突：是颈椎中最为明显、最易扪及的，它的位置相当环状软骨水平。第6颈椎横突较长，且前结节显著，当头转向对侧时在胸锁乳突肌后缘、锁骨上三横指处可触及，颈总动脉在其前方通过，故有颈动脉结节之称。

上述各横突间距平均为1.6cm。胸锁关节上3cm相当于第7颈椎横突水平。第2～6颈椎横突上有孔称为横突孔，有椎动、静脉通过。

2.颈椎棘突　背部后正中线上的纵行浅沟，称为背纵沟。在沟底可触及各椎骨的棘突。头俯下时，平肩处可摸到显著突起的第7颈椎棘突。

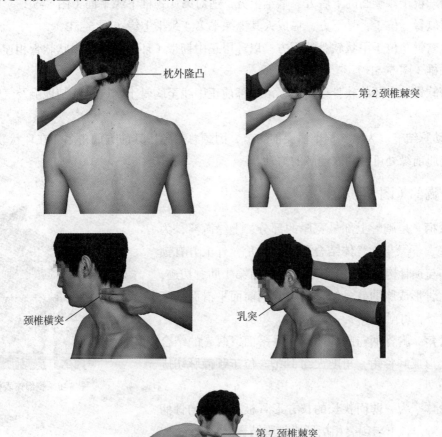

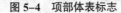

图5-4　项部体表标志

3.胸骨上窝　胸骨柄上方、两侧胸锁乳突肌之间的凹陷。为位于胸骨颈静脉切迹上方的凹窝，两侧是胸锁关节和胸锁乳突肌胸骨头（图 5-5A）。

4. 锁骨上窝 在锁骨中 1/3 的上方、胸锁乳突肌的后方有锁骨上窝，在窝中可摸到第 1 肋（图 5-5A）。

5. 胸锁乳突肌 位于颈部两侧皮下，当头用力向一侧倾斜，并用手推挡同侧下颌，使面部转向对侧时，胸锁乳突肌即隆起，其起止点及前后缘十分明显（图 5-5A）。

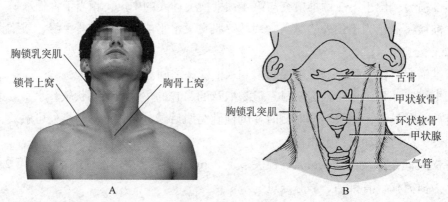

图 5-5 颈部体表标志

6. 舌骨 位于颏隆凸的下后方、喉结上方，适对第 3 颈椎下缘平面（图 5-5B）。

7. 甲状软骨 位于舌骨下方，在成人其上缘平第 4 颈椎上缘（图 5-5B）。

8. 环状软骨 位于甲状软骨的下方，以环甲正中韧带（环甲膜）与甲状软骨相连，环状软骨约平第 6 颈椎（图 5-5B）。

9. 气管软骨 自环状软骨弓向下，沿颈部前正中线至胸骨上窝，可清楚地触及气管颈部（图 5-5B）。

10. 颈动脉结节 为第 6 颈椎横突前结节，因颈总动脉行其前方而得名。在环状软骨弓平面，于胸锁乳突肌前缘处可触到该动脉的搏动。

（四）胸部（图 5-6）

1. 胸骨柄 是胸骨上部最宽厚的部分，上缘游离，为颈静脉切迹，下缘与胸骨体结合形成胸骨角，外上方有锁骨切迹，并与锁骨构成胸锁关节；外下方有第 1 肋骨切迹，与第 1 肋软骨形成胸肋软骨结合，胸骨柄前面平滑而稍隆突，位于皮下，可触及。

2. 胸骨角 胸骨柄与胸骨体不同一平面，两者的结合部稍向前突形成胸骨角，角度大约 140°。位于颈静脉切迹下方约 5cm 处。

图 5-6 胸部体表标志

3. 胸骨体 为一薄而狭长的长方形骨板，上与胸骨柄相连形成胸骨角，下与剑突相接形成剑胸结合。

4. 剑突 扁而薄，位于胸骨的最下端，为软骨性，长短不一，形态变异较多。

5. 肋和肋弓 第 1 肋位于锁骨后方不易触及，其余各肋及肋间隙在胸壁均可摸到。

左右肋弓是肝和脾的触诊标志，其最低点即第 10 肋的最低处，向后约平对第 2、第 3 腰椎之间。左右肋弓在前正中线相交会，两者之间的夹角称为胸骨下角。第 11、第 12 肋前端游离于腹壁肌肉之中。第 12 肋在背部下方可触及。

6. 胸大肌 为胸前壁上部的肌性隆起。当肩关节内收及旋内时，在胸前、外侧交界区可摸到该肌的下缘。

7. 前锯肌 位于胸部。当上肢做前推动作时，在胸侧壁上可见到前锯肌下部的肌齿，肌肉发达者比较明显。与前锯肌下部肌齿交错处为腹外斜肌的附着部位。

（五）胸背部划线（图 5-7）

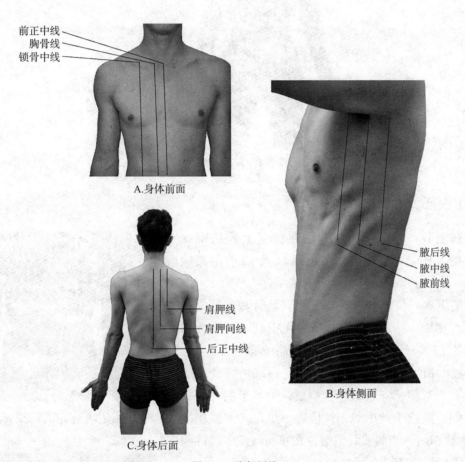

A.身体前面

C.身体后面

B.身体侧面

图 5-7 胸部划线

为了诊断和应用方便，通常在胸部做一些垂线，以说明脏器的位置和体表投影。

1. 前正中线 沿身体前面中线所做的垂线。

2. 胸骨线 通过胸骨外侧缘最宽处所做的垂线。

3. 锁骨中线 通过锁骨中点所做的垂线。

4. 腋前线 通过腋窝前臂（腋前襞）所做的垂线。

5. 腋后线 通过腋窝后壁（腋后襞）所做的垂线。

6. 腋中线 通过腋前、腋后线之间的中点所做的垂线。

7. 肩胛线 通过肩胛骨下角（图 5-8）所做的垂线。

8. 肩胛间线 后正中线与肩胛线之间所做的垂线。

9. 后正中线 沿身体后面中线（通过椎骨棘突）所做的垂线。

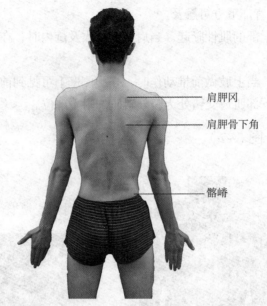

图 5-8 背部体表标志

肩胛冈
肩胛骨下角
髂嵴

（六）腹部体表标志

1. 腹壁上界 位于胸廓下口，在腹壁上界从中线向两侧可触及胸骨的剑突、肋弓、第 11 及 12 肋游离端（图 5-9）。

2. 腹壁下界 位于耻骨联合上缘、耻骨棘、耻骨结节、腹股沟韧带、髂棘一线，在下界可摸到耻骨联合的上缘、耻骨嵴、耻骨结节、髂前上棘和髂嵴等（图 5-9）。

3. 白线 相当于腹前壁的正中线。白线由腹壁扁肌的腱膜在此与对侧相互交织愈合而成，附着于剑突与耻骨联合之间。脐位于此中线上，位置不恒定，一般相当于第 3～4 腰椎间。当腹肌收缩时，在腹前壁正中线的两侧，可见腹直肌的隆起（图 5-10）。

4. 腹直肌 位于腹部前正中线两侧，被 3～4 条横沟分成多个肌腹，这些横沟即腱划，该肌收缩时在脐以上可见到（图 5-10）。

5. 腹外斜肌 在腹外侧壁，以肌齿起自下八肋，其轮廓较为清楚。

6. 半月线 由腹直肌外侧缘形成，自第 9 肋软骨前端向下至耻骨结节，呈略向外侧凸的弧线（图 5-10）。

7. 腹股沟 位于髂前上棘与耻骨结节之间，是腹部和股前部在体表分界的浅沟，其深面有腹股沟韧带。

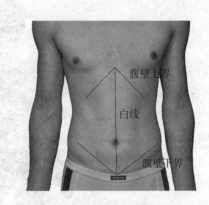

腹壁上界
白线
腹壁下界

图 5-9 腹壁上、下界及白线

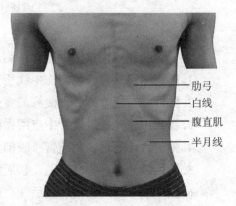

肋弓
白线
腹直肌
半月线

图 5-10 部分腹部体表标志

（七）背、腰、骶部体表标志（图 5-11）

1. 棘突 胸椎及腰椎的棘突均可逐一摸清。两侧肩胛骨下角的连线横过第 7 胸椎棘突；左右髂嵴最高点连线经过第 4～5 腰椎棘突间。

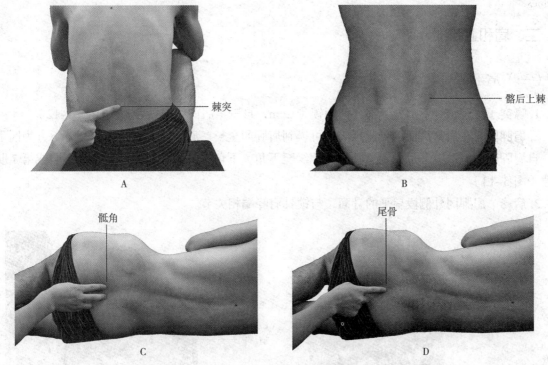

图 5-11　背、腰、骶部体表标志

2. 第 12 肋　第 12 肋位于胸廓后下方，其前端短而细，伸入腹侧壁肌层中，不与胸骨相连，故名浮肋，通常在竖脊肌的外侧皮下可触及第 12 肋的外侧段。

3. 脊柱沟　即背部正中线上略微凹陷的纵沟，向上与项部正中沟相连续，容纳背部深层肌肉。在纵沟底部可触及部分颈椎和全部胸椎、腰椎及骶椎棘突，在其两侧为竖脊肌形成的纵行隆起。

4. 斜方肌　为项部后正中线及胸椎棘突向肩峰伸展而成三角形的轮廓，一般不明显，运动时略可辨认。

5. 背阔肌　为覆盖腰部及胸部下份的阔肌，运动时可辨认其轮廓。

6. 竖脊肌　在后正中沟的两侧，呈纵行隆起，在棘突的两侧可触及。该肌外侧缘与第 12 肋的交角，称为脊肋角。

7. 骶正中嵴　在骶骨后面正中线上可触及，其中以第 2～3 骶椎处最显著。此嵴为骶椎棘突愈合而成。

8. 骶管裂孔和骶角　沿骶正中嵴向下，由第 4～5 骶椎后面的切迹与尾骨围成的孔为骶管裂孔，为骶管下端的开口。该裂孔两侧向下突起为骶角，体表易于触及，是骶神经麻醉的进针定位标志。

9. 尾骨尖　位于骶骨下方，肛门后上方约 4cm 处可触及。

10. 菱形区　由第 5 腰椎棘突、两侧髂后上棘和尾骨尖所围成的菱形区域，当腰椎或骶、尾骨骨折或骨盆畸形时，此区可出现变形。

11. 臀裂　为两侧臀部在骶骨后面正中线上的纵行浅沟,该沟可作为骶管裂孔穿刺进针的定位标志。

二、肩和上肢部

(一)肩部

1. 喙突　位于锁骨下窝外侧部,约距锁骨 2cm,自三角肌前缘向后可摸到(图 5-12)。

2. 肩胛冈　在肩部后面,自肩峰向内可摸到肩胛冈全长。肩胛冈上方为冈上窝,下方为冈下窝。自肩胛冈内侧端向下可摸到肩胛骨内侧缘至下角,下角平对第 7 胸椎棘突、第 7 肋或第 7 肋间隙(图 5-13)。

3. 肩峰　肩胛冈外侧段扁平的骨面,与锁骨肩峰端相关节。

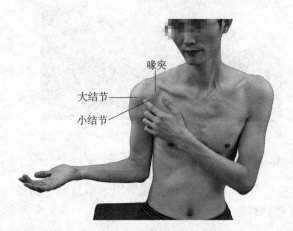

图 5-12　肱骨大小结节和喙突

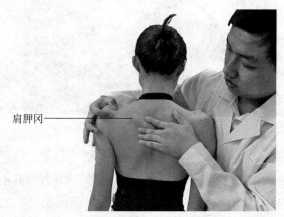

图 5-13　肩胛冈

(二)上肢部(图 5-14)

1. 肱骨大结节　位于肱骨上端的外侧,该结节突出于肩峰外下方,为肩部最外之骨性隆起。触摸大结节时,一手拇指按于肩峰下、肱骨上端的最外侧,另一手握其上臂旋转,此时拇指即可感到肱骨大结节在厚实的三角肌下隆起和滚动(图 5-12)。

2. 肱骨小结节　位于肱骨上端前方,喙突尖端外侧约 2.5cm 处的稍下方。置指尖于该处,旋转肱骨即可触及小结节在指下滚动,小结节相当于肱骨头的中心,有肩胛下肌附着,向下移行为小结节嵴(图 5-12)。

3. 结节间沟　位于肱骨大、小结节之间,内有肱二头肌长头腱通过。

4. 三角肌粗隆　位于臂中部的外侧,是三角肌的止点。当上臂平举时,此处表面皮肤可见一小的凹陷。

5. 肱骨内外上髁及尺神经沟　在肘关节两侧的稍上方,内侧最突出的骨点为肱骨内上髁,外侧最突出的骨点为肱骨外上髁。在内上髁与尺骨鹰嘴之间为尺神经沟,内有尺神经通过(图 5-15)。

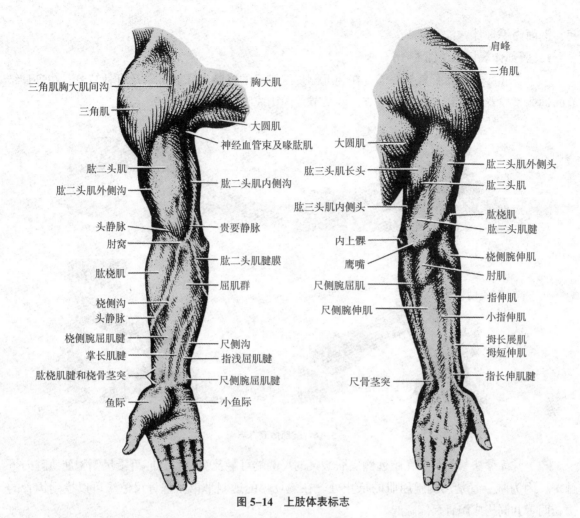

图 5-14　上肢体表标志

6. 尺骨鹰嘴　为肘后明显的骨性突起，有肱三头肌附着。当肘关节屈伸时，可见其上下移动（图 5-15）。

7. 肘后三角　正常肘关节伸直时，尺骨鹰嘴及肱骨内、外上髁三个骨性标志位于同一水平线上，称为肘后直线。而屈肘时，此三点即形成一个底边在上的等腰三角形，即肘后三角（图 5-15）。

8. 桡骨头　在肘后窝内极易摸到桡骨头，如将前臂做交替性的旋前、旋后动作，可清晰地感知桡骨头在旋转，若将肘关节屈曲，检查者的中指按在外上髁，则放在下面与之平行的示指所接处就是桡骨头（图 5-15）。

9. 尺骨头及尺骨茎突　位于尺骨下端，在腕部尺侧偏后方可摸到（图 5-15）。

10. 桡骨茎突　腕部外侧可摸到自桡骨末端向外突出的桡骨茎突。

11. 桡骨背侧结节　在腕的背侧面，桡骨下端背面可摸到桡骨背侧结节。

12. 腕尺、桡侧隆起　腕尺侧隆起位于腕前尺侧的皮下，后伸桡腕关节明显隆起，深面为豌豆骨；腕桡侧隆起位于腕前桡侧的皮下，后伸桡腕关节明显隆

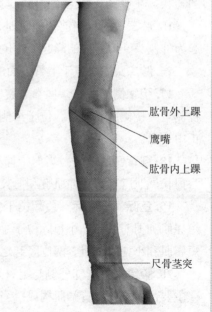

图 5-15　上肢部骨性标志

起，深面为手舟骨。

13. 腕部体表标志（图 5-16）

（1）舟骨结节及大多角骨结节　在腕远侧皮肤皱襞的桡侧半深面可触及舟骨结节，在舟骨结节的远侧紧挨着可摸到大多角骨结节，两结节共同构成腕骨桡侧隆起。

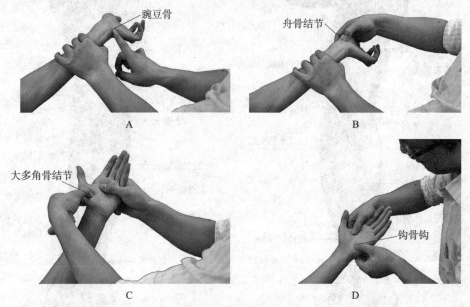

图 5-16　腕部体表标志

（2）豌豆骨及钩骨钩　在腕远侧皮肤皱襞的尺侧端可触及豌豆骨，亦可沿尺侧腕屈肌腱向下触得，因为豌豆骨是尺侧腕屈肌的抵止处。在豌豆骨的远侧平第 4 掌骨尺侧缘可以摸到钩骨的钩，两者共同构成腕骨尺侧隆起。

14. 三角肌　为一个底朝上而尖向下的三角形肌肉，从前、后、外侧包裹肩关节，使肩部呈圆隆状。在肩关节脱位或三角肌萎缩时，可呈"方形肩"畸形。

15. 肱三头肌　当前臂伸直时，在三角肌后缘下方的一条纵行肌隆起为其长头，其外侧的隆起为外侧头，内下方的隆起为内侧头。

16. 肱二头肌　位于上臂前面的肌性隆起，屈肘时更加明显，该肌下部肌腱可在肘窝处摸到。

17. 腕掌侧的肌腱　握拳屈腕时，在腕掌侧可见到 3 条肌腱，位于中间者为掌长肌腱，位于桡侧者为桡侧腕屈肌腱，位于尺侧者为尺侧腕屈肌腱。在桡侧腕屈肌腱与掌长肌腱之间可按压到正中神经。

18. 腕背侧的肌腱　当拇指伸直和外展时，在腕背桡侧可见到 3 条肌腱，自桡侧向尺侧依次为拇长展肌腱、拇短伸肌腱和拇长伸肌腱。在拇长伸肌腱的尺侧为指伸肌腱。

19. 鱼际、小鱼际　鱼际位于手掌桡侧的隆起，深层为运动拇指的肌肉，包括拇短展肌、拇短屈肌和拇对掌肌；小鱼际位于手掌尺侧的隆起，深层为运动小指的肌，包括小指短展肌、小指短屈肌和小指对掌肌。两侧隆起之间的凹陷称为掌心。

20. 腋窝　为胸部外侧与上臂之间的凹陷，位于肩部的下方。其前壁主要由胸大肌构成，后壁主要由大圆肌和背阔肌构成。当上肢下垂时，用手伸入腋窝可辨别其前、后壁及前、后缘。

21. 腋前、后襞　上肢下垂时，在腋窝前壁，上臂皮肤与胸部皮肤交界处为腋前襞；在腋窝后壁，上臂皮肤与背部皮肤交界处为腋后襞。

22. 肱二头肌内、外侧沟　肱二头肌的内、外侧缘各有一纵行的浅沟，分别称为肱二头肌内、外侧沟。肱二头肌内侧沟较明显，内有肱血管、正中神经、尺神经等通过。

23.肘窝横纹　屈肘时，出现于肘窝处横行的皮肤皱纹。

24.腕掌侧横纹　屈腕时，在腕掌侧出现2～3条横行的皮肤皱纹，分别称为近侧横纹、中间横纹（不甚恒定）和远侧横纹。近侧横纹约平尺骨头，远侧横纹较明显。远侧横纹桡侧端可摸到手舟骨，手舟骨的远侧可摸到大多角骨；其尺侧端的隆起为豌豆骨，豌豆骨的远侧可摸到钩骨。

25.鼻烟窝　位于腕背外侧部的浅凹，当拇指外展和后伸时明显。其外侧界为拇长展肌腱和拇短伸肌腱，内侧界为拇长伸肌腱；窝底为手舟骨和大多角骨。窝内有桡动脉通过，可触及其搏动。

三、髋和下肢部

（一）髋部

1.髂嵴　即髂骨翼的上缘，左右髂嵴的最高点连线平第4～5腰椎棘突间隙。

2.髂前上棘　即髂嵴的前缘，在腹股沟外侧端可以摸到（图5-17）。

3.髂后上棘　即髂嵴的后缘，位于臀区的内上方，第2骶椎棘突外侧。在瘦弱者呈隆起状态，但在年轻人及肥胖者则为一凹陷，该处为骶部菱形窝的外侧点（图5-18）。

4.髂后下棘　在髂后上棘下方的隆起。

5.坐骨大切迹　在髂后下棘的下方可触及一深窝，相当于坐骨大孔，此孔的外侧缘为坐骨大切迹，但需在臀大肌放松时才易触及。

6.耻骨联合上缘和耻骨结节　在腹部前正中线的下端可触及耻骨联合上缘，其下有外生殖器。耻骨联合上缘外侧约2.5cm处为耻骨结节。

7.坐骨结节　在臀部臀大肌下缘深处。由于坐骨结节在人体直立时由臀大肌下缘所遮盖，故当髋关节处于屈曲位时易于触及。

8.臀大肌　形成臀部圆隆的外形。

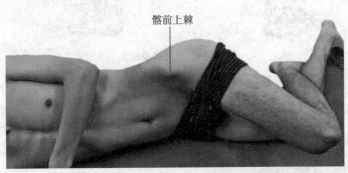

图5-17　髂前上棘

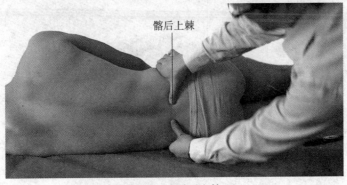

图5-18　髂后上棘

（二）下肢部（图 5-19）

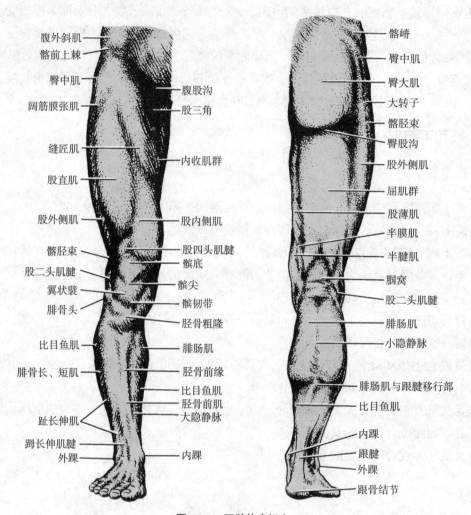

腹外斜肌
髂前上棘
臀中肌
阔筋膜张肌
缝匠肌
股直肌
股外侧肌
髂胫束
股二头肌腱
翼状襞
腓骨头
比目鱼肌
腓骨长、短肌
趾长伸肌
踇长伸肌腱
外踝

腹股沟
股三角
内收肌群
股内侧肌
股四头肌腱
髌底
髌尖
髌韧带
胫骨粗隆
腓肠肌
胫骨前缘
比目鱼肌
胫骨前肌
大隐静脉
内踝

髂嵴
臀中肌
臀大肌
大转子
髂胫束
臀股沟
股外侧肌
屈肌群
股薄肌
半膜肌
半腱肌
腘窝
股二头肌腱
腓肠肌
小隐静脉
腓肠肌与跟腱移行部
比目鱼肌
内踝
跟腱
外踝
跟骨结节

图 5-19　下肢体表标志

1. 股骨大转子　为股骨颈与体交界处向上外侧的方形隆起，构成髋部最外侧的骨性边界。髂结节下方 10cm 处，能明显触及股骨大转子（图 5-20）。

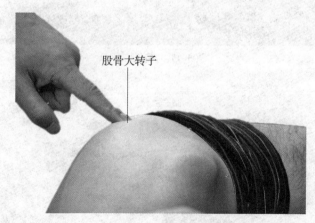

股骨大转子

图 5-20　股骨大转子

2. 股骨头 在腹股沟韧带中点下方 2cm 股动脉搏动处，用手指用力压向深方，同时使大腿做旋转运动，则可扪及肌肉下随之转动的股骨头。

3. 髌骨 在膝关节的前面，可摸到位于皮下的髌骨。在膝伸直位时，髌骨可被左右移动；屈膝时，髌骨紧贴股骨下端前面。在髌骨的下方，极易触及强韧的髌韧带，它向下附着于隆起的胫骨粗隆（图 5-21）。

4. 股骨内、外侧髁 髌骨两侧可分别触及股骨内、外侧髁，其中最突出部称为股骨内、外上髁。在股骨内上髁上方可触及收肌结节。

5. 胫骨内、外侧髁 在股骨内外侧髁的下方可摸到胫骨内、外侧髁，胫骨粗隆即位于两髁之间的前面，是髌韧带的止点，沿胫骨粗隆向下，续于胫骨的前缘，髌韧带及其内侧的胫骨前面都位于皮下，向下沿至内髁，都可以在体表摸到。临床常用测量下肢长度的方法有两种，一是内髁至髂前上棘的距离，二是脐至双下肢内髁的距离。

6. 胫骨粗隆 为胫骨内、外侧髁间前下方的骨性隆起，向下续于胫骨前缘。在髌韧带下端可触及。

7. 胫骨前、后缘及内侧面 自胫骨粗隆向下延伸为胫骨前缘，为一条较锐的骨嵴，全长均可于皮下触及。胫骨内侧面在胫骨前缘的内侧，位于皮下，易触及。胫骨后缘为胫骨内侧面的后缘，皮下可触及。

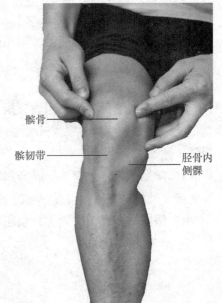

髌骨———
髌韧带———
———胫骨内侧髁

图 5-21 髌骨

8. 腓骨头 胫骨外侧髁的后外方，约在胫骨粗隆的水平，可摸到腓骨头。腓骨体的下部和外踝形成一窄长隆起，位居皮下，可扪到。

9. 内、外踝 内踝为胫骨下端内侧面的隆凸，为测量下肢长度的标志点。外踝为腓骨下端一窄长的隆起，比内踝尖低 1cm。

10. 跟骨载距突 在足的内侧面，内踝顶端下方约 2.5cm 处，可摸到跟骨载距突。

11. 舟骨粗隆 为足舟骨内下方的隆起，位于足内侧缘中点稍后处。载距突的前方，可见到并摸到舟骨粗隆（图 5-22）。

12. 第 5 跖骨粗隆 在足的外侧面中部可摸到第 5 跖骨粗隆（图 5-23）。

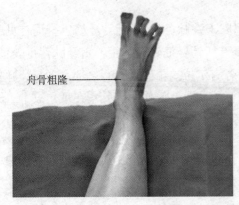

舟骨粗隆———

图 5-22 舟骨粗隆

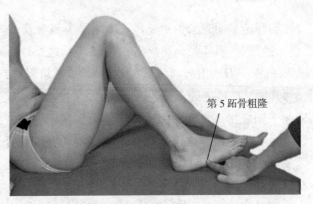

———第 5 跖骨粗隆

图 5-23 第 5 跖骨粗隆

13. 臀股沟　为臀部皮肤与大腿后面皮肤之间的横行浅沟。

14. 腘窝横纹　为膝关节后面横行的皮肤皱纹。

15. 股四头肌　形成大腿前面的肌性隆起，肌腱经膝关节前面包绕髌骨的前面和两侧缘，向下延伸为髌韧带，止于胫骨粗隆，为临床上膝跳反射叩击部位。

16. 半腱肌腱、半膜肌腱　附于胫骨上端的内侧，构成腘窝的上内界。屈膝，在膝关节后面的内侧可触及半腱肌腱和半膜肌腱（图 5-24）。

17. 股二头肌腱　为一粗索，附着于腓骨头，构成腘窝的上外界。屈膝，在膝关节后面的外侧可触及股二头肌腱（图 5-24）。

18. 腓肠肌内、外侧头　腓肠肌腹形成小腿后面的肌性隆起，其内、外侧头构成腘窝的下内界和下外界。

19. 跟腱　在踝关节后方，呈粗索状，向下止于跟骨结节。

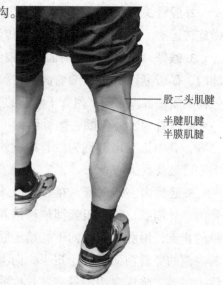

图 5-24　半腱肌腱、半膜肌腱和股二头肌腱

第二节　经筋病灶点

经筋的功能为"主束骨而利机关"。从现代解剖、生理学角度分析，十二经筋实际是古代医家从十二条运动力线角度，对人体肌学、韧带及其附属组织分布规律的总结。肌肉、韧带的起止点及其附属组织是人体活动时的受力点，也是非生理性活动容易损伤的部位，尤其是原本能起保护作用的附属组织，如滑液囊、腱鞘、脂肪垫、滑车、籽骨、副支持带、骨性纤维管及神经出入肌肉或筋膜固有神经孔等，是首先承受非生理性损害的组织。长期顽痛痼痹的重要原因是经筋多次损伤和反复修复过程中所形成的粘连、瘢痕，即"横络"对经络的机械性卡压，造成气血阻滞，形成"经筋点"。其临床主要表现是疼痛和"转筋"，是损伤部位长期气血阻滞的结果。针刀和针灸都是治疗筋骨疼痛的重要手段，针刀对于"经筋点"的治疗就是解结松解，分离横络卡压。即"一经上实下虚而不通者，此必有横络盛加于大经，令之不通，视而泄之，此所谓解结也"。

一、经筋体系

经筋理论早期雏形见于《足臂十一脉灸经》及《阴阳十一脉灸经》，而"经筋"一词首见于《灵枢·经筋》。明代张介宾指出："十二经脉之外，而复有所谓经筋者，何也？盖经脉营行表里，故出入脏腑，以次相传；经筋联缀百骸，故维络周身，各有定位。虽经筋所行之部，多与经脉相同；然其所结所盛之处，则唯四肢溪谷之间为最，以筋会于节也。筋属木，其华在爪，故十二经筋皆起于四肢指爪之间，而后盛于辅骨，结于肘腕，系于膝关，联于肌肉，上于颈项，终于头面，此人身经筋之大略也。筋有刚柔，刚者所以束骨，柔者所以相维，亦犹经之有络，纲之有纪，故手足项背直行附骨之筋皆坚大，而胸腹头面支别横络之筋皆柔细也。但手足十二经之筋又各有不同者。"

经筋系统是对人体肌肉与韧带的规律性总结，关节是经筋结聚的地方，关节是由经筋中之韧带、关节囊来约束连接的。同时，关节也是经脉行经于经筋之中的必经之地，是发挥经筋功能，影响经脉的重要部位。诸关节不仅是运动功能的机关，还是伏行经脉的经筋汇聚之地，经脉经气流行、正邪进退多在关节周围表现出来。经筋系统正是对上述筋肉、韧带的分布进行了规律的总结。

（一）经筋系统的内容

经筋是十二经脉的附属部分，是十二经脉之气"结、聚、散、络"于筋肉、关节的体系。

十二经筋起于四末，终于头身，为诸筋的主干。经筋具有联络四肢百骸、主司关节运动的作用。十二经筋分布部位见表5-1。

表5-1　十二经筋分布部位简表

经筋	四肢	躯干	头部
足太阳之筋	小趾上，外踝，踵，膝	臀，夹脊，肩髃，缺盆	项，舌本，枕骨，头，鼻，目上，鼻旁，完骨
足少阳之筋	第四趾上，外踝，膝外侧，外辅骨，髀，伏兔	尻，季胁，腋，膺乳，缺盆	耳后，额角，颠上，颔，鼻旁，外眦
足阳明之筋	中三趾，跗上，膝外侧，胫，膝外辅骨，伏兔，髀	髀枢，胁，脊，阴器，腹，缺盆	颈，口，鼻旁，鼻上，目下，耳前
足太阴之筋	大趾内侧，内踝，膝内辅骨，阴股，髀	阴器，腹，脐，腹里，胁，胸中，脊	
足厥阴之筋	大趾，内踝前，胫，内辅下，阴股	阴器	
足少阴之筋	小趾下，内踝下，内辅下，阴股	阴器，脊内，夹脊	项，枕骨
手太阳之筋	小指上，腕，肘内锐骨，腋下	肩胛	颈，耳后完骨，耳中，耳上，颔，外眦，耳前，额，角
手少阳之筋	无名指，腕，肘	肩	颈，曲颊，舌本，耳前，外眦，角
手阳明之筋	次指，腕，肘外，肩髃	肩胛，夹脊	颈，颊，鼻旁，角，颔
手太阴之筋	大指上，鱼后，寸口外侧，肘中，腋下	缺盆，肩前髃，胸里，膈，季胁	
手少阴之筋	小指内侧，锐骨，肘内侧，腋	乳里，胸中，膈，脐	
手厥阴之筋	中指，肘内侧，臂阴，腋下	前后夹胁，胸中，膈	

（二）经筋系统的功能

1. 主束骨　束，约束也。本意是将两根木头捆绑在一起。所谓束骨，则是将两块或多块骨约束成一体之意。骨与骨的连接就是关节。《素问·痿论》称："宗筋主束骨而利机关。"经筋强盛，人的关节牢固，关节运动灵活而富有弹性；反之，经筋失养，关节周围经筋懈堕松弛，则出现关节异常活动，导致关节的进一步创伤或劳损，终将引起关节痹痛。

2. 利机关　机关，即关节。关节是人体屈折旋转之处，但其运转，要依靠经筋的肌肉牵拉才能实现，所以肌肉的收缩是关节活动的动力。经筋调柔，舒缩自如，则关节活动有序而流利，故称为"利机关"。反之，经筋之肌肉失养，则肌肉痿软，甚至神气不使，关节活动无力或不能自主，最终表现为肢体运动失灵，功能丧失，出现不自主抽动、震颤、无力、瘫痪等。

3. 为刚为墙　《灵枢·经脉》指出："筋为刚，肉为墙。"总结了筋肉对人体的保护作用。经筋纵行肢体前、后、左、右，且横行支别，纵横交织，形成人体肢节身形，成为脏腑的外卫，保护着人体内脏，故云："身形肢节者，脏腑之盖也。"经筋强健者，趋利避害，免受外来伤害。反之，经筋柔弱不利，肢体动作迟钝，则容易受到外伤。

4. 反映病候 经筋系统虽然是对全身肌肉与韧带学内容的概括，但是经筋功能的强弱，经筋易罹患病位的损伤，经筋肌腹的保护性痉挛所引起的病痛，不仅反映了局部的损害，而且会反映内脏的病损。外力的打击、自身动力、静力性劳损，均可造成肌肉附着点骨端的应力点处的损伤。气血溢于脉外，留滞而不通，不通则引起痹痛，由此反映出相关部位受损的信息。四肢、躯干的劳作损伤在脏腑功能健全的情况下，气血即可趋向病区，清除瘀血，修复损伤。但当人体衰老，体质下降，这种修复功能将会大大减弱，并且以病痛的形式表现出来，造成经筋损伤，长期积累，形成粘连、瘢块，甚至骨刺。

5. 调节经脉 经筋在关节处的疾病常常会影响循行其间经脉的功能，引发相应经脉甚至相关内脏发生疾病。如足少阴经筋在阴部结聚点的病理性损伤，常可引起足少阴肾经功能失调，出现少腹疼痛和性功能障碍，妇女月经失调等。经筋"中无有孔"，不能运行气血，但是，由于附着于关节周围的经筋损伤，影响了其周围经脉的正常运行，也就必然会出现经脉的阻滞。松解这些经筋的结筋病灶点时，就会出现"酸、麻、重、胀"的"得气"感，得气感会向远端传导，甚至进入内脏部位，调节相关脏腑的功能。

二、经筋循行和经筋病灶点

（一）手太阴经筋（图5-25）

【原文】手太阴之筋，起于大指之上，循指上行，结于鱼后，行寸口外侧，上循臂，结肘中，上臑内廉，入腋下，出缺盆，结肩前髃，上结缺盆，下结胸里，散贯贲，合贲下，抵季胁。——《灵枢·经筋》

【翻译】手太阴经筋，起于手大拇指桡侧，向上沿指循行，结于鱼际后（腕关节掌面桡侧），行于寸口动脉外侧，沿前臂上行，结于肘中（肘关节桡骨粗隆）；再向上沿上臂掌面桡侧，进入腋下，出缺盆，结于肩髃前方，上面结于缺盆，下面结于胸里，分散通过膈部，到达季胁。

【经筋病灶点】

1. 拇收肌、拇对掌肌 两收肌在掌骨侧止点及抵止点籽骨处常出现经筋病灶点。

病症：拇长屈肌腱鞘炎、弹响指等。

2. 桡腕掌侧韧带 该韧带过度劳损可出现经筋病灶点。

病症：类风湿关节炎、腕关节损伤等。

3. 肱桡肌 该肌起点，即肱骨外上髁上及外侧肌间隔和桡骨茎突止点可出现经筋病灶点。

病症：肱骨外上髁炎、肘关节强直等。

4. 拇长屈肌腱鞘 拇长屈肌腱鞘在腕管卡压时可出现经筋病灶点。

病症：拇长屈肌腱鞘炎、弹响指等。

5. 肱二头肌 该肌在喙突的起点和肱骨内侧、

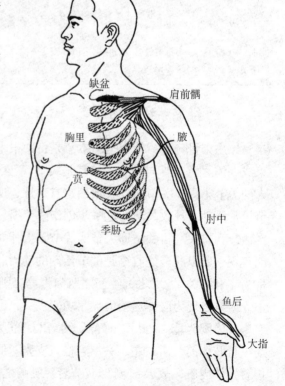

图 5-25　手太阴经筋

肱骨结节、桡肌粗隆滑囊处止点，常出现经筋病灶点。肱二头肌长头肌腱沟处更易出现经筋病灶点。

　　病症：颈椎病、肩关节周围炎、肱二头肌肌腱炎等。

（二）手阳明经筋（图 5-26）

　　【原文】手阳明之筋，起于大指次指之端，结于腕，上循臂，上结于肘外，上臑，结于髃；其支者，绕肩胛，夹脊；直者，从肩髃上颈；其支者，上颊结于颎；直者，上出手太阳之前，上左角，络头，下右颔。——《灵枢·经筋》

　　【翻译】手阳明经筋，起于食指末端，结于腕背，沿前臂向上，结于肘外，再经上臂，结于肩髃；其分支，绕肩胛，夹脊柱两旁；直行者，从肩髃部上颈；分支上行面颊，结于颎（鼻旁）；直行的上出走手太阳经筋的前方，上左额角，络头部，下向右侧颔部。

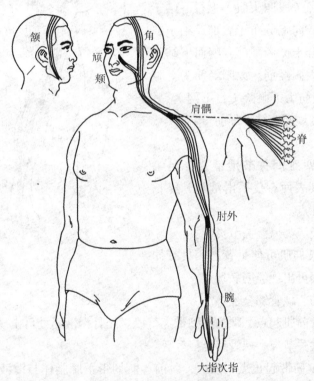

图 5-26　手阳明经筋

　　【经筋病灶点】

　　1. 腕部伸肌、展肌　腕部的伸肌、展肌在肱骨外上髁、腕背侧横韧带下处常出现经筋病灶点。

　　病症：桡骨茎突狭窄性腱鞘炎、腕管综合征、肱骨外上髁炎、类风湿关节炎等。

　　2. 桡腕背侧韧带　腕关节非生理性过度活动时，可损伤诸韧带，从而在相应处出现经筋病灶点。

　　病症：腕关节损伤、类风湿关节炎等。

（三）足阳明经筋（图 5-27）

　　【原文】足阳明之筋，起于中三趾，结于跗上，邪外上加于辅骨，上结于膝外廉，直上结于髀枢，上循胁属脊；其直者，上循骭，结于膝；其支者，结于外辅骨，合少阳；其直者，上循伏兔，上结于髀，聚于阴器，上腹而布，至缺盆而结，上颈，上夹口，合于頄，下结于鼻，上合于太阳。太阳为目上网，阳明为目下网；其支者，从颊结于耳前。——《灵枢·经筋》

【翻译】足阳明经筋，起于足第二、三、四趾，结于足背；斜向外上行于腓骨，上结于膝外侧，直上结于髀枢（大转子部），向上沿胁肋部，连属脊椎。其直行的一支，上沿胫骨，结于膝部。由此分出的经经筋于腓骨部，合并足少阳经筋。直行的一支沿伏兔（股四头肌）上行，结于股骨前，聚集于阴部，向上分布于腹部，结于缺盆，上颈部，夹口，合于鼻旁颧部，继而下结于鼻，复从鼻旁合于足太阳经筋。太阳经筋为上眼睑（目上网），阳明经筋为下眼睑（目下网）。另一支从颧部分出，通过颊部，结于耳前。

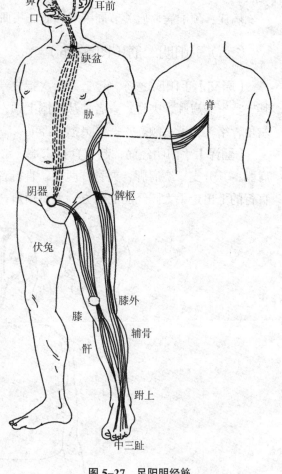

图 5-27 足阳明经筋

【经筋病灶点】

1. 足第二、三、四趾间关节滑液囊 足第 2～4 趾间关节囊，其表面有皮下滑液囊，经长期磨损可出现经筋病灶点。

病症：跖趾关节炎、类风湿关节炎等。

2. 趾长伸肌 趾长伸肌可使足背屈，具有伸趾功能，该肌起点劳损可出现经筋病灶点。

病症：踝关节损伤、踝管综合征等。

3. 胫骨前肌 胫骨前肌起点、踝前横韧带穿行段、跖骨滑液囊处可出现经筋病灶点。

病症：膝关节骨性关节炎、踝管综合征等。

4. 髌前各韧带 髌韧带起止点、髌上、髌前、髌韧带下膝脂体与滑液囊都是常见的经筋病灶点。

病症：膝关节骨性关节炎、股骨头坏死等。

5. 股四头肌 股四头肌各起止点，髌骨上缘、侧缘，股四头肌肌纤维于腱板上抵止点、神经入肌点常出现经筋病灶点。

病症：膝关节骨性关节炎、股骨头坏死、髋关节扭伤、股四头肌萎缩、创伤性膝关节强直等。

（四）足太阴经筋（图 5-28）

【原文】足太阴之筋，起于大趾之端内侧，上结于内踝；其直者，络于膝内辅骨，上循阴股，结于髀，聚于阴器，上腹结于脐，循腹里，结于肋，散于胸中；其内者，著于脊。——《灵枢·经筋》

【翻译】足太阴经筋，起于足大趾内侧端，向上结于内踝；直行者，络于膝内辅骨（胫骨内踝部），向上沿大腿内侧，结于股骨前，聚集于阴部，上向腹部，结于脐，沿腹内，结于肋骨，散布于胸中；其在里附着于脊椎。

【经筋病灶点】

1. 踇展肌、趾短屈肌 以上两肌起止点，籽骨分布处，跖趾关节内侧面常有经筋病灶点。

病症：踇外翻、踇内翻等。

2. 踝前、内群腱滑液鞘 各滑液鞘在踝分裂韧带、上下支持带、踝横韧带等处可因卡压出现经筋病灶点。

病症：踝管综合征、踝关节损伤、类风湿关节炎等。

3. 鹅趾滑囊 鹅趾滑囊长期受膝关节运动影响而受损，成为常见的经筋病灶点。

病症：腰椎间盘突出症、膝关节骨性关节炎、创伤性膝关节强直等。

4. 缝匠肌 股外侧皮神经在髂前上棘内下 1cm 处，由内向外穿越缝匠肌；再者，隐神经在髌尖平面，穿行于缝匠肌、骨薄肌之间。上述两者与该肌起止点可出现经筋病灶点。

病症：腰椎间盘突出症、膝关节骨性关节炎、股骨头坏死、髋关节扭伤、缝匠肌损伤等。

5. 收肌管 收肌管出入口因肌肉牵拉可引起隐神经卡压而出现经筋病灶点。

病症：膝关节滑膜炎、半月板损伤等。

6. 腰大肌 腰大肌是强力的屈髋肌，运动力量大，容易受损，腰大肌痉挛可引起附近神经丛、神经干受累，故出现腰腹腿综合症状，如腹痛、肌萎缩、下肢发凉、瘫痪等。在腰大肌止点即第 12 肋下缘、腰椎横突下缘、小转子止点及滑囊处，可出现经筋病灶点。

病症：腰椎间盘突出症、腰肌劳损等。

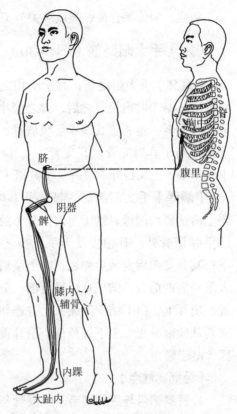

图 5-28 足太阴经筋

（五）手少阴经筋（图 5-29）

【原文】手少阴之筋，起于小指之内侧，结于锐骨，上结肘内廉，上入腋，交太阴，夹乳里，结于胸中，循臂下系于脐。——《灵枢·经筋》

【翻译】手少阴经筋，起于手小指的内侧，结于腕后锐骨（豌豆骨），向上结于肘内侧，再向上进入腋内，与手太阴经筋相交，夹行于乳内，结于胸中，沿膈向下系于脐部。

【经筋病灶点】

小指屈肌腱鞘 在腕管内的各手指腱鞘，在各掌指关节处长期承受挤压和摩擦，故容易出现经筋病灶点。

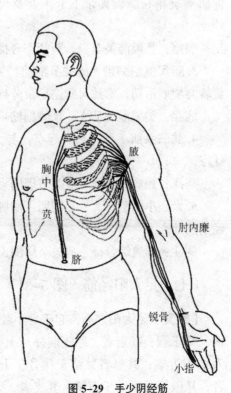

图 5-29 手少阴经筋

病症：腕管综合征、类风湿关节炎等。

（六）手太阳经筋（图5-30）

【原文】手太阳之筋，起于小指之上，结于腕，上循臂内廉，结于肘内锐骨之后，弹之应小指之上，入结于腋下；其支者，走后腋后廉，上绕肩胛，循颈出走足太阳之筋前，结于耳后完骨；其支者，入耳中；直者，出耳上，下结于颔，上属目外眦。——《灵枢·经筋》

【翻译】手太阳经筋，起于手小指上边，结于腕背，向上沿前臂内侧缘，结于肘内锐骨（肱骨内上髁）的后面以手弹该骨处，有感传及于手小指之上，进入并结于腋下；其分支向后走腋后侧缘，向上绕肩胛，沿颈旁出走足太阳经筋的前方，结于耳后乳突部；分支进入耳中；直行者，出耳上，向下结于下颌，上方连属目外眦。还有一条支筋从颔部分出，上下颌角部，沿耳前，连属目外眦，上额，结于额角。

【经筋病灶点】

1. 豆掌韧带与豆钩韧带　豌豆骨与附近肌肉构成腕尺管时，其间有尺神经通过。当诸肌劳损肥厚时，会压迫尺神经而出现临床症状和经筋病灶点。

病症：类风湿关节炎、腕尺侧管综合征等。

2. 前臂筋膜与腕背侧韧带　尺侧腕伸肌、小指固有伸肌等腱鞘在腕横韧带下卡压处及尺侧管处可见经筋病灶点。

病症：类风湿关节炎、腕管综合征等。

3. 腕尺侧副韧带　腕关节活动频繁，超生理限度的腕旋转与桡展活动，常致尺侧副韧带劳损，从而出现经筋病灶点。

病症：类风湿关节炎、尺侧副韧带损伤等。

4. 肱三头肌　肱三头肌起点，与大小圆肌交叉点、桡神经沟及止点滑囊等处常出现经筋病灶点。

病症：颈肩综合征、肩关节周围炎、四边孔综合征等。

5. 大、小圆肌　大、小圆肌在肩胛骨腋缘起点及其止点滑囊处，其与肱三头肌交错处常出现经筋病灶点。

病症：颈肩综合征、肩关节周围炎、肩袖损伤等。

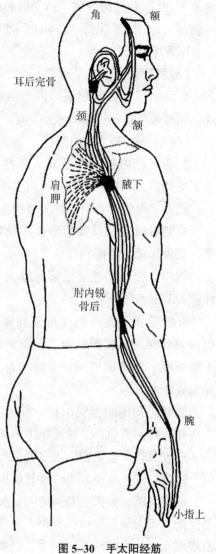
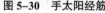

图5-30　手太阳经筋

（七）足太阳经筋（图5-31）

【原文】足太阳之筋，起于足小趾，上结于踝，邪上结于膝，其下循足外踝，结于踵，上循根，结于腘；其别者，结于腨外，上腘中内廉，与腘中并上结于臀，上夹脊上项；其支者，别入结于舌本；其直者，结于枕骨，上头下颜，结于鼻；其支者，为目上网，下结于頄；其支者，从腋后外廉结于肩髃；其支者，入腋下，上出缺盆，上结于完骨；其支者，出缺盆，邪上

出于頄。——《灵枢·经筋》

【翻译】足太阳之筋，起于足小趾，向上结于外踝，斜上结于膝部，在下者沿外踝结于足跟，向上沿跟腱结于腘部；其分支结于小腿肚（腨外），上向腘内侧，与腘部另支合并上行结于臀部，向上夹脊到达项部；分支结于舌根；直行者结于枕骨，上行至头顶，从额部下，结于鼻；分支形成"目上网"（即上睑），向下结于鼻旁；背部的分支从腋行外侧结于肩髃；一支进入腋下，向上出缺盆，上方结于耳后乳突；又有分支从缺盆出，斜上结于颧骨处。

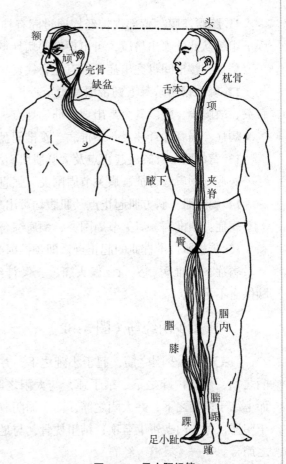

图 5-31　足太阳经筋

【经筋病灶点】

1. 第 5 趾骨滑液囊　位于趾间关节背侧，足跖部位过度摩擦，可挤压该滑液囊，出现经筋病灶点。

病症：跖趾关节炎、类风湿关节炎等。

2. 跟骨结节皮下滑液囊　位于跟骨结节部位皮下，常过度摩擦、挤压该滑液囊，出现经筋病灶点。

病症：跟腱变性、跟腱炎、跟腱钙化等。

3. 腓骨长肌　位于腓骨长肌绕踝后的受力点，常因劳损卡压等原因出现经筋病灶点。

病症：腓骨肌肌腱脱位、膝关节骨性关节炎等。

4. 腓骨短肌　位于踝后与腓骨长肌肌腱交错处，通过腓骨肌支持带深处并与第五跖骨粗隆发生摩擦劳损而出现经筋点。

病症：腓骨肌肌腱脱位、膝关节骨性关节炎等。

5. 腓骨肌上、下支持带　位于腓骨长、短肌滑液鞘，在腓骨肌上下支持带与腓骨长、短肌肌腱的摩擦下常出现经筋点。

病症：踝关节损伤、积液、类风湿关节炎、踝关节病变等。

6. 腓肠肌　腓肠肌由于长期的足跖屈曲，易在起止点部位各滑囊处、神经穿入点受损而出现经筋点。

病症：膝关节骨性关节炎、创伤后膝关节强直、下肢肌无力等。

7. 腘肌　腘肌起点、滑囊为常见的经筋病灶点。

病症：膝关节骨性关节炎、创伤后膝关节强直、半月板损伤等。

8. 股二头肌　股二头肌起止点、滑液囊及神经入肌点可出现经筋病灶点。

病症：膝关节骨性关节炎、下肢无力、腰椎间盘突出症等。

9. 半腱肌　半腱肌起止点、胫骨内上方肌腱沟转折处可出现经筋病灶点。

病症：膝关节骨性关节炎、创伤后膝关节强直、半月板损伤等。

10. 臀大肌　臀大肌起止点及肌腹处均可出现经筋病灶点。

病症：腰椎间盘突出症、臀肌筋膜炎、臀肌挛缩症、臀肌滑囊炎等。

11. 胸腰筋膜　背部皮神经均通过固有神经孔穿过胸腰筋膜，这些神经孔成为薄弱区，若筋膜下组织从此处膨出挤压，可出现经筋病灶点。

病症：腰椎间盘突出症、强直性脊柱炎、背肌筋膜炎、胸胁痛等。

12. 棘上韧带　棘上韧带因其力矩较长，所以受力也较大，易于损伤。加之多块背肌附着于棘突，故胸段、腰段棘突常出现经筋病灶点。

病症：强直性脊柱炎、颈椎病、腰椎间盘突出症、头痛、颈肩综合征等。

13. 背阔肌　背阔肌起止点及大圆肌肌间滑囊处可出现结经筋灶点。

病症：颈肩综合征、肩关节周围炎、强直性脊柱炎等。

14. 斜方肌　斜方肌起止点及肌腹均可出现经筋病灶点。

病症：颈椎病、肩关节周围炎、颈肩综合征等。

15. 椎枕肌　椎枕肌的起止点，即颈椎横突、枕骨下项线等处常出现经筋病灶点。

病症：颈椎病、头痛、偏头痛、三叉神经痛、脑供血不足等。

（八）足少阴经筋（图 5-32）

【原文】足少阴之筋，起于小趾之下，并足太阴之筋，邪走内踝之下，结于踵，与太阳之筋合，而上结于内辅之下，并太阴之筋，而上循阴股，结于阴器，循脊内夹膂上至项，结于枕骨，与足太阳之筋合。——《灵枢·经筋》

【翻译】足少阴经筋，起于足小趾的下边，同足太阴经筋一并斜行内踝下方，结于足跟，与足太阳经筋会合，向上结于胫骨内踝下，同足太阴经筋一起向上，沿大腿内侧，结于阴部，沿膂（脊旁肌肉）里夹脊向上至项，结于枕骨，与足太阳经会合。

【经筋病灶点】

1. 足底筋膜　跖腱膜在保持足弓时，受到极大的牵拉。其三个支点，即跟骨结节前、第 1 和第 5 跖趾关节因受跖腱纵行牵拉和负重，较常出现经筋病灶点。

病症：扁平足、跖底筋膜炎、跟痛症、跟骨下脂肪垫炎等。

2. 踝管　各种原因导致的踝管内容积减小，将产生一系列卡压症状，因此，踝管也容易出现经筋病灶点。

病症：踝管综合征、踝关节损伤等。

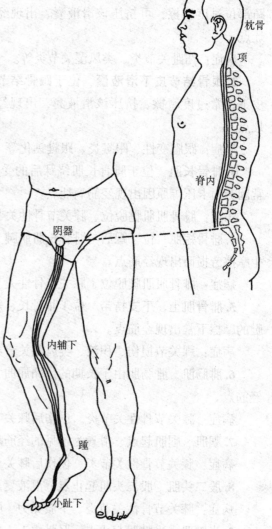

图 5-32　足少阴经筋

（九）手厥阴经筋（图 5-33）

【原文】手心主之筋，起于中指，与太阴之筋并行，结于肘内廉，上臂阴，结腋下，下散前

后夹胁；其支者，入腋，散胸中，结于贲。——《灵枢·经筋》

【翻译】手厥阴经筋，起于手中指端，与手太阴经筋并行，结于肘内侧，上经上臂内侧，结于腋下，从腋下前后布散，夹两胁分布；其分支进入腋内，散布于胸中，结于膈。

【经筋病灶点】

1. 旋前圆肌　前臂诸肌肌腱与腱鞘在通过腕横韧带（腕管）时，可因摩擦而出现经筋病灶。各肌腹间因缺乏腱鞘相隔，又因与旋前圆肌肌纤维运动方向不同，相互摩擦，也可产生经筋病灶。

病症：肘关节强直、类风湿关节炎等。

2. 肱肌、喙肱肌　两肌起点相邻，其收缩方向相反，相互摩擦易出现经筋病灶点。同时，喙肱肌肌腹与肩胛下肌交错，亦容易形成经筋病灶点。

病症：颈肩综合征、肩关节周围炎等。

（十）手少阳经筋（图 5-34）

【原文】手少阳之筋，起于小指次指之端，结于腕，中循臂，结于肘，上绕臑外廉，上肩走颈，合手太阳；其支者，当曲颊入系舌本；其支者，上曲牙，循耳前，属目外眦，上乘颌，结于角。——《灵枢·经筋》

【翻译】手少阳经筋，起于无名指端，结于腕背，向上沿前臂结于肘部，又经上臂外侧上行，上肩，走向颈部，合于手太阳经筋；其分支从下颌角处进入，联系舌根；另一支从下颌角上行，沿耳前，连属目外眦，上额，结于额角。

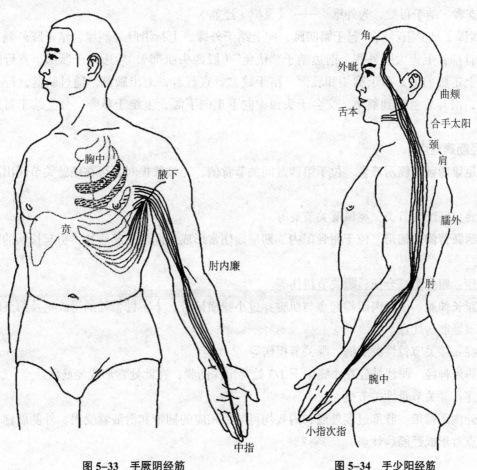

图 5-33　手厥阴经筋　　　　　图 5-34　手少阳经筋

【经筋病灶点】

1. 三角肌　三角肌在肩峰下及肌束间因摩擦或牵拉方向不一致而出现经筋病灶点。

病症：肩关节周围炎、颈肩综合征、三角肌下滑囊炎、三角肌劳损、四边孔综合征等。

2. 冈上肌、冈下肌　该肌是肩峰下区及其重要的内容之一，也是肩部容易出现问题的常见部位，且最终发生肩关节紊乱，出现经筋病灶点。冈下肌几乎参与上肢的任何活动，是上肢各种运动力线的交会点，故冈下肌的劳损十分多见。

病症：颈肩综合征、肩关节周围炎、肩袖损伤等。

3. 肩胛提肌　该肌因颈部频繁活动而容易造成劳损，常在其起点、止点及与斜方肌交叉处出现经筋病灶。

病症：颈椎病、肩胛提肌劳损等。

4. 斜角肌　斜角肌出现劳损时，可在其止点，即颈椎横突，第1肋斜角肌附着点出现经筋病灶点。斜角肌间隙还有臂丛神经通过，当斜角肌损伤痉挛时，常卡压臂丛神经出现颈臂麻木、无力、发凉，肌萎缩或颈肩手指疼痛。

病症：颈椎病、前斜角肌综合征等。

（十一）足少阳经筋（图5-35）

【原文】足少阳之筋，起于小趾次趾，上结外踝，上循胫外廉，结于膝外廉；其支者，别起外辅骨，上走髀，前者结于伏兔之上，后者结于尻；其直者，上乘䏚季胁，上走腋前廉，系于膺乳，结于缺盆；直者，上出腋，贯缺盆，出太阳之前，循耳后，上额角，交巅上，下走颔，上结于頄；支者，结于目眦，为外维。——《灵枢·经筋》

【翻译】足少阳经筋，起于第四趾，向上结于外踝，上行沿胫外侧缘，结于膝外侧；其分支起于腓骨部，上走大腿外侧，前边结于"伏兔"（股四头肌部），后边结于骶部。直行的经侧腹季胁，上走腋前缘，系于胸侧和乳部，结于缺盆。直行者，上出腋部，通过缺盆，行于太阳筋的前方，沿耳后上绕到额角，交会于头顶，向下走向下颔，上结于鼻旁。分支结于目外眦，成"外维"。

【经筋病灶点】

1. 足第四趾背侧滑液囊　位于第四趾间关节背侧，当被磨损时，可在跖趾关节间出现经筋病灶点。

病症：跖趾关节炎、类风湿关节炎等。

2. 跗跖背侧面韧带　位于跗骨窦内，韧带损伤常形成顽固性经筋病灶，引起长期的慢性踝部疼痛。

病症：跗骨窦综合征、踝关节扭伤等。

3. 趾长伸肌　该肌肉肌腱起点与肌腱穿过小腿横韧带、十字韧带处的滑液鞘及第五跖骨基底部常出现经筋病灶点。

病症：膝关节骨性关节病、踝关节损伤等。

4. 腓浅神经　腓浅神经在小腿中下1/3处穿出深筋膜，在此处常形成经筋病灶点。

病症：膝关节骨性关节炎。

5. 外侧副韧带　膝部过度外展和内收均可导致相应的韧带和滑液囊受损。外侧副韧带中段及其起止点常形成经筋病灶点。

病症：腰椎间盘突出症、膝关节骨性关节病、膝外侧副韧带损伤、膝半月板损伤、膝关节创伤性滑膜炎、髌骨软化症。

6. 股外侧肌　该肌起点股骨大转子根部，止点髌骨外缘及神经入肌点可出现经筋病灶点。

病症：腰椎间盘突出症、腰肌劳损、强直性脊柱炎、股骨头坏死、股骨大转子滑囊炎、髋关节扭伤等。

7. 臀中肌、臀小肌　臀中肌、臀小肌起点、肌腹中央及止点滑囊处常出现经筋病灶点。

病症：腰椎间盘突出症、臀肌筋膜炎、臀肌挛缩症、臀肌滑囊炎等。

8. 胸锁乳突肌　该肌起点（胸骨柄前外侧），锁骨胸骨端及止点乳突部位、肌腹中央常出现经筋病灶点。

病症：落枕、颈椎病等。

（十二）足厥阴经筋（图5-36）

【原文】足厥阴之筋，起于大趾之上，上结于内踝之前，上循胫，上结内辅之下，上循阴股，结于阴器，络诸筋。——《灵枢·经筋》

【翻译】足厥阴经筋，起于足大趾之上，向上结于内踝之前。沿胫骨向上结于胫骨内踝之下，向上沿大腿内侧，结于阴部，联络各经筋。

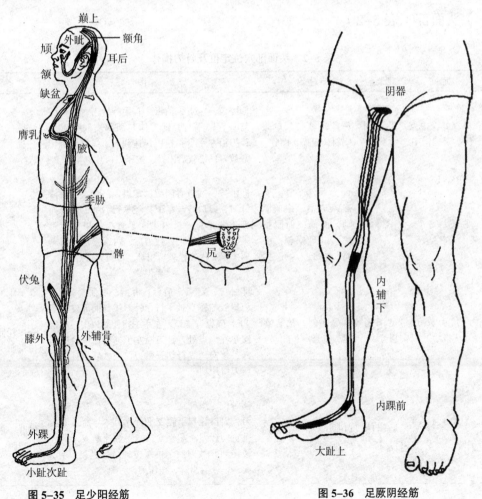

图5-35　足少阳经筋　　　　　　　　图5-36　足厥阴经筋

【经筋病灶点】

1. 足第一趾间关节与滑液囊 趾间关节由跖关节囊与韧带连接，其背侧面有滑液囊，当该关节被持久磨损或卡压时，可出现经筋病灶点。

病症：跖趾关节炎、类风湿关节炎等。

2. 膝内侧副韧带 该韧带能限制膝外翻，故当膝过度外翻时，其起止点及滑液囊处可出现经筋病灶点。

病症：膝关节骨性关节炎、内侧副韧带损伤、半月板损伤、膝关节滑囊炎、外伤性膝关节功能障碍等。

3. 大收肌 大收肌的主要功能为内收大腿，该肌起止点，即耻骨下支、坐骨上支及收肌管上下口，可出现经筋病灶点。

病症：膝关节骨性关节炎、膝关节滑囊炎、外伤性膝关节功能障碍等。

第三节 部分穴位定位及针刀操作

一、头颈和躯干部

（一）头面部（表5-2）

表5-2 头面部穴位定位及针刀操作

穴位	定位	归经	主治	操作	解剖
迎香	鼻翼外缘中点旁，鼻唇沟中	手阳明大肠经	鼻渊，鼻衄，口眼㖞斜，面痒，面肿	仰卧位，定点，消毒，右手持针刀，刀口线与垂直轴平行，针刀体与面部皮肤呈90°，针刀沿左手食指指甲快速刺入，纵行缓慢切开数刀，松软后出针，按压刀口片刻	皮肤→皮下组织→提上唇肌
四白	眶下孔处	足阳明胃经	目赤肿痛，目翳，迎风流泪，眼睑瞤动，面痛、面肌抽搐，口眼㖞斜；头痛、眩晕	仰卧位，嘱患者闭眼，定点，消毒，右手持针刀，刀口线与眶下神经平行，针刀体与面部皮肤垂直，针刀沿左手食指指甲快速刺入，纵行缓慢切开数刀后，再缓慢地纵行剥离1~2次，松软后出针，按压刀口片刻	皮肤→皮下组织→眼轮匝肌、提上唇肌→眶下孔或上颌骨
地仓	口角旁开0.4寸（指寸）	足阳明胃经	口眼㖞斜，语言謇涩，流涎	仰卧位，定点，消毒，麻醉，右手持针刀，刀口线与垂直轴平行，针刀体与面部皮肤呈90°，嘱患者张口，左手中指伸到口中，用指腹垫在痛点处，针刀沿左手拇指指甲快速刺入，缓慢地纵行切开数刀，松软后出针，按压刀口片刻	皮肤→皮下组织→口轮匝肌→降口角肌
颊车	下颌角前上方一横指（中指）	足阳明胃经	口眼㖞斜，齿痛，颊肿，口噤	侧卧位，患侧在上，定点，消毒，右手持针刀，刀口线与下颌支平行，刀体与面部皮肤垂直，针刀沿左手食指指甲快速刺入，纵行缓慢切开数刀后，再缓慢地纵行剥离1~2次，松软后出针，按压刀口片刻	皮肤→皮下组织→咬肌

续表

穴位	定位	归经	主治	操作	解剖
下关	颧弓下缘中央与下颌切迹之间凹陷中	足阳明胃经	齿痛,颊肿,口眼喝斜,下颌关节脱位;耳聋,耳鸣	侧卧位,患侧在上,定点,消毒,右手持针刀,刀口线与下颌切迹平行,刀体与面部皮肤垂直,针刀沿左手食指指甲快速刺入,纵行缓慢切开数刀后,再缓慢地纵行剥离1～2次,松软后出针,按压刀口片刻	皮肤→皮下组织→腮腺→咬肌与颞骨颧突之间→翼外肌
上关	颧弓上缘中央凹陷中	足少阳胆经	耳鸣,耳聋,聤耳,齿痛,口眼喝斜;下颌关节脱位、功能紊乱;癫狂痫	仰卧位,定点,消毒,右手持针刀,刀口线与颧弓上缘平行,针刀体与面部皮肤呈90°,针刀沿左手食指指甲快速刺入,缓慢地纵行切开1～2刀后出针,按压刀口片刻	皮肤→皮下组织→颞浅筋膜→颞深筋膜→颞筋膜下疏松结缔组织→颞肌

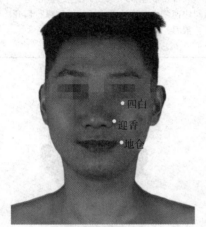
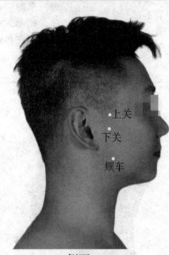

A. 正面 B. 侧面

图 5-37 头面部

（二）后头部（表 5-3）

表 5-3 后头部穴位定位及针刀操作

穴位	定位	归经	主治	操作	解剖
玉枕	横平枕外隆凸上缘,后发际正中旁开1.3寸	足太阳膀胱经	头痛,颈项强痛;目痛,鼻塞	俯卧位,定点,消毒,右手持针刀,刀口线与枕外隆凸平行,针刀体与头皮呈90°,针刀沿左手食指指甲快速刺入,纵行缓慢地切开数刀,松软后出针,按压刀口片刻	皮肤→皮下组织→枕额肌枕腹

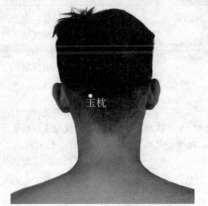

图 5-38 后头部

（三）侧头部（表 5-4）

表 5-4　侧头部穴位定位及针刀操作

穴位	定位	归经	主治	操作	解剖
完骨	耳后乳突的后下方凹陷中	足少阳胆经	咽喉肿痛，齿痛，颊肿，癫狂；中风，口眼㖞斜，下肢痿痹；头痛，颈项强痛	俯卧位，定点，消毒，右手持针刀，针刀体与头皮呈 90°，针刀沿左手食指指甲快速刺入，缓慢地纵行切开数刀，松软后出针，按压刀口片刻	皮肤→皮下组织→胸锁乳突肌→头夹肌→头最长肌
风池	枕骨之下，胸锁乳突肌上端与斜方肌上端之间的凹陷中	足少阳胆经	耳鸣，耳聋，目赤肿痛，鼻衄，鼻塞；头痛，眩晕，中风，癫狂痫；发热；颈项强痛	俯卧位，定点，消毒，右手持针刀，刀口线与垂直轴平行，针刀体偏向头侧与项部皮肤呈 45°，针刀沿左手食指指甲快速刺入，到达硬结后缓慢地纵行切开数刀，松软后出针，按压刀口片刻	皮肤→皮下组织→斜方肌和胸锁乳突肌之间→头夹肌→头半棘肌→头后大直肌与头上斜肌之间

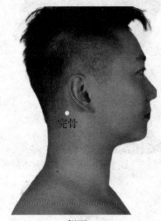 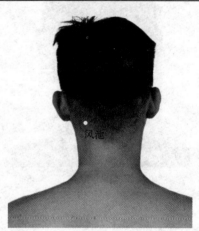

A. 侧面　　　　　　　　　　　　　　　　B. 后面

图 5-39　侧头部

（四）颈项部（表 5-5）

表 5-5　颈项部穴位定位及针刀操作

穴位	定位	归经	主治	操作	解剖
天鼎	横平环状软骨，胸锁乳突肌后缘	手阳明大肠经	咽喉肿痛，暴喑，呃逆；瘰疬，瘿气	仰卧位，项部垫枕，定点，消毒，右手持针刀，刀口线与垂直轴平行，针刀体与颈部皮肤呈 90°，针刀沿左手食指指甲快速刺入直达骨面，缓慢地切开 1～2 刀后出针，按压刀口片刻	皮肤→皮下组织→胸锁乳突肌后缘→斜角肌间隙
扶突	横平喉结，胸锁乳突肌前、后缘中间	手阳明大肠经	咽喉肿痛，暴喑，呃逆；咳嗽，气喘；瘿气	仰卧位，项部垫枕，定点，消毒，右手持针刀，刀口线与垂直轴平行，针刀体与颈部皮肤呈 90°，针刀沿左手食指指甲快速刺入直达骨面，缓慢地切开 1～2 刀后出针，按压刀口片刻	皮肤→皮下组织→胸锁乳突肌的胸骨头与锁骨头之间→颈血管鞘的后缘

续表

穴位	定位	归经	主治	操作	解剖
人迎	横平喉结，胸锁乳突肌前缘，颈总动脉搏动处	足阳明胃经	头痛，眩晕；气喘；咽喉肿痛，瘰疬，瘿气	仰卧位，项部垫枕，定点，消毒，右手持针刀，刀口线与垂直轴平行，针刀体与颈部皮肤呈90°，针刀沿左手食指指甲快速刺入直达骨面，缓慢地切开1~2刀后出针，按压刀口片刻	皮肤→皮下组织和颈阔肌→颈固有筋膜浅层及胸锁乳突肌前缘→颈固有筋膜深层和肩胛舌骨肌后缘→咽缩肌
天窗	横平喉结，胸锁乳突肌的后缘	手太阳小肠经	耳鸣，耳聋，咽喉肿痛，暴喑；颈项强痛	仰卧位，项部垫枕，定点，消毒，右手持针刀，刀口线与垂直轴平行，针刀体与颈部皮肤呈90°，针刀沿左手食指指甲快速刺入直达骨面，缓慢地切开1~2刀后出针，按压刀口片刻	皮肤→皮下组织→胸锁乳突肌后缘→肩胛提肌→头、颈夹肌
天柱	横平第2颈椎棘突上际，斜方肌外缘凹陷中（后发际正中直上0.5寸，斜方肌外缘凹陷中）	足太阳膀胱经	头痛，眩晕；目痛；癫狂痫、热病；颈项强痛，肩背痛	俯卧位，定点，消毒，右手持针刀，刀口线与垂直轴平行，针刀体偏向头侧与项部皮肤呈45°，针刀沿左手食指指甲快速刺入，到达硬结后缓慢地纵行切开数刀，松软后出针，按压刀口片刻	皮肤→皮下组织→斜方肌→头夹肌的内侧头→半棘肌
天牖	横平下颌角，胸锁乳突肌的后缘凹陷中	手少阳三焦经	目视不明，耳聋，咽喉肿痛；头痛，眩晕；瘰疬；颈项强痛	仰卧位，项部垫枕，定点，消毒，右手持针刀，刀口线与垂直轴平行，针刀体与颈部皮肤呈90°，针刀沿左手食指指甲快速刺入直达骨面，缓慢地切开1~2刀后出针，按压刀口片刻	皮肤→皮下组织→头颈夹肌，头颈半棘肌，在胸锁乳突肌和斜方肌之间
哑门	第2颈椎棘突上际凹陷中，后正中线上（后发际正中直上0.5寸）	督脉	暴喑，舌缓，舌强不语，鼻衄；头痛，脊痛，颈项强痛	正坐位，头微向前倾，定点，消毒，右手持针刀，刀口线与后正中线平行，针刀体偏向头侧与项部皮肤呈45°，针刀沿左手食指指甲快速刺入，到达硬结后缓慢地纵行切开数刀，松软后出针，按压刀口片刻	皮肤→皮下组织→左、右斜方肌之间→项韧带（左、右头夹肌之间→左、右头半棘肌之间）
风府	枕外隆凸直下，两侧斜方肌之间凹陷中（后发际正中直上1寸）	督脉	咽喉肿痛，鼻衄，暴喑；头痛，眩晕，癫狂；中风，舌强不语，半身不遂；脊痛，颈项强痛	俯卧位，定点，消毒，右手持针刀，刀口线与垂直轴平行，针刀体偏向头侧与项部皮肤呈45°，针刀沿左手食指指甲快速刺入，到达硬结后缓慢地纵行切开数刀，松软后出针，按压刀口片刻	皮肤→皮下组织→左、右斜方肌腱之间→项韧带（左、右头半棘肌之间）→左、右头后大、小直肌之间

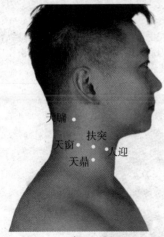

A. 侧面

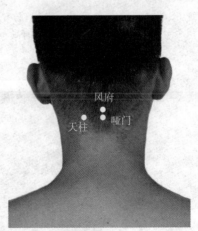

B. 后面

图5-40 颈项部

（五）胸部（表5-6）

表5-6 胸部穴位定位及针刀操作

穴位	定位	归经	主治	操作	解剖
中府	横平第1肋间隙，锁骨下窝外侧，前正中线旁开6寸	手太阴肺经	咳嗽，气喘，胸痛，胸满，胸中热；肩背痛	仰卧位，定点，消毒，右手持针刀，刀口线与垂直轴平行，针刀体与肋骨平行，针刀沿左手食指指甲快速刺入，缓慢地纵行切开数刀，勿入胸腔，松软后出针，按压刀口片刻	皮肤→皮下组织→胸大肌→胸小肌→胸腔
云门	锁骨下窝凹陷中，肩胛骨喙突内缘，前正中线旁开6寸	手太阴肺经	咳嗽，气喘，心痛，胸满；肩背痛	仰卧位，定点，消毒，右手持针刀，刀口线与垂直轴平行，针刀体与皮肤呈90°，针刀沿左手食指指甲快速刺入，缓慢地纵行切开数刀，松软后出针，按压刀口片刻	皮肤→皮下组织→三角肌→胸锁筋膜→喙锁韧带
膻中	横平第4肋间隙，前正中线上	任脉	胸闷，心痛，咳嗽，气喘；产后乳少；噎膈	仰卧位，定点，消毒，右手持针刀，刀口线与垂直轴平行，针刀体与皮肤呈90°，针刀沿左手食指指甲快速刺入，缓慢地纵行切开数刀，松软后出针，按压刀口片刻	皮肤→皮下组织→胸骨体

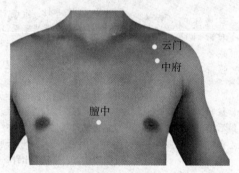

图5-41 胸部

（六）腹部（表5-7）

表5-7 腹部穴位定位及针刀操作

穴位	定位	归经	主治	操作	解剖
天枢	横平脐中，前正中线旁开2寸	足阳明胃经	腹痛，腹胀，肠鸣，泄泻，便秘；月经不调，痛经	仰卧位，定点，消毒，右手持针刀，刀口线与垂直轴平行，针刀体与腹部皮肤呈90°，针刀沿左手食指指甲快速刺入，缓慢地纵行切开数刀后，再横行剥离1~2次，松软后出针，按压刀口片刻	皮肤→皮下组织→腹直肌鞘前壁→腹直肌

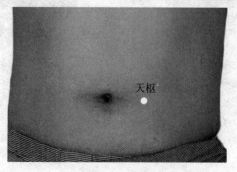

图5-42 腹部

（七）背部（表5-8）

表5-8　背部穴位定位及针刀操作

穴位	定位	归经	主治	操作	解剖
肩外俞	第1胸椎棘突下，后正中线旁开3寸	手太阳小肠经	肩背痛引项臂	俯卧位，定点，消毒，右手持针刀，刀口线与垂直轴平行，针刀体与背部皮肤呈90°，针刀沿左手食指指甲快速刺入，到达第一层硬结后缓慢地纵行切开数刀后，再继续缓慢进针到达第二层硬结实施松解，极个别患者到达骨膜层，松软后出针，按压刀口片刻	皮肤→皮下组织→斜方肌→菱形肌
肩中俞	第7颈椎棘突下，后正中线旁开2寸	手太阳小肠经	恶寒发热，咳嗽，气喘；目视不明；肩背疼痛	俯卧位，定点，消毒，右手持针刀，刀口线与垂直轴平行，针刀体与皮肤呈90°，针刀沿左手食指指甲快速刺入，到达第一层硬结后缓慢地纵行切开数刀后，再继续缓慢进针到达第二层硬结实施松解，极个别患者到达骨膜层，松软后出针，按压刀口片刻	皮肤→皮下组织→斜方肌→菱形肌
大杼	第1胸椎棘突下，后正中线旁开1.5寸	足太阳膀胱经	咳嗽，气喘；发热；颈项强痛，肩背痛	俯卧位，定点，消毒，右手持针刀，刀口线与垂直轴平行，针刀体与背部皮肤呈90°，针刀沿左手食指指甲快速刺入，到达第一层硬结后缓慢地纵行切开数刀后，再继续缓慢进针到达第二层硬结实施松解，极个别患者到达骨膜层，松软后出针，按压刀口片刻	皮肤→皮下组织→斜方肌→菱形肌→上后锯肌→颈夹肌→竖脊肌
风门	第2胸椎棘突下，后正中线旁开1.5寸	足太阳膀胱经	咳嗽，发热，头痛，鼻塞，鼻流清涕；颈项强痛，胸背痛	俯卧位，定点，消毒，右手持针刀，刀口线与垂直轴平行，针刀体与背部皮肤呈90°，针刀沿左手食指指甲快速刺入，到达第一层硬结后缓慢地纵行切开数刀后，再继续缓慢进针到达第二层硬结实施松解，极个别患者到达骨膜层，松软后出针，按压刀口片刻	皮肤→皮下组织→斜方肌→菱形肌→上后锯肌→颈夹肌→竖脊肌
肺俞	第3胸椎棘突下，后正中线旁开1.5寸	足太阳膀胱经	咳嗽，气喘，肺痨，咳血，潮热，盗汗；小儿龟背	俯卧位，定点，消毒，右手持针刀，刀口线与垂直轴平行，针刀体与背部皮肤呈90°，针刀沿左手食指指甲快速刺入，到达第一层硬结后缓慢地纵行切开数刀后，再继续缓慢进针到达第二层硬结后实施松解，极个别患者到达骨膜层，松软后出针，按压刀口片刻	皮肤→皮下组织→斜方肌→菱形肌→上后锯肌→竖脊肌
心俞	第5胸椎棘突下，后正中线旁开1.5寸	足太阳膀胱经	心痛，惊悸，失眠，健忘，梦遗，咳嗽，咳血，盗汗；癫痫	俯卧位，定点，消毒，右手持针刀，刀口线与垂直轴平行，针刀体与背部皮肤呈90°，针刀沿左手食指指甲快速刺入，到达第一层硬结后缓慢地纵行切开数刀后，再继续缓慢进针到达第二层硬结后实施松解，极个别患者到达骨膜层，松软后出针，按压刀口片刻	皮肤→皮下组织→斜方肌→菱形肌下缘→竖脊肌
膈俞	第7胸椎棘突下，后正中线旁开1.5寸	足太阳膀胱经	呕吐，呃逆，吐血；气喘	俯卧位，定点，消毒，右手持针刀，刀口线与垂直轴平行，针刀体与背部皮肤呈90°，针刀沿左手食指指甲快速刺入，到达第一层硬结后缓慢地纵行切开数刀后，再继续缓慢进针到达第二层硬结后实施松解，极个别患者到达骨膜层，松软后出针，按压刀口片刻	皮肤→皮下组织→斜方肌→背阔肌→竖脊肌

续表

穴位	定位	归经	主治	操作	解剖
肝俞	第9胸椎棘突下，后正中线旁开1.5寸	足太阳膀胱经	胁痛，黄疸；目赤，目视不明，夜盲，流泪；吐血；癫狂痫	俯卧位，定点，消毒，右手持针刀，刀口线与垂直轴平行，针刀体与背部皮肤呈90°，针刀沿左手食指指甲快速刺入，到达第一层硬结后缓慢地纵行切开数刀后，再继续缓慢进针到达第二层硬结后实施松解，极个别患者到达骨膜层，松软后出针，按压刀口片刻	皮肤→皮下组织→斜方肌→背阔肌→下后锯肌→竖脊肌
脾俞	第11胸椎棘突下，后正中线旁开1.5寸	足太阳膀胱经	腹胀，呕吐，泄泻；水肿，黄疸；多食善饥，身瘦	俯卧位，定点，消毒，右手持针刀，刀口线与垂直轴平行，针刀体与背部皮肤呈90°，针刀沿左手食指指甲快速刺入，到达第一层硬结后缓慢地纵行切开数刀后，再继续缓慢进针到达第二层硬结后实施松解，极个别患者到达骨膜层，松软后出针，按压刀口片刻	皮肤→皮下组织→背阔肌→下后锯肌→竖脊肌
附分	第2胸椎棘突下，后正中线旁开3寸	足太阳膀胱经	肩背拘急，颈项强痛，肘臂麻木	俯卧位，定点，消毒，右手持针刀，刀口线与垂直轴平行，针刀体与背部皮肤呈90°，针刀沿左手食指指甲快速刺入，到达第一层硬结后缓慢地纵行切开数刀后，再继续缓慢进针到达第二层硬结后实施松解，极个别患者到达骨膜层，松软后出针，按压刀口片刻	皮肤→皮下组织→斜方肌→菱形肌→上后锯肌→竖脊肌
大椎	第7颈椎棘突下凹陷中，后正中线上	督脉	热病，疟疾，寒热；咳嗽，气喘，骨蒸；脊痛，颈项强痛	俯卧位，定点，消毒，右手持针刀，刀口线与垂直轴平行，针刀体与背部皮肤呈90°，针刀沿左手食指指甲快速刺入，到达第一层硬结后缓慢地纵行切开数刀后，再继续缓慢进针到达第二层硬结后实施松解，极个别患者到达骨膜层，松软后出针，按压刀口片刻	皮肤→皮下组织→棘上韧带→棘间韧带
夹脊	第1胸椎至第5腰椎棘突下两侧，后正中线旁开0.5寸，一侧17穴	经外奇穴	胸1～5夹脊：心肺、胸部及上肢疾病；胸6～12夹脊：胃肠、脾、肝、胆疾病；腰1～5夹脊：下肢疼痛，腰、骶小腹部疾病	俯卧位，定点，消毒，右手持针刀，刀口线与垂直轴平行，针刀体与背部皮肤呈90°，针刀沿左手食指指甲快速刺入，到达第一层硬结后缓慢地纵行切开数刀后，再继续缓慢进针到达第二层硬结后实施松解，极个别患者到达骨膜层，松软后出针，按压刀口片刻	因各穴位置不同，其肌肉、血管、神经也各不相同。一般为：皮肤→皮下组织→浅肌层（斜方肌、背阔肌、菱形肌、上后锯肌、下后锯肌）→深肌层（竖脊肌、横突棘肌）

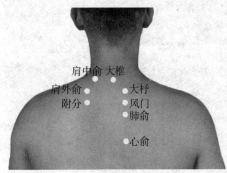

A. 上背部

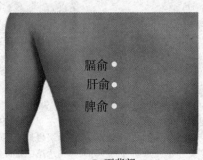

B. 下背部

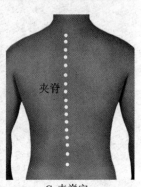

C. 夹脊穴

图 5-43 背部

（八）腰部（表5-9）

表5-9　腰部穴位定位及针刀操作

穴位	定位	归经	主治	操作	解剖
三焦俞	第1腰椎棘突下，后正中线旁开1.5寸	足太阳膀胱经	腹胀，呕吐，肠鸣，泄泻；小便不利，水肿；腰背痛	俯卧位，腹部垫枕，枕中心点与脐对齐，定点，消毒，右手持针刀，刀口线与垂直轴平行，针刀体与腰部皮肤呈90°，针刀沿左手食指指甲快速刺入，到达第一层硬结后缓慢地纵行切开数刀后，再继续缓慢进针到达第二层硬结实施松解，极个别患者到达骨膜层，松软后出针，按压刀口片刻	皮肤→皮下组织→背阔肌腱膜和胸腰筋膜浅层→竖脊肌
肾俞	第2腰椎棘突下，后正中线旁开1.5寸	足太阳膀胱经	耳鸣，耳聋，遗尿，遗精，阳痿，早泄，月经不调，带下，不孕；多食善饥，身瘦；腰痛	俯卧位，腹部垫枕，枕中心点与脐对齐，定点，消毒，右手持针刀，刀口线与垂直轴平行，针刀体与腰部皮肤呈90°，针刀沿左手食指指甲快速刺入，到达第一层硬结后缓慢地纵行切开数刀后，再继续缓慢进针到达第二层硬结实施松解，极个别患者到达骨膜层，松软后出针，按压刀口片刻	皮肤→皮下组织→背阔肌腱膜和胸腰筋膜浅层→竖脊肌
气海俞	第3腰椎棘突下，后正中线旁开1.5寸	足太阳膀胱经	腰痛，痛经；痔疾	俯卧位，腹部垫枕，枕中心点与脐对齐，定点，消毒，右手持针刀，刀口线与垂直轴平行，针刀体与腰部皮肤呈90°，针刀沿左手食指指甲快速刺入，到达第一层硬结后缓慢地纵行切开数刀后，再继续缓慢进针到达第二层硬结实施松解，极个别患者到达骨膜层，松软后出针，按压刀口片刻	皮肤→皮下组织→背阔肌腱膜和胸腰筋膜浅层→竖脊肌
大肠俞	第4腰椎棘突下，后正中线旁开1.5寸	足太阳膀胱经	腹胀，腹痛，肠鸣，泄泻，便秘；腰痛	俯卧位，腹部垫枕，枕中心点与脐对齐，定点，消毒，右手持针刀，刀口线与垂直轴平行，针刀体与腰部皮肤呈90°，针刀沿左手食指指甲快速刺入，到达第一层硬结后缓慢地纵行切开数刀后，再继续缓慢进针到达第二层硬结实施松解，极个别患者到达骨膜层，松软后出针，按压刀口片刻	皮肤→皮下组织→背阔肌腱膜和胸腰筋膜浅层→竖脊肌
关元俞	第5腰椎棘突下，后正中线旁开1.5寸	足太阳膀胱经	腹胀，腹泻；尿频，遗尿，小便不利；腰骶痛	俯卧位，腹部垫枕，枕中心点与脐对齐，定点，消毒，右手持针刀，刀口线与垂直轴平行，针刀体与腰部皮肤呈90°，针刀沿左手食指指甲快速刺入，到达第一层硬结后缓慢地纵行切开数刀后，再继续缓慢进针到达第二层硬结实施松解，极个别患者到达骨膜层，松软后出针，按压刀口片刻	皮肤→皮下组织→胸腰筋膜浅层→竖脊肌
悬枢	第1腰椎棘突下凹陷中，后正中线上	督脉	腹痛，泄泻；腰脊痛	俯卧位，定点，消毒，右手持针刀，刀口线与垂直轴平行，针刀体与腰部皮肤呈90°，针刀沿左手食指指甲快速刺入，到达第一层硬结后缓慢地纵行切开数刀后，再继续缓慢地进针到达第二层硬结后实施松解，松软后出针，按压刀口片刻	皮肤→皮下组织→棘上韧带→棘间韧带

续表

穴位	定位	归经	主治	操作	解剖
命门	第2腰椎棘突下凹陷中，后正中线上	督脉	腰痛，少腹痛，脊强；赤白带下，阳痿；下肢痿痹	俯卧位，定点，消毒，右手持针刀，刀口线与垂直轴平行，针刀体与腰部皮肤呈90°，针刀沿左手食指指甲快速刺入，到达第一层硬结后缓慢地纵行切开数刀后，再继续缓慢地进针到达第二层硬结后实施松解，松软后出针，按压刀口片刻	皮肤→皮下组织→棘上韧带→棘间韧带→弓间韧带
腰阳关	第4腰椎棘突下凹陷中，后正中线上	督脉	月经不调，遗精，阳痿；腰骶痛	俯卧位，定点，消毒，右手持针刀，刀口线与垂直轴平行，针刀体与腰部皮肤呈90°，针刀沿左手食指指甲快速刺入，到达第一层硬结后缓慢地纵行切开数刀后，再继续缓慢地进针到达第二层硬结后实施松解，松软后出针，按压刀口片刻	皮肤→皮下组织→棘上韧带→棘间韧带→弓间韧带

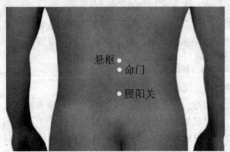

A. 腰部 1

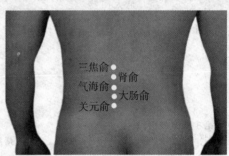

B. 腰部 2

图 5-44　腰部

（九）骶臀部（表 5-10）

表 5-10　骶臀部穴位定位及针刀操作

穴位	定位	归经	主治	操作	解剖
小肠俞	横平第1骶后孔，后正中线旁开1.5寸	足太阳膀胱经	遗精，遗尿，尿血，小便涩痛，疝气，带下；泄泻；腰骶痛	俯卧位，腹部垫枕，枕中心点与脐对齐，定点，消毒，右手持针刀，刀口线与垂直轴平行，针刀体与腰部皮肤呈90°，针刀沿左手食指指甲快速刺入，到达硬结后缓慢地纵行切开数刀实施松解，极个别患者到达骶骨孔处的骨膜层，松软后出针，按压刀口片刻	皮肤→皮下组织→臀大肌内侧缘→竖脊肌腱
膀胱俞	横平第2骶后孔，后正中线旁开1.5寸	足太阳膀胱经	小便不利，遗尿；泄泻，便秘；腰骶痛	俯卧位，腹部垫枕，枕中心点与脐对齐，定点，消毒，右手持针刀，刀口线与垂直轴平行，针刀体与腰部皮肤呈90°，针刀沿左手食指指甲快速刺入，到达硬结后缓慢地纵行切开数刀实施松解，极个别患者到达骨膜层，松软后出针，按压刀口片刻	皮肤→皮下组织→臀大肌→竖脊肌腱
上髎	正对第1骶后孔中	足太阳膀胱经	月经不调，带下，阴挺，阴疝；腰骶痛	俯卧位，腹部垫枕，枕中心点与脐对齐，定点，消毒，右手持针刀，刀口线与垂直轴平行，针刀体与腰部皮肤呈90°，针刀沿左手食指指甲快速刺入，到达硬结后缓慢地纵行切开数刀实施松解，极个别患者到达骶骨孔处的骨膜层，松软后出针，按压刀口片刻	皮肤→皮下组织→胸腰筋膜浅层→竖脊肌→第1骶后孔

续表

穴位	定位	归经	主治	操作	解剖
次髎	正对第2骶后孔中	足太阳膀胱经	月经不调,痛经,带下,遗精,小便不利,疝气;腰痛,下肢痿痹	俯卧位,腹部垫枕,枕中心点与脐对齐,定点,消毒,右手持针刀,刀口线与垂直轴平行,针刀体与腰部皮肤呈90°,针刀沿左手食指指甲快速刺入,到达硬结后缓慢地纵行切开数刀实施松解,极个别患者到达骶骨孔处的骨膜层,松软后出针,按压刀口片刻	皮肤→皮下组织→竖脊肌→第2骶后孔
中髎	正对第3骶后孔中	足太阳膀胱经	月经不调,带下,小便不利;便秘,泄泻;腰骶痛	俯卧位,腹部垫枕,枕中心点与脐对齐,定点,消毒,右手持针刀,刀口线与垂直轴平行,针刀体与腰部皮肤呈90°,针刀沿左手食指指甲快速刺入,到达硬结后缓慢地纵行切开数刀实施松解,极个别患者到达骶骨孔处的骨膜层,松软后出针,按压刀口片刻	皮肤→皮下组织→臀大肌→竖脊肌
下髎	正对第4骶后孔中	足太阳膀胱经	带下,便秘,便血,小便不利;疝痛引小腹,腰痛	俯卧位,腹部垫枕,枕中心点与脐对齐,定点,消毒,右手持针刀,刀口线与垂直轴平行,针刀体与腰部皮肤呈90°,针刀沿左手食指指甲快速刺入,到达硬结后缓慢地纵行切开数刀实施松解,极个别患者到达骶骨孔处的骨膜层,松软后出针,按压刀口片刻	皮肤→皮下组织→臀大肌→竖脊肌
胞肓	横平第2骶后孔,后正中线旁开3寸	足太阳膀胱经	癃闭;肠鸣,腹胀,便秘;腰脊痛	俯卧位,定点,消毒,右手持针刀,刀口线与臀大肌平行,针刀体与臀部皮肤呈90°,针刀沿左手食指指甲快速刺入,到达硬结后缓慢地纵行切开数刀实施松解,极个别患者到达骨膜层,松软后出针,按压刀口片刻	皮肤→皮下组织→臀大肌→臀中肌
秩边	横平第4骶后孔,后正中线旁开3寸	足太阳膀胱经	痔疾,便秘,小便不利,阴痛;腰骶痛,下肢痿痹	俯卧位,腹部垫枕,枕中心点与脐对齐,定点,消毒,右手持针刀,刀口线与臀大肌平行,针刀体与臀部皮肤呈90°,针刀沿左手食指指甲快速刺入,到达硬结后缓慢地纵行切开数刀实施松解,极个别患者到达骶骨孔处的骨膜层,松软后出针,按压刀口片刻	皮肤→皮下组织→臀大肌→臀中肌→臀小肌
居髎	髂前上棘与股骨大转子最凸点连线的中点处	足少阳胆经	疝气,腰痛引小腹;腰腿痛	侧卧位,患侧在上,髋关节屈曲90°,膝关节屈曲120°,定点,消毒,右手持针刀,针刀体与腿部皮肤呈90°,针刀沿左手食指指甲快速刺入,到达第一层硬结后缓慢地纵行切开数刀后,再继续缓慢地进针到达第二层硬结后实施松解,松软后出针,按压刀口片刻	皮肤→皮下组织→阔筋膜→臀中肌→臀小肌
环跳	股骨大转子最凸点与骶管裂孔连线的外1/3与内2/3交点处	足少阳胆经	腰痛,胯痛,下肢痿痹,半身不遂	侧卧位,患侧在上,髋关节屈曲90°,膝关节屈曲120°,定点,消毒,右手持针刀,刀口线与梨状肌平行,针刀体与臀部皮肤呈90°,针刀沿左手食指指甲快速刺入,到达第一层硬结后缓慢地纵行切开数刀后,再继续缓慢地进针到达第二层硬结后实施松解(若有触电感则退针),松软后出针,按压刀口片刻	皮肤→皮下组织→臀大肌→坐骨神经→股方肌

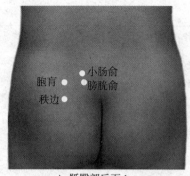
A. 骶臀部后面 1

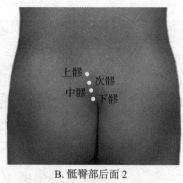
B. 骶臀部后面 2

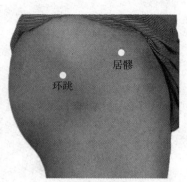
C. 臀部侧面

图 5-45 骶臀部

二、肩和上肢部

（一）肩腋部（表 5-11）

表 5-11 肩腋部穴位定位及针刀操作

穴位	定位	归经	主治	操作	解剖
肩髃	肩峰外侧缘前端与肱骨大结节两骨间凹陷中	手阳明大肠经	风疹；上肢不遂，肩臂疼痛	侧卧位或坐位，定点，消毒，右手持针刀，刀口线与垂直轴平行，针刀体与肩部皮肤呈90°，针刀沿左手食指指甲快速刺入，到达三角肌筋膜处的硬结后缓慢地纵行切开数刀后，再继续缓慢进针到达肩峰下滑囊处和肩袖粘连处实施松解，松软后出针，按压刀口片刻	皮肤→皮下组织→三角肌→三角肌下囊→冈上肌腱
巨骨	锁骨肩峰端与肩胛冈之间凹陷中	手阳明大肠经	肩痛不举	坐位，定点，消毒，右手持针刀，刀口线与垂直轴平行，针刀体与肩部皮肤呈90°，针刀沿左手食指指甲快速刺入，到达硬结后缓慢地纵行切开数刀实施松解，松软后出针，按压刀口片刻	皮肤→皮下组织→肩锁韧带→冈上肌
肩贞	肩关节后下方，腋后纹头直上1寸	手太阳小肠经	瘰疬；肩痛，上肢不遂	侧卧位，上臂前外展120°，定点，消毒，右手持针刀，刀口线与垂直轴平行，针刀体与肩部皮肤呈90°，针刀沿左手食指指甲快速刺入，到达四边孔处的硬结后缓慢地纵行切开数刀，松软后出针，按压刀口片刻	皮肤→皮下组织→三角肌后束→肱三头肌长头→大圆肌→背阔肌腱
臑俞	腋后纹头直上，肩胛冈下缘凹陷中	手太阳小肠经	肩臂疼痛	侧卧位，上臂前外展120°，定点，消毒，右手持针刀，刀口线与肩胛冈平行，针刀体与肩部皮肤呈90°，针刀沿左手食指指甲快速刺入，到达硬结后缓慢地纵行切开数刀，松软后出针，按压刀口片刻	皮肤→皮下组织→三角肌→冈下肌
天宗	肩胛冈中点与肩胛骨下角连线上1/3与下2/3交点凹陷中	手太阳小肠经	肩臂疼痛	俯卧位，定点，消毒，右手持针刀，刀口线与冈下肌平行，针刀体与肩部皮肤呈90°，针刀沿左手食指指甲快速刺入，缓慢地到达条索或硬结后纵行切开数刀，松软后出针，按压刀口片刻	皮肤→皮下组织→斜方肌→冈下肌

续表

穴位	定位	归经	主治	操作	解剖
秉风	肩胛冈中点上方冈上窝中	手太阳小肠经	肩痛不举	俯卧位，定点，消毒，右手持针刀，刀口线与冈上肌平行，针刀体与背部皮肤呈90°，针刀沿左手食指指甲快速刺入，缓慢地到达条索或硬结后纵行切开数刀，松软后出针，按压刀口片刻	皮肤→皮下组织→斜方肌→冈上肌
曲垣	肩胛冈内侧端上缘凹陷中	手太阳小肠经	肩痛不举	俯卧位，定点，消毒，右手持针刀，刀口线与冈上肌平行，针刀体与背部皮肤呈90°，针刀沿左手食指指甲快速刺入，缓慢地到达条索或硬结后纵行切开数刀，松软后出针，按压刀口片刻	皮肤→皮下组织→斜方肌→冈上肌
肩髎	肩峰角与肱骨大结节两骨间凹陷中	手少阳三焦经	肩痛不举	坐位，定点，消毒，右手持针刀，刀口线与三角肌平行，针刀体与肩部皮肤呈90°，针刀沿左手食指指甲快速刺入，缓慢地到达条索或硬结后纵行切开数刀，松软后出针，按压刀口片刻	皮肤→皮下组织→三角肌→冈上肌
肩井	第7颈椎棘突与肩峰最外侧点连线的中点	足少阳胆经	头痛，眩晕；乳痛，乳汁少，滞产；瘰疬，颈项强痛，肩背疼痛，上肢不遂	俯卧位，定点，消毒，右手持针刀，刀口线与垂直轴平行，针刀体与背部皮肤呈90°，针刀沿左手食指指甲快速刺入，到达第一层硬结后缓慢地纵行切开数刀后，再继续缓慢进针到达第二层硬结后实施松解，极个别患者到达骨膜层，松软后出针，按压刀口片刻	皮肤→皮下组织→斜方肌→肩胛提肌

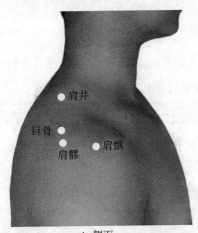
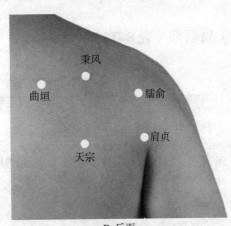

A. 侧面　　　　　　　　　　　B. 后面

图 5-46　肩腋部

（二）臂前部（表5-12）

表 5-12　臂前部穴位定位及针刀操作

穴位	定位	归经	主治	操作	解剖
天府	腋前纹头下3寸，肱二头肌桡侧缘处	手太阴肺经	鼻衄，咳嗽，气喘；瘿气；臂痛	仰卧位，上臂外展30°，定点，消毒，右手持针刀，刀口线与肱骨平行，针刀体与上臂皮肤呈90°，针刀沿左手食指指甲快速刺入，到达肱二头肌桡侧沟处的条索后，缓慢地纵行切开数刀，松软后出针，按压刀口片刻	皮肤→皮下组织→肱肌

续表

穴位	定位	归经	主治	操作	解剖
青灵	肘横纹上3寸，肱二头肌的内侧沟中	手少阴心经	瘿气；腋痛，肩臂疼痛	正坐位，屈肘90°，定点，消毒，右手持针刀，刀口线与肱二头肌平行，针刀体与上臂皮肤呈90°，针刀沿左手食指指甲快速刺入，到达肱二头肌内侧沟处的条索后缓慢切开数刀，松软后出针，按压刀口片刻	皮肤→皮下组织→臂内侧肌间隔与肱肌
天泉	腋前纹头下2寸，肱二头肌的长、短头之间	手厥阴心包经	心痛，咳嗽，胸胁胀痛；臂痛	正坐位，屈肘90°，定点，消毒，右手持针刀，刀口线与肱二头肌平行，针刀体与上臂皮肤呈90°，针刀沿左手食指指甲快速刺入，到达肱二头肌长短头之间的条索后缓慢地纵行切开数刀，松软后出针，按压刀口片刻	皮肤→皮下组织→肱二头肌→肱肌→喙肱肌腱

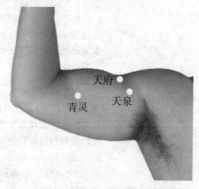

图 5-47　臂前部

（三）臂后部（表5-13）

表 5-13　臂后部穴位定位及针刀操作

穴位	定位	归经	主治	操作	解剖
臂臑	曲池上7寸，三角肌前缘处	手阳明大肠经	瘰疬；目疾；肩臂疼痛、不举	正坐位，屈肘90°，定点，消毒，右手持针刀，刀口线与肱骨平行，针刀体与上臂皮肤呈90°，针刀沿左手食指指甲快速刺入，到达条索后缓慢地纵行切开数刀，松软后出针，按压刀口片刻	皮肤→皮下组织→三角肌
清冷渊	肘尖与肩峰角连线上，肘尖上2寸	手少阳三焦经	头痛，目痛，胁痛；上肢痹痛	俯卧位，屈肘90°，定点，消毒，右手持针刀，刀口线与肱骨平行，针刀体与上臂皮肤呈90°，针刀沿左手食指指甲快速刺入，到达条索后缓慢地纵行切开数刀，松软后出针，按压刀口片刻	皮肤→皮下组织→肱三头肌
臑会	肩峰角下3寸，三角肌的后下缘	手少阳三焦经	瘿气，瘰疬；上肢痿痹	正坐位，屈肘90°，定点，消毒，右手持针刀，刀口线与肱骨平行，针刀体与上臂皮肤呈90°，针刀沿左手食指指甲快速刺入，到达条索后缓慢地纵行切开数刀，松软后出针，按压刀口片刻	皮肤→皮下组织→肱三头肌

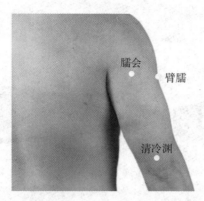

图 5-48　臂后部

（四）肘部（表 5-14）

表 5-14　肘部穴位定位及针刀操作

穴位	定位	归经	主治	操作	解剖
尺泽	肘横纹上，肱二头肌腱桡侧缘凹陷中	手太阴肺经	咳嗽，气喘，咯血，咽喉肿痛，胸满；干呕，泄泻；小儿惊风；肘臂痛	坐位，屈肘90°，定点，消毒，右手持针刀，刀口线与肱二头肌平行，针刀体与肘部皮肤呈90°，针刀沿左手食指指甲快速刺入，到达硬结后缓慢地纵行切开数刀（若有触电感则退针），松软后出针，按压刀口片刻	皮肤→皮下组织→肱桡肌→桡神经→肱肌
曲池	尺泽与肱骨外上髁连线的中点处	手阳明大肠经	咽喉肿痛，齿痛，目疾；瘾疹，湿疹，瘰疬；热病，惊痫；手臂肿痛，上肢不遂	仰卧位，上臂前外展30°，定点，消毒，右手持针刀，刀口线与肱骨平行，针刀体与肘部皮肤呈90°，针刀沿左手食指指甲快速刺入，到达硬结后缓慢地纵行切开数刀，松软后出针，按压刀口片刻	皮肤→皮下组织→桡侧腕长伸肌和桡侧腕短伸肌→肱桡肌
少海	横平肘横纹，肱骨内上髁前缘	手少阴心经	心痛，呕吐；瘰疬；胁痛，腋痛，肘臂挛痛	仰卧位，上臂前外展30°，定点，消毒，右手持针刀，刀口线与肱骨平行，针刀体与肘部皮肤呈90°，针刀沿左手食指指甲快速刺入，到达硬结后缓慢地纵行切开数刀，松软后出针，按压刀口片刻	皮肤→皮下组织→旋前圆肌→肱肌
小海	尺骨鹰嘴与肱骨内上髁之间凹陷中	手太阳小肠经	癫痫；头痛，颈项强痛，肘臂疼痛	俯卧位，两臂自然平放于身体两侧，定点，消毒，右手持针刀，针刀体与肘部皮肤呈90°，针刀沿左手食指指甲快速刺入，到达硬结后缓慢地纵行切开数刀（若有触电感则退针），松软后出针，按压刀口片刻	皮肤→皮下组织→尺神经沟内
曲泽	肘横纹上，肱二头肌腱的尺侧缘凹陷中	手厥阴心包经	心痛，心悸，善惊；热病，口干；胃痛，吐血，呕吐；肘臂挛痛	坐位，屈肘90°，定点，消毒，右手持针刀，刀口线与肱二头肌平行，针刀体与肘部皮肤呈90°，针刀沿左手食指指甲快速刺入，到达肱二头肌尺侧缘后缓慢地纵行切开数刀（若有触电感则退针），松软后出针，按压刀口片刻	皮肤→皮下组织→正中神经→肱肌

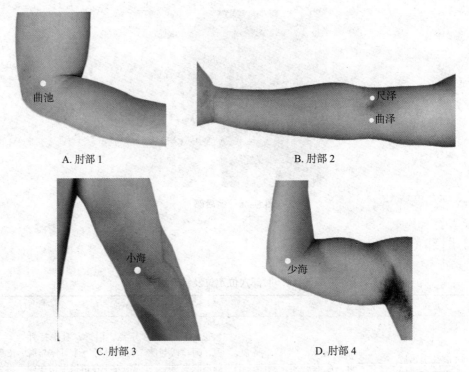

A. 肘部 1　　　　　　　　　　　B. 肘部 2

C. 肘部 3　　　　　　　　　　　D. 肘部 4

图 5-49　肘部

（五）前臂前部（表 5-15）

表 5-15　前臂前部穴位定位及针刀操作

穴位	定位	归经	主治	操作	解剖
孔最	腕掌侧远端横纹上 7 寸，尺泽与太渊连线上	手太阴肺经	咳嗽，气喘，咯血，咽喉肿痛；热病无汗；肘臂疼痛	坐位或仰卧位，屈肘 90°，定点，消毒，右手持针刀，刀口线与桡骨平行，针刀体与前臂皮肤呈 90°，针刀沿左手食指指甲快速刺入，到达硬结后缓慢地纵行切开数刀，松软后出针，按压刀口片刻	皮肤→皮下组织→肱桡肌→桡侧腕屈肌→指浅屈肌与旋前圆肌之间→拇长屈肌
列缺	腕掌侧远端横纹上 1.5 寸，拇短伸肌腱与拇长展肌腱之间，拇长展肌腱沟的凹陷中	手太阴肺经	咳嗽，气喘；齿痛，咽喉肿痛，口眼㖞斜；头痛，颈项强痛；半身不遂，手腕疼痛无力	坐位或仰卧位，屈肘 90°，定点，消毒，右手持针刀，刀口线与拇长展肌腱平行，针刀体与前臂皮肤呈 90°，针刀沿左手食指指甲快速刺入，到达硬结后缓慢地纵行切开数刀，松软后出针，按压刀口片刻	皮肤→皮下组织→拇长展肌腱→拇短伸肌腱→旋前方肌
灵道	腕掌侧远端横纹上 1.5 寸，尺侧腕屈肌腱的桡侧缘	手少阴心经	心痛，悲恐善笑；暴喑；肘臂挛急	坐位，屈肘 90°，定点，消毒，右手持针刀，刀口线与尺骨平行，针刀体与前臂皮肤呈 90°，针刀沿左手食指指甲快速刺入，到达硬结后缓慢地纵行切开数刀，松软后出针，按压刀口片刻	皮肤→皮下组织→尺侧腕屈肌与指浅屈肌之间→指深屈肌→旋前方肌
内关	腕掌侧远端横纹上 2 寸，掌长肌腱与桡侧腕屈肌腱之间	手厥阴心包经	心悸，心痛，胸闷；胃痛，呕吐，呃逆；癫狂痛；肘臂挛痛	仰卧位，上臂前外展 30°，定点，消毒，右手持针刀，刀口线与掌长肌腱平行，针刀体与前臂皮肤呈 90°，针刀沿左手食指指甲快速刺入，缓慢进针刀到达粘连处，弹性纵行切开 2~3 刀后出针，按压刀口片刻	皮肤→皮下组织→桡侧腕屈肌腱与掌长肌腱之间→指浅屈肌→指深屈肌→旋前方肌

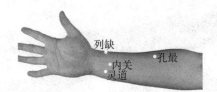

图 5-50　前臂前部

（六）前臂后部（表5-16）

表 5-16　前臂后部穴位定位及针刀操作

穴位	定位	归经	主治	操作	解剖
手三里	肘横纹下2寸，阳溪与曲池连线上	手阳明大肠经	齿痛，颊肿；肘臂疼痛、不遂，肩背痛，腰痛	仰卧位，两臂掌心向下平放于身体两侧，定点，消毒，右手持针刀，刀口线与肱肌平行，针刀体与前臂皮肤呈90°，针刀沿左手食指指甲快速刺入，缓慢进针刀到达粘连处，弹性纵行切开2～3刀后出针，按压刀口片刻	皮肤→皮下组织→桡侧腕长伸肌→桡侧腕短伸肌→指伸肌的前方→旋后肌
养老	腕背横纹上1寸，尺骨头桡侧凹陷中	手太阳小肠经	目视不明；肩臂疼痛不举	仰卧位，两臂掌心向下平放于身体两侧，定点，消毒，右手持针刀，刀口线与尺骨平行，针刀体与腕背部皮肤呈90°，针刀沿左手食指指甲快速刺入，缓慢进针刀到达粘连处，弹性纵行切开2～3刀后出针，按压刀口片刻	皮肤→皮下组织→尺侧腕伸肌腱

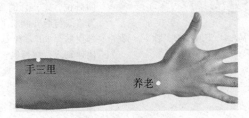

图 5-51　前臂后部

（七）手部（表5-17）

表 5-17　手部穴位定位及针刀操作

穴位	定位	归经	主治	操作	解剖
鱼际	第1掌骨桡侧中点赤白肉际处	手太阴肺经	咳嗽，咯血，咽干，咽喉肿痛；身热，掌中热，头痛；小儿疳积	仰卧位，掌心向上，两臂平放于身体两侧，定点，消毒，右手持针刀，针刀体与掌部皮肤呈90°，针刀沿左手食指指甲快速刺入，缓慢进针刀到达粘连处，弹性纵行切开2～3刀后出针，按压刀口片刻	皮肤→皮下组织→拇短展肌→拇对掌肌→拇短屈肌
合谷	第2掌骨桡侧的中点处	手阳明大肠经	头痛，齿痛，目赤肿痛，咽喉肿痛，鼻衄，耳聋，口眼㖞斜，口噤；恶寒发热，无汗，多汗；滞产，经闭，痛经；中风失语，上肢不遂	坐位，掌心向下，双手平放于桌面，定点，消毒，右手持针刀，针刀体与手背部皮肤呈90°，针刀沿左手食指指甲快速刺入，缓慢纵行切开1～2刀后出针，按压刀口片刻	皮肤→皮下组织→第1骨间背侧肌→拇收肌

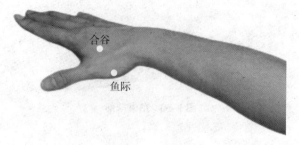

图 5-52　手部

三、髋和下肢部

（一）股前部（表 5-18）

表 5-18　股前部穴位定位及针刀操作

穴位	定位	归经	主治	操作	解剖
髀关	股直肌近端、缝匠肌与阔筋膜张肌 3 条肌肉之间凹陷中	足阳明胃经	下肢痿痹，屈伸不利	仰卧位，定点，消毒，右手持针刀，刀口线与股直肌平行，针刀体与股部皮肤呈 90°，针刀沿左手食指指甲快速刺入，缓慢纵行切开 1～2 刀后出针，按压刀口片刻	皮肤→皮下组织→阔筋膜张肌与缝匠肌之间→股直肌→股外侧肌
伏兔	髌底上 6 寸，髂前上棘与髌底外侧端的连线上	足阳明胃经	下肢痿痹，膝冷，脚气	仰卧位，定点，消毒，右手持针刀，刀口线与股外侧肌平行，针刀体与股部皮肤呈 90°，针刀沿左手食指指甲快速刺入，缓慢纵行切开 1～2 刀后出针，按压刀口片刻	皮肤→皮下组织→股直肌→股中间肌
梁丘	髌底上 2 寸，股外侧肌与股直肌肌腱之间	足阳明胃经	胃痛；乳痈，乳痛；膝肿痛，下肢不遂	仰卧位，定点，消毒，右手持针刀，刀口线与股四头肌平行，针刀体与膝部皮肤呈 90°，针刀沿左手食指指甲快速刺入，到达硬结后纵行切开数刀，松软后出针，按压刀口片刻	皮肤→皮下组织→股直肌腱与股外侧肌之间→股中间肌腱的外侧
血海	髌底内侧端上 2 寸，股内侧肌隆起处	足太阴脾经	月经不调，经闭，崩漏；湿疹，风疹	仰卧位，膝关节屈曲 135°，定点，消毒，右手持针刀，刀口线与股四头肌平行，针刀体与膝部皮肤呈 90°，针刀沿左手食指指甲快速刺入，到达硬结后纵行切开数刀，松软后出针，按压刀口片刻	皮肤→皮下组织→股内侧肌
鹤顶	髌底中点的上方凹陷中	经外奇穴	膝关节酸痛，鹤膝风，腿足无力	仰卧位，定点，消毒，右手持针刀，刀口线与股直肌平行，针刀体与膝部皮肤呈 90°，针刀沿左手食指指甲快速刺入，到达硬结后纵行切开数刀，松软后出针，按压刀口片刻	皮肤→皮下组织→股四头肌腱

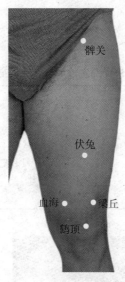

图 5-53　股前部

（二）股后部（表 5-19）

表 5-19　股后部穴位定位及针刀操作

穴位	定位	归经	主治	操作	解剖
承扶	臀沟的中点	足太阳膀胱经	痔疾，脱肛，便秘，小便不利；腰、骶、臀、股痛	俯卧位，定点，消毒，右手持针刀，刀口线于坐骨神经平行，针刀体与臀部皮肤呈90°，针刀沿左手食指指甲快速刺入，缓慢进针到达硬结后纵行切开数刀，松软后出针，按压刀口片刻	皮肤→皮下组织→臀大肌→股二头肌长头及半腱肌
殷门	臀沟下6寸，股二头肌与半腱肌之间	足太阳膀胱经	腰痛，下肢痿痹	俯卧位，定点，消毒，右手持针刀，刀口线与股二头肌腱平行，针刀体与股部皮肤呈90°，针刀沿左手食指指甲快速刺入，缓慢到达硬结后纵行切开 2~3 刀，松软后出针，按压刀口片刻	皮肤→皮下组织→股二头肌长头及半腱肌

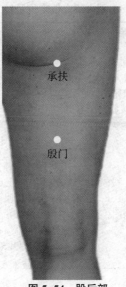

图 5-54　股后部

（三）股外侧部（表5-20）

表 5-20　股外侧部穴位定位及针刀操作

穴位	定位	归经	主治	操作	解剖
风市	髌底上7寸，髂胫束后缘	足少阳胆经	遍身瘙痒；腰腿痛，半身不遂，下肢痿痹	侧卧位，定点，消毒，右手持针刀，刀口线与髂胫束平行，针刀体与股部皮肤呈90°，针刀沿左手食指指甲快速刺入，缓慢纵行切开1～2刀后出针，按压刀口片刻	皮肤→皮下组织→髂胫束→股外侧肌→股中间肌

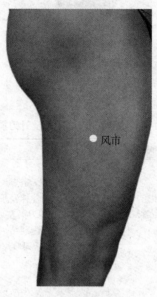

●风市

图 5-55　股外侧部

（四）小腿内部（表5-21）

表 5-21　小腿内部穴位定位及针刀操作

穴位	定位	归经	主治	操作	解剖
三阴交	内踝尖上3寸，胫骨内侧缘后际	足太阴脾经	月经不调，崩漏，带下，阴挺，不孕，滞产；遗精，阳痿，遗尿，小便不利，疝气；腹胀，肠鸣，泄泻；下肢痿痹	仰卧位，双下肢伸直，定点，消毒，右手持针刀，刀口线与胫骨平行，针刀体与小腿皮肤呈90°，针刀沿左手食指甲快速刺入，到达硬结后纵行切开数刀，松软后出针，按压刀口片刻	皮肤→皮下组织→胫骨后肌→趾长屈肌
阴谷	在腘窝内侧，屈膝时，当半腱肌肌腱与半膜肌肌腱之间	足少阴肾经	阳痿，小便不利，月经不调，崩漏；癫狂；腰脊痛，少腹、前阴、膝股引痛	仰卧位，膝关节屈曲135°，膝关节下垫双枕，定点，消毒，右手持针刀，刀口线与股骨平行，针刀体与股部皮肤呈90°，针刀沿左手食指甲快速刺入，到达硬结后纵行切开数刀，松软后出针，按压刀口片刻	皮肤→皮下组织→半膜肌肌腱与半腱肌肌腱之间→腓肠肌内侧头

穴位	定位	归经	主治	操作	解剖
内膝眼	髌韧带内侧凹陷处的中央	经外奇穴	膝肿痛	仰卧位,膝关节屈曲135°,膝关节下垫双枕,定点,消毒,右手持针刀,刀口线与髌韧带平行,针刀体与冠状轴呈15°,针刀沿左手食指指甲快速刺入,到达硬结后纵行切开数刀,松软后出针,按压刀口片刻	皮肤→皮下组织→髌韧带与髌内侧支持带之间→膝关节囊、翼状皱襞

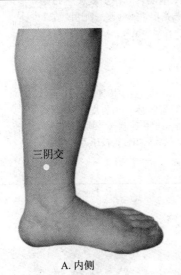
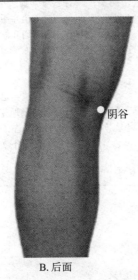
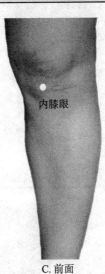

A. 内侧　　　　　　　B. 后面　　　　　　　C. 前面

图 5-56　小腿内部

（五）小腿后外侧（表 5-22）

表 5-22　小腿后外侧穴位定位及针刀操作

穴位	定位	归经	主治	操作	解剖
犊鼻	髌韧带外侧凹陷中	足阳明胃经	膝肿痛、屈伸不利,脚气	仰卧位,膝关节屈曲135°,膝关节下垫双枕,定点,消毒,右手持针刀,刀口线与髌韧带平行,针刀体与冠状轴呈15°,针刀沿左手食指指甲快速刺入,到达硬结后纵行切开数刀,松软后出针,按压刀口片刻	皮肤→皮下组织→髌韧带与髌外侧支持带之间→膝关节囊、翼状皱襞
足三里	犊鼻下3寸,犊鼻与解溪连线上	足阳明胃经	胃痛,呕吐,呃逆,腹胀,腹痛,肠鸣,泄泻,便秘;热病,癫狂;乳痈;虚劳羸瘦;膝足肿痛	仰卧位,定点,消毒,右手持针刀,刀口线与胫骨前肌平行,针刀体与冠状轴呈15°,针刀沿左手食指指甲快速刺入,到达硬结后纵行切开数刀,松软后出针,按压刀口片刻	皮肤→皮下组织→胫骨前肌→小腿骨间膜→胫骨后肌
丰隆	外踝尖上8寸,胫骨前肌的外缘	足阳明胃经	腹痛,腹胀,便秘;咳嗽,哮喘,痰多,咽喉肿痛,胸痛;头痛,眩晕,癫狂;下肢不遂、痿痹	仰卧位,定点,消毒,右手持针刀,刀口线与胫骨前肌平行,针刀体与冠状轴呈15°,针刀沿左手食指指甲快速刺入,到达硬结后纵行切开数刀,松软后出针,按压刀口片刻	皮肤→皮下组织→趾长伸肌→长伸肌→小腿骨间膜→胫骨后肌

续表

穴位	定位	归经	主治	操作	解剖
阳陵泉	腓骨头前下方凹陷中	足少阳胆经	口苦，呕吐，吞酸，胁痛；膝肿痛，下肢痿痹	仰卧位，定点，消毒，右手持针刀，刀口线与腓骨平行，针刀体与小腿部皮肤呈90°，针刀沿左手食指指甲快速刺入，到达硬结后纵行切开数刀，松软后出针，按压刀口片刻	皮肤→皮下组织→腓骨长肌→趾长伸肌
合阳	腘横纹下2寸，腓肠肌内、外侧头之间	足太阳膀胱经	疝气，崩漏；腰背痛，下肢痿痹	俯卧位，定点，消毒，右手持针刀，刀口线与腓肠肌平行，针刀体与小腿皮肤呈90°，针刀沿左手食指指甲快速刺入，到达硬结后纵行切开数刀，松软后出针，按压刀口片刻	皮肤→皮下组织→腓肠肌→腘肌
承山	腓肠肌两肌腹与肌腱交角处。当伸直小腿或足跟上提时，腓肠肌肌腹下出现尖角凹陷中	足太阳膀胱经	痔疾，便秘；腰背痛，小腿拘急疼痛	俯卧位，定点，消毒，右手持针刀，刀口线与腓肠肌平行，针刀体与小腿皮肤呈90°，针刀沿左手食指指甲快速刺入，到达硬结后纵行切开数刀，松软后出针，按压刀口片刻	皮肤→皮下组织→腓肠肌→比目鱼肌

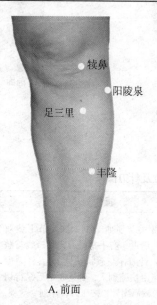 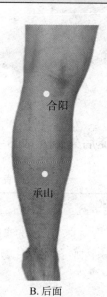

A. 前面　　　　　　　　　　　　　　　　　B. 后面

图 5-57　小腿后外侧

（六）踝部（表 5-23）

表 5-23　踝部穴位定位及针刀操作

穴位	定位	归经	主治	操作	解剖
商丘	内踝前下方，舟骨粗隆与内踝尖连线中点凹陷中	足太阴脾经	腹胀，泄泻，便秘，痔疾；足踝痛，疝气痛引膝股	仰卧位，定点，消毒，右手持针刀，刀口线与姆长伸肌腱平行，针刀体与皮肤呈90°，针刀沿左手食指指甲快速刺入，缓慢纵行切开1～2刀，松软后出针，按压刀口片刻	皮肤→皮下组织→内侧（三角）韧带→胫骨内踝

续表

穴位	定位	归经	主治	操作	解剖
昆仑	外踝尖与跟腱之间的凹陷中	足太阳膀胱经	头痛，目痛，鼻衄；滞产；癫痫；颈项强痛，腰痛，足踝肿痛	仰卧位，定点，消毒，右手持针刀，刀口线与跟腱平行，针刀体与皮肤呈90°，针刀沿左手食指指甲快速刺入，缓慢纵行切开1～2刀，松软后出针，按压刀口片刻。孕妇禁用，经期慎用	皮肤→皮下组织→跟腱前方的疏松结缔组织中

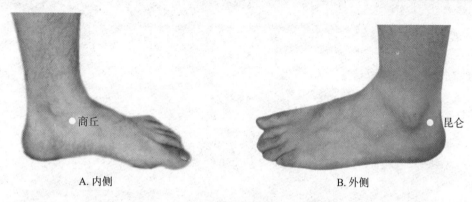

A. 内侧　　　　　　　　　　　　　　　B. 外侧

图 5-58　踝部

【复习思考题】

1. 头颈部有哪些体表标志？

2. 躯干部有哪些体表标志？

3. 经筋系统的功能有哪些？

4. 十二经筋在体表分布的部位分别在哪？

5. 项后部的穴位主要有哪些？并简述其解剖层次。

6. 腰部的穴位主要有哪些？如何进行针刀操作？

中　篇

扫一扫，查阅本章数字资源，含PPT、音视频、图片等

　　针刀治疗最常见的适应证是运动系统慢性损伤，与运动系统慢性损伤相关的诊断技术包括运动系统检查法、神经系统检查法、影像学检查等。其中运动系统检查法、神经系统检查法等在其他教材有详细介绍，本教材不再重复。本教材仅对X线、CT、MRI等常用影像检查的阅片要点，以及姿态和动作评估等进行介绍。

　　开放包容，探索创新，追求真理，是中医学作为自然科学属性的本质要求。习近平总书记强调要"守正创新"，中医人要广泛借助现代学科最新方法与成果，在交叉、碰撞、融合中获得提高，发展必须解放思想、与时俱进，传承中医药精华，守正创新。医学发展要求我们去伪存真，取长补短，我们要将现代医学的先进技术与传统的中医方法相结合，将宏观与微观相结合，将整体与局部相结合，将中医治疗技术与现代生物科技诊断技术相结合，运用多种现代诊断技术将针刀医学技术与多学科融合在一起，相互结合，共同发展。

第一节　X线检查

　　X线具有穿透性、荧光效应、感光效应、电离效应等特性，当X线穿透人体不同厚度及密度的组织后，因不同厚度及密度的组织对X线的吸收程度不同，到达荧屏或胶片上的X线即有差异，通过处理，便能获得黑白差异、层次对比的灰阶影像。不同部位的X线片有不同的阅片要点，具体如下。

一、颈椎X线（图6-1）阅片要点

　　应熟悉掌握正常颈椎影像解剖结构。颈椎正位X线片，由于上颌骨遮挡显示不清，故常用张口位片观察齿状突与寰椎侧块间隙是否对称，进而判断有无寰枢关节半脱位及齿状突骨折。枢椎棘突显影宽大、第7颈椎棘突显影长而宽大，为影像定位常用标志。

　　1.注意观察颈椎生理曲度有无变直。

　　2.注意观察棘突连线、椎体前后缘连线，以判断椎体是否有滑脱及不稳。

　　3.注意观察各关节间隙，如椎间隙、钩椎关节间隙、横突间隙、棘突间隙、关节突间隙等。

　　4.注意观察有无韧带钙化及椎体边缘及关节骨质增生。

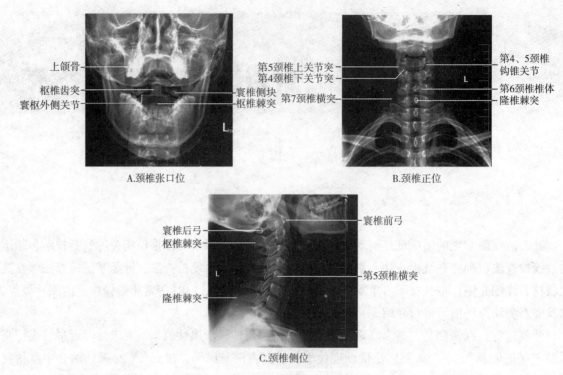

A.颈椎张口位

B.颈椎正位

C.颈椎侧位

图 6-1　颈椎X线片

二、腰椎X线（图6-2）阅片要点

应熟悉掌握正常腰椎影像解剖结构。

1. 注意观察棘突连线、椎体前后缘连线、椎板后缘连线、横突连线，以判断椎体是否有滑脱及不稳或脊柱侧弯。

2. 注意观察椎间隙有无变窄，考虑腰椎间盘突出及周围软组织病变挛缩。

3. 注意观察有无骨质疏松、骨质增生及韧带钙化。

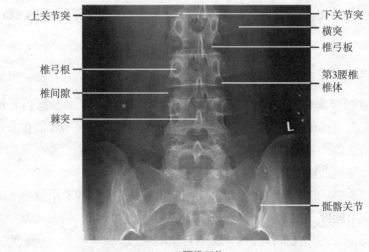

A.腰椎正位

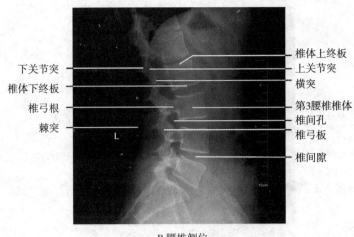

下关节突
椎体下终板
椎弓根
棘突

椎体上终板
上关节突
横突
第3腰椎椎体
椎间孔
椎弓板
椎间隙

B.腰椎侧位

图6-2 腰椎X线片

三、肩关节X线（图6-3）阅片要点

熟悉掌握正常肩关节影像解剖结构。

1. 注意观察关节间隙有无变窄、关节畸形失稳脱位。

2. 注意观察肩关节有无骨质增生、硬化，关节软骨损伤。

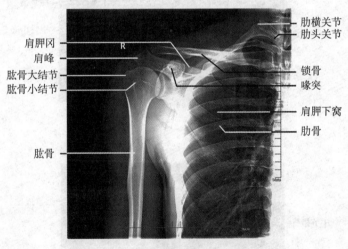

肩胛冈
肩峰
肱骨大结节
肱骨小结节

肋横关节
肋头关节
锁骨
喙突
肩胛下窝
肋骨

肱骨

图6-3 肩关节X线片（正位）

四、肘、腕关节X线（图6-4）阅片要点

熟悉掌握正常肘、腕关节影像解剖结构。

1. 注意观察关节间隙有无变窄、关节畸形失稳脱位。

2. 注意观察有无关节面硬化、骨质增生、骨质破坏及韧带钙化。

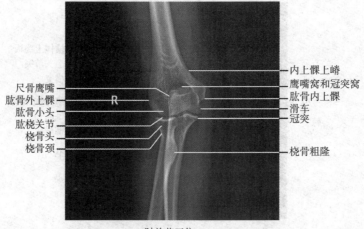

尺骨鹰嘴
肱骨外上髁
肱骨小头
肱桡关节
桡骨头
桡骨颈

内上髁上嵴
鹰嘴窝和冠突窝
肱骨内上髁
滑车
冠突

桡骨粗隆

A.肘关节正位

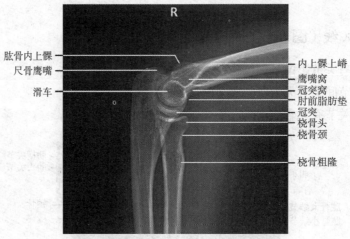

肱骨内上髁
尺骨鹰嘴

滑车

内上髁上嵴
鹰嘴窝
冠突窝
肘前脂肪垫
冠突
桡骨头
桡骨颈

桡骨粗隆

B.肘关节侧位

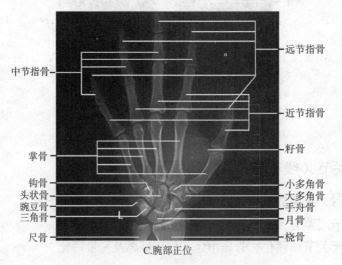

中节指骨

掌骨

钩骨
头状骨
豌豆骨
三角骨
尺骨

远节指骨

近节指骨

籽骨

小多角骨
大多角骨
手舟骨
月骨
桡骨

C.腕部正位

图6-4 肘、腕关节 X 线片

五、骨盆和髋关节 X 线（图 6-5）阅片要点

熟悉掌握正常髋关节及骶髂关节影像解剖结构。

1. 注意观察两侧髋关节是否对称，关节间隙有无改变，骨皮质是否连续，骨小梁排列是否正常。

2. 注意观察骶髂关节面是否毛糙，关节间隙是否对称有无变窄。

3. 注意观察有无关节面硬化及骨质增生。

4. 注意观察周围组织有无肿胀、钙化等。

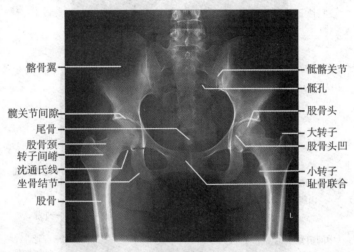

图 6-5 骨盆 X 线片（正位）

六、膝、踝关节 X 线（图 6-6）阅片要点

应熟悉掌握正常膝、踝关节影像解剖结构。

1. 注意观察关节间隙有无变窄、关节畸形失稳脱位。

2. 注意观察有无关节面硬化、骨质增生、骨质破坏及韧带钙化。

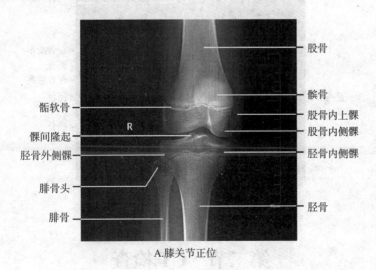

A.膝关节正位

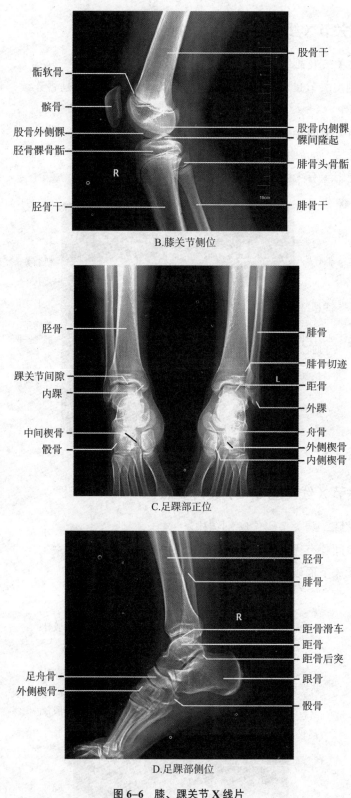

B.膝关节侧位

C.足踝部正位

D.足踝部侧位

图6-6　膝、踝关节X线片

第二节　CT检查

CT是用X线束从多个方向对人体检查部位一定厚度的层面进行扫描，由探测器收集透过该层面的 X 线，转变为可见光后，由光电转换器转变为电信号，再经模拟或数字转换器转为数字，输入计算机处理。CT 装置开创了数字化成像的先河，成功地解决了普通 X 线成像时组织结构相互重叠的缺陷。不同部位的 CT 片有不同的阅片要点，具体如下。

一、颈椎 CT（图 6-7）阅片要点

CT 阅片基本要点与 X 线大致相同，具体如下。

1. 颈椎寰枢关节平扫时，注意观察齿状突与寰椎侧块间隙是否对称，进而判断有无寰枢关节半脱位。

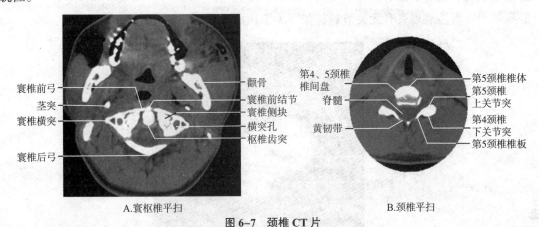

A.寰枢椎平扫　　　　　　　　　　B.颈椎平扫

图 6-7　颈椎 CT 片

2. 注意观察椎体边缘有无唇样骨质增生、钩椎关节有无骨质增生，黄韧带、项韧带等周围软组织有无增厚钙化。

3. 注意观察颈椎间盘有无突出、膨出等，是否卡压神经根、脊髓及周围软组织。

4. 注意观察椎间盘内是否有积气或许莫结节形成。

二、腰椎 CT（图 6-8）阅片要点

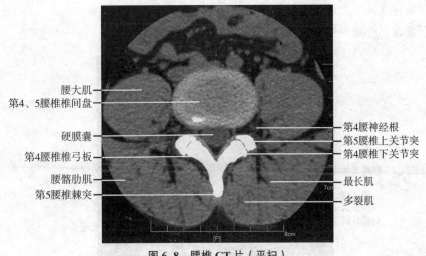

图 6-8　腰椎 CT 片（平扫）

腰椎 CT 阅片基本要点与 X 线大致相同，具体如下。

1. 注意观察椎体边缘、小关节有无骨质增生，黄韧带、棘上韧带等周围软组织有无增厚

钙化。

2.注意观察腰椎间盘有无突出、膨出等，是否卡压神经根、脊髓及周围软组织。

3.注意观察椎间盘内是否有积气或许莫结节形成。

三、肘关节 CT（图 6-9）阅片要点

熟悉掌握正常肘关节影像解剖结构。

1.注意观察关节间隙有无变窄、软骨下骨质有无囊变。

2.注意观察有无关节面骨质增生及关节周围韧带钙化。

3.病情严重者注意观察有无关节囊扩张、关节积液。

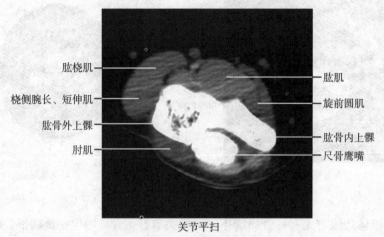

关节平扫

图 6-9　肘关节 CT 片

四、骶髂、膝关节 CT（图 6-10）阅片要点

熟悉掌握正常骶髂关节影像解剖结构。

1.注意观察骶髂关节面是否毛糙，关节间隙是否对称、有无变窄。

2.注意观察有无关节面硬化及骨质增生。

3.病情严重者，注意观察有无关节囊扩张、关节积液。

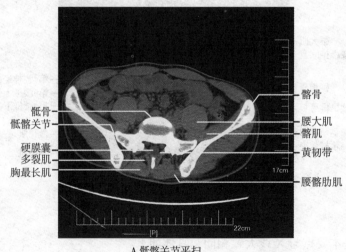

A.骶髂关节平扫

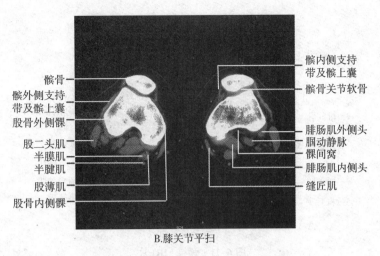

B.膝关节平扫

图 6-10　骶髂、膝关节 CT 片（平扫）

第三节　MRI 检查

MRI 检查即磁共振成像，是通过对静磁场中的人体施加特定频率的射频脉冲，使人体中的氢质子受到激励而发生磁共振现象。停止脉冲后，质子释放能量并恢复到原来状态（弛豫时间）并产生 MR 信号，经过计算机处理后生成图像。各部位的 MRI 片具体阅片要点如下。

一、颈椎 MRI（图 6-11）阅片要点

颈椎 MRI 影像较 CT 能更清楚、直接地反映解剖结构。

1. 注意观察颈椎生理曲度有无变直。
2. 注意观察椎体边缘有无骨质增生，黄韧带、项韧带等周围软组织有无增厚钙化。
3. 注意观察颈椎间盘有无突出、膨出等，是否卡压神经根、脊髓及周围软组织。
4. 注意观察椎间盘内是否有积气或许莫结节形成。
5. 注意观察颈椎终板及周围软组织有无病理信号。

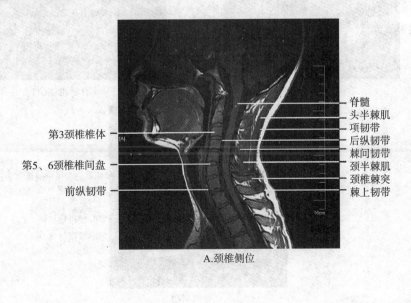

A.颈椎侧位

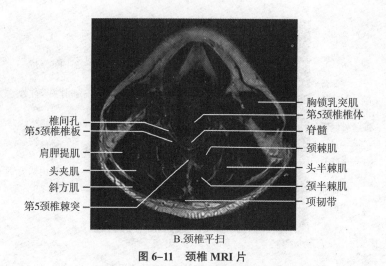

B.颈椎平扫

图 6-11　颈椎 MRI 片

二、腰椎 MRI（图 6-12）阅片要点

熟悉掌握正常腰椎影像解剖结构。

1. 注意观察腰椎生理曲度有无变直。

2. 注意观察椎体边缘、小关节有无骨质增生，黄韧带、棘上韧带等周围软组织有无增厚钙化。

3. 注意观察腰椎间盘有无失水退变，有无突出、膨出等，是否卡压神经根、脊髓及周围软组织。

4. 椎间盘内是否有积气或许莫结节形成。

5. 腰椎终板及周围软组织有无病理信号。

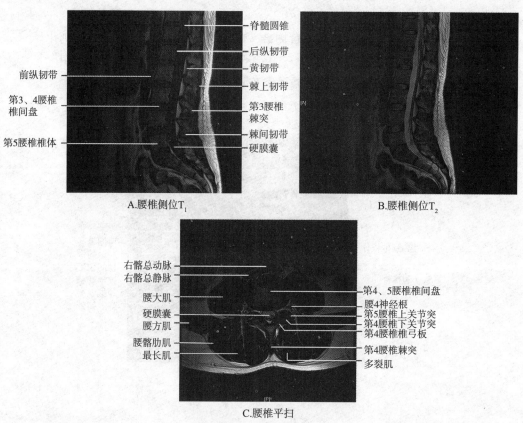

图 6-12　腰椎 MRI 片

三、肩关节 MRI（图6-13）阅片要点

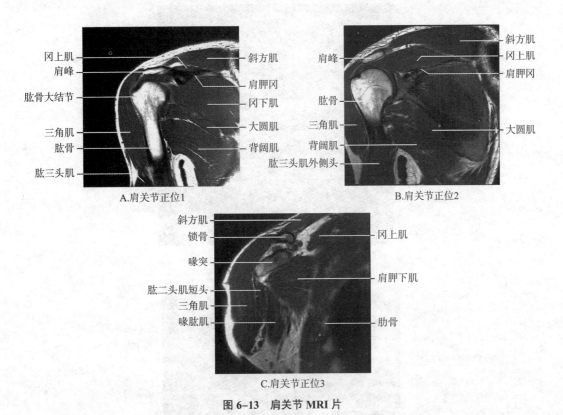

冈上肌　　　斜方肌
肩峰　　　　肩胛冈
肱骨大结节　冈下肌
三角肌　　　大圆肌
肱骨　　　　背阔肌
肱三头肌
A.肩关节正位1

斜方肌
肩峰　　　冈上肌
　　　　　肩胛冈
肱骨
三角肌　　大圆肌
背阔肌
肱三头肌外侧头
B.肩关节正位2

斜方肌　　　冈上肌
锁骨
喙突　　　　肩胛下肌
肱二头肌短头
三角肌
喙肱肌　　　肋骨
C.肩关节正位3

图6-13　肩关节 MRI 片

熟悉掌握正常肩关节影像解剖结构。

1.注意观察肩关节周围肌肉肌腱、韧带、筋膜有无局部充血、水肿及炎性信号。

2.注意观察肩关节有无骨质增生、硬化，关节软骨损伤。

3.注意观察有无关节、滑囊积液。

四、肘、腕关节 MRI（图6-14）阅片要点

熟悉掌握正常肘、腕关节影像解剖结构。

1.注意观察肘关节肱骨内外侧髁有无异常信号。

2.注意观察肘腕关节内有无关节囊关节积液，关节周围肌肉韧带有无异常信号。

3.注意观察肌腱、关节内软骨有无异常信号。

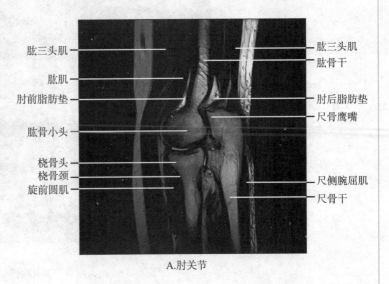

肱三头肌　　　　肱三头肌
　　　　　　　　肱骨干
肱肌
肘前脂肪垫　　　肘后脂肪垫
　　　　　　　　尺骨鹰嘴
肱骨小头
桡骨头
桡骨颈　　　　　尺侧腕屈肌
旋前圆肌　　　　尺骨干
A.肘关节

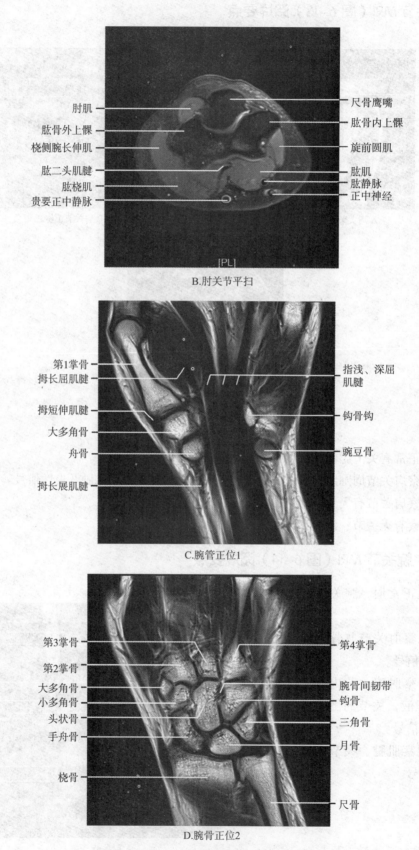

肘肌
肱骨外上髁
桡侧腕长伸肌
肱二头肌腱
肱桡肌
贵要正中静脉

尺骨鹰嘴
肱骨内上髁
旋前圆肌
肱肌
肱静脉
正中神经

[PL]

B.肘关节平扫

第1掌骨
拇长屈肌腱
拇短伸肌腱
大多角骨
舟骨
拇长展肌腱

指浅、深屈肌腱
钩骨钩
豌豆骨

C.腕管正位1

第3掌骨
第2掌骨
大多角骨
小多角骨
头状骨
手舟骨
桡骨

第4掌骨
腕骨间韧带
钩骨
三角骨
月骨
尺骨

D.腕骨正位2

图6-14 肘、腕关节 MRI 片

五、骶髂关节 MRI（图 6-15）阅片要点

熟悉掌握正常骶髂关节影像解剖结构。

1. 注意观察骶髂关节面是否毛糙，关节间隙是否对称有无变窄。

2. 注意观察有无关节面硬化及骨质增生。

3. 注意观察周围肌肉组织有无异常信号。

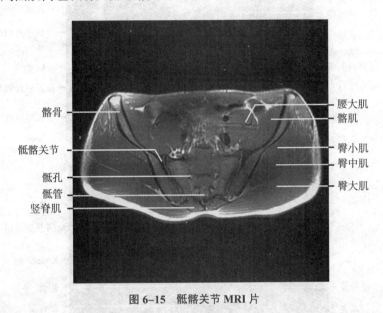

髂骨　腰大肌　髂肌　骶髂关节　臀小肌　臀中肌　骶孔　骶管　竖脊肌　臀大肌

图 6-15　骶髂关节 MRI 片

六、膝、踝关节 MRI（图 6-16）阅片要点

熟悉掌握正常膝、踝关节影像解剖结构。

1. 注意观察膝、踝关节有无滑膜增厚及关节腔积液。

2. 注意观察肌腱、关节内软骨有无侵蚀及异常信号。

3. 注意观察膝关节内外侧半月板有无损伤，关节软骨是否光滑，前、后交叉韧带有无水肿撕裂，注意内外侧副韧带有无异常信号。

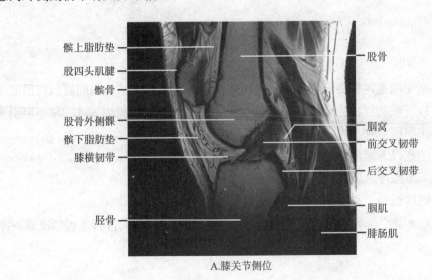

髌上脂肪垫　股四头肌腱　髌骨　股骨外侧髁　髌下脂肪垫　膝横韧带　胫骨　股骨　腘窝　前交叉韧带　后交叉韧带　腘肌　腓肠肌

A.膝关节侧位

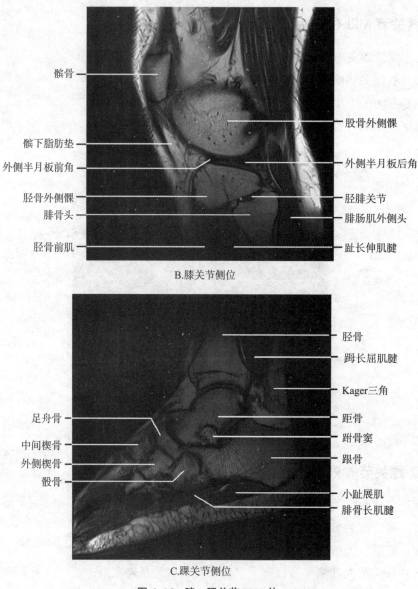

髌骨

髌下脂肪垫
外侧半月板前角

胫骨外侧髁
腓骨头

胫骨前肌

股骨外侧髁

外侧半月板后角

胫腓关节

腓肠肌外侧头

趾长伸肌腱

B.膝关节侧位

胫骨
蹈长屈肌腱

Kager三角

距骨
跗骨窦

跟骨

小趾展肌
腓骨长肌腱

足舟骨

中间楔骨
外侧楔骨
骰骨

C.踝关节侧位

图6-16 膝、踝关节MRI片

第四节　超声检查

　　超声检查是指使用超声探头发射超声波给物体，记录物体内部结构的回波，将回波进行处理形成灰度图像，以反映物体的内部结构，常见组织在超声下的表现见表6-1。在超声引导下针刀松解可以避免损伤周围血管、神经。

　　超声扫查应注意以下事项：

　　1. 根据扫查部位深度选取其恰当频率的探头。

　　2. 熟悉相关解剖结构，并掌握各解剖结构常见回声表现。

　　3. 不同于其他影像，超声扫查需要通过触诊、左右对比、动态的进行才可以准确判断。

表 6-1　针刀医学常见组织超声表现

组织	超声成像
静脉	压缩性无回声（黑色）
动脉	搏动性无回声（黑色）
脂肪	低回声（黑色）
筋膜	高回声（白色）
肌肉	低回声及高回声条带（黑色及白色）
肌腱	高回声（白色）
神经	低回声（黑色）
神经内、外膜	高回声（白色）
局麻醉药	无回声（黑色）
骨骼	强回声后伴声影（白亮表面包裹黑暗影）

一、臂丛部超声扫查（图 6-17）阅片要点

1. 本处扫查常用于观察斜角肌群和臂丛麻醉，故常用横断位扫查。

2. 左右、动态对比可以观察斜角肌有无增粗、挛缩、水肿等。

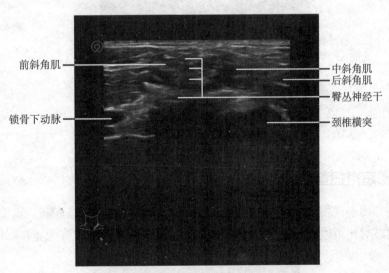

图 6-17　臂丛神经超声横断位扫查

二、肩前部超声扫查（图 6-18）阅片要点

1. 本处扫查常用于观察肱二头肌长头肌腱、肱骨大结节、小结节、结节间沟等解剖结构。

2. 左右、动态对比可以观察结节间沟有无变浅（＜3mm）等。

3. 左右、动态对比肱二头肌长头肌腱有无增粗、挛缩、水肿、断裂，肱骨大小结节有无异常影像表现等。

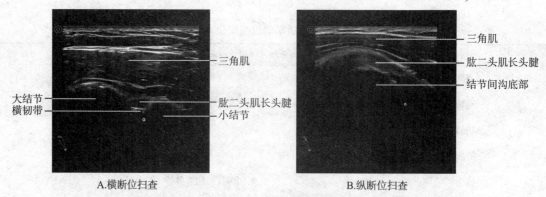

三角肌

大结节 ———— ———— 肱二头肌长头腱
横韧带 ———— ———— 小结节

三角肌
———— 肱二头肌长头腱
———— 结节间沟底部

A.横断位扫查　　　　　　　　　　B.纵断位扫查

图 6-18　肩前部超声

三、肱骨外上髁部超声扫查（图 6-19）阅片要点

1. 双手呈 "祈祷" 状横断位扫查更易观察周围组织结构。

2. 左右、动态对比可以观察肱骨外上髁处组织肌肉有无水肿变性等异常影像。

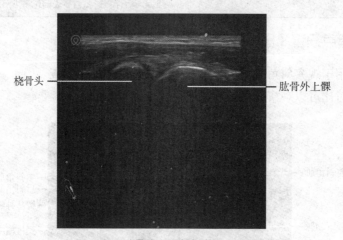

桡骨头 ————　　　　　　　　———— 肱骨外上髁

图 6-19　肱骨外上髁部超声纵断位扫查

四、前臂部超声扫查（图 6-20）阅片要点

1. 本处扫查常用于观察正中神经、尺神经、桡骨、尺骨及前臂肌群等。

2. 左右、动态对比可以观察相关神经有无卡压、水肿，前臂肌群有无异常影像表现等。

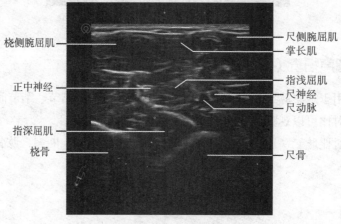

桡侧腕屈肌 ————　　　　　　———— 尺侧腕屈肌
　　　　　　　　　　　　　　　———— 掌长肌

正中神经 ————　　　　　　　———— 指浅屈肌
　　　　　　　　　　　　　　　———— 尺神经
　　　　　　　　　　　　　　　———— 尺动脉

指深屈肌 ————

桡骨 ————　　　　　　　　　———— 尺骨

图 6-20　前臂超声横断位扫查

五、指关节部超声扫查（图6-21）阅片要点

1. 本处扫查常用于观察指屈肌腱鞘、肌腱、滑车等解剖结构。

2. 左右、动态对比肌腱、滑车有无增粗、水肿等。

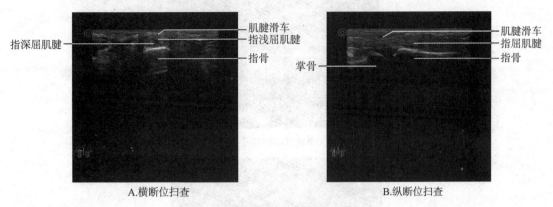

A. 横断位扫查　　　　　　　　　　B. 纵断位扫查

图6-21　中指超声

六、大腿后部超声扫查（图6-22）阅片要点

1. 本处扫查常用于坐骨神经、大腿后侧肌群等解剖结构。

2. 左右、动态对比可以观察大腿后侧肌群有无粘连、增粗，坐骨神经有无卡压、水肿等异常影像表现。

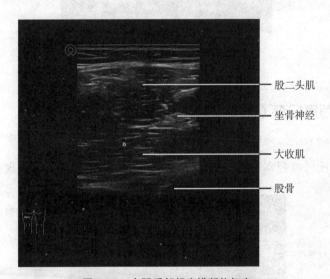

图6-22　大腿后部超声横断位扫查

七、膝关节周围超声扫查（图6-23）阅片要点

1. 扫查膝关节前部使膝关节呈屈曲位更容易观察关节内结构。

2. 左右、动态对比可以观察膝关节周围组织肌肉神经，以及特殊解剖结构，如鹅足囊、交叉韧带、滑囊、脂肪垫等有无异常影像。

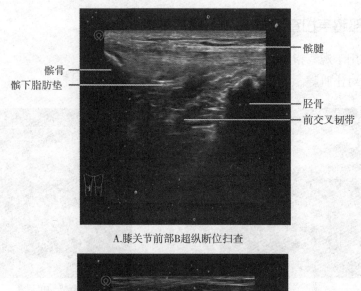

髌腱
髌骨
髌下脂肪垫
胫骨
前交叉韧带

A.膝关节前部B超纵断位扫查

腓肠肌
后交叉韧带
胫骨

B.膝关节后部B超纵断位扫查

图6-23 膝关节超声扫查

八、内踝下部超声扫查（图6-24）阅片要点

1. 本处扫查常用跗管综合征等疾病。

2. 左右、动态对比可以观察屈肌支持带、胫后神经等有无异常影像表现。

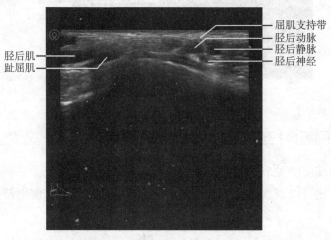

屈肌支持带
胫后动脉
胫后静脉
胫后神经
胫后肌
趾屈肌

图6-24 跗管超声横断位扫查

九、跟骨部周围超声扫查（图6-25）阅片要点

1. 本处扫查常用于跟骨刺、足跖筋膜炎、跟腱炎、足跟脂肪垫炎。
2. 左右、动态对比可以观察跟骨、跟腱、足跖筋膜、足跟垫等结构有无异常影像表现。

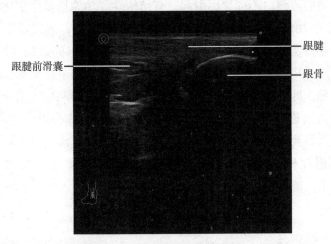

图6-25 跟腱部超声纵断位扫查

第五节 姿态和动作评估

针刀医学在诊断方面不仅参考生化检验、X线检查、CT检查、MRI检查，还根据望、闻、问、切获得的信息从整体上认识与把握疾病。这样既能客观地抓住病因与认识病理病机，又能从宏观整体上认识疾病本质。中医理论强调整体观念和辨证论治，这一理念也同样适用于针刀医学中对肌肉骨关节疾病的诊治。肌肉骨关节疾病多与运动功能障碍相关，运动功能障碍又与复杂的力学系统、神经控制系统的功能密不可分。任何运动都是一个模式化的运动，都是在神经系统控制下肌肉之间的协同运动，而不是单一的肌肉收缩。任何关节的运动都是诸多系统协调配合才能完成。因运动模式只能存在于大脑之中，所以说大脑在运动中起到一个整合、募集或者是控制与整合的作用。在面对肌肉骨关节疼痛的时候，就要从动作模式去分析、评估及治疗，而不是仅仅着眼于局部的疼痛，或者是孤立的关节运动障碍。针刀诊治同样遵守中医学"急则治标，缓则治本""治病必求于本"的治疗原则。对人体姿态与动作的整体运动模式进行评估和分析，找出导致疼痛和功能障碍的根源即为求本。

评估常采用静态观察与功能动作评估等模式，基本依据是区域相互依存（regional interdependence）理论与关节间关联（joint by joint）理论。研究认为身体某区域的疼痛或功能受限与另一个区域的功能障碍有关。临床常见有颈肩疼痛及其活动受限与胸椎灵活性相关；腰膝疼痛与髋关节功能受限相关。弗拉基米尔-扬达（Vladimir Janda）认为："动作系统是作为一个整体在工作。试图孤立理解动作系统不同部位的损伤而不是把动作系统的功能理解为一个整体是一个严重的错误做法。"即表面上看似无关的另一个解剖部位的问题可能导致了患者的主诉症状或与症状相关联。因为身体是一个内在联系的有机整体，系统内某个环节的功能障碍会导致相关部位的功能异常。

针刀治疗不应该仅仅针对局部症状进行处理，而应该以去除生物力学上的过度负荷为目标，

恢复力学动态平衡。如足踝距下关节过度旋前，会影响到下肢的动力链，会产生膝关节外翻，或者骨盆位置异常等。现在过度静态工作的模式，使中胸段胸椎的灵活性受限，导致盂肱关节的功能失调、颈椎的活动受限，甚至呼吸模式改变。因此找出导致疼痛的关键环节非常重要，对全局模式的评估分析非常关键。

肢体疼痛或关节功能障碍由不同原因引起，有结构性、功能性及生物化学性之分，就病理机制而言，结构（机械）、功能、生物化学三者有联系，也有不同，因此需要做相应的临床检查与功能动作评估以确定治疗方法。如结构性问题，骨关节退变、椎间盘病变及组织的延展性受限、椎体排列紊乱等，可以采用针刀治疗、整脊治疗、手法牵伸、关节松动术、肌筋膜链的手法、牵引等方法。功能性问题，即疼痛或关节功能障碍是因为关节控制和稳定出现障碍或缺陷，就不能用结构性问题的治疗方法进行干预，应该进行功能性训练，如核心稳定性训练、灵活性训练等。如果出现炎症反应，就需要用药物、理疗、中药内服或外敷等方法进行干预。骨错缝、筋出槽需要手法调整；组织延展性和关节活动受限，需进行牵伸及手法、关节松动术等治疗。功能性问题，不能用药物、手术、微创进行干预，以免产生医源性损伤。

一、姿态评估

人体姿态指保持身体的方式。它是指全身各肌肉和关节在静态或动态动作上的结构性联结。姿态评估可分两种，即静态评估与动态评估。静态评估是观察身体各部分于某一位置时的排列；动态评估是观察身体各部分于运动时的排列。姿态评估能反映出肌肉的长度与张力，以及肢体节段和关节的排列状态。理想姿态是身体各个部分之间保持平衡协调的状态，以此保证人体处于合适的生物力学状态，并发挥最佳效能。评估时以快速而有效的方法进行姿态观察，患者尽量穿内衣裤、赤足，女性患者着普通内衣即可，无需着紧身运动衣，以免影响观察。患者在自然、放松的状态下保持姿势；医师于患者正面、侧面及背面进行观察。

（一）标准姿势观察

1. 正面观（图6-26） 重力线通过面颊中央，经过前额、鼻尖、下颏，过胸骨柄、胸骨、剑突、肚脐及耻骨联合，距离两腿、两膝、两踝等距。

头面部：中立位，无旋转或倾斜。

肩峰与锁骨：两侧肩峰与锁骨等高对称。

肚脐：无左右偏移。

骨盆：髂前上棘等高与重力线等距。

股骨：股骨无明显内旋或外旋。

膝关节：髌骨朝向正前方且等高，胫骨对称无明显旋转，下肢肌肉形状与体积相近。

踝关节：双侧内踝等高，脚掌微外旋。

2. 侧面观（图6-27） 重力线通过乳突中央、肩峰、第2骶椎、股骨大转子、髌骨、踝关节前3~4cm。

头面部：中立位，无前倾或后仰，下颏无前伸或后缩。

颈椎：正常曲度，轻微前屈。

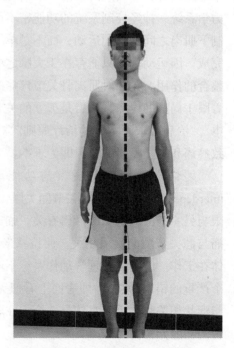

图6-26　标准姿势（正面观）

肩胛骨：平贴上背部，无内旋或外旋。

胸椎：正常曲度，无后凸太过或平坦。

腰椎：正常曲度，无前凸太过或平背。

骨盆：中立位，髂前上棘和耻骨联合处于同一垂直平面上，双臀及大腿肌肉形状与体积相近。

髋膝关节：中立位，无过度屈曲或伸展。

踝关节：中立位，腿部与地面成 90°角。

3. 背面观（图 6-28）　重力线穿过头颅与颈胸腰骶正中央。

头部：中立位，无侧倾，无扭转。

肩部：中立位，无耸肩，无塌肩，两侧对称。

肩胛骨：中立位，内侧缘基本平行，距脊柱 3.8～5cm，肩胛骨平贴肋廓，无明显前倾；双侧肩胛骨下角等高，无明显翘起、下压或旋转。

手臂：手臂自然下垂，距两侧胁肋等宽，双侧手肘手腕等高。

胸腰椎：上下成一条直线。

骨盆：两侧髂后上棘等高，距重力线距离相等。

髋关节：中立位，双侧股骨大转子等高，臀下线相似且等高。

下肢：成一条直线，无膝内翻或外翻，双侧腓肠肌形状及大小相似。

足踝：内外踝等高，跟骨及跟腱无偏斜，脚掌微外旋。

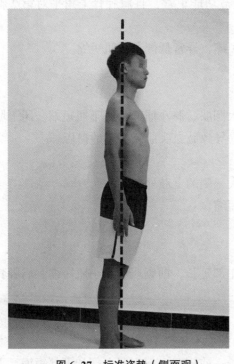
图 6-27　标准姿势（侧面观）

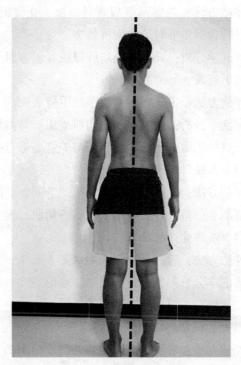
图 6-28　标准姿势（背面观）

（二）不良姿势评估

1. 头颈部

（1）头颈部倾斜

评估方法：耳垂是否等高，鼻是否位于中线。

解剖学分析：向左侧倾为例，左侧斜方肌上部、肩胛提肌、胸锁乳突肌、斜角肌短缩。

（2）头前移

评估方法：侧面观察，耳垂的重垂线落于肩峰之前。

解剖学分析：枕下肌群、肩胛提肌、胸锁乳突肌、斜方肌上部短缩。头长肌、颈长肌、舌骨上肌群、舌骨下肌群延长。

（3）颈部旋转

评估方法：后面观察，耳朵或面颊露出较大。

解剖学分析：向右旋转为例，左侧胸锁乳突肌、右侧肩胛提肌、右侧头夹肌、右侧颈夹肌、左侧斜方肌上束短缩。

（4）颈椎过伸，下颌前突

评估方法：从侧面观察颈椎，颈椎前凸弧度是否过大。

解剖学分析：斜方肌上部、肩胛提肌、头夹肌、颈夹肌、颈半棘肌、头半棘肌、胸锁乳突肌短缩。头长肌、颈长肌失活。可见驼背或颈胸结合部隆起。

（5）下颌与颈部夹角

评估方法：下颌与颈部的夹角90°左右。

解剖学分析：大于90°时舌骨上下肌群紧张，颞下颌关节压力增加。

2. 肩部

（1）肩部高度

评估方法：观察两侧肩胛骨高度，正常时肩关节功能正常，且肩胛骨上角平对第2胸椎棘突，肩胛骨下角平对第7胸椎棘突。

解剖学分析：异常高侧肩胛提肌和斜方肌上部短缩，异常低侧背阔肌短缩。

（2）圆肩

评估方法：正面观察到较多的手背表面。

解剖学分析：胸大肌、三角肌前束、背阔肌、大圆肌、胸小肌、肩胛下肌短缩。冈下肌、小圆肌、三角肌后束延长。此姿势与驼背姿势有关，易导致肱二头肌长头腱的挤压。

（3）上肢位置

评估方法：观察上肢与胁肋间的空间，空间较大一侧的上肢外展。

解剖学分析：外展侧冈上肌、三角肌、腰方肌短缩。

（4）肩胛骨内收及外展

评估方法：肩胛骨内侧缘距棘突 5 ～ 7cm。

解剖学分析：肩胛骨外展时，菱形肌和斜方肌中部延长，前锯肌和胸小肌短缩。肩胛骨内收少见，菱形肌、斜方肌中部纤维短缩。

（5）肩胛骨旋转

评估方法：肩胛骨内侧缘略外展 5 ～ 10°，下角外展不超过 1cm。

解剖学分析：上回旋时，菱形肌、肩胛提肌延长，前锯肌、斜方肌上部和下部短缩。下回旋时，胸小肌、菱形肌、肩胛提肌短缩，前锯肌、斜方肌上部和下部延长。

（6）翼状肩

评估方法：肩胛骨内侧缘背离肋骨缘翘起，下角突起。

解剖学分析：胸小肌短缩，斜方肌中部、菱形肌、前锯肌激活不足。

3. 上肢

（1）肘关节姿势

评估方法：对比两侧肘关节屈曲角度。

解剖学分析：肘关节屈曲过大时，肱肌、肱二头肌、肱桡肌短缩。肱三头肌、肘肌延长。

（2）手肘位置

评估方法：肘关节朝前内45°。

解剖学分析：肱骨的内旋肌群短缩，前臂内旋肌群短缩。

4. 脊柱

（1）胸廓旋转

评估方法：一侧肩较另一侧肩靠前或靠后，或一侧肋弓与对侧髂前上棘的距离较对侧长或短。

解剖学分析：胸廓左旋，常伴颈右旋。左侧腹内斜肌、右侧腹外斜肌、右侧腰大肌、右侧腰部竖脊肌、颈部右旋肌群短缩。

（2）胸椎曲度

评估方法：从侧面观察胸椎曲度变化。后凸过大常伴随颈椎和（或）腰椎前凸角度增加。后凸变小时背部显得平坦。

解剖学分析：后凸过大时胸大肌、胸小肌、腹直肌短缩，常伴肱骨内旋。曲度过小时竖脊肌短缩，腹直肌延长。

（3）腰椎曲度

评估方法：侧面观察腰椎曲度。

解剖学分析：腰椎前凸增加常伴骨盆前倾，腰部竖脊肌、髂腰肌、耻骨肌短缩。腹直肌和臀大肌、腘绳肌延长。腰椎曲度变直时，腹直肌、臀大肌、腘绳肌短缩，竖脊肌、髂腰肌、多裂肌延长。

（4）脊柱伸肌

评估方法：弯腰从后面观察脊柱伸肌形态，一侧胸腰部竖脊肌较对侧高。

解剖学分析：高侧的竖脊肌肥大，多裂肌、回旋肌薄弱、臀大肌薄弱，髂腰肌紧张。

（5）脊柱侧弯（胸凸向右侧）

评估方法：后面观察并触诊胸腰椎棘突。

解剖学分析：

S形脊柱侧弯，颈椎凸向左侧，右侧斜角肌、右侧上斜方肌、右侧肩胛提肌、右侧颈部竖脊肌。胸椎凸向右侧，左侧肋间肌、左侧胸竖脊肌、左侧腹肌短缩。腰椎凸向左侧：右侧腰方肌、右侧腰竖脊肌短缩。

C形脊柱侧弯，颈椎凸向左侧，右侧斜角肌、右侧上斜方肌、右侧肩胛提肌、右侧颈部竖脊肌。胸椎凸向右侧，左侧肋间肌、左侧胸竖脊肌、左侧腹肌短缩。腰椎凸向右侧，左侧腰方肌、左侧腰竖脊肌短缩。

5. 骨盆和下肢

（1）骨盆侧倾

评估方法：两侧髂前上棘或髂后上棘是否等高。

解剖学分析：以骨盆左倾为例，右侧腰方肌、右侧背阔肌、右侧竖脊肌、右侧髋内收肌、左侧髋外展肌短缩。如骨盆相对于躯干外移，提示同侧髋外展肌无力和（或）髋内收肌短缩。长短腿、腰椎疾病或骶髂关节疾病也可导致骨盆侧倾。

（2）骨盆前倾和后倾

评估方法：骨盆前倾时髂前上棘在耻骨联合之前，骨盆后倾时髂前上棘在耻骨联合之后。

解剖学分析：骨盆前倾时，竖脊肌、髂腰肌、股直肌、阔筋膜张肌、耻骨肌短缩。臀大肌、腹直肌、腘绳肌延长。骨盆后倾：臀大肌、腹直肌、腘绳肌短缩。竖脊肌、髂腰肌、股直肌、阔筋膜张肌、耻骨肌延长。

（3）骨盆旋转

评估方法：观察骨盆是否相对于脊柱旋转，肚脐偏向骨盆旋转侧。

解剖学分析：骨盆相对于脊柱顺时针旋转为例。右腰方肌、右腰竖脊肌、左胸竖脊肌、右腹外斜肌、左腹内斜肌、右阔筋膜张肌、右髂腰肌、右耻骨肌短缩，腰椎或骶髂关节疾病也会导致骨盆旋转。骨盆未旋转时，膝盖朝向前方，脚部内外侧的压力平均分散。骨盆右旋时膝朝向右侧，右脚外侧的压力增加。

（4）髋关节旋转

评估方法：股骨外上髁向前，内上髁向后，提示股骨内旋；反之提示股骨外旋。足部呈现内八字，提示股骨和（或）胫骨内旋；足部呈现外八字，提示股骨和（或）胫骨外旋。

解剖学分析：髋关节内旋时，阔筋膜张肌、臀小肌、臀中肌前束短缩。臀大肌、臀中肌后束、臀深层外旋肌、髂腰肌、缝匠肌延长。髋关节外旋时，阔筋膜张肌、臀小肌、臀中肌前束短缩。臀大肌、臀中肌后束、臀深层外旋肌、髂腰肌、缝匠肌延长。

（5）臀线

评估方法：臀线较对侧低，常伴有臀肌外上 1/4 扁平或下垂。

解剖学分析：臀大肌无力，腘绳肌肥大。同侧骶髂关节功能紊乱，髂腰肌紧张。

（6）膝内翻和膝外翻

评估方法：膝接触时足分开，足接触时膝分开。

解剖学分析：膝外翻时膝关节外侧间隙变窄，髂胫束与股二头肌短缩，股薄肌、半腱肌、半膜肌拉长。膝内翻时膝关节内侧间隙变窄，髂胫束与股二头肌拉长，股薄肌、半腱肌、半膜肌短缩。

（7）胫骨旋转

评估方法：胫骨粗隆正常为正对前方，胫骨粗隆内偏，胫骨内旋，胫骨粗隆外偏，胫骨外旋。

解剖学分析：胫骨内旋时半腱肌、半膜肌、腘肌、缝匠肌短缩。股二头肌、髂胫束延长。胫骨外旋时股二头肌、髂胫束短缩。半腱肌、半膜肌、腘肌、缝匠肌延长。

（8）髌骨位置

评估方法：髌骨应该位于下肢轴线上或稍内侧上。

解剖学分析：髌骨外移提示髂胫束和股外侧肌短缩，髌骨内移提示股内侧肌缩短，髌骨上移提示股直肌短缩。

（9）膝关节过屈和过伸

评估方法：左侧能观察到较多的右膝窝或右侧小腿，提示右侧膝过度伸。

解剖学分析：膝关节过伸时股四头肌、比目鱼肌短缩，腘绳肌、腘肌延长。膝关节过屈时腘绳肌、腘肌短缩，股四头肌、比目鱼肌延长。膝屈曲角度增加伴随髋关节屈曲增加及踝关节背屈增加。

（10）Q 角

评估方法：站立量，髌骨中心到髂前上棘连线，髌骨中心到胫骨粗隆连线，两线夹角为 Q 角。正常 Q 角男性为 10°～ 15°，女性为 12°～ 18°

解剖学分析：Q 角越大，股四头肌对髌骨外移力越大，更易出现髌骨病变。

（11）踝关节内翻和外翻

评估方法：后面观察踝关节，内踝通常比外踝略高。足外翻时距骨和跟骨向内侧倾斜，内踝增高，外踝降低。足内翻时距骨和跟骨向外侧倾斜，内踝降低，外踝增高。

解剖学分析：足外翻时足旋前位。外踝高，内踝低，多由足内侧承重，提示足旋后肌群（小腿三头肌、胫后肌、胫前肌、屈长肌、屈趾长肌）弱。足内翻时足旋后位。外踝低，内踝高，多由足外侧承重，提示足旋前肌群（腓骨长短肌、趾长伸肌、长伸肌）弱。

二、肌肉失衡评估

神经控制系统与肌肉骨骼系统之间的失调是产生肌肉骨骼疼痛的基本原因之一。肌肉受神经系统与肌肉骨骼的牵拉生物力学系统的双重调控。这一整体系统的任一结构或功能出现问题，都会对肌肉系统造成影响，产生肌张力、肌力、肌肉耐力、平衡性、协调性及肌容积的变化。肌肉失衡是肌肉功能障碍的系统表现，是肌肉长度或力量的不均衡，或张力高低的失衡。肌肉失衡引发运动模式的改变，以及身体异常适应性的改变，导致关节应力变化，产生关节疼痛及功能障碍和退变。肌肉失衡是机体对肌张力增高而产生的整体反应，不是单个肌肉的个别行为。其主要发生在易紧张短缩的肌肉与易被抑制的肌肉之间，并且一般累及所有肌肉系统（表 6–2）。

表 6–2　肌肉失衡表现

易表现短缩或痉挛的肌肉	易表现无力或抑制的肌肉
上肢屈肌	上肢伸肌
颈深部短肌	斜角肌
胸锁乳突肌	颈长肌
胸大肌	头长肌
斜方肌上部	前锯肌
梨状肌	斜方肌中下部
腰方肌	腹壁肌肉
竖脊肌	臀大肌
腘绳肌	臀中肌
内收肌	臀小肌
腰大肌	股内侧肌
髂肌	胫前肌
阔筋膜张肌	
腓肠肌	

Vladimir Janda（1928—2002）针对肌肉失衡问题提出了 3 个著名的综合征，即上交叉综合

征（upper crossed syndrome）（图 6-29）、下交叉综合征（lower crossed syndrome）（图 6-30）和分层综合征（图 6-31）。分层综合征是上交叉综合征与下交叉综合征共有的表现。患者出现特定的运动调节障碍，且功能障碍长期存在，并随时间延长而加重。其预后较单纯的上交叉综合征与下交叉综合征差。分层综合征常见于老年人和椎间盘手术效果不理想的患者。每个综合征各有不同姿势表现和临床特征，对治疗和训练具有重要指导意义，见表 6-3。

表 6-3　肌肉失衡综合征

	上交叉综合征	下交叉综合征
易紧张的肌肉	斜方肌上部 胸肌	竖脊肌 髂腰肌
易无力的肌肉	颈深屈肌 斜方肌下部 前锯肌	臀肌 腹肌
姿势表现	头前倾 耸肩 圆肩	骨盆前倾 髋屈曲增加 腰前凸增加

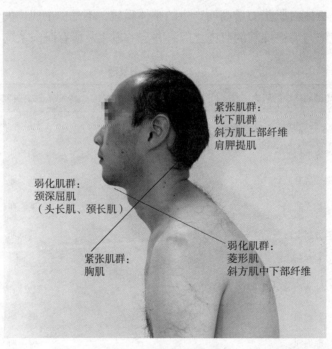

紧张肌群：
枕下肌群
斜方肌上部纤维
肩胛提肌

弱化肌群：
颈深屈肌
（头长肌、颈长肌）

紧张肌群：
胸肌

弱化肌群：
菱形肌
斜方肌中下部纤维

图 6-29　上交叉综合征

　　肌肉失衡评估就是通过在做被动动作时评估其阻力与末端感觉，来评估肌肉长度与张力。正常情况下在推拉动作末端可感觉有轻微的阻力。若肌肉伸展受限，在被动动作末端有明显的阻力和疼痛。评估时须两侧对比。

（一）上斜方肌测试

　　患者仰卧，颈椎前屈并向对侧侧屈，医师一手固定肩带，另一手置枕部使颈转向被测试侧，然后手掌在肩胛骨上缘下压。正常末端感觉为无痛且有弹性；若疼痛且有僵硬的阻滞感为紧张（图 6-32）。

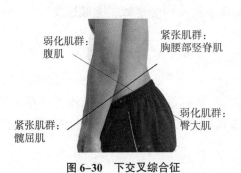

弱化肌群：
腹肌

紧张肌群：
胸腰部竖脊肌

紧张肌群：
髋屈肌

弱化肌群：
臀大肌

图 6-30　下交叉综合征

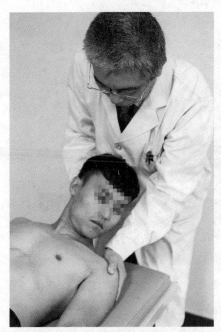

弱化肌群　　　　紧张肌群

颈椎竖脊肌
斜方肌上部纤维
肩胛提肌

肩胛下部稳定肌
肩带外旋肌群

胸腰竖脊肌

腰骶竖脊肌

臀大肌

腘绳肌

足底方肌

图 6-31　分层综合征

（二）肩胛提肌测试

患者仰卧，颈椎前屈，医师一手固定肩带，另一手置枕部使颈转向被测试侧对侧，然后手掌在肩胛骨上缘下压。正常末端感觉为无痛且有弹性；若疼痛且有僵硬的阻滞感为紧张（图 6-33）。

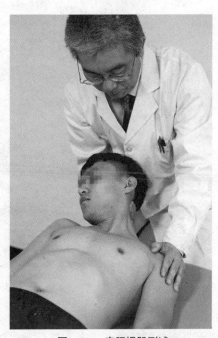

图 6-32　斜方肌上部纤维测试

图 6-33　肩胛提肌测试

（三）胸锁乳突肌

患者仰卧，头部伸出床外。医生排除颈动脉异常，一手支撑患者头部，同时将头颈部向对侧旋并且后伸，另一手稳定患者肩部。末端感觉为无痛且有弹性，若疼痛且有僵硬的阻滞感为紧张。

（四）胸小肌

患者仰卧，屈髋屈膝。医生在患者头端观察肩峰后缘与床面距离，正常距离不超过 2cm，且两侧一致。需排除下列可能情况：屈肘后改善为肱二头肌短头短缩所致，上肢屈曲 90°后改善为喙肱肌所致。

（五）胸大肌测试

首先使患者仰卧，双臂置体侧，观察双肩高低，若胸肌紧张短缩则肩带不能平贴于床面，或紧张短缩一侧高于另一侧（图 6-34）。或仰卧位双臂伸展于头上，紧张短缩侧不能贴于床面（图 6-35）。

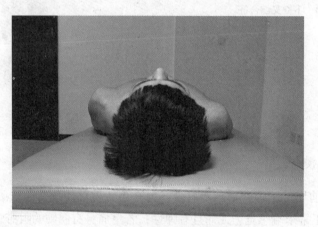

图 6-34　左侧胸肌紧张短缩

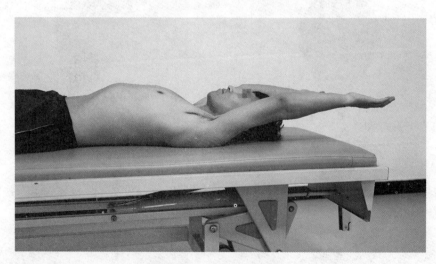

图 6-35　胸肌紧张短缩

然后测试胸肌不同部位肌肉纤维的张力。具体操作方法是固定胸廓，触摸肌肉张力。

1. 胸大肌锁骨部纤维　患者上肢外展，触诊锁骨下区域。正常末端感觉为无痛且有弹性；若疼痛且有僵硬的阻滞感为紧张（图 6-36）。

2. 胸大肌胸骨部纤维 患者屈肘，上肢外展 90°外旋，手臂处于躯干水平面下 30°。触诊胸大肌肌腱，正常末端感觉为无痛且有弹性；若疼痛且有僵硬的阻滞感为紧张（图 6-37）。

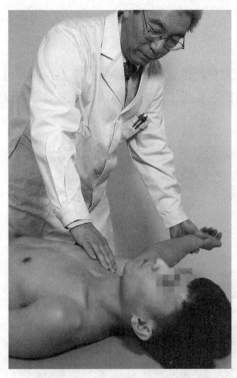

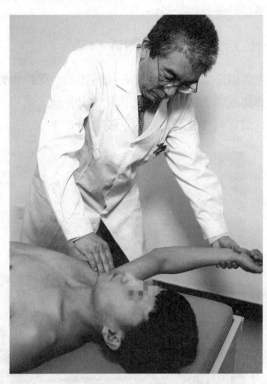

图 6-36 胸大肌锁骨部纤维测试   图 6-37 胸大肌胸骨部纤维测试

3. 胸大肌腹肋部纤维 患者上肢外展 150°并外旋，手臂处于躯干水平面下 10°～15°。触诊胸大肌肌腹，正常末端感觉为无痛且有弹性；若疼痛且有僵硬的阻滞感为紧张（图 6-38）。

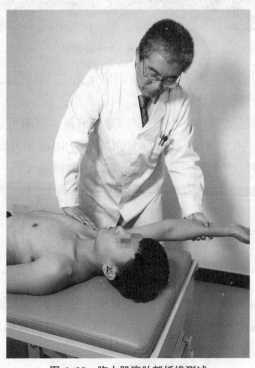

图 6-38 胸大肌腹肋部纤维测试

（六）背阔肌

患者仰卧，屈髋屈膝。将患者手臂抬起放于床面，正常时手臂可平放于床上，并且腰椎平直。需排除肩屈曲受限。

（七）改良 Thomas 测试

患者以坐骨结节刚好坐在床的边缘，保持坐骨结节在此位置不动仰卧躺在床上，同时以双手抱住非测试侧的膝盖屈髋屈膝并固定骨盆，或患者屈髋屈膝后。医师以身体抵住患者非测试侧的足底。然后观察被测试侧的下肢（图 6-39）。

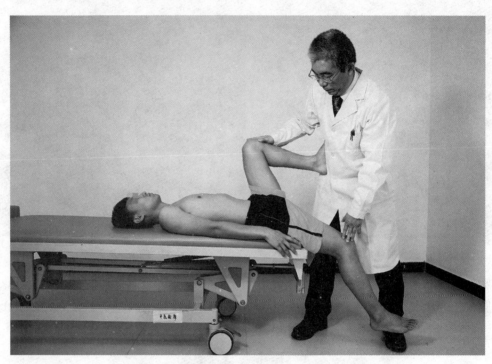

图 6-39　改良 Thomas 测试

1. 髂腰肌　正常状态，大腿不离开床面，末端感觉无痛且有弹性。若大腿离开床面，末端感觉疼痛且有僵硬的阻滞感为髂腰肌紧张。

2. 股直肌　正常状态，膝关节角度小于 90°，膝关节被动屈曲可达 125°，末端感觉为无痛且有弹性；若膝关节角度大于 90°，末端感觉疼痛且有僵硬的阻滞感为股直肌紧张。

3. 阔筋膜张肌、髂胫束　髋外展 0°，髋关节被动内收可达 15°～20°。正常末端感觉为无痛且有弹性；若疼痛且有僵硬的阻滞感为紧张。

4. 髋内收肌群　髋外展 0°，髋关节被动外展 20°～25°。正常末端感觉为无痛且有弹性；若疼痛且有僵硬的阻滞感为紧张。

（八）腘绳肌测试

患者仰卧，医师将患者足跟置于其肘部，前臂放于胫骨下。触诊髂前上棘以检测骨盆运动，控制骨盆与脊柱旋转。将腿抬高直至膝弯曲、骨盆移动或末端感觉出现。在对侧膝伸直状态下可抬高 80°，屈曲状态下可抬高 90°（图 6-40）。

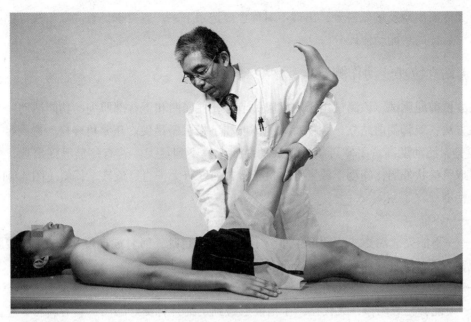

图 6-40 腘绳肌测试

（九）髋内收肌群

患者仰卧，两腿伸直，对侧腿外展15°。医生将足跟放在肘窝，轻轻压住胫骨，另一手置于髂前上棘检查骨盆运动。正常时下肢外展45°不出现骨盆运动。出现异常提示外展肌无力，髋关节内收内旋。

（十）小腿三头肌

患者仰卧，下肢伸展，足悬于床外。医生一手固定足跟，一手拇指置于第五跖骨头。正常时踝关节背伸30°。

（十一）椎旁肌

患者坐姿，屈髋屈膝90°，骨盆轻度后倾。躯干逐渐前屈，直至骨盆运动。医生在髂后上棘水平做标记，在其正上方10cm处再做标记，手放在髂嵴监测骨盆运动。正常时骨盆开始运动时两个标记间距增加6cm以上。

（十二）梨状肌

患者仰卧，双腿伸直。医生通过股骨长轴向髋关节施压以固定骨盆，同时缓慢内收，并内旋髋关节。正常时活动末端会感觉到平缓柔软的阻力。如果梨状肌紧张，可能会导致运动末端突然出现阻力，并且出现臀部深层疼痛。

三、功能动作评估

人的基本功能动作无外乎呼吸及站立状态下的前屈、后伸、旋转，以及单腿支撑下的各种功能活动。功能动作评估的设计就是使用基本身体动作来观察患者最自然的功能动作模式。在动作模式测试中，因为要测试出患者在执行某个动作时的习惯方式，所以要尽量少给提示。如果提示太多，测试出的就会是患者学做正确动作的能力，而不是他们习惯的动作模式反应。每项测试都要记录有无疼痛出现及最低得分，出现不对称也要记录下来。康复训练首先要解决疼痛与动作的不对称，然后提高功能动作评分。

（一）站立位功能动作测试

1. 站立位前屈测试 该测试用于观察髋关节、脊柱屈曲和下背部肌肉的功能活动。

评估方法：双脚朝前站立，膝伸直，身体前屈手指触碰足尖。正常可轻松触碰到足尖并还原到站立姿势。活动度高者手掌可触地，活动性低者摸不到足尖。若有疼痛等症出现，可找到激发、增强或将症状外周化的动作或姿势。检查脊柱曲度有无平直、旋转、偏斜（图4-41）。

评分标准

0分——疼痛。

1分——不能完成动作。活动度很小。不能触碰到足趾，骶骨屈曲度小于70°，腰胸椎棘突曲度平直，大部分脊柱屈曲在胸腰结合部。

2分——能完成动作，但有代偿。活动度较小，或有高活动度表现。

3分——能够完成动作，无代偿。手指能触碰到足趾且有良好的后部重心转移，连贯的脊柱曲线，骶骨屈曲度大于70°，无过分用力或对称性或动作控制缺陷。

功能障碍产生的原因：脊柱和髋关节屈曲受限，腘绳肌张力不足或处于保护状态，缺乏核心稳定及脊柱和髋关节承重时的稳定性，触碰足趾模式功能动作失调。

2. 站立位后伸测试 测试在双上肢上举过头时肩关节、髋关节和脊柱的正常伸展能力。

评估方法：让患者脚趾朝前，双足并拢站立。上肢上举在头的正上方，双臂伸直，肘耳一线。然后使身体尽量后仰并确保双髋向前，同时双臂向后（图6-42）。

评分标准

0分——疼痛。

1分——不能完成动作。双肘在耳之前，髂前上棘没有超过足趾。脊柱曲度不均匀，大部分脊柱弯曲在胸腰结合部。

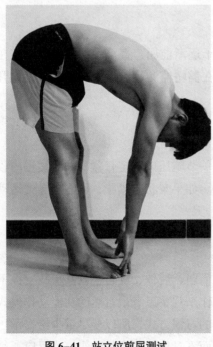
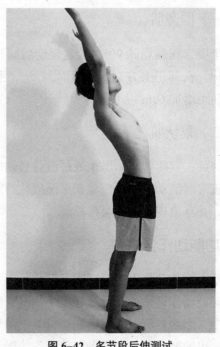

图 6-41 站立位前屈测试　　　图 6-42 多节段后伸测试

2分——能完成动作，但有代偿。后伸时过度屈膝。

3分——能够完成动作，无代偿。上肢能够达到并保持屈曲170°，脊柱弯曲平滑，肩胛冈落在足跟后，髂前上棘在足趾前。

功能障碍产生的原因：肩前屈功能受限，脊柱和髋关节后伸受限，肌肉协调或伸展不足，缺乏核心稳定及脊柱和髋关节承重时的稳定性，多节段后伸模式功能动作失调。

3. 站立位旋转测试　测试颈、躯干、骨盆、双髋、双膝和双足的正常旋转灵活性。因有的部分会由于相邻节段有抵抗而存在活动过度的现象，所以要仔细观察身体每个节段，特别要观察髋、躯干与头颈的活动度。

评估方法：让患者脚趾朝前，双足并拢站立，并且双臂向两侧微微伸展开，头保持中立位，向左右两侧尽量旋转整个身体，脚不能移动（图6-43）。

评分标准

0分——疼痛。

1分——不能完成动作。下颌不能旋至肩前，肩胸不能旋转，足无法锁住不动。

2分——能完成动作，但有代偿。髋旋转左右两侧不对称，躯干后伸，膝存在过度屈曲，有的节段过度活动或有明显不对称或缺乏运动控制的情况出现。

3分——能够完成动作，无代偿。腿与脚保持不动，下颌可以旋转到肩前的位置，双肩可以旋转100°，骨盆旋转大于50°，脊柱骨盆无倾斜。

功能障碍产生的原因：可能是脊柱旋转功能障碍，髋内旋或外旋功能障碍，或膝关节以下的结构旋转受限，抑或是四种情况均有。

（二）胸椎灵活性测试

胸椎灵活性会对呼吸及颈肩腰的功能产生重要影响。胸椎灵活性受限使肩胛和腰椎产生过度代偿，导致肩胛稳定性功能障碍和腰椎稳定功能障碍，也会导致头颈功能活动失调和呼吸模式的改变。

评估方法：双脚开立，站离墙面10cm，抬肩屈肘、掌旋后贴于墙面，头枕部、手背、手腕、臀贴于墙面，然后使腰背尽量贴墙（图6-44）。

评分标准

0分——疼痛。

1分——不能完成动作。下颌翘起，头后部贴不到墙，面部不成垂线，肩外旋不足，手腕离

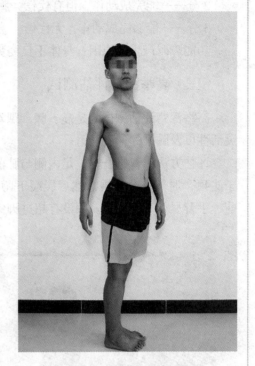

图6-43　多节段旋转测试

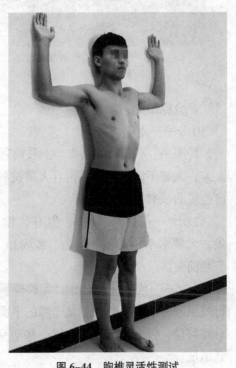

图6-44　胸椎灵活性测试

墙距离大于 1cm，5 指不能触墙，腰背贴墙时没有前肋的活动。

2 分——能完成动作，但有代偿。胸腰前凸离墙距离大于 1cm，手腕无法贴墙。

3 分——能够完成动作，无代偿。腕指贴于墙面，胸腰前凸离墙距离小于 1cm。

功能障碍产生的原因：身体不良姿势，呼吸模式异常，驼背，胸椎结构病理性改变等。

（三）高举深蹲评估测试

高举深蹲评估测试的是髋、膝、踝双侧的对称及灵活性。手臂高举过头还评估了双肩的对称灵活性以及胸椎的伸展能力。

评估方法：双脚开立，足内侧与腋前线同宽，双脚在矢状面，脚尖无外旋。双臂前屈外展举于头顶，肘部充分伸展。然后缓缓下蹲，深蹲至最大限度。下蹲过程中足跟不得离地，头胸朝前，手臂尽量举于头顶。膝没有超过脚尖且没有内扣（图 6-45、图 6-46）。

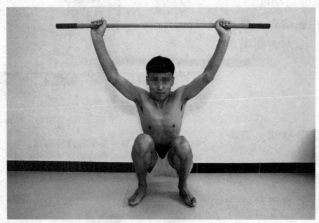 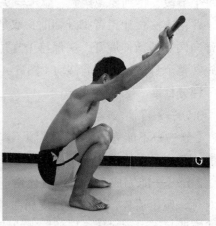

A.正面观　　　　　　　　　　　　　　　　B.侧面观

图 6-45　高举深蹲

评分标准

0 分——疼痛。

1 分——不能完成动作。上肢前屈不能保持在头上方，大腿不能达到水平位且大腿没到水平位时腰骶已经屈曲或脚跟抬起。

2 分——能完成动作，但有代偿。膝盖超过脚尖，大腿水平位时腰骶屈曲，膝内扣，足过度旋前，下颏前突。

3 分——能够完成动作，无代偿。胫骨与躯干平行或更加趋于挺直，大腿低于膝的平面，矢状面关节对线对位，没有过度用力或重心移动及运动控制的问题出现。

功能障碍产生的原因：闭链踝背屈、髋膝屈曲、胸椎伸展、肩屈曲与外展的能力受限。或在负重状态下的踝、膝、髋以及核心稳定性及运动控制功能障碍。

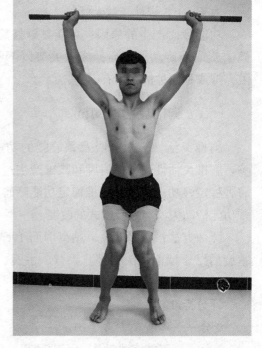

图 6-46　高举深蹲代偿模式

（四）单腿平衡站立评估测试

单腿站立评估测试的是一腿单独支撑时保持姿势稳定的能力。指示步态站立中期的单腿支撑状态及其功能稳定性控制中的骨盆控制，测试臀中肌的功能以及负重时足部外形和功能，认识患者在平衡调节（balance strategies）中使用的是踝调节（ankle strategy）还是髋调节（hip strategy），抑或跨步调节（stepping strategy）。

评估方法：单腿站立，足尖朝前，另一条腿屈髋屈膝90°，双手抱肩或下垂，两眼直视前方，然后指示患者将注意力集中在前方墙面上的一点，保持身体平衡，眼睛闭上，想象那个前方的点。每侧腿测试5次，1～2次睁眼，然后闭眼测试，最长时间30秒。出现以下问题后计时：单腿跳起或脚碰到支撑腿或落地，手向外伸寻求跌倒支撑（图6-47、图6-48）。

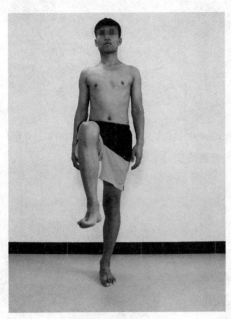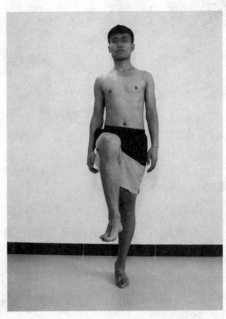

A.睁眼　　　　　　　　　　　　　　B.闭眼

图6-47　单腿站立平衡测试

评估标准

0分——疼痛。

1分——不能完成动作。睁眼单脚站立小于10秒，闭眼站立小于5秒。

2分——能完成动作，但有代偿。睁眼单脚站立小于60秒，闭眼站立小于30秒。出现足过度旋前、Trendelenburg征阳性，骨盆倾斜外移，两肩一高一低。

3分——能够完成动作，无代偿。

功能障碍产生的原因：前庭系统或核心稳定性问题，踝关节稳定性、灵活性以及运动控制问题。

（五）单腿下蹲测试

单腿下蹲测试下肢动力连锁反应中髋膝踝的功能。踝

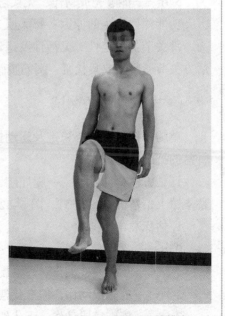

图6-48　站立平衡测试代偿模式

关节背屈不足的代偿方式是足旋前，这会增加作用于系统的应力，使其他部位过度承载。这不仅导致足踝问题，还可引发膝、髋及腰背代偿动力连锁反应。臀大肌是下肢动力连锁反应的一个关键因素，单腿下蹲测试出现骨盆下沉或膝外翻提示对侧臀大肌无力。

评估方法：单腿站在20cm高的台阶上，一侧腿前伸，站立腿下蹲至前伸腿的足跟触地。或单腿站立屈膝30°（图6-49、图6-50）。

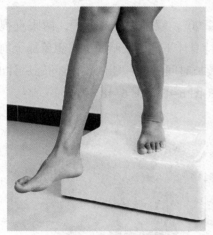 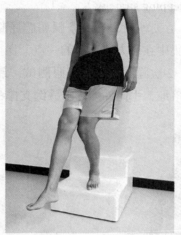 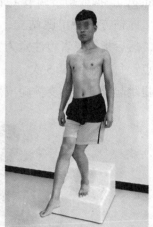

A.台阶测试足旋前代偿模式　　　　B.台阶测试膝内扣代偿模式　　　　C.台阶测试骨盆下沉

图6-49　台阶测试

评估标准

0分——疼痛。

1分——不能完成动作。支撑腿不能下蹲30°，出现膝内扣。

2分——能完成动作，但有代偿。出现足过度旋前，骨盆倾斜，膝关节屈曲超出与大足趾连线，髌膝部出现剪切力。

3分——能够完成动作，无代偿。

功能障碍产生的原因：臀大肌、臀中肌及臀小肌无力，踝关节的稳定性、灵活性及运动控制问题，髋关节后方关节囊紧张或梨状肌、阔筋膜张肌和髂胫束紧张。

（六）单腿搭桥测试

单腿搭桥测试核心稳定及运动控制能力以及躯干和骨盆的抗旋转能力。

评估方法：仰卧位，一腿屈膝，一腿伸展，两腿交替支撑上抬搭桥（图6-51、图6-52）。

评估标准

0分——疼痛。

1分——不能完成动作。骨盆旋转或下降。

2分——能完成动作，但有代偿。不能将髋关节抬至中立位，双侧大腿不能保持平行。

3分——能够完成动作，无代偿。

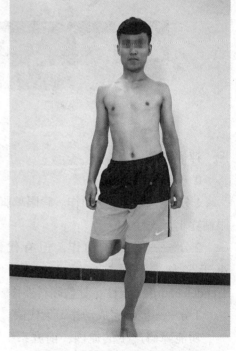

图6-50　单腿站立下蹲测试骨盆下沉

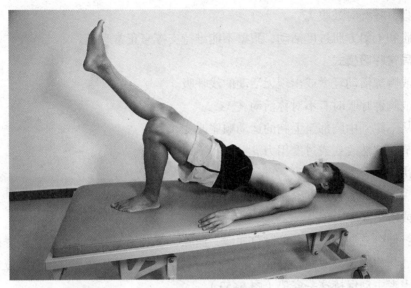

图 6-51　单腿搭桥测试

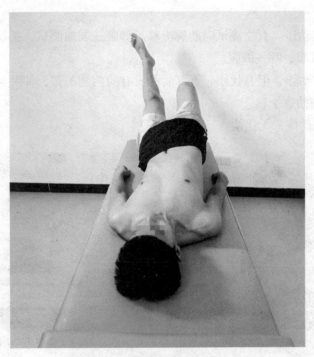

图 6-52　单腿搭桥测试骨盆下沉

功能障碍产生的原因：核心稳定与运动控制问题，髋伸展受限，支撑侧躯干稳定肌、臀肌、股四头肌及腘绳肌力弱，或骨盆稳定及运动控制功能障碍。

（七）呼吸模式测试

正常的呼吸模式在神经肌肉骨骼系统中具有重要作用。呼吸模式异常可以导致运动模式的异常，呼吸力学对姿势和脊柱的稳定性发挥关键作用。

1. 主要的异常呼吸模式

（1）功能障碍的呼吸模式通常伴随着纵向胸式呼吸，吸气时胸廓上提。

（2）纵向胸式呼吸占主导且抑制了下腹部和下肋廓的横向呼吸，下肋廓无外扩，腹部运动矛盾（吸气时收腹，呼气时鼓腹）。

（3）斜角肌和上斜方肌过度活动，腹壁不能维持支撑来正常呼吸。

2. 次要的异常呼吸模式

（1）腹部或胸廓活动轻微或出现无活动的浅呼吸。

（2）腹部或胸廓呼吸时有不对称活动。

（3）呼吸从下腹到中胸部至上胸的运动顺序改变。

（4）呼吸节律突然改变或过度用力。

（5）出现快速或有不均匀呼吸。

（6）面颊、下颌、唇舌过度紧张。

（7）叹息或哈欠频频。

评估方法：仰卧三屈曲测试：仰卧，屈髋，屈膝，下肢抬起并支撑小腿，腰脊柱略屈曲平贴于床面，髋外展与肩同宽，双髋稍外旋，将患者的胸腔向尾骶部按压成呼气时的位置，然后去除对腿的支撑，患者主动保持这一姿势（图6-53）。

评估标准

0分——疼痛。

1分——不能完成动作。直立测试时肋廓上移。仰卧三屈曲测试，提示后仍然肋廓上移。反常呼吸：仰卧，吸气收腹，呼气鼓腹。

2分——能够完成动作，但有代偿。下部肋弓没有向两侧扩张，仰卧-胸式呼吸占优势，仰卧三屈曲测试，提示前肋廓上移。

3分——能够完成动作，无代偿。

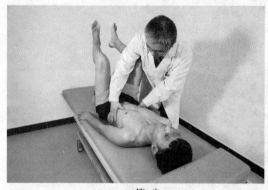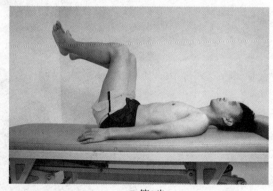

A.第1步　　　　　　　　　　　　　　　　　　　　　B.第2步

图6-53　呼吸模式评估

功能障碍产生的原因：通常错误的呼吸模式发生在皮质下，是对外伤或疼痛的补偿。膈肌在核心稳定中起关键作用。当膈肌功能不良时，脊柱会受到影响。反之，若颈或腰部疼痛也会出现异常的呼吸模式。呼吸模式的测试是整体功能测试的一个部分，因为错误的呼吸模式会导致不良的功能动作模式。在做呼吸测试时，尽量不要提醒患者正在做此测试，因为患者在自然而无意识状态下的呼吸才是最佳的观察。一旦其注意到呼吸，呼吸力学即会发生变化。在患者关注其他动作，注意力不在呼吸上时，呼吸评估得到的信息才最佳。

对患者采取任何治疗手段之前，必须先对运动系统进行筛查。没有两个相同的患者，其任意一种疼痛都有特定的原因。功能性动作评估是对单双腿支撑及呼吸和核心多平面的功能动作测试。目的是分析损伤机制，找到造成姿势控制不良和平衡失调的原因，为动作纠正性训练提供依据。

在测试时发现疼痛和不对称是最重要的。得 0 分就需要对局部进行临床检查，还需要进一步对相邻部位进行测评。因为相邻部位的无痛功能障碍或异常动作控制可能导致其疼痛，或是疼痛的根本原因。得 1 分或者出现无疼痛的动作不对称，或者是无疼痛的动作异常，就需要进行功能性纠正训练，包括稳定性训练和灵活性训练。如果在评估过程中犹豫不决是打 1 分还是打 2 分，就低不就高，那么就打 1 分。因为评估的目标不是教患者做完美动作，而是找到和纠正产生问题的关键因素。如果有一项测试是 0 分，就需要对疼痛进行功能动作分解来分析。如站立负重时功能动作测试出现疼痛，下一步就测试卧位不负重时的状态，看看疼痛有无改变；做主动动作时疼痛，测试被动动作时看看疼痛有无改变。如果测试结果至少一项是 1 分，提示存在损伤风险，需要进行稳定性训练和灵活性训练。

本体感觉是姿势控制和功能动作重要的信息来源，必须使结构正常化并使关节具有足够的灵活性以使为系统提供恰当的信息。这一阶段的康复目标就是重建神经肌肉功能，易化本体感觉通道，并使运动模式自动化。如果测试中有 2 分，提示动作有代偿。这个阶段需重建肌肉平衡，对紧张短缩的肌肉拉伸和放松，因紧张的肌肉会反射性地抑制主动肌；再对被抑制和失活的肌肉进行激活，并对肌肉的协调性、耐力和力量进行训练以提高动作反应能力。如果都是 3 分，说明身体功能良好，可以加强力量和爆发力训练，并附加测试，降低高强度的运动风险，提高运动表现。

【复习思考题】

1. 颈椎 X 线片读片要点有哪些？
2. 腰椎 X 线片读片要点有哪些？
3. 颈椎 CT 读片要点有哪些？
4. 腰椎 CT 读片要点有哪些？
5. 颈椎 MRI 读片要点有哪些？
6. 腰椎 MRI 读片要点有哪些？
7. 人体姿态会出现哪些异常？
8. 有哪些常用的姿态评估方法？

第七章
针刀治疗一般流程

扫一扫，查阅本章数字资源，含PPT、音视频、图片等

《"健康中国2030"规划纲要》是今后一段时期推进健康中国建设的行动纲领。要坚持以人民为中心的发展思想，坚持正确的卫生与健康工作方针，坚持健康优先，以提高人民健康水平为核心，人民健康是民族昌盛和国家富强的重要标志。针刀治疗整个流程体现了以人为本的思想，重视人文关怀，始终坚持以患者为中心，增强患者的满意度，体现在良好的医患沟通，充分的术前准备，医患双方的理解和信任，安全舒适的治疗环境，优异的临床疗效，以解决人民群众的健康问题。同时，不断提高医疗水平和质量，满足人民群众对医疗服务和健康生活的要求，是医务工作者的使命和担当。

针刀治疗一般流程包括调整患者体位、进针刀点的揣定、消毒与麻醉、进针刀规程、针刀入路、针刀松解方法、术后手法和康复技术、器械辅助等方面。

第一节 针刀治疗术前准备

一、患者的体位

针刀操作时患者应选择适当的体位。一方面便于医者施术，另一方面也让患者感到舒适自然，达到定点准确、操作方便、疗效也佳的目的。临床常用仰卧位、侧卧位、俯卧位、俯卧垫腰位、屈膝位、屈髋位、俯伏坐位等体位，且要求定好位后不改变姿势、体位。凡体质虚弱、年老、精神过度紧张和初诊的患者，应首先考虑卧位。

（一）仰卧位（图7-1）

仰卧位适用于定点位于头、面、颈、胸、腹部和四肢等身体前方部位的患者。患者仰卧，头下垫枕，双手放在腹部或者身体两侧，腘窝下方可垫枕，使膝关节适当屈曲。

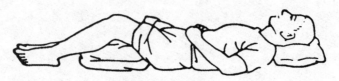

图7-1 仰卧位

（二）侧卧位（图7-2）

侧卧位适用于定点位于侧头、侧胸、侧腹、臂和下肢外侧等部位的患者。患者侧卧，头下垫

枕，上肢放在身体前方，髋关节和膝关节微屈。

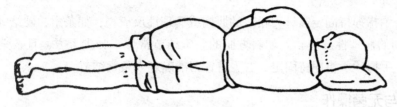

图 7-2 侧卧位

（三）俯卧位（图 7-3）

俯卧位适用于定点位于头、项、肩、背、腰、骶和下肢后面等部位的患者。患者俯卧，面部可放在治疗床前方的洞里以使颈部放松，上肢放在体侧或者从床的两侧垂下。

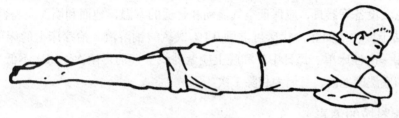

图 7-3 俯卧位

（四）俯伏坐位（图 7-4）

俯伏坐位适用于定点位于头顶、头后、项、肩、背部等部位的患者。俯伏坐位一般需要特制的针刀治疗椅或者靠背椅，令患者俯伏坐在特制的针刀治疗椅上，或者令患者倒坐在靠背椅上，双手并列放在椅背上，前额放在自己的手背上。

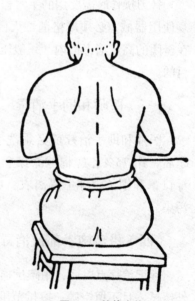

图 7-4 俯伏坐位

二、进针刀点的揣定

《难经·七十八难》载："知为针者信其左，不知为针者信其右。"即知晓针术的人重视押手的作用，不知晓针术的人只信赖刺手的作用，这里强调了揣穴的重要性。《灵枢·九针十二原》"右主推之，左主持而御之"，也强调了揣穴的重要性。"知为针者信其左"这一揣穴原则在针刀治疗中同样具有重要的指导意义，在保证针刀治疗安全性和有效性方面有着不可替代的作用。

（一）单指揣定

用左手拇指定位后，用指尖按压，适用于一般部位的操作，要避开神经、血管及重要脏器。如肩胛骨喙突、腕管等处需用左手拇指推开神经血管；如需在肋骨面上操作时，左手拇指触诊确定肋骨骨面并用指甲切压，针刀刀口线与左手拇指指甲面平行缓缓刺入，待抵达骨面后行针刀松解操作。

（二）双指揣定

用左手拇、示指捏持固定需针刀松解的肌肉或病理性反应物，如条索、硬结等，适用于危险部位或容易移动的病理性反应物。如斜方肌的条索结节常位于肺尖上方，且条索结节不容易固定，此时可用左手拇、示指捏持固定，右手持针刀准确刺入条索结节。

三、消毒与无菌操作

针刀治疗是有创操作，并且常在较深的组织中操作，如深部的肌、腱、骨膜上，有时甚至深达关节腔、骨髓腔。因此在施术过程中，必须严格执行无菌操作要求。

（一）治疗室的消毒

针刀操作应具有专门的针刀治疗室，治疗室内应配备紫外线消毒灯、治疗床、治疗椅、器皿柜、操作台、急救设备等器具，应保证空气流动和合适的室温，地面和墙面应当容易清洁。治疗室内应保持清洁干燥，地面和治疗床可淋洒 0.1% 次氯酸钠溶液。治疗床上的床单要经常换洗、消毒，最好使用一次性床单。每日中午和晚上应紫外线空气消毒两次，每次不低于 30 分钟，每日工作结束后彻底洗刷地面，每周大扫除 1 次。

（二）治疗器械的消毒

针刀操作时需要用的手术器械有针刀、手套、洞巾、纱布等，最好选用一次性器械。如果重复使用器械，必须严格消毒灭菌，最好使用高压蒸汽消毒法，即将针刀等器械用纱布包扎，放在密闭的高压消毒锅内，一般压力在 1.2kg /cm^2，温度 120℃保持 15 分钟以上，即可达到消毒的目的。

（三）医师和助手消毒

医师和助手治疗前必须洗手，须先用刷子和肥皂充分洗刷手掌背面和指甲缝，用清水洗净后，用 75％ 乙醇棉球涂搽全手。操作时，医师和助手必须戴无菌橡胶手套，同时应戴上消毒口罩和帽子，穿上隔离衣，助手递消毒巾及针刀时，均应用无菌镊子钳夹，千万勿使器械污染。

（四）患者施术部位消毒

标记治疗点以后，用碘伏棉球涂擦治疗点局部皮肤，应从中心点向外绕圈擦拭两遍，由内向外擦拭，且不留空隙，擦拭范围半径不低于 10cm，然后覆盖无菌小洞巾，露出治疗点，使治疗点正对洞巾的洞口中间。消毒之处须避免接触污物，以防重新污染。

（五）术中无菌操作

医师和护士均应严格执行无菌操作原则。医师洗手后不能接触未经消毒的物品，护士不可在治疗医师的背后传递针刀和其他用具。一支针刀只能在一个治疗点使用，一般不可在多个治疗点使用同一把针刀，以防感染。

（六）术后注意事项

治疗结束后，迅速用无菌敷料覆盖针孔，若同一部位有多个针孔，可用无菌纱布覆盖包扎。患者24～48小时内针孔不可沾水。

四、麻醉方法

针刀治疗前实施麻醉的作用是消除或减轻患者疼痛和不适感，以确保针刀治疗操作能够安全顺利地进行。针刀操作中以局部浸润麻醉较为常用。一般选用稀释后0.25%～1%的利多卡因注射液，每个治疗点注射1mL。一次治疗2%利多卡因总量不超过400mg。局麻醉药过量有中毒风险。治疗点消毒后，选取合适的皮内注射针吸取局麻醉药液，针头斜面紧贴皮肤，进入皮内回抽无血以后推注局麻醉药液，造成白色的橘皮样皮丘，然后经皮丘刺入，分层注药，若需浸润远处组织，穿刺针应由上次已浸润过的部位刺入，以减少穿刺疼痛。注射局麻醉药液时应加压，使其在组织内形成张力性浸润，与神经末梢广泛接触，以增强麻醉效果。

第二节　针刀治疗技术

一、针刀握持方法

正确的针刀握持方法是针刀操作准确的重要保证。针刀在人体内可以根据治疗需求随时转动方向，而且对各种疾病的治疗刺入深度都有不同的规定。因此针刀的握持方法要求能够掌握针刀方向和控制刺入的深度。

术者的右手示指和拇指捏住针刀柄，因为针刀柄呈扁平状且和针刀刃在同一个平面内，针刀柄的方向即是刀口线的方向，所以拇指和示指可控制刀口线的方向。术者中指托住针刀体，置于针刀体的中上部位，如果把针刀总体作为一个杠杆，中指就是杠杆的支点，便于针刀体根据治疗需要改变进针刀角度。环指、小指置于施术部位的皮肤上，作为针刀刺入时的一个支撑点，以控制针刀刺入的深度。在针刀刺入皮肤的瞬间，环指、小指的支撑力和拇、示指的刺入力的方向是相反的，以防止针刀在刺入皮肤的瞬间，因针刀刺入的惯性作用而刺入过深。另一种方法是在刺入较深部位时使用长型号针刀，其基本握持方法和前者相同，只是要用左手拇示指捏紧针刀体下部。一方面起扶持作用，另一方面起控制作用，防止在右手用力刺入时，由于针体过长而发生针体发生弓形变，引起进针刀方向改变。

以上两种是基本的握持针刀方法，适用于大部分的针刀治疗。治疗特殊部位时，根据具体情况持针方法也应有所变化（图7-5、图7-6）。

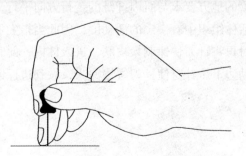

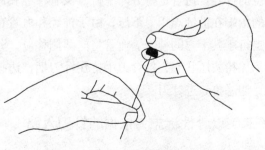

图7-5　单手进针刀法　　　　　　　　　　图7-6　夹持进针刀法

二、进针刀四步规程

（一）定点

定点即确定进针刀点，在进针刀部位用记号笔标记。针刀治疗的时候针刀要刺穿皮肤到达目标位置，因此要选择最佳的进针刀点。要求进针刀点与目标位置的距离尽可能短，同时进针刀路径要避开神经、血管等重要组织。准确定点是基于对病因、病理的精确诊断，对进针刀部位解剖结构立体、微观的掌握。定点的正确与否，直接关系到治疗效果。

（二）定向

定向一方面是使刀口线尽可能和人体重要血管、神经及肌肉纤维等走向平行，以尽可能减小不必要的损伤。另一方面是使针刀体和人体结构成一定角度。定向是在精确掌握进针刀部位结构的前提下，采取适当的手术入路，有效地避开重要的神经、血管和脏器，确保手术安全。

（三）加压分离

加压分离是在进针刀时以左手拇指下压进针刀点皮肤，同时横向拨动，使重要血管、神经在挤压的作用下尽可能地被分离在指腹一侧，此时右手持针刀紧贴左手拇指甲缘刺入。加压分离是在浅层部位有效避开神经、血管的一种方法。

（四）刺入

在加压分离的基础上，右手持针刀快速、小幅度地用力下压，使针刀瞬间穿过皮肤。穿透皮肤以后，针刀以缓慢的速度推进至目标位置，在推进的过程中不断轻轻抖动针刀，使之避开神经、血管，然后在目标位置根据需要进行治疗。刺入时，防止针刀刺入过深而损伤深部重要神经、血管和脏器，或超过病灶而损伤到健康组织。

三、针刀的入路

针刀的入路是指从定点到达目标位置的路径，是将针刀由体外经皮肤、皮下组织、筋膜、肌肉等解剖层次刺入并达到目标位置的方法。

（一）一般针刀入路

一般针刀入路是避开神经和血管，遵循针刀进针四步规程，即定点、定向、加压分离、刺入，是治疗慢性软组织疾病普遍使用的入路方法。定好点后，将针刀放置在进针点，刀口线与施术部位的神经、血管走行方向平行，没有神经和血管的地方要求与肌肉纤维的走行方向平行，以左手的指端在进针点用力下压，由于神经和血管在活体组织中有一定的活动度，因此当指尖下压时，走行于其下方的神经、血管将向两侧移位，此时再将针刀快速刺入皮肤，进入体内，此时按压手仍保持按压状态，持针刀手持住针刀柄，边抖动边下压针身使针刀缓慢深入，做到边探索边进针，切忌鲁莽进针刀。

（二）以骨性标志为依据的针刀入路

以骨性标志为依据的针刀入路原则是针刀刃不离骨面以保证安全操作。即以骨性标志为依据进针，移动针刀位置时针刀刃始终不离骨面，以骨面为导航引导针刀刃的移动。因为在非直视情况下，无法看到体内的神经和血管等重要组织，有时无法判断针刀刃在体内的确切位置，这就给针刀治疗带来了安全隐患，而以骨性标志为依据的针刀入路可以规避这种风险。

以骨性标志为依据的针刀入路具有以下优点：①一般骨性标志和神经、血管的位置是相对固定的，骨性标志可以用手在体表精确触知，或用针刀在体内精确触知，有利于避开神经和血管。②以骨性标志为依据，可以精确判断针刀刃在体内的位置，不至于造成因为位置不清而引起的意外，如针刀刃始终不离开肋骨骨面可有效地避免气胸。

1. 以骨突标志为依据　骨突一般是肌肉和韧带的起止点，也是慢性软组织损伤的好发部位。如果骨突处附着的软组织（肌腱或韧带）病变，可以以骨突为依据，针刀直达骨面，然后再将针刀刃移至肌腱或韧带的附着处进行治疗（图 7-7）。

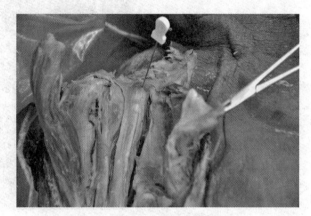

图 7-7　以喙突标志为依据的手术入路

如针刀治疗腕管综合征，是以手舟骨结节、豌豆骨、大多角骨和钩骨钩为依据来切开腕横韧带的附着点。进针时，以辅助手拇指按在进针刀点处，使针刀垂直于进针点皮肤表面，针刀刃与上肢纵轴平行，使针刀刃快速穿过皮肤、掌腱膜等组织到达腕横韧带在上述四块骨的附着点处。

在掌根部确定手舟骨结节、豌豆骨体表投影处、大多角骨体表投影处和钩骨钩体表的投影。以骨突为依据，使针刀垂直于进针点皮肤表面，针刀刃与上肢纵轴平行，使针刀刃快速穿过皮肤、掌腱膜等组织到达腕横韧带在上述四块骨的附着点切开腕横韧带（图 7-8）。

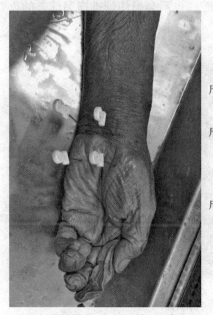

A.松解层次一：针刀刺入皮肤层

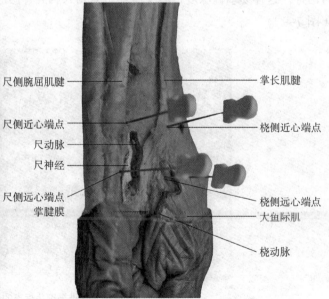

尺侧腕屈肌腱
尺侧近心端点
尺动脉
尺神经
尺侧远心端点
掌腱膜

掌长肌腱
桡侧近心端点
桡侧远心端点
大鱼际肌
桡动脉

B.松解层次二：针刀穿过皮肤进入掌浅横韧带

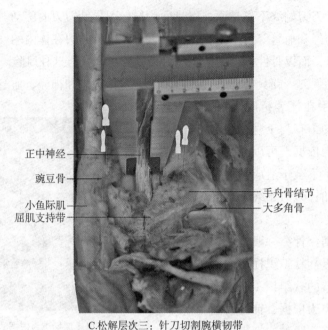

正中神经
豌豆骨
小鱼际肌
屈肌支持带

手舟骨结节
大多角骨

C.松解层次三：针刀切割腕横韧带

图7-8　针刀切割腕横韧带手术入路

2. 以肋骨标志为依据　在治疗胸背部疾病时，多以肋骨标志为依据。在针刀刺入浅层后即可到达肋骨平面，此时可以以肋骨为依据。但如果胸部的慢性软组织损伤疾病不在肋骨表面，而在肋骨的上下缘时，应先根据病变部位在最靠近的肋骨缘确定进针刀部位，然后再移动针刀刃到病变部位，这样能掌握进针刀深度，不会使针刀刃失控刺入胸腔。

3. 以横突为依据　治疗脊柱两侧及颈、胸、腰部慢性软组织损伤疾患时，以横突为依据。在病变组织附近根据横突定位，将针刀刺入，当针刀刃到达横突后，再移动针刀刃到病变组织部位进行治疗。这样易掌握深度，不会使针刀刃刺入胸腔、腹腔，也不会损伤颈椎横突前方的重要组织（图7-9）。

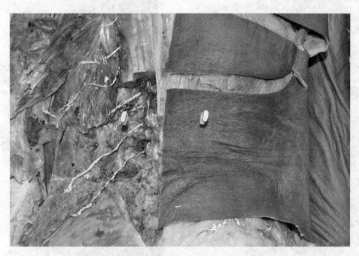

图7-9　以第3腰椎横突为标志的手术入路

4. 以关节突关节为依据　颈椎、腰椎病需要松解关节囊时，多以关节突关节为依据进针。
关节突关节即椎间关节，由上位脊椎的下关节突与下位脊椎的上关节突构成。颈椎关节突的内侧缘距正中线1.5cm，外侧缘距正中线2.5cm，宽度约1cm。颈椎关节突关节的体表投影：第

1～2 颈椎关节突关节，位于第 2 颈椎棘突上缘水平线。其他颈椎关节突关节位于相应下位颈椎的棘突水平线，如第 2～3 颈椎关节突关节位于第 3 颈椎棘突水平线。腰椎关节突关节位于相应上位椎体棘突水平，呈垂直纵向方向，距正中线距离约为 1.5cm。进针刀时，先按照关节突关节在体表的投影区确定进针刀点，快速将针刀刺入皮肤，然后探索、摆动，缓慢进针，边进针刀便寻找骨性组织，到达骨性组织后边下切遍探索寻找关节间隙，颈椎关节突关节的关节间隙为水平位，腰椎关节突关节的关节间隙为垂直位，找到关节间隙后才能松解关节囊（图 7-10）。

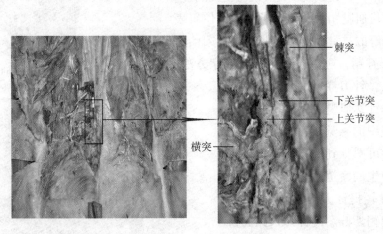

棘突

下关节突
上关节突

横突

图 7-10　以关节突关节为依据的手术入路

（三）以腱性标志为依据

松解浅表的韧带及肌腱，多以腱性标志为依据。进针时，术者用手触清目标肌腱或韧带以确定进针点。进针刀时，使针刀刃快速刺入皮肤直达肌腱或韧带表面，此时手下有坚韧的阻力感，然后按照治疗目的进行操作。如对尖足畸形的脑瘫患者，松解跟腱可以有效地矫正尖足畸形（图 7-11）。

（四）以腱附着点为依据

多用于对肌腱与骨连接处的松解，是在骨缘松解肌附着点，针刀刃不离骨面，术后充分压迫止血。松解腱与骨的连接处可以降低肌肉的张力，有利于因目标肌肉张力过高而致的有关疾病的康复，如对头半棘肌在枕骨上附着处的松解等（图 7-12）；松解腱的附着点还可以治疗肌止点的损伤。进针时，首先确定腱的附着区域为进针刀点，针刀刃到达骨面后，轻提针刀至腱表面，切开松解腱起止点。肌与骨的附着点经常是劳损点，也是针刀治疗的松解点。

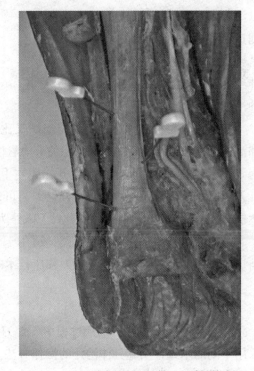

图 7-11　（跟腱挛缩）以韧带、肌腱结构为依据的手术入路

（五）以组织层次为依据

通常治疗点没有明确的骨性标志，没有骨面依托的部位需以组织层次为依据进针刀。

因人体不同部位组织厚度差异很大，需要针刀松解的组织层次深浅不一，针刀穿过不同组织时，医师手下感觉也不一样，因此对组织层次应该有清楚地把握。如屈指肌腱鞘炎，因屈指肌腱鞘位置表浅，需要切开松解的是腱鞘而不是肌腱，针刀治疗原则是有效切开腱鞘，避免损伤肌腱。治疗方法：按一般方法刺入，针刀穿过腱鞘时可有落空感，继续进针达肌腱时针下可有针刀刃碰触坚韧组织的感觉，此时令患者屈伸患指，术者可感觉到针刀刃与运动的肌腱之间所产生的摩擦感，此时停止进针。在此位置轻提针刀至腱鞘表面，依定点标志行腱鞘切开。此针刀入路为皮肤→浅筋膜→腱鞘（图7-13）。

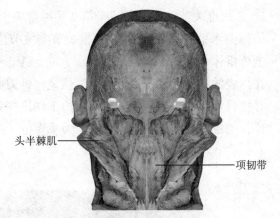

图7-12 头半棘肌的止点松解

头半棘肌

项韧带

对于深层组织，首先要找准深层组织的体表投影，然后找准病变位置，并清楚覆盖于病变组织上的神经、血管、肌肉、韧带等各种组织的解剖层次关系，以浅层组织为依据，按一般方法刺入，到达病变部位以后，根据治疗目的决定是否调转刀口线，原则是保持刀口线与神经血管的走行相一致，然后再进行各种治疗操作。

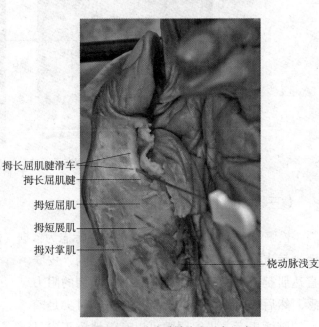

拇长屈肌腱滑车
拇长屈肌腱
拇短屈肌
拇短展肌
拇对掌肌
桡动脉浅支

图7-13 治疗腱鞘疾患手术入路

如果松解目标在深层，而浅层组织又比较松弛，则可以用手推开浅层组织，直接进入深层。如治疗肱桡关节滑囊炎时，因肱桡关节滑囊位于肱桡肌上端的深面，且深层尚有诸多神经、血管，为了手术安全，用手将肱桡肌扳开，用左手拇指下压，将深层的神经、血管分开，推挤到两侧，针刀刃紧贴左手拇指甲刺入，这样针刀刃可以穿过皮肤到肱二头肌肌腱膜，穿过肱二头肌腱膜即达桡肱关节滑囊，再进行治疗。此针刀入路为皮肤→浅筋膜→肱二头肌腱膜→肱桡关节滑囊。

上面介绍的五种基本针刀入路，适用于大多数疾病的针刀治疗，另外有些特殊疾病将根据病情选择特殊的针刀入路。随着针刀临床技术的发展，还将不断对针刀入路进行补充。

四、常用针刀治疗技法

针刀技法是指在针刀治疗过程中，针刀刃和针刀体作用于病灶组织，根据不同的治疗目的，采用不同的术式，实施具体治疗的操作方法。它是针刀操作技术的核心部分，也是取得治疗效果的根本手段。

目前绝大多数针刀操作都是针对软组织病变进行松解，虽有针刀骨减压技术的报道，也有用针刀进行骨折复位的报道，但这只是极少数，故本教材不予介绍。一般来说，针刀松解软组织可概括为两类——锐性松解和钝性松解，即切开和牵拉，此外还有神经触激术。

（一）锐性松解

锐性松解是指通过针刀刃直接将目标组织切开的方法。针刀前端的平刃很窄，具有有限的切开作用，能够对紧张的筋膜、韧带等病变组织进行小范围的切开减压，或者把挛缩的组织切开延长，或者把相互粘连的组织切开分离，这些都是锐性松解。根据刀口线方向与组织纤维走行方向的关系，锐性松解可分为纵行切开法、横行切开法和铲切法，一般横行切开法的松解作用较强，故多在病变严重的病例中使用，同时此法对组织也有一定的损伤。临床上，多根据患者病情选用适当的方法。

1. 纵行切开法 将针刀刀口线与肌肉、韧带或肌筋膜走行方向平行，在快速刺穿皮肤直达病变组织后，刀口线方向仍保持与肌纤维、韧带或肌筋膜走行方向一致，纵行切割部分病变软组织的手术操作方法（图 7-14）。

（1）纵向纵切 沿着平行于病损组织纤维的长轴方向移动针刀并提插，且针刀刀口线始终与病损组织纤维长轴平行。

（2）连续纵向纵切 在纵向纵切的基础上，做到每刀之间没有间隙，形成较长的切口。连续纵向纵切目的是切断所有病变组织的纤维。

（3）横向纵切 沿着垂直于病损组织纤维的长轴方向移动针刀并提插，且针刀刀口线始终与病损组织纤维长轴平行。

2. 横行切开法 将针刀刀口线与肌肉、韧带或肌筋膜走行方向平行，在快速刺破皮肤直达病变组织后，感觉持针手下有硬结、条索感，再调转刀口线 90°，使其垂直于病变组织的肌纤维、韧带或肌筋膜的走行方向，横行切开部分病变软组织的手术操作方法（图 7-15）。

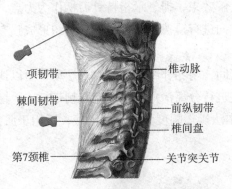

图 7-14 纵行切开法

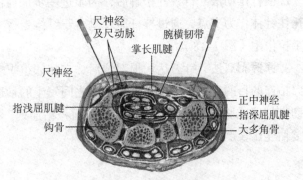

图 7-15 横行切开法

3. 铲切法 针刀到达病损部位时，针刀刃紧贴病损表面施行铲切的方法。如将粘连在骨面上的肌肉、韧带从骨面上铲起，或将肌腱表面的粘连铲开，或水平铲断浅筋膜中的粘连，当觉得针下有松动感时即出针（图 7-16）。

（1）纵向铲切 针刀沿与病损组织纤维的长轴平行，或与脊柱的纵轴平行，或与重要组织长轴走行方向进行铲切。

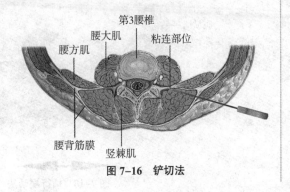

图 7-16 铲切法

（2）横向铲切 针刀垂直于病损组织纤维的长轴，或脊柱的纵轴，或重要组织长轴走行方向进行铲切。

锐性松解在临床上的用途有很多，可根据病情灵活选用与操作。如因挛缩变形的肌筋膜引起顽固性疼痛时，可将针刀刀口线与肌纤维成45°～90°角切断少量肌筋膜，即可缓解症状。屈指肌腱狭窄性腱鞘炎时，可将针刀刀口线与滑车纤维垂直，切开狭窄的腱鞘，使受卡压的肌腱得以松解。当神经途经骨性纤维管受卡压时，可用针刀将骨性纤维管的纤维部分横行切开以解除卡压。当滑液囊等囊腔内有较多炎性积液而呈高张力状态时，可用针刀把囊腔做十字切开，使液体流出在周围组织中吸收。当组织短缩而影响功能活动时，可对短缩的组织进行横行切开，并配合牵拉手法使之延长。

（二）钝性松解

钝性松解是指用针刀的针体通过杠杆原理对软组织进行撬拨，以钝性牵拉的方式加强切开减压、延长、分离等作用。锐性松解和钝性松解可以互相促进，切开是牵拉的前提，不切开则难以有效牵拉；针刀切开的范围非常有限，牵拉可有效增强切开松解效果。

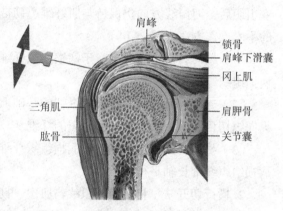

1. 纵行摆动法 行锐性松解后，为了进一步加强松解效果，拇、示指持针刀柄作为力点，中指托住针体作为支点，通过杠杆原理沿纤维走行方向进行撬拨，使针体对软组织形成强有力的牵拉作用（图7-17）。

图7-17 纵行摆动法

2. 横行摆动法 行锐性松解后，为了进一步加强松解效果，拇、示指持针刀柄作为力点，中指托住针体作为支点，通过杠杆原理垂直于纤维走行方向进行撬拨，使针体对软组织形成强有力的牵拉作用（图7-18）。

3. 通透剥离法 针刀达病损部位后，在相邻组织之间，与相邻组织界面水平摆动针刀以达到分离粘连的目的。适用于相邻组织平面之间发生的粘连进行分离治疗，如肌肉与韧带粘连、韧带与韧带粘连或膝关节髌韧带与脂肪垫大面积粘连处。本法操作幅度大，松解彻底，适用于肌肉、肌腱粘连比较严重的部位治疗（图7-19）。

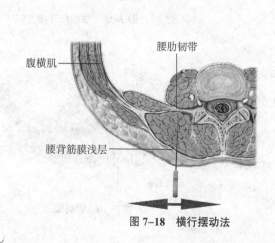

图7-18 横行摆动法

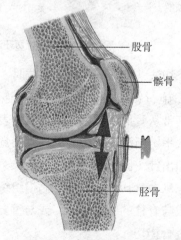

图7-19 通透剥离法

（三）神经触激术

神经触激术适用于神经病变。将刀口线和神经纵轴平行，针刀刺入直达神经干表面并触激神经，患者出现放电感即止的方法。操作中不可过度触激而损伤神经，有条件者可选用钝头针刀进行操作（图7-20）。

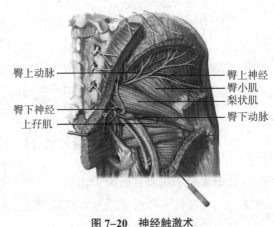

臀上动脉　　　　　　　　　臀上神经
　　　　　　　　　　　　　臀小肌
　　　　　　　　　　　　　梨状肌
臀下神经　　　　　　　　　臀下动脉
上孖肌

图7-20　神经触激术

虽然在临床上针刀治疗的行针方法很多，但总体来说不外乎上述两类松解法及神经触激法，更多的是将这些方法在不同部位或不同疾病上的灵活运用而已。如病变层次深时可用直刺的方法进入深层病灶进行治疗，病变层次较浅时可以用平刺的方法在皮下病灶处进行松解。

五、针刀操作的角度和深度

针刀操作的角度是针刀治疗过程中保证安全和取得疗效的关键，精准的针刀方向可以直至病所，取得明显疗效而不伤及治疗局部其他脏器及血管、神经。因此，在进行针刀治疗时一定要注意针刀操作的角度。

大部分针刀操作的角度要求垂直于皮面，也就是说针体与身体的纵轴或横轴成90°角，但根据不同部位、不同治疗目的、不同松解范围，针刀操作的角度会发生变化。

1.枕项部　在治疗枕部枕骨上、下项线之间及枕下三角区域时，患者俯卧位，医师坐于患者头侧，针体与身体的纵轴夹角应小于90°角，使针刀刃朝向头顶部，可以保证治疗过程中针刀不会损伤脊髓。项部的治疗要求针刀体与身体的纵轴成30°～60°角，使针刀刃朝向足部，因为颈椎棘突成向下排列状，这样的角度可以保证在操作时，有棘突的阻挡针刀不至于误入脊髓腔。

2.胸腹部、腰背部及臀部　针刀治疗一般要求针刀体与身体的纵轴或横轴成90°角。如在治疗肩胛提肌损伤时，针刀刃朝肩胛骨内侧角，针刀体方向朝外下，在俯卧位时针刀体与身体的纵轴和横轴成30°～60°角；在处理冈上肌损伤时，则针刀刃朝下，即针刀体与身体纵轴成30°～60°角；在治疗冈下肌、大圆肌、小圆肌时，针刀刃朝对侧，即针刀体与身体横轴成30°～60°角。

3.肩及四肢部　在肩部，针刀松解喙突治疗肱二头肌短头时，左手按住喙突，针刀刃朝下外不离喙突，即针刀体与身体横轴成30°～60°角。在肘关节进行针刀治疗时，针刀刃一般垂直于皮面或朝外侧；在膝关节治疗时针刀刃一般垂直于皮面。

在针刀治疗过程中，一般要求针刀必须到达治疗部位的骨面。进针刀时根据患者的体型肥瘦、不同部位和治疗需要，治疗深度要求不一，总的原则是必须使针刀刃到达所要治疗的肌肉、肌腱和韧带。四肢部尤其是上肢部，肌肉比较薄弱，针刀治疗宜浅；胸部进针刀宁浅勿深，并且在治疗时针刀刃一定要顶着肋骨骨面，以免进入胸腔。腰背部肌肉比较丰厚，一般进针刀稍深2～4cm即可。臀部有比较粗大的肌肉覆盖，故进针刀深度宜深，一般在3～6cm。

六、出针刀法

出针刀法是治疗完毕后，将针刀拔出并覆盖无菌敷料的操作方法。

出针刀时应先以左手持纱布按压住针孔周围皮肤，将针刀轻巧地直接垂直于皮肤向外拔出。动作应轻巧，随势提出，不能妄用强力，以免发生意外。若拔针刀后，针孔有出血，可用消毒纱布或无菌干棉球在针孔处轻轻按压片刻即可。最后用创口贴或无菌敷料覆盖针孔。

第三节　针刀术后手法

针刀术后手法是在行针刀术后，医师根据病情需要，通过手法加强针刀治疗作用的一种辅助疗法，是经过几十年临床反复实践所形成的精细入微、疗效可靠的一整套手法治疗体系。

针刀治疗对病变部位难以做到彻底松解，需要手法松解配合以达到最佳疗效。另外，涉及小关节微小移位的疾病也必须施以恰当的整复及松动手法进行辅助治疗。

一、牵拉手法

（一）颈前肌群牵拉手法

1. 颈阔肌　患者取仰卧位，嘱其头颈部侧屈并旋转至健侧，医师一手在患侧锁骨下窝处下压固定，另一手压住患侧颞部做反向推动，持牵张状态，并嘱患者向患侧旋转头部，与医师牵拉运动做对抗。保持 10 秒钟后放松，反复操作 2～3 次。操作时注意手法固定制动，头部不要过度后屈，防止造成颈动脉或椎动脉血流受阻从而出现眩晕、呕恶症状，如患者有颈部动脉硬化症或动脉血管内的斑块，则不适合长时间做牵拉下的对抗运动（图 7-21）。

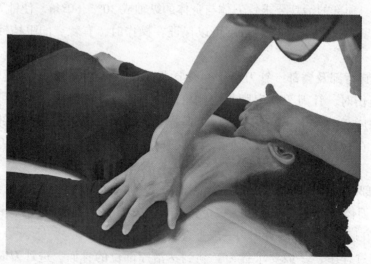

图 7-21　颈阔肌牵拉手法

2. 前斜角肌　患者取仰卧位，医师将一手放于患者枕后部做固定，另一手的拇指或第一掌骨按在胸锁交界处，将患者头部抬起，使颈椎前屈、旋转并侧屈至健侧。保持 10 秒钟后放松，反复操作 2～3 次（图 7-22）。

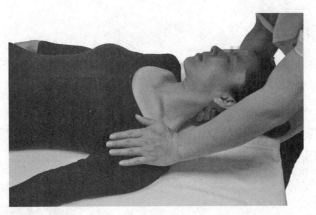

图 7-22 前斜角肌牵拉手法

（二）颈后肌群牵拉手法

1. 颈半棘肌 患者取俯卧位，将头颈部前屈至最大限度，医师双手交错，一手手掌大鱼际按在患侧第 2～5 颈椎横突处，斜向上推至头枕部，另一手手掌大鱼际按在同侧第 1～6 胸椎横突处，斜向下推做反向推动，持牵张状态。保持 10 秒钟后放松，反复操作 2～3 次（图 7-23）。

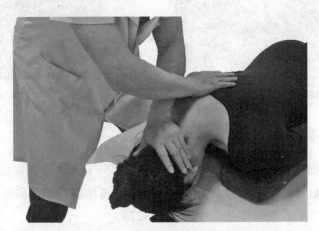

图 7-23 颈半棘肌牵拉手法

2. 头夹肌 患者取仰卧位，头部略前屈侧弯至健侧，医师一手环抱患者乳突与枕骨同大腿内侧协同以支撑患者头部做固定，另一手自第 5～7 颈椎横突处斜向下至第 1～3 胸椎逐节段拉伸，双手同时向两侧用力拉伸持牵张状态。并利用身体与固定手将患者头颈部侧弯至对侧，保持 10 秒钟后放松，反复操作 2～3 次（图 7-24）。

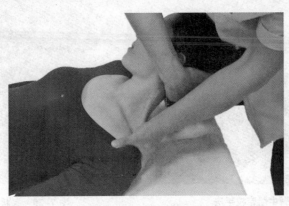

图 7-24 头夹肌牵拉手法

（三）背部肌群牵拉手法

1. 斜方肌中部 患者取俯卧位，双手自然下垂于身体两侧，医师立于床头，双手交叉置于对侧肩胛骨嵴，下压肩胛骨向对侧推动，持牵张状态。保持10秒钟后放松，反复操作2～3次（图7-25）。

2. 斜方肌下部 患者取俯卧位，双手上举过头，医师立于床头，双手置于双侧肩胛骨嵴，身体前倾下压肩胛骨向下向外牵拉，持牵张状态。保持10秒钟后放松，反复操作2～3次（图7-26）。

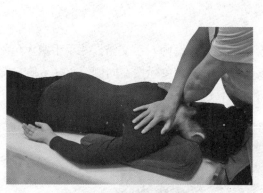

图 7-25 斜方肌中部牵拉手法

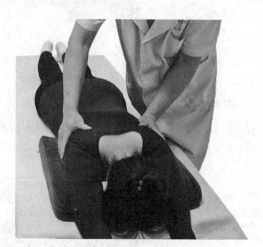

图 7-26 斜方肌下部牵拉手法

（四）下肢肌群牵拉手法

1. 臀中肌 患者取俯卧位，健侧自然伸直，患侧脚落于地面，令髋关节完全屈曲，医师以对侧手掌根部置于健侧髂骨嵴以固定骨盆，另一手按压在患侧髂骨嵴处向下向外牵拉，持牵张状态。保持10秒钟后放松，反复操作2～3次（图7-27）。

2. 梨状肌 患者取仰卧位，患侧屈髋屈膝，医师一手全掌覆盖患侧膝关节面以固定膝关节，略下压以防止髋部抬起，令髋关节尽可能屈曲并内收内旋45°～60°，另一手以全掌按压于患侧股骨大转子前内侧面处，向肌腹方向逐步牵拉，持牵张状态。保持10秒钟后放松，反复操作2～3次（图7-28）。

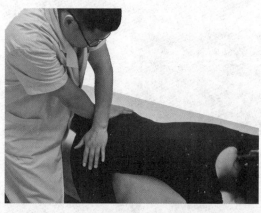

图 7-27 臀中肌牵拉手法

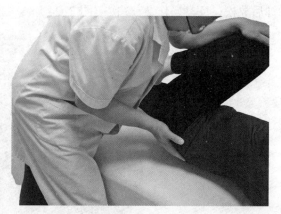

图 7-28 梨状肌牵拉手法

3. 缝匠肌　患者取仰卧位，嘱患者健侧屈髋屈膝并双手合抱膝关节，患侧肢置于床上或悬放床外，伸直髋膝关节，医师一手握住患侧踝关节外侧，带动患者小腿内旋至最大角度以固定，另一手掌根部自胫骨粗隆内侧向肌腹方向逐步按压，持牵张状态。保持10秒钟后放松，反复操作2～3次（图7-29）。

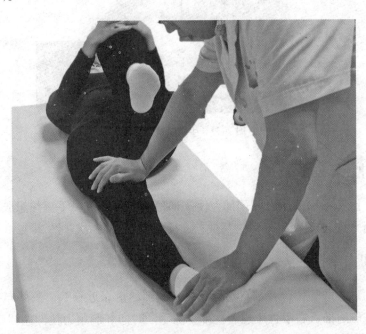

图 7-29　缝匠肌牵拉手法

4. 股薄肌　患者取仰卧位，嘱患者健侧屈髋屈膝并双手合抱膝关节，患侧肢置放于床外或床上，伸直髋膝关节，医师一手握住患侧踝关节外侧，带动患肢髋关节外展外旋以固定，另一手自胫骨粗隆内侧向肌腹方向逐步牵拉，此过程防止患侧髋部屈曲，并下压髋部使其后伸外展，持牵张状态。保持10秒钟后放松，反复操作2～3次（图7-30）。

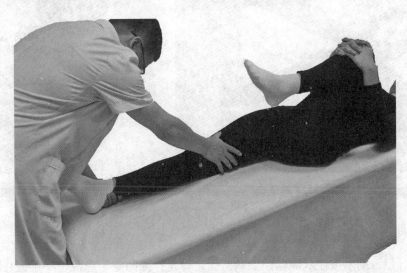

图 7-30　股薄肌牵拉手法

5. 半腱肌　患者取仰卧位，医师站立于患侧，令患肢髋膝关节伸直并将足部上抬至医师外侧肩部，一手固定膝关节，令患肢外展外旋30°～45°，另一手自胫骨内髁向肌腹方向逐步牵拉，持牵张状态。保持10秒钟后放松，反复操作2～3次（图7-31）。

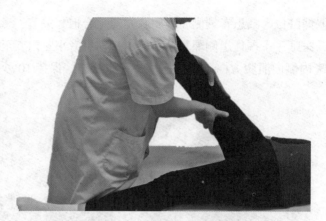

图 7-31　半腱肌牵拉手法

（五）臂丛神经牵拉手法

患者取坐位，医师一手按压患侧颈部，使头部稍偏向对侧，一手握住患肢腕部，使其伸直，双手同时向两侧用力拉伸，保持 10 秒钟后放松，反复操作 2～3 次（图 7-32）。

（六）颈肩肌肉牵拉手法

以左侧为例，患者取坐位，背部自然挺直，下颌部尽量靠近胸壁，头部向右旋转约 45°，医师左手压住患者左侧肩部，右手置于患者枕部，双手同时向外侧用力拉伸左侧肩胛提肌，持续约 10 秒钟后放松；然后令患者仰卧位，肩膀固定不动，左上肢伸直置于体侧并尽量伸向足部，医师立于患者左侧，双手握住患者腕部并尽力向下牵拉，以拉长左侧斜方肌上部，约 10 秒钟后放松，可重复 2～3 次（图 7-33）。

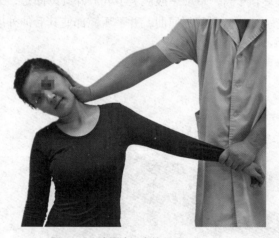

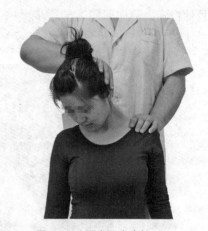

图 7-32　臂丛神经牵拉手法　　　　　　图 7-33　颈肩肌肉牵拉手法

（七）坐骨神经牵拉手法

患者取仰卧位，助手按住双侧髂前上棘，固定骨盆；医师立于患侧，一手握住踝关节，一手扶住膝关节前方，保持伸膝位，缓慢抬高患肢至上抬极限，保持 10 秒钟后放松，回到起始抬高角度，反复 2～3 次（图 7-34）。

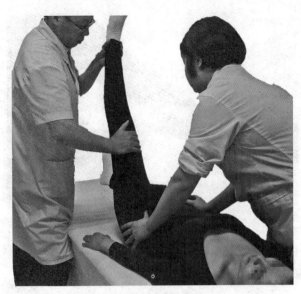

图 7-34 坐骨神经牵拉手法

（八）腰背肌肉牵拉手法

患者取侧卧位，下位下肢伸直，上位下肢屈曲，医师面对患者站立，一肘部抵住患者肩前部，另一肘部抵住髂后上棘部，相对用力使腰椎被动旋转至最大限度后持续用力，向上下牵拉10秒钟，反复2～3次后再对另一侧斜向拉伸（图7-35）。

（九）肱二头肌牵拉手法

患者取坐位，嘱患者屈曲肘关节，医师立于患侧，一手握住腕部，一手固定肩关节，与患者做对抗牵拉，同时医师缓慢拉伸患者前臂使肘关节拉直后，保持10秒钟，反复2～3次（图7-36）。

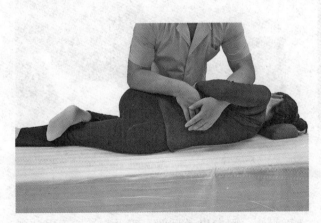

图 7-35 腰背肌肉牵拉手法

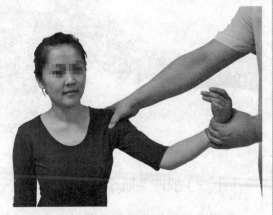

图 7-36 肱二头肌牵拉手法

（十）前臂伸肌牵拉手法

患者取坐位，以左侧为例，左上肢伸直，掌心向下，医师立于对面，左手握住其手掌，右手握住其手腕使其肘关节处于伸直状态，然后将其左手掌向下、前侧拉伸，同时向外侧旋转，反复2～3次（图7-37）。

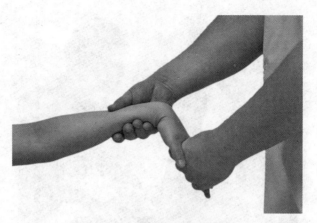

图 7-37　前臂伸肌牵拉手法

（十一）前臂屈肌牵拉手法

以左侧为例，患者取坐位，左上肢伸直，掌心向下，手指伸直，医师立于患者对面，左手握住其手掌，右手握住腕部以固定，将患者左手掌向下、背侧拉伸，同时向内侧旋转，反复2～3次（图7-38）。

（十二）腕横韧带牵拉手法

患者取坐位，前臂伸直掌心向下。医师双手握住患侧手掌的大、小鱼际，并令患者伸直五指，缓慢拔伸的同时，将患侧腕关节极度背屈，并将大、小鱼际向两侧扳动，反复2～3次（图7-39）。

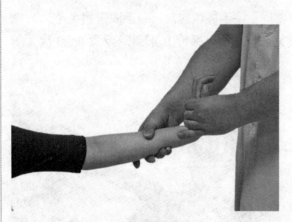

图 7-38　前臂屈肌牵拉手法

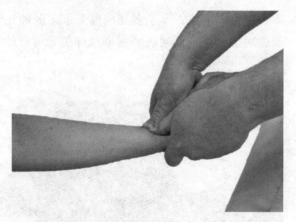

图 7-39　腕横韧带牵拉手法

（十三）股四头肌牵拉手法

患者取俯卧位，患肢尽可能屈曲。医师站立于患侧，面向患者足部，双手交叉置于患肢踝部，轻压腿部使其足跟靠近臀部，直到患者感觉到股四头肌受到牵拉，保持该体位10秒钟，此过程中不要向膝盖施压，然后嘱患者深吸气并放松，使患肢回到起始屈曲状态，如此反复2～3次。如患者腰部有不适感，要立即停止，并在髋部下方垫枕，以减少腰部的压力后，再重新开始牵拉（图7-40）。

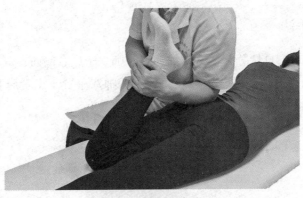

图 7-40　股四头肌牵拉手法

（十四）跟腱牵拉手法

患者取仰卧位，下肢伸直，医师用一手托住患肢足跟部，另一手握住患足的掌趾结合处，令踝关节充分跖屈，两手同时发力拔伸踝关节后，使踝关节极度背屈，保持 10 秒钟，反复 2～3 次（图 7-41）。

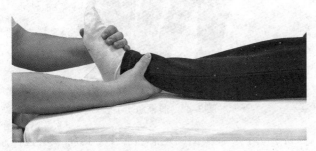

图 7-41　跟腱牵拉手法

二、助动手法

针刀术后的助动手法是在医师的辅助下，患者主动终末关节附属运动受限时，所给予其完成关节全范围活动的手法。此类手法能够瞬间牵张挛缩或粘连的纤维组织，进一步改善关节的活动度，恢复其生理功能。但需注意手法操作时，不可超过关节活动的生理范围，瘢痕粘连较重者，需反复进行针刀松解后再配合本手法治疗。

（一）颈椎助动手法

患者取坐位，双手垂于体侧，颈肩部放松。医师一手扶住患者的头枕部，另一手托住患者下颌，嘱患者做缓慢地前屈、后伸、左侧屈、右侧屈等动作，在患者主动运动受限时，顺势给予轻巧快速推按以改善颈部的活动范围（图 7-42）。

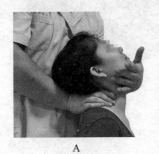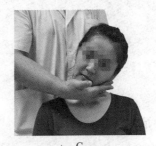

A　　　　　　　　B　　　　　　　　C

图 7-42　颈椎助动手法

（二）腰椎助动手法

1.患者取站立位，双脚自然分开，弯腰前屈，医师立于患者侧面，双手置于患者身体两侧或前后以保护患者，嘱患者身体前倾，至极限角度时医师双手置于患者肩背部，轻轻向前弹压一下，以增大前倾的角度（图7-43）。

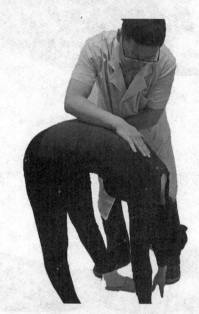

图 7-43　腰椎助动手法

2.患者取俯卧位，一助手立于患者头侧固定患者腋下。医师双手握住患者双踝关节，两臂伸直身体后仰，与助手相对用力做反向拉伸，使患者腰部持牵张状态，待患者腰部放松后，医师身体先向前，然后后仰，瞬间用力上下抖动3～5次，以改善腰部活动度（图7-44）。

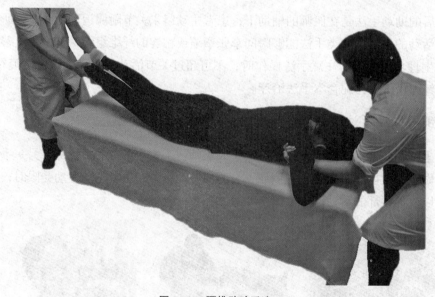

图 7-44　腰椎助动手法

（三）肩关节助动手法

1.患者取坐位，上臂外展，医师立于患侧，一手托握住患肢腕部，一手置于肩关节处固定，令患者主动做外展、内收、背伸动作，在主动运动至受限角度时顺势上抬、内推、上提患肢，以扩大患侧肩关节的活动度（图 7-45）。

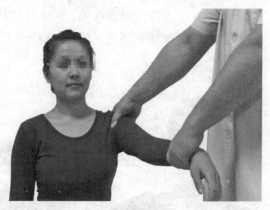

图 7-45　肩关节助动手法

2. 患者取坐位，以右肩为例。医师立于患侧后方，左手按压患者的右肩，右手托握住患者的右腕部以固定，环旋摇动患者的肩关节。亦可用右手托住患者的右肘，环旋摇动患者的肩关节（图 7-46）。

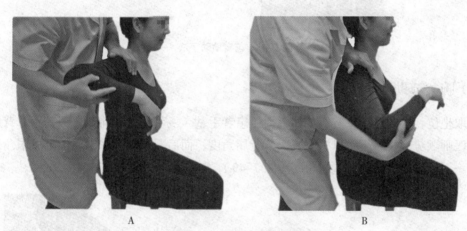

A　　　　　　　　　　　　　　　　　　B

图 7-46　肩关节助动手法

（四）肘关节助动手法

患者取坐位，医师立于患侧，一手握住患肢腕部，一手托住肘关节，嘱患者自然伸直前臂，至极限角度时医师顺势轻弹一下，以扩大肘关节活动角度；同时在患者屈肘至受限时，顺势弹压以扩大肘关节屈曲角度（图 7-47）。

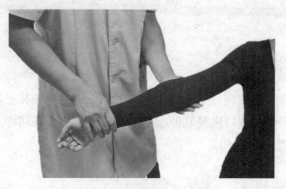

图 7-47　肘关节助动手法

（五）前臂助动手法

患者取坐位，医师立于患肢侧，一手握住患者腕部，一手托住其肘关节，带动患肢做肘部屈曲、前臂旋转运动，旋转至极限角度时医师顺势进一步轻轻旋转，以患者扩大前臂旋前运动角度（图 7-48）。

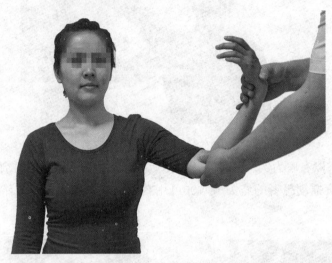

图 7-48　前臂助动手法

（六）腕关节助动手法

患者取坐位，医师立于患肢侧，一手握住患者手掌，一手托住其前臂，嘱其手掌背屈，至受限角度时医师顺势轻压一下，以扩大腕关节背屈角度；而后嘱患者手掌掌屈，至极限角度时医师顺势轻压一下，以扩大腕关节掌屈角度（图 7-49）。

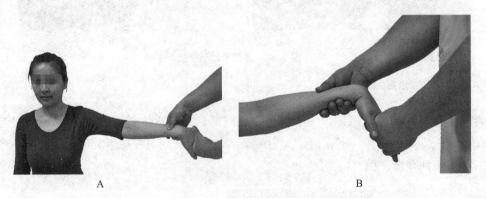

A   B

图 7-49　腕关节助动手法

（七）手指助动手法

患者取坐位，医师立于患肢侧，一手握住患者手掌，一手拉住其患指，嘱患者伸直患指，至受限角度时医师顺势轻轻牵拉，以恢复其伸指功能；反之，患者在屈指至受限角度时，给予顺势轻压，以恢复其屈指功能（图 7-50）。

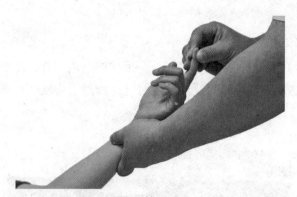

图 7-50 手指助动手法

（八）髋关节助动手法

以左侧髋关节为例，患者取仰卧位，医师立于患侧，嘱患者先主动左下肢屈髋屈膝，医师左手握住左踝，右手置于患者胫骨上端，带动髋关节进行外展、外旋运动，使髋、膝关节极度屈曲，再使髋关节极度内收、内旋，最后伸直下肢，待运动受限时顺势快速加大按压力量，以扩大髋关节活动范围（图 7-51）。

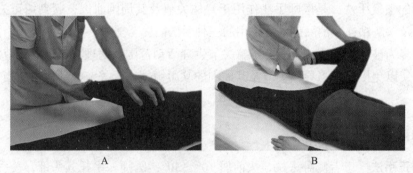

A   B

图 7-51 髋关节助动手法

（九）膝关节助动手法

患者取仰卧位，医师立于患侧，患者屈髋屈膝，医师一手握住患者踝部，一手置于膝关节上，嘱患者主动伸直膝关节到伸膝受限时，双手分别给予快速牵拉和轻按压力，以恢复膝关节伸膝功能；患者俯卧位尽量屈曲膝关节，至关节受限时医师顺势按压小腿趋向臀部，以改善屈膝功能（图 7-52）。

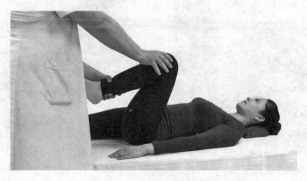

图 7-52 膝关节助动手法

（十）踝关节助动手法

患者取仰卧位，医师一手握住患侧足跟部，一手握住患侧足背，待患者充分背屈至受限角度时，顺势按压一次；当患足跖屈至最大受限角度时，医师加大力度顺势牵拉足背，以改善踝关节屈伸功能（图 7-53）。

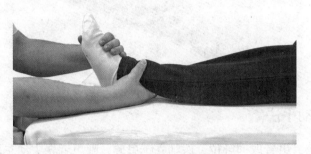

图 7-53　踝关节助动手法

三、整复手法

针刀术后的整复手法，是医师手法作用于脊柱关节及其周围肌肉，起到纠正关节位置失常、解除肌肉痉挛及松解粘连、消除疼痛等作用的一种手法。

此类手法多为被动类手法，术前要了解关节生理活动范围及病理状态下的关节活动度，不可突然使用猛力，以免操作不当导致关节及其周围的软组织损伤。关节被动运动应当在生理范围内进行。

（一）颈椎整复手法

1. 侧头摇正手法　患者侧卧去枕，头前屈 10°～30°，医师一手托其头部，一手拇指"定点"于患椎关节下方，将头抬起做侧屈并转动摇正。临床适用于钩椎关节旋转式错位（图 7-54）。

2. 挎角扳按法　患者健侧卧位，去枕，将其头偏向健侧行前屈位，医师双手拇指轻弹其下位颈部紧张之肌肉，做滑膜嵌顿的诱导松解（肩胛提肌或夹肌），使嵌顿之滑膜推出。揉捏颈肌使其放松后，医师一拇指"定点"于患椎关节隆起之下方，另一手扶其头顶或额部，先将头扳向健侧，向前外侧 45°方位，后斜向后外侧 45°方位，如此斜向扳动按压关节面。临床适用于第 2～4 颈椎后关节滑膜嵌顿并错位（图 7-55）。

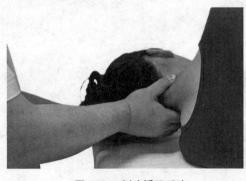

图 7-54　侧头摇正手法

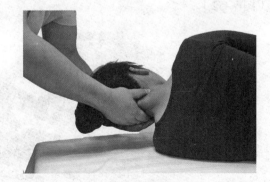

图 7-55　挎角扳按法

3. 仰头推正法　患者俯卧去枕，医师用拇、示二指夹持其向后突起的棘突两旁椎板处作为

"定点"，另一手托其下颌，将其头做前屈后仰活动。当仰头时，"定点"之手稍加力向前推动，使之在运动中推正。有滑脱错位者，推正时双手加力将头向头顶方向牵引，复位效果更好。临床适用于各颈椎前后滑脱式错位（图 7-56）。

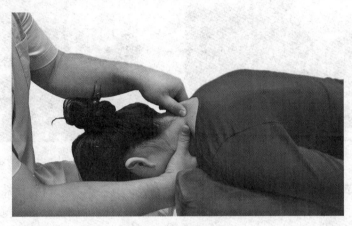

图 7-56　仰头推正法

4. 仰头牵抖法　患者仰卧去枕，医师一手托其下颌，一手托枕部向头顶方向牵引，同时两手托其头部做上下抖动。边牵引边抖动，最后将患者从仰卧位向上牵拉起至坐位。临床适用于颈椎前后滑脱式错位，尤其是颈椎后滑脱者（图 7-57）。

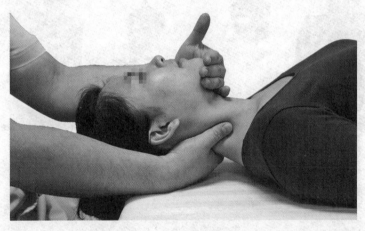

图 7-57　仰头牵抖法

（二）胸椎整复手法

1. 俯卧高垫胸扳按法　患者取俯卧位，头颈伸出床外并前屈，胸下垫枕。医师面对其头部坐位，以第 1 胸椎棘突左偏为例，医师左手扶托其下颌、脸颊部，将其面向左转，右手拇指按于第 1 胸椎棘突左侧。当医师左手把患者头向左扳的同时，右手拇指将患椎棘突向右推。可重复 2～3 次。临床适用于颈胸交界处或第 1～2 胸椎左右旋转式错位（图 7-58）。

2. 按胸椎法　患者取俯卧位，医师双掌相叠置于患者第 1 胸椎处，嘱患者先吸气，当呼气末向下按压，自上而下有节律地进行按压。本法操作时，常可闻及"嚓""嚓"弹响声。临床适用于背部软组织劳损、粘连、颈项肩背痛、胸椎小关节紊乱、胸闷、气短等（图 7-59）。

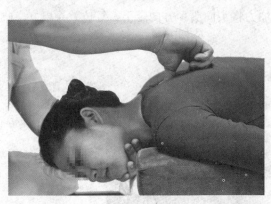

图 7-58　俯卧高垫胸扳按法

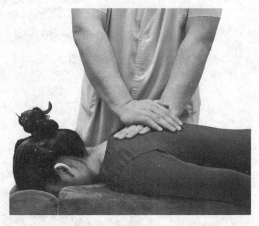

图 7-59　按胸椎法

3. 坐位旋转复位法　以右侧病变为例。患者取坐位，身体放松，两臂自然下垂，助手位于患者左前方，用双腿固定患者下肢，双手固定患者两侧髂嵴。医师位于患者右侧后方，右手从患者胸前向左握住患者左肩上方，右肘部卡住患者右肩部，左手拇指顶按于偏向右侧之棘突。嘱患者做前屈、右侧弯及旋转动作，待脊柱旋转力传到左手拇指时，用力把棘突向左上方顶推，即可感到指下椎体轻微错动，且常伴响声。临床适用于有棘突偏歪者（图 7-60）。

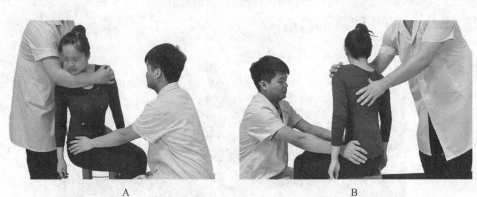

图 7-60　坐位旋转复位法

（三）腰椎整复手法

1. 双手重叠直接冲压法　患者取俯卧位，医师两手叠掌置于施术部位，双肘垂直，利用上身重量垂直按压，当患者腰肌放松时施以冲压闪动，重复 2～4 次。临床适用于腰椎后凸及侧弯者（图 7-61）。

2. 坐式旋转摇扳法　以第 3 腰椎棘突偏左，第 4 腰椎棘突偏右为例。患者取坐位，助手坐于患者左前方，用双膝双手夹持患者左大腿，医师立于患者背后，嘱患者双手互抱，医师右手从患者右肩侧伸出，抓住患者左肩臂部，左手扶按于患者左侧腰骶关节右侧，拇指按住第 5 腰椎棘突左旁，嘱患者腰背放松，徐徐将患者拉动向前弯腰并向右转，先左右摇动 2～3 下，患者放松后，将其转至右侧最大角度时，闪动以旋转腰部，左拇指在"定点"处加阻力。按以上方式做左转方向复位。助手固定患者右腿，医师右拇指"定点"于患者第 4 腰椎棘突右旁固定，其余操作同上述程度，将第 3～4 腰椎后关节复正。此法如无助手，可令患者骑坐于床上或抵靠木椅上而将其下肢固定即可。临床适用于左右旋转式腰椎后关节错位者，胸腰椎其他错位类型可作为辅助手法（图 7-62）。

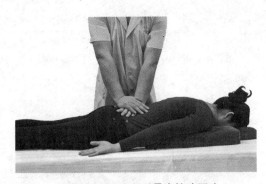

图 7-61 双手重叠直接冲压法

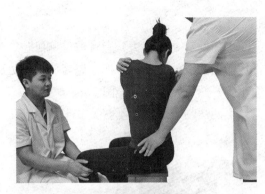

图 7-62 坐式旋转摇扳法

3. 侧卧扳按法（又称斜扳法） 以第 4 腰椎棘突偏右为例（第 3 腰椎棘突左突、第 4 腰椎棘突右突、第 5 腰椎棘突左突）。患者取右侧卧位（先做健侧），右下肢伸直，左下肢屈髋、屈膝，放于右大腿内侧上，左手屈肘放于身旁，头略后仰。医师面对患者立于床边，左手伸直抓扶患者左肩前锁骨下，右手掌按扶于患者第 3～4 腰椎处，右肘稍屈按压于左臀部，嘱其全身放松，医师双手同时轻松地将患者左肩、左臀部做前后扭转推摇 2～3 次，待感到患者已放松后，左手将其肩推向后固定，右肘用力将其臀部向前扳至最大角度，医师紧收右肘，加上身按压的闪动力，常可听到腰后关节"咔嚓"响声或在右手掌触及其第 3～4 腰椎后关节还纳时的弹跳感。患者转为左侧卧位，重复上述扳按法，此时医师以左手按扶其第 4～5 腰椎棘突上，复位方法相同。临床适用于左右旋转式腰椎后关节错位者，其余错位类型做复位辅助手法（图 7-63）。

4. 俯卧按腰扳腿法 以第 4 腰椎棘突偏左后突为例（第 3 腰椎棘突右突、第 4 腰椎棘突左后突、第 5 腰椎棘突右突）。患者取俯卧位，双下肢伸直，医师立其左侧，左手掌按于第 4 腰椎的棘突左旁，右手将患者右膝及大腿托起后伸，并渐扳向左后方，医师两手同时徐徐用力，并抬起放下往返 2～4 次，待其腰部放松后，将其右下肢扳至左后方最大角度时，左掌加大按压力，右前臂加"闪动力"将其右下肢再加大幅度向后侧扳动一下，复位动作完成。其余类型可参阅此法类推。临床适用于旋转并反张的腰后关节错位、腰椎间盘突出症（图 7-64）。

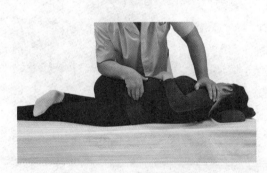

图 7-63 侧卧扳按法

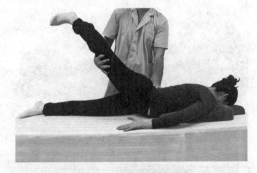

图 7-64 俯卧按腰扳腿法

（四）骨盆整复手法

1. 骶髂关节后伸运摇法

（1）俯卧后伸运摇法 患者取俯卧位，医师立于患侧，用一手按压在骶髂关节之处，另一手由患侧大腿下段前面穿入，用前臂上段托住，使患腿离床 10cm 左右，使患者骶髂关节处于后伸状态，伸到一定程度之后，再施弹性冲击法，有时可有移动感或发出"喀"的响声，再缓缓放下

（图 7-65）。

（2）侧卧后伸运摇法 患者取健侧卧位，患侧在上，全身放松。医师立于患者背后，用一手推抵住骶髂关节处，另一手把住患者膝关节处，使患者骶部后伸到一定程度之后，再加用弹性冲击力 1 次，然后轻轻放下（图 7-66）。

以上两法临床适用于骶髂关节半脱位。

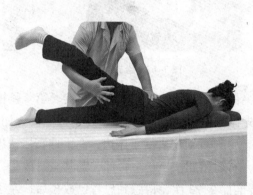
图 7-65 骶髂关节后伸运摇法

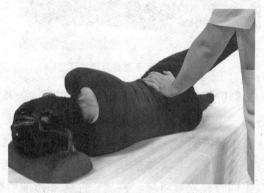
图 7-66 侧卧后伸运摇法

2. 骶髂关节外旋运摇法 患者取仰卧位，将患者髋关节屈曲到 120°。医师站在床尾，用双手按住双侧髂前上棘处，以做固定。约 1 分钟后，再做弹性冲击 1～2 次。临床适用于骶髂关节半脱位（图 7-67）。

3. 骶髂关节内旋运摇法 患者取侧卧位，卧于床边沿，患侧屈髋屈膝。医师面对患者，一手扶住患侧大腿下段后外侧，另一手按压住患侧髂前上棘处，两手同时下压 1 分钟后，再用弹性冲击力 1～2 次，然后缓缓松开结束。临床适用于骶髂关节半脱位，还可治疗耻骨联合分离、梨状肌痉挛、慢性损伤引起的坐骨神经痛（图 7-68）。

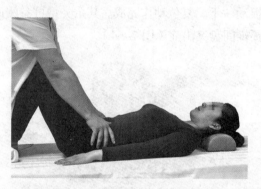
图 7-67 骶髂关节外旋运摇法

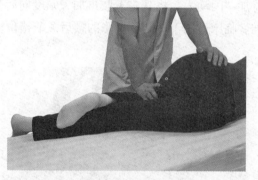
图 7-68 骶髂关节内旋运摇法

4. 骶髂关节前屈运摇法 患者取仰卧位，患侧髋、膝关节尽力屈曲，医师站于患侧，右手按压屈曲的膝关节前下侧，左手扶住患侧臀上部位，医师右手用力向患侧的后方、下方按压 1 分钟左右，再用弹性冲击力 1～2 次，然后缓缓放下。临床适用于骶髂关节半脱位（图 7-69）。

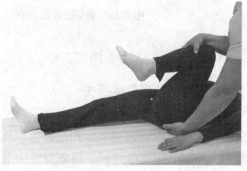
图 7-69 骶髂关节前屈运摇法

（五）膝关节整复手法

患者取俯卧位，医师立于患侧，用固定手的虎口处对准患肢腘窝处，将膝部固定在治疗床上，用手指触摸关节间隙，用活动手抓住患侧足踝上方，微微上抬足踝使膝关节屈曲，令活动手的手臂与患者小腿成一直线，沿小腿方向做拔伸运动，使膝关节松动，反复2～3次，然后缓缓放下。临床适用于膝关节活动受限（图7-70）。

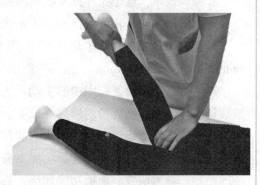

图7-70　膝关节整复手法

（六）肩关节整复手法

1. 以右肩关节为例。患者取仰卧位，医师立于患侧，将左手拇指和鱼际肌高处放于锁骨外1/3、肩胛骨尖峰与内缘下部，用右手鱼际肌高处放在左手拇指上，以加强握力。双臂伸直，向头部方向行拿法；而后左手手指放在患侧锁骨头表面，用右手手指加强握力，医师身体向后移动，用伸直的手向患者足部做牵拉。临床适用于肩关节上提和下压受限（图7-71）。

2. 以右肩关节为例。患者取仰卧位，医师立于患者患侧，以右手小鱼际高处的压力来固定胸骨上端，左手手指置于锁骨上窝及锁骨下窝以握紧锁骨，并向上提升锁骨，感受到锁骨轻微松动，反复2～3次；而后在锁骨上做反向牵拉动作，增加肩胛骨回缩度，把左手拇指和鱼际肌高处放在患者锁骨腹面，用右手加在左手拇指上加强握力，医师身体前倾并透过伸直的手臂做反向牵拉动作。临床适用于肩关节前突和后缩受限（图7-72）。

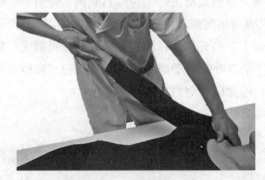

图7-71　肩关节整复手法1

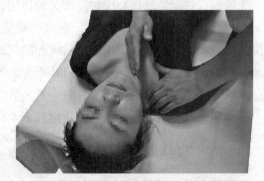

图7-72　肩关节整复手法2

第四节　针刀术后康复训练

康复治疗与训练是针刀医学的重要组成部分。针刀对组织间的粘连与关节活动受限的一些病理因素具有良好的治疗效果，还会对神经及肌肉、筋膜组织产生触激与激活，为疾病康复打下良好基础。康复的任务是优化运动控制程序，改善神经与肌肉或肌肉组织之间的功能协调。运动程序将各运动系统连接成为一个整体，使各系统之间协调统一，其通过正常的神经控制来完成。所以，康复的目标就是使运动控制更加精准，关节活动更加稳定、灵活，肌肉之间、肌肉与神经之间、肌肉与骨关节之间的关系更加协调。对于肌肉骨骼系统疾病康复而言，康复技术包含主动训练技术与被动调整技术，具体示例如下。

1. 抑制技术　筋膜释放技术、肌肉松弛技术、触发点清除技术。

2. 伸长技术　静态拉伸技术、肌肉能量技术、关节松动技术、神经松动技术。

3. 激活技术　等长收缩技术、等张收缩技术、离心收缩技术。

4. 整合技术　整合性动态动作训练技术，如动态神经肌肉稳定技术（DNS，dynamic neuromuscular stabilization）、医学训练治疗技术（MTT，medical training therapy）等。

本节重点介绍康复技术中的主动训练与激活技术，如呼吸训练、核心稳定性训练、神经肌肉激活训练等。并从功能稳定性训练入手，重建运动控制与核心稳定。另外，肌肉骨关节的疼痛有可能源于其功能障碍而非组织结构的病理变化。这一观点应给予足够重视，因为针刀善于解决组织的结构问题而不是功能异常。功能本身发生改变可能产生无组织病理变化的临床症状，解决这一问题就非针刀所宜，而须功能训练。临床表现主要与功能变化有关，而与组织结构性病理变化联系相对较少，如骨质增生、椎间盘突出等大多没有临床表现。所以，若功能未受损害，即使存在病理变化也不会有明显表现。当然，病理变化若使正常功能受到损害，即会出现临床表现。功能是不同部位、不同结构之间作为一个整体相互关联、相互作用的结果。功能障碍是运动程序或结构间相互关联发生异常的表现。厘清损害源于功能障碍抑或组织结构病理变化非常重要。在康复训练中，注重训练动作的质量而不是运动的数量。注意正确的姿势控制，正确的呼吸模式与运动模式，还要避免疲劳与动作代偿产生。康复训练在针刀治疗前与治疗后均可进行。针刀治疗前的康复训练可以使针刀治疗的目标更加明确，治疗部位更加精准；针刀治疗后的康复训练可以进一步提高并巩固疗且可减少复发，康复训练后组织的含氧量增加还可以促进组织的术后修复，并促进肌肉骨关节正常功能的恢复。

一、呼吸训练

呼吸模式对姿势及核心控制发挥关键作用，呼吸力学的紊乱可产生神经、肌肉、骨骼系统的失衡，引起诸多功能障碍与疼痛。正常的呼吸模式应当是腹部和胸廓的圆筒状扩张与回缩而不仅仅是前后或上下运动，要像一个被吹起的气球在各个方向充盈。在膈式占主导的呼吸模式，呼吸频率一般在 8～12 次 / 分，呼气相时长为吸气的 2 倍。呼吸运动训练可改善核心稳定和运动控制；放松肌肉，降低肌张力；改善肌肉骨关节疼痛；增强肌肉耐力与体适能等。

呼吸训练方法简单易行，主要介绍以下 4 种训练方法。

（一）吹气球呼吸训练

1. 训练方法　仰卧屈髋屈膝 90°，双足蹬墙，膝间夹一个 10cm 大小的球。左手持气球，右臂伸展于头上方。鼻吸口呼，尾骨微微上卷上抬，骨盆后旋，下背贴于床面。不要用足踏墙而是足跟蹬住墙面。双膝夹紧球，应感到大腿后和内侧肌肉紧张。在这一体位下做如下动作。

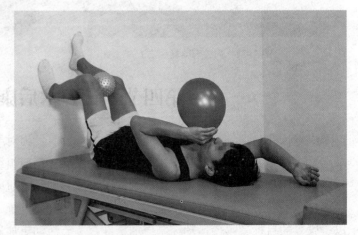

图 7-73　吹气球呼吸训练

用鼻子吸气，缓缓吹起气球，气尽后舌抵上腭，勿使气外泄，并保持 3 秒。保持舌抵上腭，嘴唇箍紧气球颈环，用左手辅助持稳气球再吹起。吹球时颈颊勿紧张。吹 4 次后捏住气球放气。放松后再次吹起，反复 4 次。每日训练 3 次（图 7-73）。

2. 作用　易化腹肌活性同时抑制伸肌；在呼气终末时仍然激活腹肌以增加对合区；气球吹起后再次吹入，吸气时需同时抵抗原有气球空气压力，此将易化对合区。

3. 适应证　头颈痛，腰背疼痛，大转子滑囊炎，骶髂关节疼痛，哮喘，慢性阻塞性肺疾病，髋臼盂唇撕裂，膝前疼痛，胸廓出口综合征，坐骨神经疼痛等。

（二）坐姿呼吸训练

医师将手置于患者下肋部，在吸气时两手相对轻轻加压，提示患者对抗压力吸气，呼气时松手，以促进侧肋的扩张（图 7-74）。

（三）仰卧呼吸训练

医师一手置于背部第 9 胸椎的位置，另一手相对置于剑突下，在吸气时两手相对轻轻加压，呼气时松手，以促进膈肌的运动。患者也可将一手放置于上腹部，另一手放置于下腹部，吸气时鼓腹抵抗手的压力，呼气时腹部自然放松。提示患者缓缓呼气，不要求腹部的过度活动（图 7-75、图 7-76）。

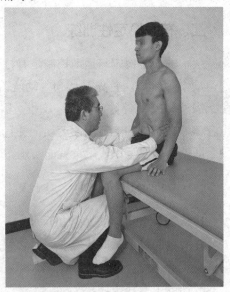

图 7-74　坐姿呼吸训练

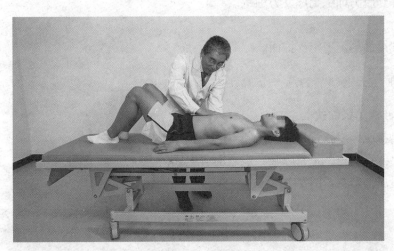

图 7-75　卧位呼吸训练

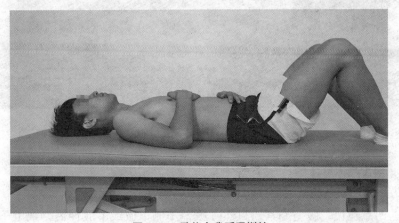

图 7-76　卧位自我呼吸训练

（四）俯卧呼吸训练

腹式呼吸有困难的患者，可采用俯卧位训练。如采用鳄鱼式呼吸训练或俯卧在健身球上进行呼吸训练。

二、核心稳定性训练

正常的核心稳定与运动控制是脊柱与肢体实现功能的基础，核心稳定与控制的习得遵循固定的运动学习阶段。首先是认知－动觉阶段，也就是患者对运动控制能力的学习与感知。在此阶段，需感知腰－骨盆、肩胛－胸椎、颈－头枕等关键部位的运动；其次是运动学习阶段。要求患者学习在正常功能范围内运动，并且可使用关键部位进行更为复杂的训练；最后阶段是自主阶段，即不再需要意识或思考就能实现正常的活动。

（一）训练进阶原则

1. 从不负重到负重（重力）训练。
2. 简单到复杂，即从单平面运动到多平面运动；从等长收缩训练到向心收缩，再到离心收缩训练。
3. 速度由慢到快。
4. 耐力训练到肌力训练到爆发力训练。
5. 增加阻力。
6. 从稳定支撑面到不稳定支撑面。

（二）训练方法

1. cat-camel 式（猫驼式）

适应证：热身或颈肩腰背疼痛或僵硬不适。

训练方法：四点跪位，正常呼吸，肩、肘、腕成一垂线，髋、膝上下垂直，手、膝分开与肩同宽，脊柱缓慢屈伸牵拉（图 7-77）。

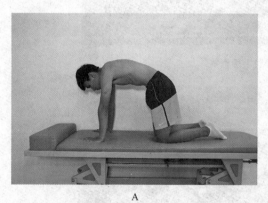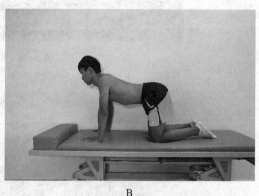

A　　　　　　　　　　　　　　　B

图 7-77　cat-camel 式（猫驼式）

2. bird-dog 式（鸟犬式）

适应证：头颈肩疼痛及胸腰髋疼痛与伸展受限。

训练方法：四点跪位，腹壁绷紧，自然呼吸，一侧下肢或上肢伸展，或上下肢交叉相对伸展。要求腰背伸直，伸展的肢体与腰背呈直线，脊柱和骨盆无旋转及侧移，无腰背紧张（图7-78）。

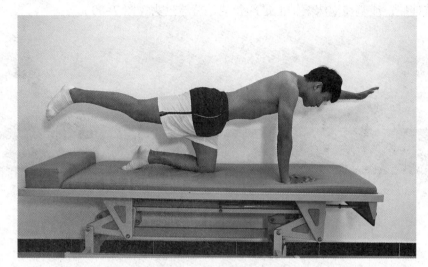

图 7-78　bird-dog 式（鸟犬式）

3. 侧桥

适应证：腹肌耐力差，腰痛。

训练方法：膝位或踝位侧桥，腹壁绷紧，髋、膝、肩成一直线。踝位侧桥可左右滚动（图7-79）。

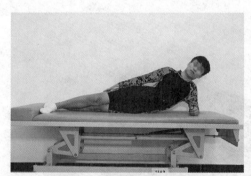
A.起始

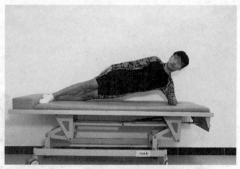
B.侧桥

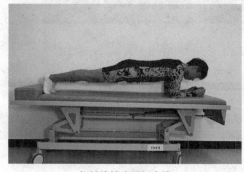
C.侧桥旋转为平板支撑

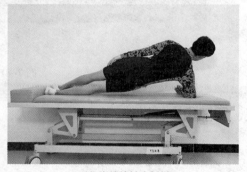
D.平板支撑旋转为侧桥

图 7-79　侧桥

4. dead-bug 式（死虫子式）

适应证：慢性或亚急性腰痛，腹桥或侧桥功能障碍。

训练方法：仰卧位屈髋屈膝，手臂伸向天花板，保持腹壁收紧，腰椎平直贴于支撑面，自然呼吸。进阶可保持这一体位，双手持球，左右滚动；或交替对侧肘膝相碰；或手掌撑住头顶墙面，下肢交替伸屈；或躺在泡沫滚轴上足部着地，持球过头（图 7-80）。

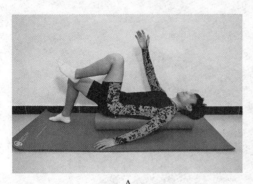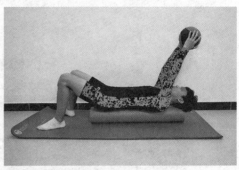

A　　　　　　　　　　B

图 7-80　dead-bug 式（死虫子式）

5. 背桥

适应证：亚急性或慢性腰痛、髋膝踝疼痛、臀大肌及臀中肌力量不足，改良 Thomas 试验阳性。

训练方法：仰卧，屈膝抬臀，大腿轻度外旋。若激活臀肌需在大腿部使用弹性带或在大腿外侧施加阻力对抗外展外旋；也可单腿搭桥，一腿伸直，两侧交替；或单腿搭桥，两侧交替抬起放下。注意骨盆不得偏移倾斜，肩、髋、膝保持一条直线，脊柱无旋转，腰部无过伸，腹壁需紧绷，双臀有足够挤压（图 7-81）。

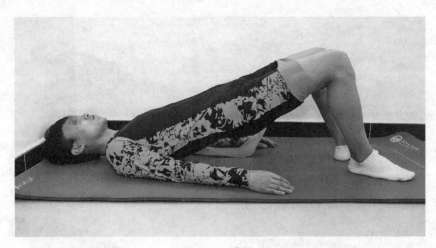

图 7-81　背桥

三、局部稳定性训练

（一）颈椎的稳定性训练

颈椎稳定性训练包括局部肌群的激活与训练，如头长肌、颈长肌、斜方肌中下束及前锯肌训练等；其次是颈椎的静态训练与动态训练；最后是反应性训练。

1. 头长肌、颈长肌（颈深屈肌）训练

训练方法 1：仰卧，用压力计或血压计气囊置于颈枕部，收下颌下压，从 20～30mmHg，每隔 2mmHg 为一压力保持点，在此压力点保持 10 秒钟，逐步增加（图 7-82 ）。

训练方法 2：站位或坐位，双拇指托住下颌，下颌抗阻下压。注意不能激活胸锁乳突肌（图 7-83 ）。

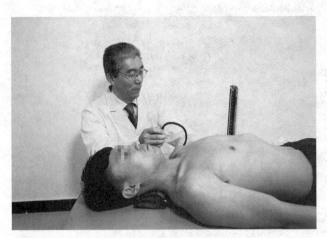
图 7-82　颈深屈肌压力表训练

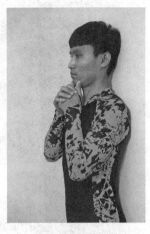
图 7-83　颈深屈肌训练

2. 头颈屈肌群、伸肌群训练　站立位，弹性带置额部或枕部，抗阻前屈或后伸；或训练球置额与墙面间顶住球做点头或旋转动作（图 7-84 ）。

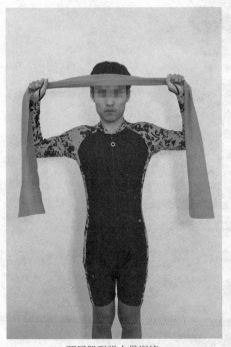
A.颈屈肌群弹力带训练

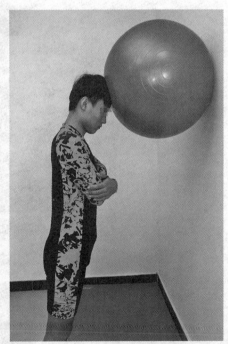
B.颈屈肌群头滚动球训练

图 7-84　颈屈肌群训练

3. 反应稳定性训练

训练方法 1：投掷（图 7-85A ）。

训练方法 2：杠铃上举过头（图 7-85B ）。

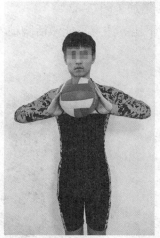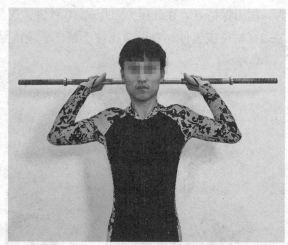

A.投掷训练　　　　　　　　　　　　　B.杠铃上举过头训练

图 7-75　反应稳定性训练

（二）肩关节稳定性训练

1.前锯肌激活训练

训练方法 1：屈肩 90°置床边，肩带前移。注意不得耸肩及胸廓旋转（图 7-86）。

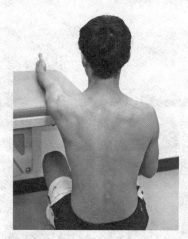

图 7-86　前锯肌激活训练 1

训练方法 2：双手撑墙或俯卧撑起。注意双臂撑起身体重量并保持，肩胛骨不能翘起（图 7-87）。

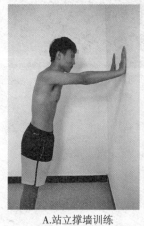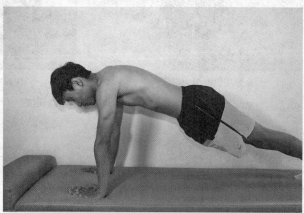

A.站立撑墙训练　　　　　　　　　　B.俯卧撑起训练

图 7-87　前锯肌激活训练 2

训练方法 3：用弹力带，双臂抗阻前伸。

训练方法 4：持哑铃屈肩肘做内收外旋动作（图 7-88）。

2. 斜方肌中下束激活训练

训练方法 1：手臂外展 70° 置于床边，肩胛骨向脊柱方向内收。注意不得耸肩及胸廓旋转（图 7-89）。

训练方法 2：手臂从身后床面撑起（图 7-90）。

训练方法 3：俯卧持哑铃后伸（图 7-91）。

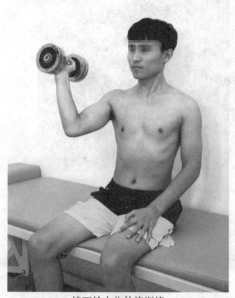

持哑铃内收外旋训练

图 7-88　前锯肌激活训练 3

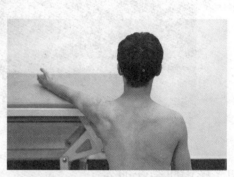

图 7-89　斜方肌中下束激活训练 1

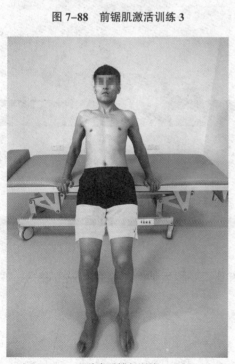

上肢身后撑起训练

图 7-90　斜方肌中下束激活训练 2

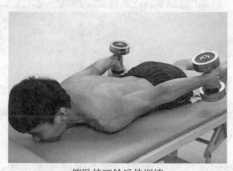

俯卧持哑铃后伸训练

图 7-91　斜方肌中下束激活训练 3

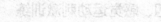

（三）腘绳肌训练

仰卧位足跟支撑于训练球或悬吊带上搭桥，保持桥式双膝或单膝做屈膝伸膝动作。将注意力集中于腘绳肌与小腿三头肌，腰椎不得过伸。可用于膝关节疼痛，腘绳肌紧张（图7-92）。

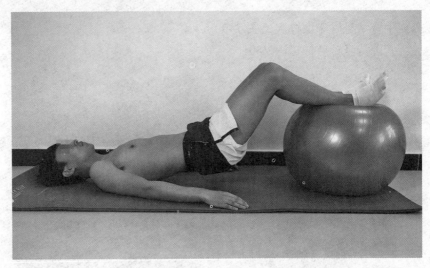

图7-92　腘绳肌训练

（四）臀中肌激活训练

侧卧位屈髋屈膝，双足内缘相并，做开合动作。或膝间夹一个10cm大小的球，上侧髋做内旋动作（图7-93）。

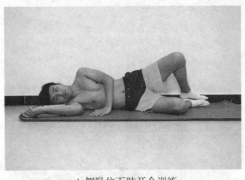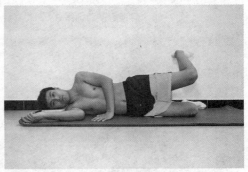

A.侧卧位下肢开合训练　　　　　　　　　　B.侧卧位伸髋内旋训练

图7-93　臀中肌激活训练

（五）臀大肌激活训练

单腿站立，微微屈膝，膝不超过足尖，屈髋俯身，一腿后伸，尽量保持站立稳定。两腿交替支撑，躯干可以旋转以增加难度。

四、感觉运动刺激训练

感觉运动刺激训练可以训练肌肉的协调性以及反应速度，增强平衡功能，增加臀肌活动以稳定骨盆，重建良好的核心控制，显著提高身体运动的协调功能。

适应证：慢性颈腰背疼痛，创伤后及术后康复，不良呼吸与姿势，脊柱、骨盆、膝、踝不稳或不灵活，产后骨盆带肌肉康复，轻中度脊柱侧弯，预防老年人跌倒以及神经性疾病康复。

（一）静态训练

1. 患者首先需学会缩足。医师用手指在足底横弓最高点（第2跖骨）轻轻向上推挤以促进足底横弓塑形，再推挤足舟骨加强纵弓塑形；保持此姿势，医师从膝上方施加压力，足底抗阻训练，加强缩足塑形；然后在缩足姿势下做下肢内旋和外旋动作。一般在屈膝70°～100°区间训练，角度越大，难度越大。注意避免膝关节侧方运动以及训练时屈曲足趾、抬起第1跖骨头，还要避免足内旋（图7-94）。

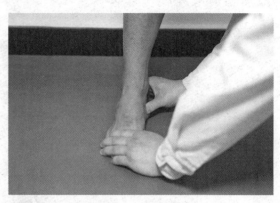

图7-94　被动缩足

2. 在不稳定支撑面保持站立平衡。可使用泡沫垫、平衡板或充气垫等器械，其不稳定程度可逐步提高。

3. 可以通过重心转移、摇晃、闭眼、增加头部运动以提高难度；也可由双足过渡到单足站立。

（二）动态训练

训练方法1：在维持缩足以及腰椎、骨盆、颈椎中立位姿势下躯干前倾跨半步向前。注意不得腰椎过伸及下肢内旋（图7-95）。

训练方法2：双足站在平衡垫上，进行闭眼、重心转移训练；或附加上下肢动作或扰动等方式，在提高难度增加不稳定性等条件下训练（图7-96）。

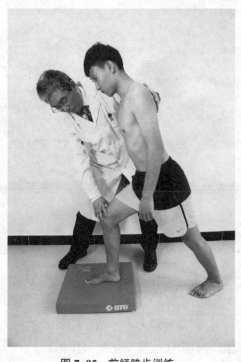

图7-95　前倾跨步训练

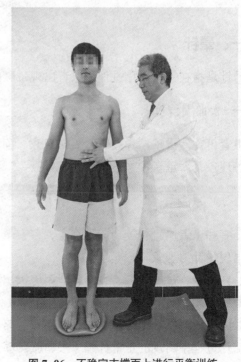

图7-96　不稳定支撑面上进行平衡训练

（三）功能性训练

在不稳定支撑面上完成蹲、跳、跨步、推、拉等功能性动作（图 7-97）。

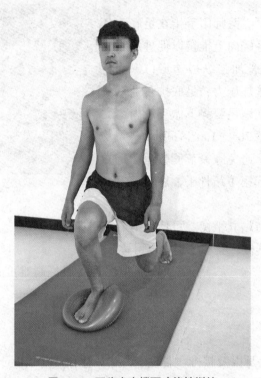

图 7-97　不稳定支撑面功能性训练

第五节　异常情况的处理和预防

一、晕针

晕针是指在针刀治疗过程中患者出现晕厥的现象。

（一）临床表现

患者可突然出现精神疲倦、头晕目眩、面色苍白、恶心欲吐、多汗、心慌、四肢发冷、血压下降等现象，严重者神志不清，甚至晕厥。

（二）原因

1. 有些患者血管神经功能不稳定，多有晕厥史或肌肉注射后的类似晕针史，采用针刀治疗时容易出现晕针刀现象。

2. 在饥饿、过度疲劳、大汗、泄泻、大出血后，患者正气明显不足，此时接受针刀治疗容易导致晕针刀。

3. 因患者恐惧、精神过度紧张是不可忽略的原因，特别是对针刀不了解、怕针刀的患者，对针刀治疗过程中出现的正常针感（酸、胀、痛）和发出的响声往往使其情绪紧张加剧。

4. 正坐位、卧坐位、仰靠坐位、颈椎牵引状态下坐位针刀治疗时，晕针发生率较高。卧位治疗时晕针发生率低。

（三）处理

1. 立即停止治疗，将针刀迅速拔出。

2. 扶患者去枕平卧，抬高双下肢，松开衣带，盖上薄被，打开门窗。

3. 症状轻者静卧片刻，或给予温开水送服即可恢复。

4. 症状重者，在上述处理的基础上，点按或针刺人中、合谷、内关穴。必要时温灸关元、气海，一般2～3分钟即可恢复。

5. 如果上述处理仍不能使患者苏醒，可考虑吸氧或做人工呼吸、静脉推注50%葡萄糖10mL，或采取其他急救措施。

（四）预防

1. 初次接受针刀治疗的患者要先行做好解释工作，打消其顾虑。

2. 选择舒适持久的体位，一般都可采取卧位治疗。

3. 治疗前应询问病史、过去史，对有晕针史的患者及冠心病、高血压患者，治疗时应格外注意。

4. 选择治疗点要精、少，操作手法要稳、准、轻、巧。

5. 患者在大饥、大饱、大醉、大渴、疲劳、过度紧张、大病初愈或天气恶劣时，暂不宜做针刀治疗。

6. 对痛觉敏感部位，如手、足、膝关节，或操作起来比较复杂、较费时间的部位，可根据情况用利多卡因局麻。必要时也可配合全麻、硬膜外麻醉等。

7. 对体质较弱者、术中反应强烈者、术后感到疲乏者，应让患者在候诊室休息15～30分钟，待恢复正常后再自行离开，以防患者在外面突然晕倒而发生危险。

二、针刀折断

在针刀手术操作过程中，针刀突然折断没入皮下或深部组织里，是针刀治疗意外之一。

（一）临床表现

针刀折断，残端留在患者体内，或部分针体露在皮肤外面，或全部残端陷没在皮肤、肌肉之内。

（二）原因

1. 针具质量不好，韧性较差。

2. 针刀反复多次使用，在应力集中处易发生疲劳性断裂。针刀操作中借用杠杆原理，以中指或环指作为支点，进行摆动牵拉，用力过猛容易造成弯曲和折断。

3. 长期使用消毒液造成针身有腐蚀锈损，或因长期放置而发生氧化反应，致使针体生锈，或术后不及时清洁刀具，针体上附有血迹而发生锈蚀，操作前又疏于检查。

4. 患者精神过于紧张，肌肉强烈收缩，或针刀松解时针感过于强烈，患者不能耐受而突然大幅度改变体位。

（三）处理

1. 术者一定要保持冷静，切勿惊慌失措。嘱患者不要紧张，切勿乱动或暂时不要告诉患者针断体内。保持原来体位，以免使针体残端向肌肉深层陷入。

2. 若断端尚留在皮肤之外一部分，应迅速用止血钳夹紧慢慢拔出。

3. 若残端与皮肤相平或稍低，但仍能看到残端，可用左手拇、示指下压针孔两侧皮肤，使断端突出皮外，然后用止血钳夹持断端拔出体外。

4. 针刀断端完全没入皮肤下面，若断端下面是坚硬的骨面，可从针孔两侧用力下压，借骨面作底将断端顶出皮肤。如断端下面是软组织，可用手指将该部捏住将断端向上托出。

5. 若针刀断在腰部，因肌肉较丰厚，深部又是肾脏，加压易造成断端移位而损伤内脏，如能确定断针位置，应迅速用左手绷紧皮肤，用2% 利多卡因在断端体表投影点注射 0.5cm 左右大小的皮丘及深部局麻。手术刀切开 0.5cm 小口，用刀尖轻拨断端，断针多可自切口露出。若断针依然不外露，可用小镊子探入皮肤内夹出。

6. 若断针部分很短，埋入人体深部，在体表无法触及和感知，必须采用外科手术探查取出。手术宜就地进行，患者不宜搬动移位。必要时可借助 X 线定位。

（四）预防

1. 术前要认真检查针具是否有锈蚀、裂纹，用左手垫小纱布捋一下针体，并捏住针体摆动一下试验其钢性和韧性。不合格的针刀坚决不用。

2. 针前应叮嘱患者，针刀操作时绝不可随意改变体位，尽量采取舒适耐久的姿势。

3. 针刀刺入深部或骨关节内治疗应避免用力过猛，操作时阻力过大时，绝不可强力摆动。

4. 医师应熟练手法，常练指力，掌握用针技巧，做到操作手法稳、准、轻、巧。

5. 术后应立即仔细清洁针刀，洗去血污，除去不合格针刀。一般情况下多次性针刀使用两年应报废。

三、出血

因细小的毛细血管无处不在，针刀刺入体内寻找病变部位，切开、剥离病变组织，出血是不可避免的。但刺破大血管或较大血管引起大出血，或造成深部血肿的现象在临床中仍有出现，应引起临床工作者的高度重视。

（一）临床表现

1. 表浅血管出血　针刀拔出，针孔迅速涌出色泽鲜红的血液，多是因刺中浅部较小动脉血管。若刺中浅部小静脉血管，针孔溢出的血多是暗红色，有时血液不流出针孔而瘀积在皮下则形成青色瘀斑，或局部肿胀，活动时疼痛。

2. 肌层血管出血　针刀治疗刺伤四肢深层的血管后多造成血肿。损伤较严重、血管较大者出血量也会较大，血肿明显，致局部神经受压而引起症状，可表现局部疼痛、麻木，活动受限。

3. 胸腹部血管出血　如刺破胸腹部血管，血液可流入胸腹腔，引起胸闷、咳嗽、腹痛等，失血过多可引起休克。

4. 椎管内出血　针刀松解黄韧带时，如果用力过猛或刺入过深可刺破椎管内动脉，易在椎管内形成血肿压迫脊髓。因压迫部位不同而表现不同的脊髓节段压迫症状，严重者可致截瘫。若在颈椎上段损伤，可影响脑干血供，导致生命危险。

（二）原因

1. 对施术部位血管分布情况了解不够，或对血管分布情况的个体差异估计不足。

2. 在血管比较丰富的地方施术不按四步进针规程操作，也不问患者感受，强行操作，一味追求快。

3. 血管本身病变，如动脉硬化使血管壁弹性下降，壁内因附着粥样硬化物而致肌层受到破坏，管壁变脆，受到突然刺激容易破裂。

4. 血液本身病变，如有些患者血小板减少，出、凝血时间延长，血管破裂后，出血不易停止。凝血功能障碍的患者，一旦出血，用常规止血方法难以遏制。

5. 某些肌肉丰厚处，深部血管刺破后不易被发现，针刀术后又行手法治疗或在针孔处再行拔罐，造成血肿或较大量出血。

（三）处理

1. 表浅血管出血　用消毒干棉球压迫止血。手、足、头面、后枕部等小血管丰富处，针刀松解后，无论出血与否，都应常规按压针孔 1 分钟。若少量出血导致皮下青紫瘀斑者，不必特殊处理，一般可自行消退。

2. 较深部位血肿　局部肿胀疼痛明显或仍继续加重，可先做局部冷敷止血或肌注酚磺乙胺（止血敏）。24 小时后，局部热敷、理疗、按摩，外用活血化瘀药物以加速瘀血的消退和吸收。

3. 有重要脏器的部位出血　椎管内、胸腹内出血较多或不易止血者，需立即进行外科手术。若出现休克，则先做抗休克治疗。若出现急腹症则对症处理。

（四）预防

1. 熟练掌握治疗局部的解剖知识，清楚周围血管运行的确切位置及体表投影。

2. 严格按照四步进针规程操作，施术过程中密切观察患者反应，认真体会针下的感觉。若针下有弹性阻力感，患者有身体抖动、避让反应，并诉针下刺痛，应将针刀稍提起，略改变进针方向再行刺入。

3. 术前应耐心询问病情，了解患者出、凝血情况，有无血小板减少症、血友病等，必要时，先做出凝血时间检验。若是女性，应询问是否在月经期，平素月经量是否较多。

4. 术中操作切忌粗暴，应中病则止。若手术部位在骨面，松解时针刀刃应避免离开骨面，更不可大幅度提插。

需要说明的是，针刀松解部位少量渗血有利于病变组织的修复，可改善局部的血液循环状态。

四、神经损伤

临床治疗时，针刀多在神经、血管周围进行操作，如对各种神经卡压综合征的治疗。临床医师对神经的分布、走行等一般都掌握较好，因此针刀损伤周围神经的案例并不多见，只有少数因医师针刀操作不规范，术后手法过于粗暴而出现神经损伤，大多数只引起强烈的刺激反应，遗留后遗症者极少。

（一）临床表现

1.在针刀治疗过程中，突然有触电感，或出现沿外周神经末梢或逆行向上放散的一种麻木感。若有损伤，多在术后1日左右出现异常反应。

2.轻者可无其他症状，较重者可同时伴有该神经支配区内的麻木、疼痛、温度觉改变或运动功能障碍。

（二）原因

1.操作的医师解剖知识不全面，立体概念差，没有充分考虑人体生理差异。

2.麻醉（局麻、神经阻滞麻醉、全身麻醉）后实施针刀手术，特别是在肌肉丰厚处，如腰、臀部的治疗时，如针刀刺中神经干，患者没有避让反应或避让反应不明显而被忽视。

3.盲目追求快针，强刺激，采用重手法操作而致损伤。

4.针刀术后，用手法矫形时过于粗暴、夹板固定太紧、时间太久。

（三）处理

1.出现神经刺激损伤现象，应立即停止针刀操作。若患者疼痛、麻木明显，可局部先行以麻醉药、类固醇类药、维生素B族药配伍封闭。

2.24小时后，给予热敷、理疗、口服中药，按照神经分布区行针灸治疗。

3.局部轻揉按摩，在医师指导下加强功能锻炼。

（四）预防

1.严格按照四步进针规程操作。病变部位较深者，治疗时宜摸索进针，若刺中条索状坚韧组织，患者有触电感沿神经分布路线放射时，应迅速提起针刀，稍移动针刀位置后再进针。

2.在神经干或其主要分支循行路线上治疗时，不宜局麻，也不宜针刀手术后向手术部位注射药物，如普鲁卡因、氢化可的松、酒精等，否则可能导致周围神经损害。

3.术前要检查针具是否带钩、毛糙、卷刃，如发现有上述情况应立即更换。

4.术后手法治疗一定不能粗鲁，特别是对患者在腰麻或全麻下进行手法矫形，患者没有应有的避让反应等，最易造成损伤。

五、气胸

针刀引起创伤性气胸是指针具刺穿了胸膜腔甚至及肺组织，气体积聚于胸膜腔，从而造成气胸，出现呼吸困难等现象。

（一）临床表现

患者突然胸闷、胸痛、气短、心悸，严重者呼吸困难、发绀、冷汗、烦躁、恐惧，到一定程度会发生血压下降、休克等危急现象。患侧肋间隙变宽，胸廓饱满，叩诊鼓音，听诊肺呼吸音减弱或消失，气管可向健侧移位。如气窜至皮下，患侧胸部、颈部可出现握雪音，X线胸部透视可见肺组织被压缩现象。

（二）原因

主要是针刀刺入胸部、背部和锁骨附近的穴位过深，针具刺穿了胸膜腔甚至伤及肺组织，气体积聚于胸膜腔而造成气胸。

（三）处理

一旦发生气胸，应立即拔出针刀，采取半卧位休息，嘱患者保持心情平静，切勿恐惧而反转体位。一般漏气量少者，可自然吸收。同时要密切观察，随时对症处理，如给予镇咳、消炎药物，以防止肺组织因咳嗽扩大创孔，加重漏气和感染。对严重者，如有呼吸困难、发绀、休克等现象需组织抢救，如胸腔排气、少量慢速输氧、抗休克等。

（四）预防

针刀治疗时，术者必须集中精力，选择适当体位，根据患者体型肥瘦，掌握进针深度，施行手法的幅度不宜过大。对于胸部、背部的施术部位，不宜过深，以免造成气胸。

六、感染

在针刀治疗过程中，针刀闭合性手术都是深入肌腱、关节间隙、软组织深部进行操作，容易造成表皮及深层组织感染，因此无菌操作非常重要。

（一）临床表现

1. 术后3～4天后切口疼痛不减轻反而增重，或者切口疼痛一度减轻后又加重。
2. 体温升高，术后有微热已经下降，而后体温又有上升者。
3. 切口组织发硬，水肿紧胀感，有压痛，逐渐增重，或切口部皮肤已有红肿。组织深部反应筋膜以下的感染有特殊性，即切口表面只有轻度发红，或根本无发红，但局部肿胀压痛和自觉痛明显；如果体温持续不降或温度再度升高，切口肿胀表现有增无减，体温却不再升高，甚至反有下降者，可能脓肿已经形成。

（二）原因

1. 适应证选择不当，患者全身状态不佳，对疾病抵抗力及抗感染能力低下，如体质衰弱，患有糖尿病、贫血等疾病，切口有污染时造成感染。
2. 患者已有深部或浅部感染灶，如深部原有炎症，或浅部有毛囊炎、窦道等未被发现或未予重视。
3. 在治疗过程中，无菌操作不严格，有污染的可能。手术器械、手套、敷料、棉球、泡镊桶、镊子等物灭菌未达到要求。戴手套时有菌区与无菌区区分不严格，穿戴过程中被污染。又如在刀具、敷料传递过程中被污染。皮肤消毒不严格，消毒面积较小，消毒次数不够。碘酊、酒精、器械浸泡液等浓度不够。

（三）处理

1. 全身处理，给予敏感的抗生素，用量要足够，时间也要足够。
2. 外敷用碘伏、消炎药、罗红霉素软膏，定时换药。

3. 必要时做脓肿试穿，有脓者予以及时切开引流。凡切开引流者，引流口一定要足够大，且要"底小口大"才能引流充分。如果只切小口，则引流不畅，不仅拖延病程，对组织的破坏会更大。

4. 如对感染处理的经验不足，应请专业医师处理。

（四）预防

对待切口感染的态度，最根本的是预防，而不是治疗。要从杜绝污染着手，术前消毒，术后用无菌敷料，嘱患者 3 日内切口不可沾水，若切口有红肿者，应口服或外敷消炎药。针刀手术切口小，几乎不见裂痕，本不易感染，但是针刀术后确有感染者，因此对感染问题必须认真对待。

1. 室内定期用紫外线消毒灭菌，治疗台上的床单要经常换洗、消毒。

2. 针刀术中使用的所有器械均需高压蒸汽消毒灭菌。一支针刀只能一个患者使用，不可一支针刀给多个患者进行治疗，以防不同患者交叉感染。一次性针刀只能一个患者应用，用后应废弃。

3. 术时医师、护士应穿干净的工作服、戴帽子和口罩，医师要戴无菌手套。连续给不同患者做针刀治疗时，应更换无菌手套。术野皮肤充分消毒，选好治疗点，以定点为中心开始逐渐向周围至少 10cm 以上涂擦，不可由四周再返回中心。术中护士递送针刀等手术用具时，均应严格按照无菌操作规程进行，不可在手术人员的背后传递针刀及其他用具。术毕迅速用无菌敷料覆盖针刀口，若同一部位有多个针刀口，可用无菌纱布覆盖、包扎。嘱患者 3 日内不可在施术部位洗擦。3 日后，可除去包扎。

七、内脏损伤

针刀引起内脏损伤是指针刀刺入内脏周围过深，针具刺入内脏引起内脏损伤，出现各种内脏损伤的症状。

（一）临床表现

1. 刺伤肝、脾时，可引起内出血，患者可感到肝区或脾区疼痛，有的可向背部放射；如出血不止，腹腔内聚血过多，会出现腹痛、腹肌紧张，并有压痛及反跳痛等急腹症症状。

2. 刺伤心脏时，轻者可出现强烈的刺痛；重者有剧烈的撕裂痛，引起心外射血，立即导致休克、死亡。

3. 刺伤肾脏时，可出现腰痛，肾区叩击痛，呈血尿，严重时血压下降、休克。

4. 刺伤胆囊、膀胱、胃、肠等空腔脏器时，可引起局部疼痛、腹膜刺激征或急腹症症状。

（二）原因

主要是术者缺乏解剖学知识，对施术部位及其周围脏器的解剖关系不熟悉，加之针刀刺入过深。

（三）处理

损伤严重或出血明显者，应密切观察，注意病情变化，特别是要定时监测血压。对于休克、腹膜刺激征，应立即采取相应措施进行抢救。

（四）预防

掌握重要脏器部位的解剖结构，明了躯干部施术部位的脏器组织。操作时，注意凡有脏器组织、大的血管神经处都应避免深刺。肝、脾、胆囊肿大及心脏扩大的患者，胸、背、胁、腋的部位不宜深刺。

【复习思考题】

1. 消毒和麻醉有哪些注意事项？
2. 如何揣定进针刀点？
3. 针刀入路有哪些？
4. 针刀治疗技法有哪些？

经筋循行分布及其阿是穴，其中包括了多种不完全相同的病理变化，如肌筋膜触发点、肌腱和韧带附着点、关节囊病变、腱围结构病变。不同的病变结构需要不同的针刀治疗方法，本章将针对不同的病变结构介绍不同的针刀治疗技术。这提示同学们应该善于运用中医思维和专业技能解决临床实际问题，为实现健康中国作出我们新的贡献。

第一节　肌筋膜触发点

肌肉与筋膜是人体重要的组成部分，是维持人体结构、保持姿势和人体运动功能的基础，也是在日常生活中易于损伤的部位。它们的损伤不仅会引起疼痛和关节功能障碍，影响人体的运动功能，有些损伤还会影响人体内脏的功能活动。肌筋膜损伤引起的疼痛和功能障碍也是患者临床最常见的就诊原因。然而一直以来，我们对肌筋膜疼痛的原因和机制的研究比较少，治疗的方法和疗效有限。美国学者 Janet Travell 关于"肌筋膜触发点"概念的提出，以及对临床表现、诊断和治疗方面的一系列研究，使我们对肌肉骨骼疼痛从基础到临床有了一个全新的认识。

触发点引起的肌筋膜性疼痛是最常见的引起全身各部位疼痛的原因，某些慢性疼痛的疾病中，肌筋膜触发点引起的可达 80%。在触发点引起的肌筋膜痛中，患者主诉通常是正常肌肉或非肌肉结构内部或周围的某种传导性症状。例如，在头颈部，患者会主诉头痛、牙痛、鼻窦痛、下颌关节痛等，但对这些部位的临床检查并不会发现任何局部病理性改变。实际上，大多数不明原因引起的疼痛，特别是隐隐的深部酸痛，都可能源于肌筋膜触发点。

紧绷肌带上可触摸到的结节，往往伴有高度局限化的压痛及特征性的引传痛、局部抽搐反应、自主神经现象，以及肌肉运动功能障碍（牵拉受限或收缩无力）。

由激痛点所引起的疼痛即引传痛，但感觉常常在远处。据统计，只有不到 30% 的肌筋膜激痛点产生的疼痛在局部区域，大部分疼痛在激痛点的远处。每条肌肉的激痛点都有其特定的引传痛形式。引传痛的区域通常出现在肌腱（肌肉起止点）或邻近区域，这些部位所发现的卫星激痛点是由肌腹的中央激痛点继发而来。一个区域的引传痛往往不是一块肌肉的激痛点引起，而是多块肌肉的激痛点叠加所致。

在激痛点上施压，患者有指认的熟悉感的剧烈疼痛时，称为活动性激痛点；反之为潜伏性激痛点。二者均会引起显著的运动功能障碍，只是程度不同而已。潜伏性激痛点可以由急慢性损伤和神经根病变而被激活，活动性激痛点也可以在休息或缺乏诱因的情况下自动回复到潜伏状态。

依其引起疼痛的原因可分为主要激痛点、卫星激痛点和关联激痛点。①主要激痛点（中央性激痛点）是引起疼痛最根本的原因。②卫星激痛点大多出现在主要激痛点的引传区内，也可发生在主要激痛点肌肉的协同肌、拮抗肌上，或与主要激痛点有相同神经源的肌肉上。③主要激痛点解决后，卫星激痛点大部分可以消失，但仍有部分因长期代偿、拮抗主要激痛点的肌肉，组织损伤无法自我修复而继续成为致痛原因。④一条肌肉上激痛点发生的同时，与它有关的另外的肌肉也产生了激痛点，称为关联激痛点，原因可能是前块肌肉继发的，也有可能是它们受到了同一伤害源所致。

目前治疗触发点病变的手段有很多，包括牵张和冷喷雾、肌肉能量技术、干针、针刺等手段。所有触发点病变都可以采用针刀治疗，特别是同时伴有肌肉内筋膜硬化的触发点病变，尤其适合针刀治疗。

先采用平滑式触诊或钳捏式触诊确定触发点所在的紧张带，拇指与食指或者食指与中指固定紧张带位置。在触发点处定位，刀口线与肌纤维方向一致，针刀体与皮肤垂直，针刀刺入皮肤，针刀在准确地达到触发点表面筋膜时可出现阻力感，调转针刀体使之与紧张带平行，刀口线与紧张带垂直，在紧张带表面沿垂直于紧张带方向将其表面筋膜横行切开。

一、斜方肌

（一）简介

斜方肌覆盖于颈肩后部，分为上、中、下三部分，各部分纤维走向和功能都不同。上斜方肌与身体其他肌肉一样，经常有触发点引发引传痛，沿颈后外侧耳后向颞区传导的疼痛和压痛，也是颞区头痛或颈源性头痛的主要原因。下斜方肌内触发点主要向颈后和相邻乳突、肩胛骨上部，以及肩胛骨之间传导疼痛和压痛。中斜方肌触发点较少见，向脊柱和肩胛骨之间投射疼痛。

（二）体表定位及引传痛范围

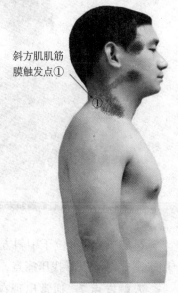

斜方肌肌筋膜触发点①

1. 触发点 1　上斜方肌内触发点是人体内最常见的触发点。其位于上斜方肌前缘中部及向前附着于锁骨的垂直肌纤维上。患者坐位或仰卧位，耳朵轻微靠近肩膀，使肌肉处于松弛的位置，采用钳捏式触诊，把上斜方肌游离缘的整块肌肉从下方的冈上肌和肺尖上捏起。使肌肉在其他手指和拇指之间滚动，沿肌纤维走行方向触诊是否存在紧绷肌带和结节部位，通常在结节处和紧绷肌带处定为触发点。引传痛可至颈后外侧乳突部，严重可延伸到整个侧头部，集中在颞部和眼眶后，有时可延伸到下颌角和后枕部（图8-1，注：图中数字代表肌筋膜触发点，相关区域代表引传痛范围，下同）

2. 触发点 2　位于触发点1尾端稍外、走向较水平的上斜方肌纤维中间。在触发点1下方较深部的纤维内，用上述钳捏法寻找以定位触发点2。引传痛至乳突和上段颈椎的后外侧（图8-2）。

图 8-1　斜方肌肌筋膜触发点①及引传痛范围

3. 触发点 3　是下斜方肌内一个非常常见的重要触发点，通常位于肌肉外缘，靠近肌纤维与肩胛骨内缘相交的地方，有时也可能在肩胛骨下角的高度或略低的位置。在上述区域内用手指滑动触摸紧绷的肌带，通常会在紧绷肌带内摸到纽扣大小的结节。引传痛向上可至颈后部、颅底、肩胛骨上方、肩峰部及上段颈椎的后外侧（图8-3）。

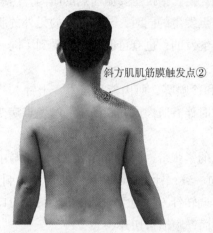

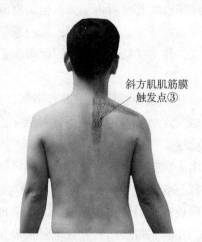

图8-2　斜方肌肌筋膜触发点②及引传痛范围　　　图8-3　斜方肌肌筋膜触发点③及引传痛范围

4. 触发点 4　位于下斜方肌外侧肌纤维走行区域，手指触摸到紧绷肌带后，在紧绷肌带的端点处可能存在压痛性硬结。引传痛沿肩胛骨内侧缘上下传导（图8-4）。

5. 触发点 5　中斜方肌的触发点可出现于中斜方肌的肌纤维中部。采用平滑式触诊的方法在走向几乎平行的纤维中部寻找压痛点，通常在肩胛内上角内侧1cm处。引传痛位于扳机点到第7颈椎的棘突之间（图8-5）。

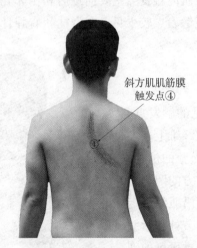

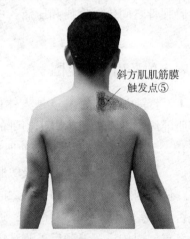

图8-4　斜方肌肌筋膜触发点④及引传痛范围　　　图8-5　斜方肌肌筋膜触发点⑤及引传痛范围

6. 触发点 6　位于中斜方肌纤维内靠近肩峰的肌肉肌腱联合部位，在此肌纤维走行区域内采用平滑式触诊以寻找压痛点。引传痛可向肩峰部传导（图8-6）。

7. 触发点 7　通常出现在中斜方肌上部的肌纤维走行区域内，这个触发点通常位置比较表浅，在皮肤下方肌筋膜上，透过皮肤的掐捏可刺激该触发点产生局部的疼痛。引传痛可至同侧上肢（图8-7）。

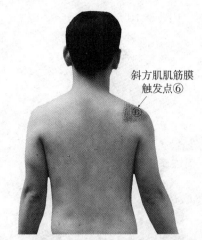

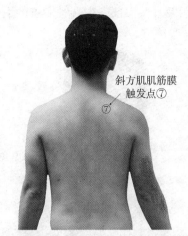

图 8-6 斜方肌肌筋膜触发点⑥及引传痛范围　　图 8-7 斜方肌肌筋膜触发点⑦及引传痛范围

（三）针刀治疗

按照上述各触发点的定位方法，标记各触发点后，进针刀时左手拇指固定进针刀点，右手持针刀，将针刀体与皮肤面垂直，刀口线与斜方肌肌纤维方向一致，按照针刀四步规程，将针刀迅速刺入皮下，针刀到达紧张肌带时可出现阻力感，在紧张带表面纵行切开，针刀下有松动感后出针刀。如遇结节、条索状物和酸胀感时，针刀先触及结节筋膜表面，由浅层向深层依次切开，但勿穿透下层肌腹，针刀下有松动感后出针刀。术毕，局部压迫止血 1 分钟后，创可贴覆盖针眼。

松解触发点 1 时，患者仰卧，从前方进针刀，避免刺穿肺尖。松解触发点 2 时，患者侧卧位，把肌肉从肺尖上方提起，从后方进针刀。松解触发点 3 时，针刀应指向前方直对的肋骨，应避免刺入肋间隙。

二、胸锁乳突肌

（一）简介

胸锁乳突肌通常有多个触发点，其传导痛也会表现出不同的模式。每一部分的触发点均能诱发不同的自主神经现象或本体感受紊乱。胸锁乳突肌胸骨部触发点通常将疼痛传导至头顶、枕区、颊区、眼睛上方、喉部和胸骨等部位。锁骨部触发点通常将疼痛向前额和耳部传导。胸锁乳突肌尾部由两条肌肉组成：胸骨部（靠内侧、斜向、位置较浅），锁骨部（靠外侧、位置较深）。头端两部分肌肉汇合在乳突上。

（二）体表定位及引传痛范围

定位胸锁乳突肌触发点时，患者坐位或仰卧位，头偏向检查侧，耳朵贴向肩膀，使检查一侧肌肉略微松弛。医生用拇指和其他手指把肌肉与颈部下方的组织结构分开，先用手指在中部肌腹附近固定整块肌肉，然后分别触诊浅层和深层肌肉，检查紧绷肌带和深部压痛。

1. 触发点 1　通常位于胸骨端肌肉的肌腹压痛部位，可能在靠近肌腹肌纤维走行的上、下端，或者见于肌腹中部。胸骨头下端附着性触发点的引传痛可至胸骨上部，中部触发点的引传痛可至同侧颜面、眼眶等，并伴有眼、鼻、喉、耳等五官症状，上端触发点的引传痛可至后枕及头顶（图 8-8 至图 8-9）。

2. 触发点 2　通常位于锁骨端肌肉肌腹的压痛部位，位置较触发点 1 更深。上端触发点的引传痛可至耳后及耳朵深部。中端触发点的引传痛可至前额（图 8-10）。

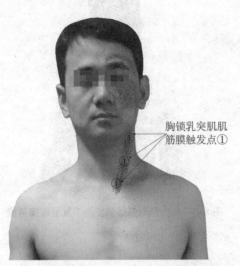

胸锁乳突肌肌
筋膜触发点①

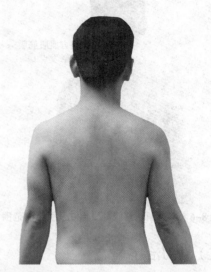

图 8-8　胸锁乳突肌触发点①及引传痛范围（前侧）　　**图 8-9　胸锁乳突肌触发点①及引传痛范围（后侧）**

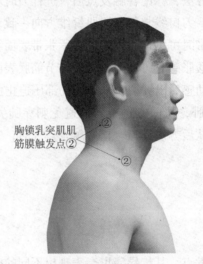

胸锁乳突肌肌
筋膜触发点②

图 8-10　胸锁乳突肌触发点②及引传痛范围

（三）针刀治疗

按照上述各触发点的定位方法，标记各触发点后，进针刀时左手拇指固定进针刀点，右手持针刀，将针刀体与皮肤面垂直，刀口线与肌纤维方向一致，按照针刀四步规程，将针刀迅速刺入皮下，针刀到达紧张肌带时可出现阻力感，在紧张带表面纵行切开，针刀下有松动感后出针刀。如遇结节、条索状物和酸胀感时，针刀先触及结节筋膜表面，由浅层向深层依次切开，但勿穿透下层肌腹，针刀下有松动感后出针刀。术毕，局部压迫止血 1 分钟后，创可贴覆盖针眼。

另外，肌腱在锁骨处的附着处的压痛可通过松解该肌腹其他部位的触发点使其得到缓解，一般情况下不需要单独松解。如果确实需要松解，需注意防止刺穿肺尖、造成气胸。

三、夹肌

（一）简介

夹肌包括头夹肌和颈夹肌。头颈夹肌向下附着于下颈椎和上胸椎的棘突；向上，颈夹肌附着于上颈椎横突，头夹肌附着于颅骨的乳突。颈夹肌和头夹肌均位于头半棘肌和其他椎体旁肌肉的浅处、斜方肌深处、肩胛提肌内侧。头夹肌的触发点传导痛常出现在头顶。颈夹肌的触发点放射痛常传导至枕区，并穿过颅区，蔓延到眶后，形成"脑仁痛"。颈夹肌的疼痛有时还向下传导到上肢和颈根部。

（二）体表定位及引传痛范围

1. 触发点 1　位于头夹肌上段肌腹中央，肌肉与上斜方肌上缘相交处，约与C_2等高，靠近椎动脉尾端。定点时可使用平滑式触诊定位，通常在由前方胸锁乳突肌、后方上斜方肌和尾侧肩胛提肌构成的小三角形区域内进行皮下触诊。医生把一根手指放在胸锁乳突肌的后内侧、枕骨下方，让患者把脸转向同侧，头对抗医生施加的轻微阻力伸展，即可触诊到头夹肌斜向纤维的收缩，在此肌纤维上触诊其紧绷肌带和触发点。引传痛可至颅顶（图 8-11）。

2. 触发点 2　位于颈夹肌中部，可将触诊手指置于约与C_7棘突等高的位置（颈部与肩部交界处稍上方外侧约 2cm 处），向前滑动到上斜方肌游离缘，到达或超过肩胛提肌，给予一个向内、朝向脊柱的压迫，如果引起疼痛，则可能是颈夹肌的一个触发点。引传痛可至肩胛转角处并向上放射至同侧颈部（图 8-12）。

3. 触发点 3　位于颈夹肌上端，引传痛可至同侧眼后部，有时可引传至同侧枕区（图 8-13）。

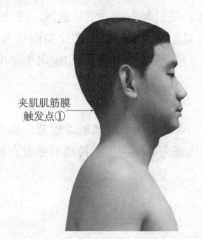

夹肌肌筋膜触发点①

图 8-11　夹肌肌筋膜触发点①及引传痛范围

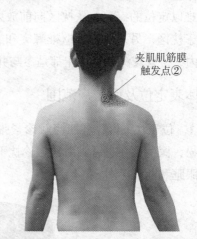

夹肌肌筋膜触发点②

图 8-12　夹肌肌筋膜触发点②及引传痛范围

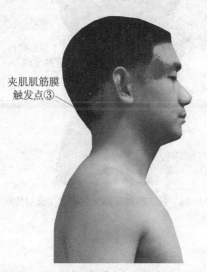

夹肌肌筋膜触发点③

图 8-13　夹肌肌筋膜触发点③及引传痛范围

（三）针刀治疗

按照上述各触发点的定位方法，标记各触发点后，进针刀时左手拇指固定进针刀点，右手持针刀，将针刀体与皮肤面垂直，刀口线与肌纤维方向一致，按照针刀四步规程，将针刀迅速刺入皮下，针刀到达紧张肌带时可出现阻力感，于紧张带表面纵行切开，针刀下有松动感后出针刀。如遇结节、条索状物和酸胀感时，针刀先触及结节筋膜表面，由浅层向深层依次切开，但勿穿透下层肌腹，针刀下有松动感后出针刀。术毕，局部压迫止血 1 分钟后，创可贴覆盖针眼。

头夹肌进针刀时，患者采取健侧卧位，枕头放在颈和肩之间支撑头部，使头颈不发生弯曲和转动。将针刀从颈后三角区（椎动脉穿过此区）下外侧刺入。因椎动脉暴露于 C_1 头侧，进针刀时不应选取 $C_{1\sim2}$ 间隙进针刀。颈夹肌松解过程中，少数患者会伴随相应触发点的放松而发生强烈的自主神经刺激，从而发生晕厥，应注意避免。

四、枕下肌群

（一）简介

枕下肌群包括头后大直肌、头后小直肌、头上斜肌、头下斜肌。枕下肌群的传导痛通常是一种头部深处难以定位的疼痛，从枕区向前放射到眼眶区，是引起头痛的常见病因。四块肌肉中，有三块附着于枕区，另一块连接枢椎棘突和寰椎横突，只影响头部转动。四块肌肉均为双侧肌，位于枕下区内，位置较深，其功能都是参与并控制头上下摇动、点头、旋转和侧屈等动作。

（二）体表定位及引传痛范围

触发点 1　位于枕下区，各肌腹触诊紧张部位均可出现。运用平滑式触诊检查，患者俯卧位或坐位，放松，医生站在患者头后，触诊枕下部位的肌肉张力和压痛。引传痛沿触发点放射至同侧的颞部、眼眶和前额（图 8-14）。

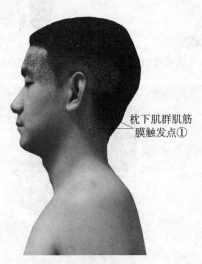

枕下肌群肌筋
①　膜触发点①

图 8-14　枕下肌群肌筋膜触发点①及引传痛范围

（三）针刀治疗

按照上述各触发点的定位方法，标记各触发点后，进针刀时左手拇指固定进针刀点，右手持针刀，刀口线与颈椎纵轴平行，针刀体与项下部皮肤约成30°角，与枕骨下项线骨面垂直，快速刺入皮肤，直达骨面，纵向切开，如遇结节、条索状物和酸胀感时，针刀先触及结节筋膜表面，由浅层向深层依次切开，针刀下有松动感后出针刀。术毕，局部压迫止血1分钟后，创可贴覆盖针眼。进针刀时应避开枕下正中三角区域，其内同行椎动脉和脊髓硬膜，注意避免损伤。

五、斜角肌

（一）简介

斜角肌分为前斜角肌、中斜角肌、后斜角肌、小斜角肌。斜角肌的放射性疼痛可向前、外和后侧放射——向前传导至胸部，向后传导至肩胛骨上脊椎缘及其内侧；向外沿上臂前侧和后侧向下传导，跨越肘关节重新出现在前臂桡侧，并可延伸至拇指和食指。

（二）体表定位及引传痛范围

1. 触发点1　前斜角肌的触发点位于胸锁乳突肌锁骨部后缘，前斜角肌的肌腹压痛点处有颈外静脉穿过。前斜角肌触发点的位置大致与颈外静脉跨越前斜角肌处的高度相当。引传痛可至前胸（图8-15）。

2. 触发点2　中斜角肌的触发点位于臂丛神经纤维束的沟（在锁骨后方摸到锁骨下动脉搏动处）的后侧，上斜方肌游离缘前方，中斜角肌肌纤维比前斜角肌更大，其压痛处通常会有结节点。引传痛可至上臂的前后、前臂的桡侧，以及拇指和食指的背面（图8-15和图8-17）。

3. 触发点3　后斜角肌的触发点位于中斜角肌后方，后斜角肌很难触及，它位于中斜角肌背侧，走向比中斜角肌更水平，从肩胛提肌前方经过，必须在肩胛提肌与上斜方肌相交处将肩胛提肌推向一侧，才能触及。后斜角肌的触发点通常为肌腹的压痛点或结节处。引传痛可至肩胛骨内侧（图8-16和图8-17）。

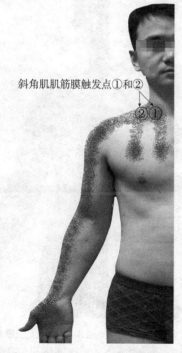
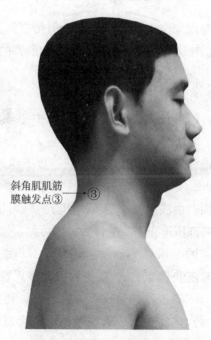

斜角肌肌筋膜触发点①和②

②①

斜角肌肌筋膜触发点③　③

图8-15　斜角肌肌筋膜触发点①和②及引传痛范围　　**图8-16　斜角肌肌筋膜触发点③**

（三）针刀治疗

松解前、中斜角肌时，患者应仰卧，头略转向对侧，另外，用枕头将头和肩稍垫高可以帮助胸锁乳突肌和斜方肌变松弛。进针刀时左手拇指固定进针刀点，并将胸锁乳突肌锁骨部和颈外静脉推向一侧，触诊该斜角肌的紧绷肌带，寻找压痛点，标记后，针刀应在肺尖上方较远处刺入（至少在锁骨上方 4cm 处），刀口线与肌纤维方向一致，按进针刀四步规程，针刀快速刺入皮下，针刀到达紧绷肌带时可出现阻力感，对紧张的肌筋膜以点刺 3～5 次为主，针刀下有松动感后出针刀。如遇结节、条索状物和酸胀感时可切开，但此部位操作切记要轻浅准确，针刀下有松动感后出针刀。术毕，局部压迫止血 1 分钟后，创可贴覆盖针眼。

后斜角肌进针刀时，患者健侧卧位，头向患侧微倾，使上斜方肌松弛，医生站于背侧，先用左手将上斜方肌推向一边。在颈根处定位从斜方肌下行出的肩胛提肌，再在其前方定位后斜角肌，针刀应从后方刺入后斜角肌的触发点进行松解。

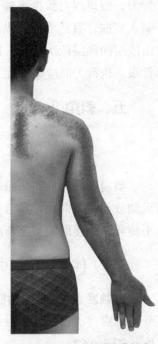

图 8-17　斜角肌肌筋膜触发点②和③及引传痛范围

六、冈上肌

（一）简介

冈上肌内侧附着于冈上窝，外侧附着于肱骨大结节。冈上肌触发点的传导痛表现为肩部三角肌中部的酸痛，部分沿手臂向下延伸，疼痛还可能集中在肱骨外上髁，极少数情况下会传导至手腕部。

（二）体表定位及引传痛范围

触发点　位于冈上肌中部，引传痛可至肩部深部，并延伸至三角肌外缘至肱骨外上髁、上臂和前臂的外侧（图 8-18）。

（三）针刀治疗

患者俯卧位，先触诊定位内侧中心触发点，针刀向下朝向肩胛窝，在上斜方肌边缘后下方进入，刀口线与肌纤维走形一致，按进针刀四步规程，经皮肤、皮下组织，直达冈上窝骨面，纵向切开，如遇结节、条索状物和酸胀感时，针刀先触及结节筋膜表面，由浅层向深层依次切开，针刀下有松动感后出针刀。术毕，局部压迫止血 1 分钟后，创可贴覆盖针眼。

松解冈上肌外侧触发点区时，刀口线与肌纤维走形一致，针刀体与皮肤呈 90°角，按进针刀四步规程，直达骨面，纵向切割，针刀下有松动感后出针刀。另外，还需注意针刀如果从锁骨后触发点内侧进入，极少数情况下会进入胸廓，应注意避免此情况。

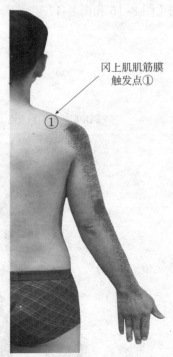

冈上肌肌筋膜触发点①

图 8-18　冈上肌肌筋膜触发点①及引传痛范围

七、冈下肌

（一）简介

冈下肌向内附着于肩胛骨冈下窝，向外附着于肱骨大结节。其常见触发点的传导痛集中在前三角肌深处和肩关节，并沿上臂和前臂的前后侧向下延伸，有时还会放射至手掌尺侧。疼痛偶尔向枕下区和颈后区传导。

（二）体表定位及引传痛范围

1. 触发点 1　位于肩胛骨脊柱缘附近，引传痛可至相邻的菱形肌附近（图 8-19）。

2. 触发点 2　位于冈下肌中部，引传痛可至三角肌的深部和肩关节，向下延伸至上臂和前臂的前面和侧面，有时还延伸至手掌和手背的桡侧。触诊时，患者采取俯卧位或坐位，医生采用平滑式触诊常可发现肌肉内存在多个压痛点或紧绷肌带结节（图 8-20 和图 8-21）。

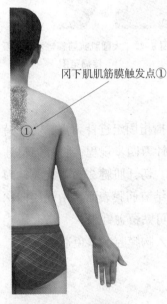

冈下肌肌筋膜触发点①

图 8-19　冈下肌肌筋膜触发点①及引传痛范围

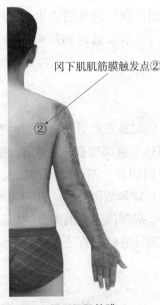

冈下肌肌筋膜触发点②

图 8-20　冈下肌肌筋膜触发点②及引传痛范围

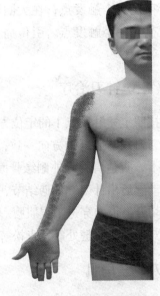

图 8-21　冈下肌肌筋膜触发点②及引传痛范围

（三）针刀治疗

患者采取俯卧位，双手交叠，额头置于手上，标记相应区域触发点后，仔细触摸并确定触发点处条索、硬结或张力增高的不同，左手拇指固定进针刀点，右手持针刀，刀口线与肌纤维走形一致，与皮肤呈 90°进针刀，按进针刀四步规程，将张力增高处切开，如遇结节、条索状物和酸胀感时，针刀先触及结节筋膜表面，由浅层向深层依次切开，有松动感后出针刀。术毕，局部压迫止血 1 分钟后，创可贴覆盖针眼。

针刀到达肩胛骨后，不可过度用力，以免刺穿肩胛骨，引起气胸。冈下窝骨面菲薄，部分人群骨面中间存在空洞缺损，医生应予注意。

八、大圆肌

（一）简介

大圆肌附着于肩胛骨，而背阔肌附着于胸壁。大圆肌触发点的传导痛可向上深入三角肌后部。其肌腱与背阔肌肌腱汇合成一小段距离后，附着于肱骨结节间沟内缘。这两块肌肉一起构成腋后褶（腋窝的后侧壁）。

（二）体表定位及引传痛范围

触发点 1 大圆肌最常见的触发点位于靠近外侧肌肉的肌腱联合处。触诊时，医生用拇指在肩胛骨边缘运用平滑式触诊，可发现紧绷肌带或结节点。另外，大圆肌还可能出现两个触发点：在腋后褶（腋窝后壁）内被背阔肌环绕的肌肉中部可能存在一个触发点；在大圆肌内侧，在肩胛骨后表面之上可能存在一个触发点。引传痛可至肩关节及前臂的后侧（图8-22）。

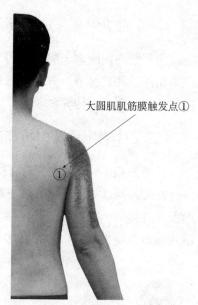

大圆肌肌筋膜触发点①

图 8-22 大圆肌肌筋膜触发点①及引传痛范围

（三）针刀治疗

按照上述触发点1的定位方法，标记触发点后，进针刀时左手拇指固定进针刀点，右手持针刀，刀口线与肌纤维方向一致，针刀体与腋部皮肤成75°角，按照针刀四步规程，将针刀迅速刺入皮下，直达肩胛骨外侧缘骨面，纵向切开，亦可调转刀口线90°，切开肌腱2～3次，针刀下有松动感后出针刀。如遇结节、条索状物和酸胀感时，针刀先触及结节筋膜表面，由浅层向深层依次切开，但勿穿透下层肌腹。术毕，局部压迫止血1分钟后，创可贴覆盖针眼。

对大圆肌肌腱处触发点松解时，需注意针刀直达骨面，不要误入胸膜腔，以免造成气胸。

九、三角肌

（一）简介

三角肌为表浅肌肉，前、中、后部纤维近端分别附着于锁骨、肩峰和肩胛冈，远端附着于肱骨三角肌粗隆。前部覆盖肱骨头，主要作用为屈曲上臂，中部主要作用为使上臂外展，后部主要作用是上臂后伸，肌肉三部分均辅助上臂做外展运动。三角肌局部的触发点疼痛传导范围有限，只是在肌肉局部扩散（前、中或者后部）。

（二）体表定位及引传痛范围

1. 触发点 1 三角肌前部的肌筋膜触发点位于此部分肌肉的中间，常靠近肌肉前缘。患者放松，上臂垂直外展30°，医生在触发点区域内横向进行弹拨式触诊来寻找压痛点。前三角肌的触发点常靠近头静脉。引传痛可至三角肌前外方和上臂（图8-23）。

2. 触发点 2 中三角肌肌纤维走行相互交错，相对于三角肌的前部和后部，肌带较短，肌纤维紧绷。其触发点位置也比较分散，可能出现在中部肌纤维的任何部位。一般需要通过弹拨式触诊来寻找。引传痛可至三角肌外侧和上臂（图 8-24）。

3. 触发点 3　三角肌后部触发点位于肌纤维后部肌腹中间，沿肌肉后缘分布，可通过局部按压或弹拨式触诊来探查。引传痛可至三角肌后侧和上臂（图 8-25）。

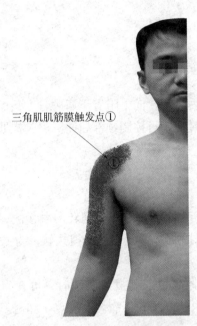

图 8-23　三角肌肌筋膜触发点①及引传痛范围

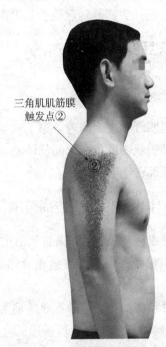

图 8-24　三角肌肌筋膜触发点②及引传痛范围

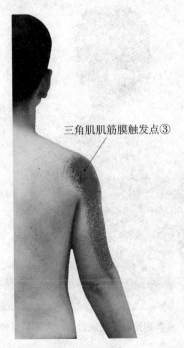

图 8-25　三角肌肌筋膜触发点③及引传痛范围

（三）针刀治疗

按照上述各触发点的定位方法，标记各触发点后，进针刀时左手拇指固定进针刀点，右手持针刀，将针刀体与皮肤面垂直，刀口线与肌纤维方向一致，按照针刀四步规程，将针刀迅速刺入皮下，针刀到达紧张肌带时可出现阻力感，在紧张带表面纵向切开，针刀下有松动感后出针刀。如遇结节、条索状物时，针刀先触及结节筋膜表面，由浅层向深层依次切开，但勿穿透下层肌腹，针刀下有松动感后出针刀。术毕，局部压迫止血1分钟后，创可贴覆盖针眼。操作前三角肌触发点时应避开头静脉，避免引起出血。

十、肩胛提肌

（一）简介

肩胛提肌纤维向上附着于第1～4颈椎的横突后结节，向下附着于肩胛骨上角区。肩胛骨固定时，肩胛提肌辅助颈椎向同侧转动，两侧肌肉同时作用可控制颈部屈曲。肩胛提肌的触发点可导致患者颈部转动明显受限。

（二）体表定位及引传痛范围

1.触发点1　位于肩胛提肌颈角位置。触诊时，患者面部和颈部稍转向触诊侧，使肩胛提肌与上斜方肌松弛，将上斜方肌充分向后推，使肩胛提肌暴露，采用钳捏式触诊寻找触发点（图8-26）。

2.触发点2　位于肩胛提肌的肩胛上角肌纤维附着处。弹拨式触诊时，可在肩胛上角上方1.3cm处横跨的肌纤维上进行触诊，可感到附着区内的硬结和压痛。触发点1和触发点2引传痛可至颈部、肩胛骨的脊柱缘、肩背部（图8-26）。

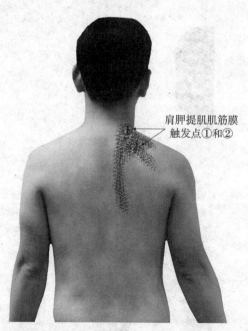

肩胛提肌肌筋膜
触发点①和②

图8-26　肩胛提肌肌筋膜触发点①和②及引传痛范围

（三）针刀治疗

触发点1松解时，左手固定肩胛提肌，右手持针刀，刀口线与躯干纵轴下段呈15°角（与肩胛提肌肌纤维平行），针刀体与外侧面呈60°角。按照针刀四步规程，将刀快速刺入皮肤，缓慢推入，深度为10～15mm，如遇紧绷肌带，针刀下会有阻力感，此时，在紧张肌带表面沿肌纤维走行纵行切开，针刀下有松动感后，出针刀。如遇有结节、条索状物，应调转刀口线90°，由浅入深依次切开，但勿穿透肌腹，针刀下有松动感后，出针刀。局部压迫止血1分钟后，创可贴覆盖针眼。

触发点2松解时，进针刀时，刀口线与肌纤维走向平行，针刀体倾斜，与肩胛骨平面呈130°角，与肩胛间区背部皮面呈50°角，使针刀刃直指并抵达肩胛骨内上角边缘骨面上，纵向切开，针刀下有松动感后，出针刀。

操作触发点1时针刀必须指向脊柱方向。对针刀通过皮肤、皮下组织，进入肌层后的针感必须细心体会，在触及硬结、条索或患者有酸胀感后，即行局部松解，不能进入过深，以免造成意外损伤。

操作触发点2时针刀必须在骨面上活动，尤其是肥胖患者，骨面距皮面较深，更要谨慎操作，以免造成气胸等意外。

十一、喙肱肌

（一）简介

喙肱肌近端附着于喙突，远端附着于肱骨中部。喙肱肌触发点的传导痛出现在肱骨近端上臂前侧，并沿上臂后侧和前臂背侧呈间断性向下延伸，直至手部，但途中会穿过肘部和腕部。

（二）体表定位及引传痛范围

触诊时，将手指从腋部滑入三角肌的深处，并朝向肱骨触诊，指尖可触及彼此相邻的肱二头肌肌腹和喙肱肌肌腹，将腋神经血管束向后推移，用手指弹拨喙肱肌纤维，寻找紧绷肌带。中心触发点大致位于肌肉中间，另外，喙肱肌肌纤维起止点处也可能存在硬结。

1. 触发点1 中心触发点通常位于喙肱肌肌纤维中部的压痛区域（图8-27和图8-28）。

2. 触发点2 通常位于喙肱肌肌纤维近端（或远端）的肌肉肌腱联合处，在此区域内会存在高张力紧绷肌带。触发点1和触发点2引传痛可至三角肌的前方，上肢的背面至手背侧（图8-27和图8-28）。

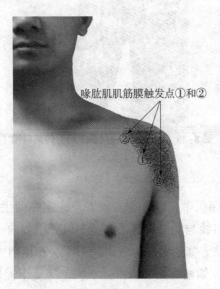
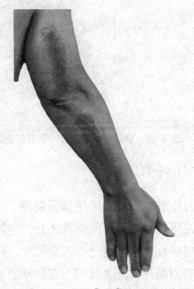

图 8-27 喙肱肌触发点①和②及引传痛范围（前侧）　图 8-28 喙肱肌触发点①和②的引传痛范围（后侧）

（三）针刀治疗

患者仰卧，上臂置于体侧，肩关节旋外，左手按压固定喙肱肌及结节，右手持针刀，进针刀时，刀口线与肱骨长轴一致，针刀与皮肤垂直，按进针刀四步规程，针刀直达喙突顶点外 1/3 骨面，沿肌纤维走行纵向切开，再向内下提插 2 ～ 3 次，针刀下有松动感后，出针刀。局部压迫止血 1 分钟后，创可贴覆盖针眼。

喙肱肌松解时，需注意臂丛神经血管束位于喙肱肌背部内侧、喙肱肌与肱三头肌外侧头的肱骨附着点之间，用手可以感觉肱动脉的搏动，应注意避免刺伤血管。

十二、肱二头肌

（一）简介

肱二头肌近端附着于肩盂窝，短头附着于肩胛骨喙突，远端附着于桡骨粗隆。传导痛主要向上放射到肩前的肌肉上，并有肩胛上部和肘窝的疼痛。

（二）体表定位及引传痛范围

触发点 肱二头肌触发点通常位于肌肉长、短头正中肌肉中部。触诊时，轻微屈曲肘关节，使肱二头肌略微松弛，用平滑式触诊检查长短头内的紧绷肌带，特别是延伸至肌肉远端 1/3 的肌带。另外，稍用力的深部触诊，有时可发现下层肱肌内的触发点。引传痛至三角肌的前面、上臂的前面该肌肉行经处、肘关节的内面及肩胛上区域（图 8-29 和图 8-30）。

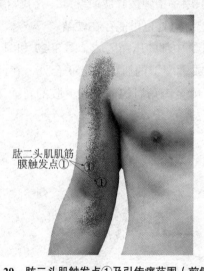
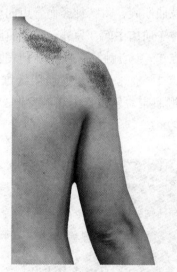

肱二头肌肌筋膜触发点①

图 8-29　肱二头肌触发点①及引传痛范围（前侧）　图 8-30　肱二头肌触发点①的引传痛范围（后侧）

（三）针刀治疗

针刀松解时，用左手手指固定肱二头肌内的紧绷肌带，最好能将触发点固定在两手指之间，并向下按压，紧靠下层的肱肌之上。进针刀时，刀口线与肱二头肌长、短头肌纤维方向一致，针刀体与皮肤垂直，按进针刀四步规程，针刀刺入皮肤，如遇紧绷肌带，针刀下会产生阻力感，在紧张带表面纵行切开。针刀下有松动感后，出针刀。如遇有结节、条索状物，应上下提插 2 ～ 3 次，再纵向切开，但勿穿透肌腹，针刀下有松动感后，出针刀。局部压迫止血 1 分钟后，创可贴覆盖针眼。

肱二头肌松解时应注意正中神经和桡神经分别沿肱二头肌和肱肌远端部分的内、外缘走行，进针刀时应注意避开。

十三、肱三头肌

（一）简介

肱三头肌长头起于肩胛骨盂下结节，内侧头和外侧头起于桡神经沟内外侧骨面，肌肉的三个头在远端形成双层总腱，此肌腱附着于尺骨鹰嘴。肱三头肌的三个头都可能在触发点，每个触发点都有自己的引传痛模式。这些触发点能引起疼痛，也会增加肌肉张力，造成功能障碍。肱三头肌的大部分疼痛是在上臂后侧向上、下放射，到达外上髁的情况也比较常见，并在第四、第五指有疼痛传导。

（二）体表定位及引传痛范围

1. 触发点 1 肱三头肌的长头触发点位于肌腹中间部位，长头与大圆肌相交处的远端几厘米处。触诊时，可采用钳捏式触诊，以寻找紧绷肌带或压痛点，随后将长头从肱骨稍分开，使肌纤维在手指间滚动，此时常可感受到簇生的多个结节点。引传痛至上臂的背侧，肩部至颈部的背面，前臂至手背（肘部除外）（图 8-31）。

2. 触发点 2 肱三头肌外侧头通常有两个触发点，一者位于上臂远端外侧头外部肌纤维中间，外上髁上 4～6cm 处，此中心触发点可运用平滑式触诊定位。另外，在外上髁上方和后方还可触诊发现紧绷肌带。另一触发点位于肌腹外缘中心，桡神经沟传出处稍上方，平滑式触诊时可发现此处有硬结。引传痛至上臂的背面，前臂的背面（图 8-32）。

3. 触发点 3 肱三头肌内侧头通常有两个触发点，一者位于内侧头远端深处肌纤维三个头共同附着区，鹰嘴上方处，引传痛至尺骨鹰嘴。二者位于肱三头肌内侧头的内缘，肱骨内上髁的稍上方，引传痛至肱骨内上髁，前臂的内侧、第四和第五指的掌面（图 8-33 和图 8-34）。

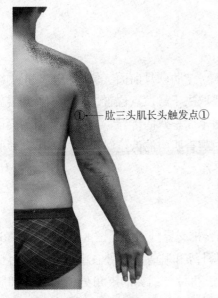

①---肱三头肌长头触发点①

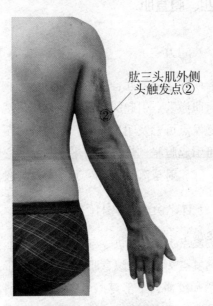

肱三头肌外侧头触发点②

②

图 8-31 肱三头肌肌筋膜触发点①及引传痛范围　　**图 8-32 肱三头肌肌筋膜触发点②及引传痛范围**

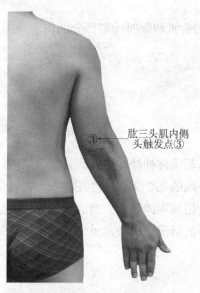
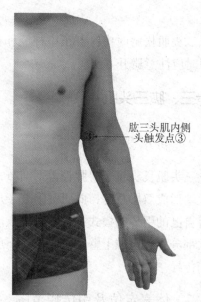

图 8-33　肱三头肌肌筋膜触发点③及引传痛范围（后侧）　　图 8-34　肱三头肌肌筋膜触发点③及引传痛范围（前侧）

（三）针刀治疗

松解时，患者仰卧，上臂旋外，肘窝向上，上臂充分外展。左手将触发点固定于手指之间，向下按压于肱骨之上，进针刀时刀口线与肌纤维方向一致，针刀体与皮肤垂直，按进针刀四步规程，针刀刺入皮肤，到达结节点处，上下提插 2～3 次，再纵向切开，但勿穿透肌腹，针刀下有松动感后，出针刀。局部压迫止血 1 分钟后，创可贴覆盖针眼。

内侧头触发点松解时，找到压痛最明显处，进针刀后，刀刃直达肱骨外上髁处，沿肌纤维方向纵行切割，再贴近骨面铲剥 3 次，针刀下有松动感后出针刀。

肱三头肌松解时，需注意桡神经从肌肉外侧头下方穿过，进针刀时应远离外侧头。松解内侧头远端深处的触发点时，应注意避开神经血管束，以免造成正中神经、尺神经受损。

十四、腹直肌

（一）简介

腹直肌起于耻骨联合、耻骨肌，止于胸骨剑突、第 5～7 肋软骨前面。位于腹前壁正中线两旁。腹直肌激发点引起的不适症状临床表现各异，其主要取决于触发点位置，靠近胸骨剑突部位的高位触发点可触及明显疼痛，疼痛放射至背部肩胛下角平面呈双向传导。上腹直肌内剑突周围触发点可引起腹胀、烧心、消化不良和恶心呕吐等症状。腹直肌内的低位触发点还能引起腹股沟区疼痛，并放射至双侧臀部。于剑突及腹股沟区可触及疼痛。

（二）体表定位及引传痛范围

1. 触发点 1　位于肋弓与剑突的夹角处。引传痛至胸腰椎交界处水平（图 8-35 和图 8-36）。

2. 触发点 2　位于腹直肌肌肉中、下部，特别是沿其外缘和耻骨附着处。中部触发点可引起腹部痉挛和绞痛，下部疼痛可引传痛至骶骨水平。常位于肋弓与剑突的夹角处，或剑突和脐之间，也可能位于腹直肌肌肉中、下部，特别是沿其外缘和耻骨附着处。中部触发点可引起腹部痉挛和绞痛，下部疼痛可引传痛至骶骨水平（图 8-37 和图 8-38 ）。

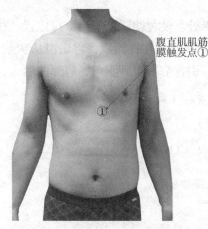

图 8-35　腹直肌肌筋膜触发点①

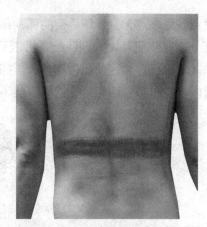

图 8-36　腹直肌肌筋膜触发点①的引传痛范围

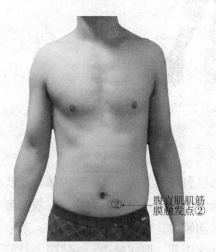

图 8-37　腹直肌肌筋膜触发点②

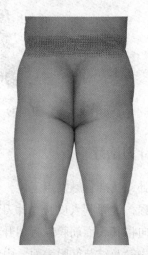

图 8-38　腹直肌肌筋膜触发点②的引传痛范围

（三）针刀治疗

患者仰卧，找准各触发点定位，刀口线与腹直肌肌纤维方向一致，针刀与皮肤垂直，按进针刀四步规程，针刀刺入皮肤，待针刀到达触发点表面筋膜时可出现阻力感，在紧张带表面沿垂直于紧张带方向将其表面筋膜纵行切开，针刀下有松动感后，出针刀。避免刺入过深。

十五、背阔肌

（一）简介

背阔肌起于 $T_{7\sim12}$ 胸椎棘突、$L_{1\sim5}$ 腰椎棘突及髂嵴后部，止于肱骨小结节嵴。该肌肉位于背下半部及胸后外侧。触发点最常见于腋后褶区最靠头侧的一组肌纤维中部，它能向肩胛骨下角及周围的后背中部区域传导恒定的酸痛，疼痛亦可能向肩后传导，并沿上臂、前臂和手的内侧向下放射，远及环指和小指。以此部位为关键触发点，使与之交界区的肱三头肌、尺侧腕屈肌、下斜方肌和胸髂肋肌等肌肉相关联，生成卫星触发点。

（二）体表定位及引传痛范围

触发点　触发点常见于腋后褶的弧顶部下方几厘米处。使背阔肌处于半牵拉位置，在肩胛骨中间高度上、背阔肌环绕大圆肌处，沿腋后褶的游离缘用手抓住背阔肌，将肌肉从胸壁上提起，让拇指和其他手指在紧张的肌带和最大压痛点间滚动。引传痛至肩胛下角，肩部的后方，上臂和前臂的后内方，包括第四和第五指的背侧（图 8-39）。

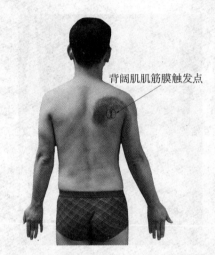

背阔肌肌筋膜触发点

图 8-39 背阔肌肌筋膜触发点①及引传痛范围

（三）针刀治疗

患者俯卧，找准各触发点定位，刀口线与背阔肌肌纤维方向一致，针刀体与皮肤垂直，按进针刀四步规程，针刀刺入皮肤，针刀到达触发点表面筋膜时可出现阻力感，在紧张带表面沿垂直于紧张带方向将其表面筋膜纵行切开，针刀下有松动感后，出针刀。如遇结节、条索状物和酸胀感时，针刀先触及结节筋膜表面，由浅层向深层依次切开，但勿穿透下层肌腹，针刀下有松动感后出针刀。术毕，局部压迫止血 1 分钟后，创可贴覆盖针眼。松解时应从侧方进针刀，避免刺穿肋间隙。

十六、臀大肌

（一）简介

臀大肌起于髂骨翼外面、骶骨背面，止于髂胫束和臀肌粗隆。患者俯卧位，患侧肢体在伸膝位做抗阻力后伸运动可触及臀大肌。触发点牵涉痛分布于整个臀部、尾骨区域且可引起臀深部的牵涉性触痛，后者常被误诊为位于更深层的臀小肌引起的触发痛。臀大肌触发点常常与臀中肌和腘绳肌触发点共发，形成了传统坐骨神经痛的诊断。

（二）体表定位及引传痛范围

髋关节充分屈曲绷紧臀大肌。

1.触发点 1　位于臀大肌骶骨起点偏外侧。引传痛至骶髂关节沿臀裂至尾骨区和大腿根的后部（图 8-40）。

2. 触发点 2　通常位于坐骨结节处稍偏头侧的部位。引传痛至全部的臀大肌，以骶骨和髂嵴的下外侧以及臀尖部为重（图 8-41）。

3. 触发点 3　位于臀大肌下缘，可通过钳形触诊法进行或平触诊坐骨。引传痛至臀大肌下缘中部及尾骨（图 8-42）。

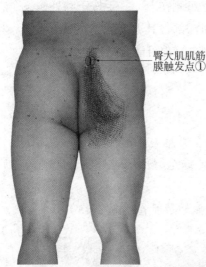

图 8-40　臀大肌肌筋膜触发点①及引传痛范围

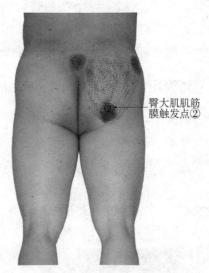

图 8-41　臀大肌肌筋膜触发点②及引传痛范围

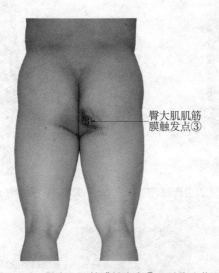

图 8-42　臀大肌肌筋膜触发点③及引传痛范围

（三）针刀治疗

找准各触发点定位，刀口线与臀大肌肌纤维方向一致，针刀体与皮肤垂直，按进针刀四步规程，针刀刺入皮肤，针刀到达触发点表面筋膜时可出现阻力感，调转针刀体使之与紧张带平行，将其表面筋膜纵行切开，针刀下有松动感后，出针刀。如遇结节、条索状物和酸胀感时，针刀先触及结节筋膜表面，由浅层向深层依次切开，但勿穿透下层肌腹，针刀下有松动感后出针刀。术毕，局部压迫止血 1 分钟后，创可贴覆盖针眼。

十七、臀中肌

（一）简介

臀中肌起于髂骨翼外面，止于股骨大转子。侧卧位患侧在上，一手按于膝外侧，令患者做抗阻力外展，另一手可触及臀中肌。其后下部位于臀大肌深部，其下部覆盖在臀小肌上。其筋膜触发点引起的牵涉痛可沿髂骨后嵴延伸至骶骨和臀部后侧方，也可能会延伸至大腿。

（二）体表定位及引传痛范围

患者健侧卧位。

1. 触发点 1　位于髂嵴下方和骶髂关节处。引传痛至骶髂关节和骶骨及臀部（图 8-43）。

2. 触发点 2　位于臀中肌中间，髂嵴中点处。引传痛至臀部的中外侧及大腿的侧后部（图 8-44）。

3. 触发点 3　位于臀中肌最前面的位置。引传痛至髂嵴及骶骨（图 8-45）。

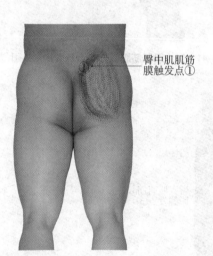

臀中肌肌筋膜触发点①

图 8-43　臀中肌肌筋膜触发点①及引传痛范围

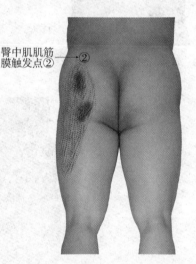

臀中肌肌筋膜触发点②

图 8-44　臀大肌肌筋膜触发点②及引传痛范围

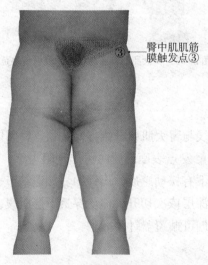

臀中肌肌筋膜触发点③

图 8-45　臀中肌肌筋膜触发点③及引传痛范围

（三）针刀治疗

找准各触发点定位，刀口线与臀中肌肌纤维方向一致，针刀体与皮肤垂直，按进针刀四步规程，针刀刺入皮肤，针刀到达触发点表面筋膜时可出现阻力感，在紧张带表面沿垂直于紧张带方向将其表面筋膜纵行切开，针刀下有松动感后，出针刀。如遇结节、条索状物和酸胀感时，针刀先触及结节筋膜表面，由浅层向深层依次切开，但勿穿透下层肌腹，针刀下有松动感后出针刀。术毕，局部压迫止血1分钟后，创可贴覆盖针眼。

十八、臀小肌

（一）简介

臀小肌起于髂骨翼外面，止于股骨大转子。侧卧位患侧在上，一手按于膝外侧，令患者做抗阻力外展，另一手可触及臀小肌。臀小肌前部的触发点引起的牵涉痛通常由臀部外下方向下沿着大腿外侧、膝盖和小腿延伸至踝。臀小肌后部肌纤维内的触发点导致的疼痛投射区域与此相似，但可延伸至更后方的臀部内下方，并向下至大腿和小腿的背侧。常与臀中肌触发点、腰方肌触发点和髂腰肌触发点共发，需要小心诊断。

（二）体表定位及引传痛范围

1. 触发点1 患侧大腿最大限度地伸展，位于阔筋膜张肌的后缘深部。引传痛至臀部、大腿、膝部及小腿的下外侧（图8-46）。

2. 触发点2 位于臀小肌起点的上缘均可触及。引传痛至臀部，以尾骨中部为重，以及大腿、膝及小腿上1/3的后部（图8-47）。

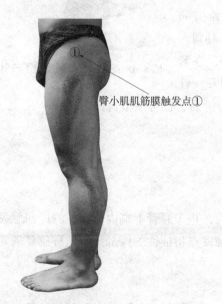

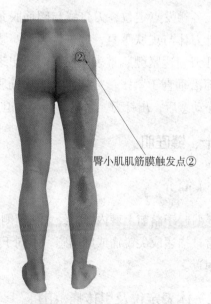

图8-46 臀小肌肌筋膜触发点①及引传痛范围　　**图8-47** 臀小肌肌筋膜触发点②及引传痛范围

（三）针刀治疗

找准各触发点定位，刀口线与臀小肌肌纤维方向一致，针刀体与皮肤垂直，按进针刀四步规程，针刀刺入皮肤，针刀到达触发点表面筋膜时可出现阻力感，在紧张带表面沿垂直于紧张带方向将其表面筋膜纵行切开，针刀下有松动感后，出针刀。如遇结节、条索状物和酸胀感时，针刀先触及结节筋膜表面，由浅层向深层依次切开，但勿穿透下层肌腹，针刀下有松动感后出针刀。术毕，局部压迫止血1分钟后，创可贴覆盖针眼。

十九、阔筋膜张肌

（一）简介

阔筋膜张肌起于髂前上棘，止于胫骨外侧髁。沿髂前上棘向胫骨外侧髁方向滑行触诊。阔筋膜张肌的近端附着于髂嵴前部和髂前上棘，远端止于胫骨外侧支持带、髌韧带表面的深筋膜。触发点的牵涉痛和压痛主要集中于大腿大转子的前外侧部，并且沿大腿向下延伸至膝盖。

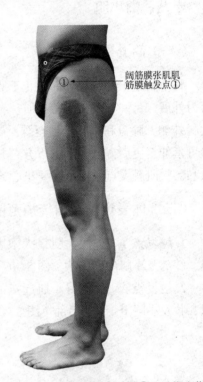

阔筋膜张肌肌筋膜触发点①

（二）体表定位及引传痛范围

触发点 患者仰卧位进行浅触诊即可触及。当患者得到充分放松，肌肉处于轻微（拉伸）收缩，沿肌肉纤维垂直方向触诊时会发现肌肉紧绷处及每段的最大压痛处。引传痛至髋关节，而且一直延续到大腿前外侧部，偶尔会延伸到膝关节处（图8-48）。

（三）针刀治疗

找准各触发点定位，刀口线与阔筋膜张肌肌纤维方向一致，针刀体与皮肤垂直，按进针刀四步规程，针刀刺入皮肤，针刀到达紧绷肌带表面筋膜时可出现阻力感，在紧张带表面沿垂直于紧张带方向将其表面筋膜纵向切开，针

图8-48 阔筋膜张肌触发点①及引传痛范围

刀下有松动感后，出针刀。术毕，局部压迫止血1分钟后，创可贴覆盖针眼。

二十、缝匠肌

（一）简介

缝匠肌起于髂前上棘内缘，经大腿前侧斜向下内，止于胫骨上端内侧面。缝匠肌触发点的牵涉痛通常被描述成尖锐痛或麻刺感，不同于肌筋膜触发点特征性的深部痛。这种感觉通常出现在触发点附近。

（二）体表定位及引传痛范围

缝匠肌触发点因较表浅，易遗漏。检查时沿肌纤维方向平行触诊整块肌肉。通常先检查肌纤维紧张部分，然后再检查触发点的压痛部位。触发点部位加压触诊，可引起肉眼可见的局部抽搐反应。

1.触发点1 位于上股部，其牵涉痛在腹股沟下从前外侧斜到前内侧弥散。引传痛范围为腹股沟下从前外侧斜到前内侧弥散（图8-49）。

2. 触发点 2　位于股中部的内侧，其牵涉痛也在股中部的前内侧到内侧弥散。引传痛范围为股中部的前内侧到内侧弥散（图 8-50）。

3. 触发点 3　位于股下部的内侧，其牵涉痛沿股下部内侧弥散，一直到髌骨或膝内侧表面，但没有膝的深部疼痛。引传痛范围为沿股下部内侧弥散，延伸至髌骨或膝内侧表面，但没有膝的深部疼痛（图 8-51）。

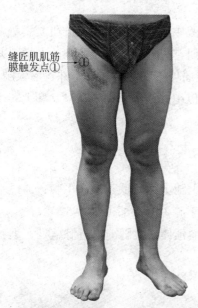
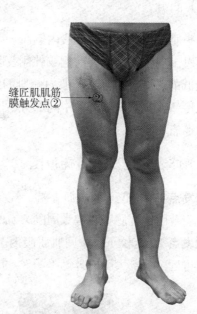

缝匠肌肌筋膜触发点①

缝匠肌肌筋膜触发点②

图 8-49　缝匠肌肌筋膜触发点①及引传痛范围　　　　**图 8-50**　缝匠肌肌筋膜触发点②及引传痛范围

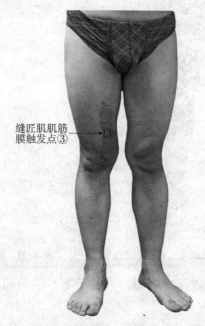

缝匠肌肌筋膜触发点③

图 8-51　缝匠肌肌筋膜触发点③及引传痛范围

（三）针刀治疗

找准各触发点定位，刀口线与肌纤维方向一致，针刀体与皮肤垂直，按进针刀四步规程，针刀刺入皮肤，针刀到达紧张肌带表面筋膜时可出现阻力感，在紧张带表面沿垂直于紧张带方向将其表面筋膜纵向切开，针刀下有松动感后，出针刀。术毕，局部压迫止血1分钟后，创可贴覆盖针眼。

二十一、股四头肌群

（一）简介

股四头肌群包括股直肌、股内侧肌、股外侧肌和股中间肌。股四头肌群肌筋膜触发点引起的牵涉痛可以出现在大腿侧、前侧或外侧及膝盖。股直肌常见触发点位于肌肉的上端，并放射至大腿前部较低的区域和膝前区。股内侧肌的触发点牵涉痛位于膝关节前内侧并且沿大腿内侧向上。股中间肌疼痛涉及大腿前部的中间部分，股外侧肌可以引起沿大腿外侧从骨盆和大转子直至膝关节外侧的疼痛。

（二）体表定位及引传痛范围

1. 触发点 1 定位于股直肌上端，髋关节水平，大腿上部略低于髂前下棘，通过平触诊可发现。引传痛范围常在膝盖和髌骨周围，有时疼痛可位于膝关节深部（图8-52）。

2. 触发点 2 定位于股中间肌肌腹内。引传痛范围延伸至大腿前方近膝盖处，但在大腿中部最集中，可延至上部大腿前外侧（图8-53）。

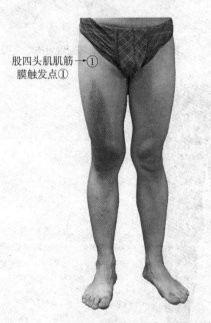
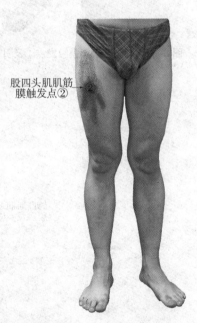

股四头肌肌筋膜触发点①

股四头肌肌筋膜触发点②

图 8-52　股四头肌肌筋膜触发点①及引传痛范围　　图 8-53　股四头肌肌筋膜触发点②及引传痛范围

3. 触发点 3 定位于股外侧肌内近端，大转子下。引传痛范围局限在肌肉附近区域（图8-54）。

4. 触发点 4 定位于股外侧肌内，大腿中部外侧偏前。引传痛至整个大腿外侧，向上延伸几乎到骨盆角（图8-55）。

5. 触发点 5 定位于股外侧肌内，稍微偏大腿中部后外侧的位置。引传痛范围在大腿后外侧部，可导致膝关节疼痛（图8-56和图8-57）。

6. 触发点 6 定位于股外侧肌下部及膝部外侧。引传痛范围除在髌骨周围外侧缘，有时向上延伸超出大腿范围（图 8-58）。

7. 触发点 7　定位于股外侧肌下端，稍微偏向股后部。引传痛范围在髌骨外侧，更广泛投射至大腿外侧面上方，有时可向下延及足外侧部（图 8-59）。

8. 触发点 8　定位于股内侧肌肌腹内侧边界，大腿中部。引传痛至膝盖前部（图 8-60）。

9. 触发点 9　定位于股内侧肌肌腹内侧边界的髌骨上方。引传痛范围为膝关节前内侧和大腿较低位置线性分布（图 8-61）。

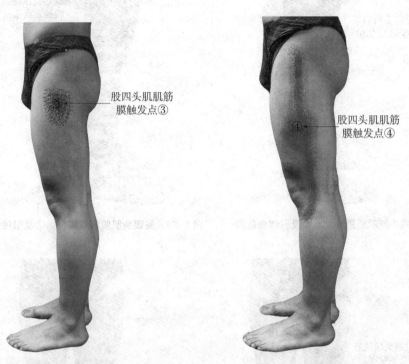

图 8-54　股四头肌肌筋膜触发点③及引传痛范围　　图 8-55　股四头肌肌筋膜触发点④及引传痛范围

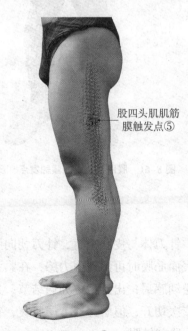
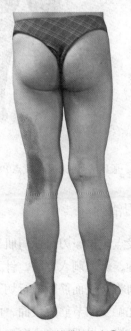

图 8-56　股四头肌肌筋膜触发点⑤及引传痛范围　　图 8-57　股四头肌肌筋膜触发点⑤的引传痛范围

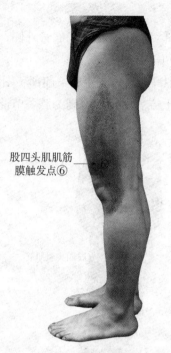

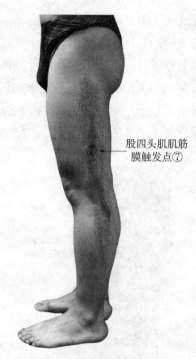

股四头肌肌筋膜触发点⑥

股四头肌肌筋膜触发点⑦

图 8-58 股四头肌肌筋膜触发点⑥及引传痛范围　　**图 8-59** 股四头肌肌筋膜触发点⑦及引传痛范围

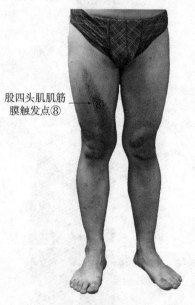

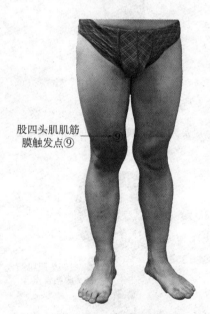

股四头肌肌筋膜触发点⑧

股四头肌肌筋膜触发点⑨

图 8-60 股四头肌肌筋膜触发点⑧及引传痛范围　　**图 8-61** 股四头肌肌筋膜触发点⑨及引传痛范围

（三）针刀治疗

找准各触发点定位，刀口线与肌纤维方向一致，针刀体与皮肤垂直，针刀朝向股骨方向，按进针刀四步规程，针刀刺入皮肤，针刀到达紧张带表面筋膜时可出现阻力感，在紧张带表面沿垂直于紧张带方向将其表面筋膜横行切开，针刀下有松动感后，出针刀。如遇结节、条索状物和酸胀感时，针刀先触及结节筋膜表面，由浅层向深层依次切开，但勿穿透下层肌腹，针刀下有松动感后出针刀。术毕，局部压迫止血 1 分钟后，创可贴覆盖针眼。

二十二、股二头肌

（一）简介

股二头肌长头起点在坐骨结节，短头起点在股骨粗线，长头、短头合并为一条肌腱止于腓骨头。股二头肌触发点牵涉痛可投射至膝盖远处后部，牵涉痛可进一步延伸，向下至膝盖下方进入小腿，也可向上在大腿后侧直至臀部折痕。

（二）体表定位及引传痛范围

触发点　定位于大腿后外侧中段。引传痛范围集中于膝盖后部，并可能向上延伸至大腿后外侧甚至臀部横纹处，向下至膝盖下方进入小腿（图 8-62）。

（三）针刀治疗

找准各触发点定位，刀口线与肌纤维方向一致，针刀体与皮肤垂直，按进针刀四步规程，针刀刺入皮肤，针刀到达触发点表面筋膜时可出现阻力感，在紧张带表面沿垂直于紧张带方向将其表面筋膜纵行切开，针刀下有松动感后，出针刀。如遇结节、条索状物和酸胀感时，针刀先触及结节筋膜表面，由浅层向深层依次切开，但勿穿透下层肌腹，针刀下有松动感后出针刀。术毕，局部压迫止血 1 分钟后，创可贴覆盖针眼。

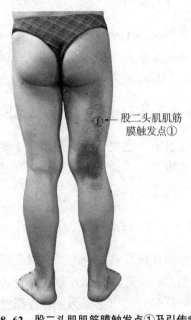

①—— 股二头肌肌筋
膜触发点①

图 8-62　股二头肌肌筋膜触发点①及引传痛范围

二十三、半腱肌

（一）简介

半腱肌起于坐骨结节，止于胫骨上端内侧。半腱肌触发点牵涉痛一般向上投射至臀沟，可向下扩散至大腿和膝关节后内侧，并有时到达小腿内侧。

（二）体表定位及引传痛范围

触发点　位于股后部内侧，股骨中下 1/3 处。在膝盖内侧，顺着肌腱向上至大腿即可触及。引传痛范围为向上投射至臀沟，可向下扩散至大腿和膝关节后内侧，并有时到达小腿内侧（图 8-63）。

（三）针刀治疗

找准各触发点定位，刀口线与肌纤维方向一致，针刀体与皮肤垂直，按进针刀四步规程，针刀刺入皮肤，针刀到达触发点表面筋膜时可出现阻力感，在紧张带表面沿垂直于紧张带方向将其表面筋膜纵向切开，术毕出针刀。

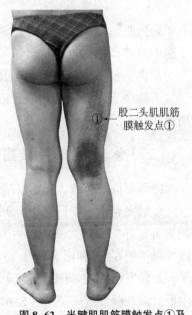

①—— 股二头肌肌筋
膜触发点①

**图 8-63　半腱肌肌筋膜触发点①及
引传痛范围**

二十四、半膜肌

（一）简介

半膜肌起于坐骨结节，止于胫骨内侧髁后面。半膜肌触发点牵涉痛一般向上投射至臀沟，可向下扩散至大腿和膝关节后内侧，并有时到达小腿内侧。

（二）体表定位及引传痛范围

触发点　定位于大腿后内侧半腱肌肌腹中段。引传痛范围投射至臀沟，可向下扩散至大腿和膝关节后内侧，并有时到达小腿内侧（图 8-64）。

（三）针刀治疗

找准各触发点定位，刀口线与肌纤维方向一致，针刀体与皮肤垂直，按进针刀四步规程，针刀刺入皮肤，针刀到达紧张带表面筋膜时可出现阻力感，在紧张带表面沿垂直于紧张带方向将其表面筋膜纵向切开，针刀下有松动感后出针刀。术毕，局部压迫止血 1 分钟后，创可贴覆盖针眼。

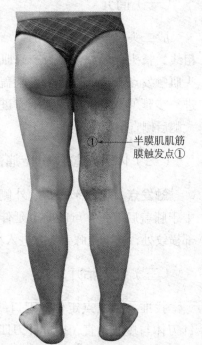

①———半膜肌肌筋膜触发点①

图 8-64　半膜肌肌筋膜触发点①及引传痛范围

二十五、腓肠肌

（一）简介

腓肠肌起自股骨内、外侧髁的后面，内外侧头会合，约在小腿中点移行为腱性结构。腓肠肌触发点可能从同侧足背延伸至踝后内侧及小腿、膝盖后侧及远端大腿后侧。最常见的触发点位于腓肠肌内侧头的内侧缘近肌腹中点，以最广泛的方式向周围放射。

（二）体表定位及引传痛范围

腓肠肌位置表浅，分别以两个头起自股骨内、外侧髁。

1.触发点 1　位于近端腓肠肌的内侧肌腹中部。引传痛至同侧足背，并扩散到大腿下部后方、膝关节后面、小腿至踝后内侧区域（图 8-65 和图 8-66）。

2.触发点 2　位于近端腓肠肌的外侧肌腹中部。引传痛范围主要局限在触发点周围（图 8-67）。

3.触发点 3　位于膝盖后方腓肠肌内侧头附着于股骨髁的位置。引传痛范围在膝盖后方，主要在腘窝（图 8-68）。

4.触发点 4　位于膝盖后方腓肠肌外侧头附着于股骨髁的位置。引传痛范围为膝盖后方，主要在腘窝（图 8-69）。

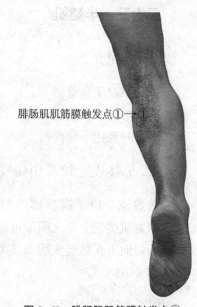

腓肠肌肌筋膜触发点①——①

图 8-65　腓肠肌肌筋膜触发点①及引传痛范围

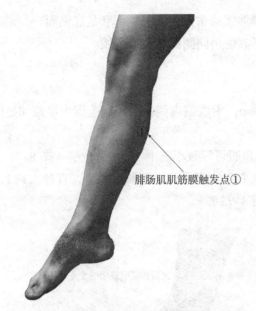

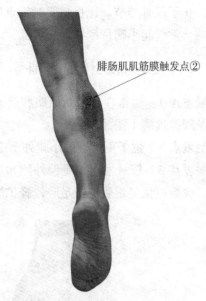

图 8-66 腓肠肌肌筋膜触发点①及引传痛范围　　图 8-67 腓肠肌肌筋膜触发点②及引传痛范围

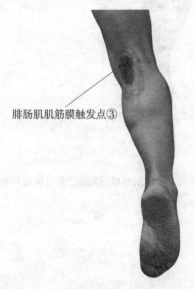

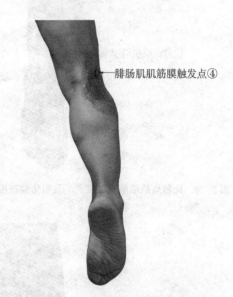

图 8-68 腓肠肌肌筋膜触发点③及引传痛范围　　图 8-69 腓肠肌肌筋膜触发点④及引传痛范围

（三）针刀治疗

找准各触发点定位，刀口线与肌纤维方向一致，针刀体与皮肤垂直，按进针刀四步规程，针刀刺入皮肤，针刀到达紧张肌带表面筋膜时可出现阻力感，在紧张带表面沿垂直于紧张带方向将其表面筋膜纵向切开。如遇结节、条索状物和酸胀感时，针刀先触及结节筋膜表面，由浅层向深层依次切开，但勿穿透下层肌腹，针刀下有松动感后出针刀。术毕，局部压迫止血 1 分钟后，创可贴覆盖针眼。

二十六、比目鱼肌

（一）简介

比目鱼肌在腓肠肌深面，起自胫、腓骨上端的后面，两肌在小腿中部结合，向下移行为粗壮的跟腱，止于跟骨结节。比目鱼肌触发点压痛和牵涉痛通常发生在足后部和足底表面，并常涉及跟腱远端。常引起小腿背侧和大腿中部，疼痛也可放射至同侧骶髂关节区域。

（二）体表定位及引传痛范围

1. 触发点 1　通常在比目鱼肌肌腹远端 2 ~ 3cm，中线偏内侧。引传痛范围为足跟和足底表面，以及跟腱远端（图 8-70）。

2. 触发点 2　位于更近端的小腿外上部，比目鱼肌可导致小腿上 1/2 的弥散痛（图 8-71）。

3. 触发点 3　较触发点 1 更偏外侧和近端，深部牵涉痛累及同侧骶髂关节，直径大约 2.5cm 的范围。少数可见足跟后侧、足底较轻扩散痛（图 8-72）。

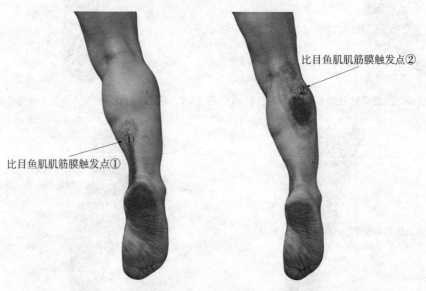

图 8-70　比目鱼肌肌筋膜触发点①及引传痛范围　　图 8-71　比目鱼肌肌筋膜触发点②及引传痛范围

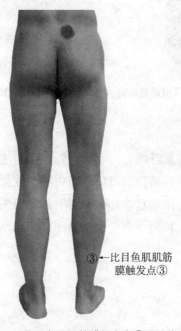

图 8-72　比目鱼肌肌筋膜触发点③及引传痛范围

（三）针刀治疗

找准各触发点定位，刀口线与肌纤维方向一致，针刀体与皮肤垂直，按进针刀四步规程，针刀刺入皮肤，针刀到达紧张带表面筋膜时可出现阻力感，将其表面筋膜纵向切开，针刀下有松动感后出针刀。术毕，局部压迫止血 1 分钟后，创可贴覆盖针眼。

二十七、胫骨后肌

（一）简介

胫骨后肌起于胫、腓骨后面和骨间膜，向下移行为肌腱，经内踝后方转到足底，止于足舟骨和内侧、中间及外侧楔骨。胫骨后肌触发点牵涉痛主要集中在足跟上方跟腱的近端。扩散范围从小腿筋膜触发点往下延伸至整个足跟，以及足和足趾的趾面。

（二）体表定位及引传痛范围

触发点 定位于小腿深处，骨间膜后方和比目鱼肌前方。引传痛范围从触发点远端经过小腿中部延伸到足跟，直到整个足和足趾的跖面（图 8-73）。

（三）针刀治疗

找准各触发点定位，刀口线与肌纤维方向一致，针刀体与皮肤垂直，按进针刀四步规程，针刀刺入皮

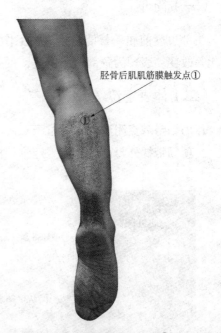

胫骨后肌肌筋膜触发点①

图 8-73 胫骨后肌肌筋膜触发点①及引传痛范围

肤，针刀到达紧张带表面筋膜时可出现阻力感，在紧张带表面沿垂直于紧张带方向将其表面筋膜纵向切开，术毕出针刀。如遇结节、条索状物和酸胀感时，针刀先触及结节筋膜表面，由浅层向深层依次切开，但勿穿透下层肌腹，针刀下有松动感后出针刀。术毕，局部压迫止血 1 分钟后，创可贴覆盖针眼。

第二节　肌腱韧带附着点

附着点病变主要是指肌肉（肌腱）、韧带、腱膜附着于骨的部位发生纤维化改变，产生疼痛、功能障碍等临床症状。附着点病变主要发生于受力较大的肌肉（肌腱）、韧带、腱膜的附着点，或者有多条肌肉（肌腱）、韧带、腱膜附着的骨突部位，长期、反复的牵拉必然使附着点部位产生损伤和无菌性炎症，进而出现粘连、瘢痕、挛缩等病理改变。

附着点病变是针刀临床上的常用治疗点。针刀松解肌肉（肌腱）、韧带、腱膜的附着点，可降低该部位的软组织张力，促进局部循环，促进无菌性炎症的消散吸收，减轻其对周围神经血管的压迫刺激，从而减轻或消除临床症状。

附着点病变的定位主要是要熟悉人体主要肌肉（肌腱）、韧带、腱膜的起止位置和功能特点，然后根据疼痛、压痛及功能障碍的情况，确定治疗部位。在进行附着点病变的针刀治疗时，首先找到与肌肉（肌腱）、韧带、腱膜相连接的骨性标志，确定其附着区域，然后根据压痛、结节、

条索等情况选择进针刀点，按照进针刀四步规程进针刀，针刀刃到达骨面后，轻提针刀至肌肉（肌腱）、韧带、腱膜的表面，上下切开或纵横摆动数次（依部位及病情而定），即可出针刀。操作时注意控制针刀的角度、深度，针刀刃不可偏离附着点区域，术后要注意充分压迫止血，同时术后应注意嘱患者休息，减少活动，避免附着点部位的牵拉、刺激。

一、项韧带附着点

（一）简介

头部过度前屈、长期持续低头工作致项韧带慢性损伤，产生无菌性炎症，晚期形成纤维化、钙化等改变。表现为颈部酸胀不适，低头位症状加重。

（二）体表定位

1.项韧带棘突附着点 定位于 $C_{2\sim7}$ 颈椎棘突末端（图 8-74）。

2.项韧带枕外隆凸附着点 定位于枕外隆凸下缘（图 8-75）。

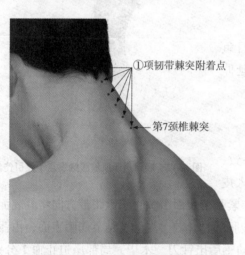

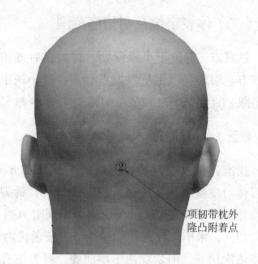

图 8-74 项韧带棘突附着点①   图 8-75 项韧带枕外隆凸附着点②

（三）针刀治疗

1.项韧带棘突附着点 定位于 $C_{2\sim7}$ 颈椎棘突末端，刀口线与人体纵轴一致，针刀体向头侧倾斜45°刺入，达颈椎棘突顶端，在棘突顶端纵行切开 2～3 次，然后纵横摆动 2～3 次。

2.项韧带枕外隆凸附着点 定位于枕外隆凸下缘，刀口线与人体纵轴一致，针刀体向足侧倾斜45°刺入，达枕外隆凸下缘骨面，将项韧带附着点纵行切开 2～3 次，然后纵横摆动 2～3 次。

二、棘上韧带附着点

（一）简介

当脊柱在运动中过度屈曲时，棘上韧带负荷增加，易造成棘上韧带纤维的部分撕裂，而后周围组织粘连形成瘢痕牵缩，使棘上韧带肥厚变性，是导致慢性腰背部疼痛的最常见原因。

（二）体表定位

位于棘突顶上下缘（图 8-76 和图 8-77）。

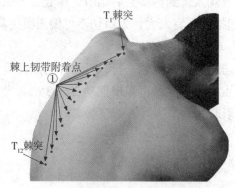

图 8-76　胸椎段棘上韧带附着点①

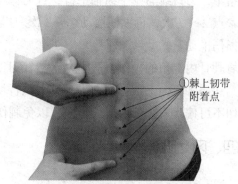

图 8-77　腰椎段棘上韧带附着点①

（三）针刀治疗

定位于棘突顶上下缘，刀口线与人体纵轴一致，针刀体向头侧或足侧倾斜 45°，使针刀体与棘突顶上下缘骨面垂直刺入，直达棘突骨面，将棘上韧带附着点纵行切开 2 ～ 3 次，然后纵横摆动 2 ～ 3 次。

三、肩胛提肌附着点

（一）简介

肩胛提肌起于第 1 ～ 4 颈椎横突后结节，止于肩胛骨内上角。人坐位或站立时，肩胛骨由于重力向下坠，需要肩胛提肌等向上牵拉，使肩胛提肌经常处于高张力状态，同时肩胛提肌是头部旋转活动的应力集中处，因而容易造成肩胛提肌损伤。长期低头并稍转向一侧的姿势、长期过度负重用力、急性损伤未有效治疗等，均可导致肩胛提肌附着点形成慢性无菌性炎症，或多次损伤，形成纤维化改变，从而引起疼痛。

（二）体表定位

1. 颈椎 $C_{1\sim4}$ 横突的后结节（图 8-78）。
2. 肩胛骨的上角和肩胛骨内侧缘的上部（图 8-79）。

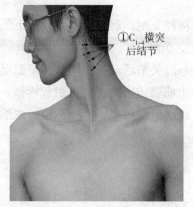

图 8-78　$C_{1\sim4}$ 横突后结节①

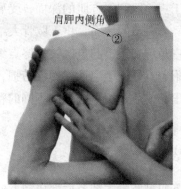

图 8-79　肩胛内侧角②

（三）针刀治疗

$C_{1\sim4}$横突的后结节的操作：医生以左手拇指指甲按在横突的后结节，右手持针刀紧贴左手拇指指甲，刀口线与躯干纵轴平行，针刀体与皮面垂直刺入，到达横突后结节，提起针刀纵行切开附着点2～3次，再纵横摆动2～3次。操作时提起幅度不宜太大，刀口切不可偏离横突背面，以免损伤椎动脉。

肩胛骨内上角的操作：医生右手持针刀，刀口线与肩胛提肌纵轴平行，针刀体与皮面垂直刺入，到达肩胛骨内上角骨面，提起针刀纵行切开附着点2～3次，再纵横摆动2～3次。操作时刀口切不可偏离肩胛骨内上角骨面，以免刺伤肺尖，引起气胸。

四、冈上肌腱附着点

（一）简介

冈上肌起于冈上窝，止于肱骨大结节上部。冈上肌具有保护与加强肩关节的作用，固定肱骨头于肩胛骨关节盂内，并协同三角肌外展上臂。对维持肩关节的稳定和肩关节活动起着非常重要的作用。其损伤部位多位于冈上肌肌腱在肱骨大结节的止点处，这是因为肩关节在外展0°～120°的过程中，冈上肌腱与肩峰、喙肩韧带的间隙逐渐缩小，肩关节长期反复地内收外展运动，极易引起冈上肌肌腱止点处的无菌性炎症，同时该处局部血供差，使病情缠绵难愈，且易反复发作。

（二）体表定位

定位于冈上肌腱肱骨大结节上部压痛点处（图8-80）。

（三）针刀治疗

医生右手持针刀，刀口线与上肢纵轴平行，针刀体与皮面垂直刺入，到达肱骨大结节上部骨面，提起针刀纵行切开附着点2～3次，再纵横摆动2～3次。

肱骨大结节上部①

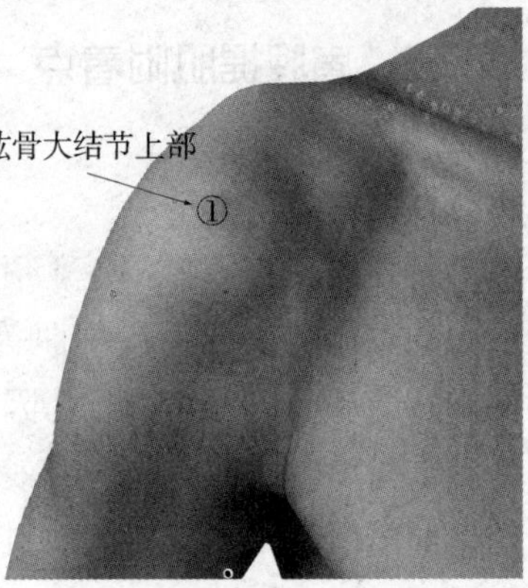

图8-80　肱骨大结节上部①

五、冈下肌腱附着点

（一）简介

冈下肌位于三角肌和斜方肌的深面，受肩胛下神经支配，起自冈下窝及冈下筋膜，肌纤维向外逐渐集中，经肩关节的后面，止于肱骨大结节和关节囊。

冈下肌为三角形扁肌，起点阔长，终点细短。当肩关节活动过多时，冈下肌反复收缩，极易引起冈下肌腱附着点处发生急性或慢性劳损，而产生筋膜或肌腱炎症，引起疼痛。长期炎症、充血、水肿、渗出，使肌组织形成程度不同的粘连、纤维组织增生，甚至瘢痕、挛缩，使疼痛更为剧烈。

（二）体表定位

定位于冈下肌腱肱骨大结节后部压痛点处（图8-81）。

（三）针刀治疗

医生右手持针刀，刀口线与上肢纵轴垂直，针刀体与皮面垂直刺入，到达肱骨大结节上部骨面，提起针刀纵行切开附着点 2～3 次，再纵横摆动 2～3 次。

六、菱形肌附着点

（一）简介

菱形肌起于第 6 颈椎棘突到第 4 胸椎棘突，止于肩胛骨内侧缘。菱形肌是参与肩胛骨和肩关节活动肌群的主要收缩肌之一。肩关节在超负荷受力条件下，易造成菱形肌急性损伤。

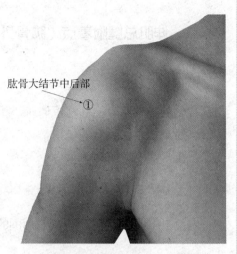

图 8-81　肱骨大结节中后部①

（二）体表定位

定位于菱形肌附着点的肩胛骨内侧缘压痛处（图 8-82）。

（三）针刀治疗

医生右手持针刀，刀口线与身体纵轴平行，针刀体与皮面垂直加压，到达肩胛骨内侧缘骨面，提起针刀纵行切开附着点 2～3 次，再纵横摆动 2～3 次。

操作时刀口切不可偏离骨面，以免引起气胸。

七、肱二头肌短头附着点

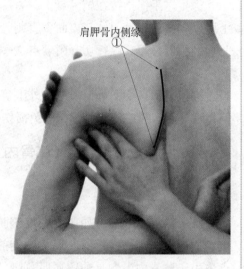

图 8-82　肩胛骨内侧缘①

（一）简介

肱二头肌短头附着于喙突下缘，长期慢性劳损或发生肩周炎时，此处容易出现炎症、粘连，出现疼痛。

（二）体表定位

定位于喙突下缘肱二头肌短头附着点压痛处（图 8-83）。

（三）针刀治疗

针刀的刀口线与身体纵轴平行，垂直于骨面进针，到达骨面后，沿喙突骨面下缘纵行切开附着点 2～3 次，再纵横摆动 2～3 次，注意不可离开喙突骨面。

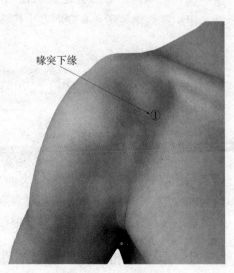

图 8-83　喙突下缘①

八、伸肌总腱附着点（肱骨外上髁）

（一）简介

桡侧腕长伸肌、桡侧腕短伸肌、指伸肌、小指伸肌、尺侧腕伸肌以伸肌总腱附着于肱骨外上髁，当受到持续、反复的牵拉，必然会造成肌腱末端的炎症、粘连、挛缩、组织纤维化等病理改变而产生疼痛。

（二）体表定位

定位于伸肌总腱在肱骨外上髁周围的压痛处（图 8-84）。

（三）针刀治疗

医生左手拇指按在施术点上，右手持针刀，刀口线与上肢纵轴平行，针刀体与皮面垂直刺入，到达肱骨外上髁骨面，提起针刀。纵行切开附着点 2 ～ 3 次，再纵横摆动 2 ～ 3 次。

操作时刀口切不可偏离肱骨外上髁骨面，同时注意询问患者是否有放电感至前臂，避免损伤桡神经。

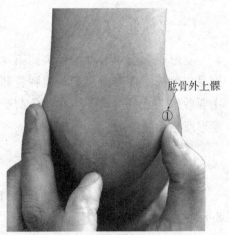

肱骨外上髁

图 8-84　肱骨外上髁①

九、屈肌总腱附着点（肱骨内上髁）

（一）简介

肱骨内上髁为前臂屈肌中的桡侧腕屈肌、掌长肌、尺侧腕屈肌肱头、指浅屈肌肱尺头和旋前圆肌肱头总腱的起点。由于肱骨内上髁是前臂屈肌总腱的附着处，当受到持续、反复的牵拉，必然会造成肌腱末端的炎症、粘连、挛缩、组织纤维化等病理改变而发生疼痛。

（二）体表定位

定位于屈肌总腱在肱骨内上髁周围的压痛处（图 8-85）。

（三）针刀治疗

医生以食、中二指按压在治疗点上，右手持针刀，刀口线与前臂长轴平行，针刀体与皮面垂直刺入，到达肱骨内上髁骨面，提起针刀纵行切开附着点 2 ～ 3 次，再纵横摆动 2 ～ 3 次。

操作时应不可偏离骨面，避免损伤尺神经及附近血管。

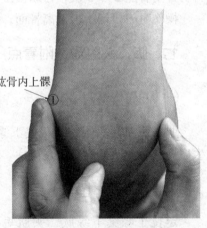

肱骨内上髁

图 8-85　肱骨内上髁①

十、第 3 腰椎横突肌筋膜附着点

（一）简介

第 3 腰椎横突是脊柱腰段应力的集中点，其上附着的腰背筋膜所承受的拉力较大，易受损伤。可出现腰部疼痛，活动受限，疼痛可达臀部及大腿前方。

（二）体表定位

第 3 腰椎横突肌筋膜附着点：腹下垫枕，在第 2～3 腰椎棘突间隙旁开 3～3.5cm 处（图 8-86）。

（三）针刀治疗

右手持针刀，左手拇指按压定点，刀口线与躯干纵轴平行，针刀体与皮面垂直刺入，到达横突背侧骨面后，提起针刀纵行切开附着点 2～3 次，再纵横摆动 2～3 次，然后调整刀口线，分别在横突末端的上缘、外侧缘、下缘，沿骨与软组织的交界处行弧形切开，针刀下有松动感后退出针刀。

针刀操作时，定点必须准确，依患者胖瘦，选择针刀型号，刀口切不可离开横突骨面。

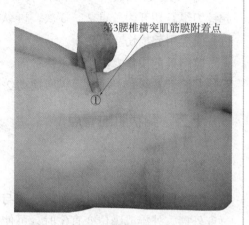

图 8-86　第 3 腰椎横突肌筋膜附着点①

十一、髂腰韧带附着点

（一）简介

髂腰韧带使 $L_{4\sim5}$ 和髂骨连结更为稳定，可限制 $L_{4\sim5}$ 的旋转，防止 L_5 在骶骨上朝前滑动，抵抗体重引起的剪力，维持脊柱的正常生理姿态。若经常处于弯腰状态，或在弯腰状态下突然旋转腰部，或腰部过屈、过度侧屈，则导致髂腰韧带的慢性累积性劳损或一侧髂腰韧带的扭伤，使髂腰韧带纤维撕裂、肿胀，日久机化粘连、挛缩。

（二）体表定位

1. 定位在 $L_{4\sim5}$ 横突压痛处（图 8-87）。
2. 髂嵴髂腰韧带附着点压痛处（图 8-88）。

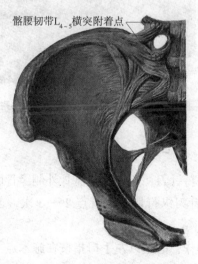

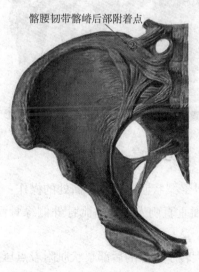

图 8-87　髂腰韧带 $L_{4\sim5}$ 横突附着点①　　　　**图 8-88　髂腰韧带髂嵴后部附着点②**

（三）针刀治疗

$L_{4\sim5}$横突的操作：医生右手持针刀，刀口线与躯干纵轴平行，针刀体与皮面垂直刺入，提起针刀纵行切开附着点 2～3 次，再纵横摆动 2～3 次。操作时刀口切不可偏离横突骨面，以免进入腹腔引起损伤。

髂嵴处的操作：医生右手持针刀，刀口线垂直于髂嵴，针刀体与皮面垂直刺入，提起针刀纵行切开附着点 2～3 次，再纵横摆动 2～3 次。

十二、梨状肌附着点

（一）简介

梨状肌是髋关节的外展肌之一，与臀部内外肌群及其他肌肉配合，使大腿外展、外旋。下肢过度外展、外旋或蹲位变直位时，可使梨状肌异常拉长、牵拉而损伤。梨状肌损伤后，局部充血水肿或痉挛，反复损伤，导致梨状肌粘连、肥厚、挛缩、瘢痕。另外，因 $L_4\sim S_3$ 神经的前支组成骶丛，当下腰段椎间盘突出物刺激或卡压邻近的神经根时，也可导致梨状肌反射性痉挛。梨状肌的病理改变挤压摩擦周围软组织及通往臀部下肢的神经、血管，尤其是坐骨神经，引起相应临床症状。

（二）体表定位

1. 骶骨外缘梨状肌附着点压痛处（图 8-89）。
2. 股骨大转子上缘的后部梨状肌附着点压痛处（图 8-90）。

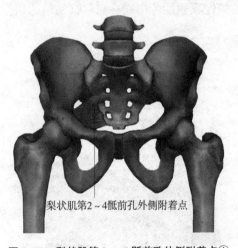

图 8-89　梨状肌第 2～4 骶前孔外侧附着点①

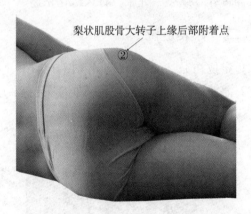

图 8-90　梨状肌股骨大转子上缘后部附着点②

（三）针刀治疗

骶骨外缘梨状肌附着点压痛处的操作：医生右手持针刀，刀口线与骶骨外侧缘骨面垂直，针刀体与皮面垂直刺入，到达骶骨外侧缘骨面，提起针刀纵行切开附着点 2～3 次，再纵横摆动 2～3 次。

股骨大转子上缘的后部梨状肌附着点压痛处的操作：医生以左手拇指按在施术点上，右手持针刀，刀口线与股骨大转子尖端骨面垂直，针刀体与皮面垂直刺入，到达股骨大转子尖端骨面，提起针刀纵行切开附着点 2～3 次，再纵横摆动 2～3 次。

十三、臀中肌附着点

（一）简介

臀中肌是髋部主要的外展肌之一，并且为髋关节后外侧的稳定提供主要动力。日常的生活、运动和劳作，尤其是在以髋部为顶点的躯干侧方摆动（如足内翻扭伤时，因重力作用，同侧髋部往侧方扭摆）和以髋部为轴心的腰臀部扭转（如投掷动作），常导致此肌的劳损和牵拉伤，产生粘连、挛缩、纤维化和瘢痕，影响局部软组织功能而产生临床症状。

（二）体表定位

1. 臀中肌起点　髂嵴外下缘的压痛处（图 8-91）。
2. 臀中肌止点　股骨大转子尖端的上面和外侧面的压痛处（图 8-92）。

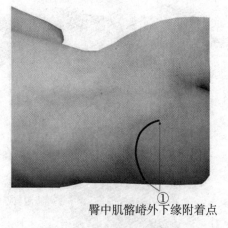

臀中肌髂嵴外下缘附着点①

图 8-91　臀中肌髂嵴外下缘附着点①

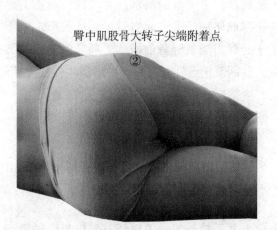

臀中肌股骨大转子尖端附着点②

图 8-92　臀中肌股骨大转子尖端附着点②

（三）针刀治疗

臀中肌起点的操作：医生以左手拇指按在施术点上，右手持针刀，刀口线与臀中肌纵轴平行，针刀体与皮面垂直刺入，到达髂骨外侧骨面，提起针刀纵行切开附着点 2～3 次，再纵横摆动 2～3 次。

臀中肌止点的操作：医生以左手拇指按在施术点上，右手持针刀，刀口线与股骨大转子尖端骨面垂直，针刀体与皮面垂直刺入，到达股骨大转子尖端骨面，提起针刀纵行切开附着点 2～3 次，再纵横摆动 2～3 次。

十四、腘绳肌附着点（坐骨结节）

（一）简介

腘绳肌包括半腱肌、半膜肌、股二头肌，其中半腱肌、半膜肌、股二头肌的长头均起自坐骨结节。腘绳肌是大腿后侧的主要肌肉，与前方股四头肌相对应。极度屈髋、伸膝，腘绳肌被过度牵拉，或者长期的超负荷锻炼，可造成其附着点处的炎症、粘连，尤以坐骨结节处明显。

（二）体表定位

定位于腘绳肌附着点的坐骨结节压痛处（图 8-93）。

（三）针刀治疗

医生左手拇指用力按压将软组织紧紧按压在坐骨结节上，然后右手持针刀，刀口线与躯干纵轴平行，针刀体与皮面垂直刺入，到达坐骨结节骨面，提起针刀纵行切开附着点 2 ～ 3 次，再纵横摆动 2 ～ 3 次。

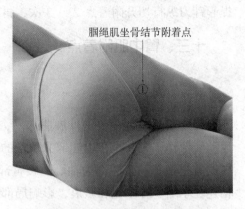

图 8-93　腘绳肌坐骨结节附着点①

十五、髌韧带附着点

（一）简介

髌韧带位于关节的前部，为股四头肌腱的延续。髌韧带肥厚而坚韧，上方起自髌尖和髌关节端的下方，向下止于胫骨粗隆及胫骨前嵴的上部。由于膝关节的运动特点，髌韧带止点处受力大，极易产生慢性无菌性炎症，进而产生粘连、挛缩、瘢痕等，产生疼痛。

（二）体表定位

定位在髌韧带附着点胫骨粗隆压痛处（图 8-94）。

（三）针刀治疗

医生右手持针刀，刀口线与髌韧带纵轴平行，针刀体与胫骨粗隆上缘垂直刺入，到达胫骨粗隆骨面，提起针刀纵行切开附着点 2 ～ 3 次，再纵横摆动 2 ～ 3 次。

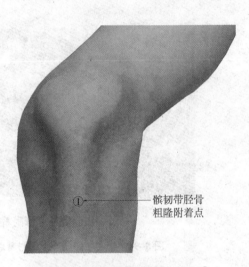

图 8-94　髌韧带胫骨粗隆附着点①

十六、跟腱附着点

（一）简介

跟腱过度使用或过度承受载荷，如过度运动或重复的运动姿势，可导致跟腱附着点处出现炎症、粘连、瘢痕增生。其次跟腱的解剖结构和功能特点也使其容易产生损伤。在行走中，跟骨的内外翻造成跟腱的横向摆动，使跟腱与跟骨上角发生摩擦，同时跟腱血液供应相对差，使其在过度负荷下容易发生变性且不易恢复。再者，衰老导致的胶原质量改变和血运减少也可能导致附着点处发生病变。

（二）体表定位

跟骨后缘跟腱附着点的压痛处（图 8-95）。

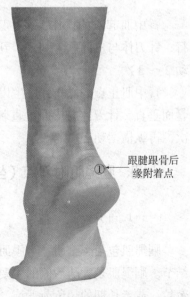

图 8-95　跟腱跟骨后缘附着点①

（三）针刀治疗

医生右手持针刀，刀口线与跟腱纵轴平行，针刀体与皮面垂直刺入，提起针刀纵行切开附着点2～3次，再纵横摆动2～3次。也可在跟腱末端上缘，跟腱与跟骨之间松解跟腱内侧面的粘连。

十七、跖腱膜附着点

（一）简介

在长期站立、疲劳行走、负重或肥胖、运动劳损等情况下，跖腱膜、肌肉、脂肪垫、滑囊等软组织受到反复牵拉、挤压，超过其生理限度，可导致局部组织缺血缺氧，引起组织炎症、纤维化、挛缩等，从而破坏了足底力学平衡。跖腱膜和足底肌肉的纤维化、挛缩可引起跟骨附着点处持续性的牵拉损伤，人体为加强此处的强度产生自我修复，致使附着点钙盐沉积钙化和骨化而形成骨赘。

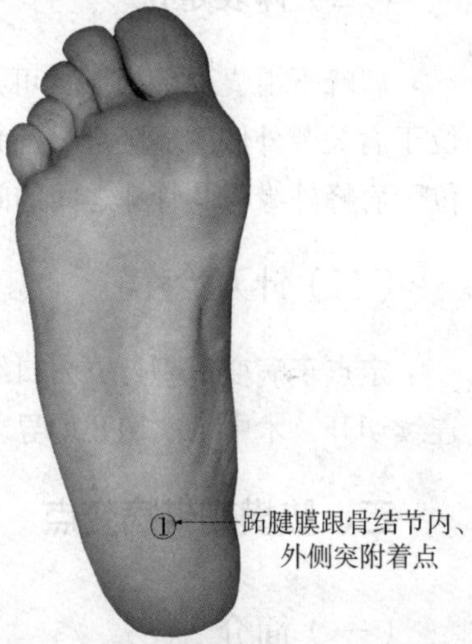

（二）体表定位

定位在足跟下方跟骨结节内、外侧突跖腱膜附着点的压痛处（图8-96）。

①————跖腱膜跟骨结节内、外侧突附着点

图8-96 跖腱膜跟骨结节内、外侧突附着点①

（三）针刀治疗

医生右手持针刀，刀口线与足底纵轴平行，针刀体与皮面垂直刺入，到达跟骨骨面，提起针刀纵行切开附着点2～3次，再纵横摆动2～3次。

第三节　腱围结构病变点

腱围结构包括腱鞘、滑囊、脂肪垫等，是临床工作中经常遇到的损伤部位。其中腱鞘包于某些长肌腱表面，多位于腱通过活动范围较大的关节处，由外层的腱纤维鞘和内层的腱滑膜鞘共同组成。腱鞘内有少量的滑液，可起约束肌腱的作用，并可减少肌腱在运动时的摩擦。滑囊是由内皮细胞覆盖，内部含有少许滑液的封闭性囊；少数与关节相通，位于关节附近的骨突与肌腱或肌肉及皮肤之间；在摩擦力或压力较大的地方都存在有滑囊。它的主要作用是促进滑动，并减少人体软组织与骨组织间的摩擦和压迫。脂肪垫是由于脂肪细胞增生变大，在皮下聚积造成的一层脂肪层，正常情况下对机体起到缓冲、保护作用，如足跟脂肪垫。常见的腱周结构（腱鞘、滑囊、脂肪垫）病变点如下。

对于狭窄性腱鞘炎，只需用针刀将狭窄部腱鞘支持带切开松解即可，一般应当避免针刀伤及肌腱，因为狭窄的首要原因在腱鞘支持带，松解支持带即可。另外，此时肌腱已经处于病变状态，人为切开肌腱不利于肌腱承重。

针刀松解脂肪垫病变从两方面入手，一方面分离脂肪垫与周围组织的粘连，另一方面切开脂肪垫进行减压。

对于滑囊炎渗出增多者，可用针刀将滑囊壁切开，使囊液溢出进入组织间隙被吸收。此种治

疗方法只针对无菌性滑囊炎，有感染病灶不能使用此方法。

一、肩峰下滑囊炎

（一）简介

肩峰下滑囊炎多继发于肩关节周围组织的损伤和退行性变，发病时肩部疼痛剧烈，活动受限明显。

（二）体表定位

肩峰下滑囊炎劳损点：可选取 2 个进针点，第 1 点位于肩关节外侧明显隆起、三角肌肌腹压痛处，第 2 点位于肩峰外缘与肱骨头之间的间隙处（图 8-97）。

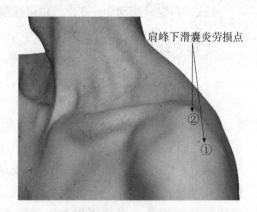

图 8-97　肩峰下滑囊炎劳损点

（三）针刀治疗

定点于病变滑囊处，刀口线与肢体纵轴平行，针刀体与皮肤垂直刺入达囊壁处，在囊壁处做连续切开，术中每次切开均寻求突破感，将囊壁切开约 1cm 的切口，令囊液排出。

二、肱横韧带病变点

（一）简介

本病常发生于长期反复过度活动的体力劳动者，可因外伤或劳损后急性发病，但大多是由于肌腱长期遭受磨损而发生退行性变的结果。

（二）体表定位

肱横韧带病变点：定位于结节间沟。位于肱骨上端大小结节之间的一条纵沟，可先触诊肩峰下之骨性突起大结节，其内侧缘即结节间沟，用拇指指尖左右弹拨，可感知指下有条索活动感，同时患者感觉酸痛（图 8-98）。

图 8-98　肱横韧带病变点①

（三）针刀治疗

定点进针刀点，刀口线方向与肌腱方向一致，针刀体与皮肤垂直，针刀直刺入皮肤，感觉阻力增大时提示针刀抵达肱骨横韧带表面，刀口线方向与韧带纤维方向垂直，将韧带横行切开，切开时可感到有声响和明显的落空感。

只需要切开韧带，切不可用针刀穿透肌腱达骨面。

三、鹰嘴滑囊

（一）简介

尺骨鹰嘴滑囊炎是因创伤、劳损、感染等因素刺激而出现的滑囊充血、水肿、渗出及增生的炎症性疾病。发病原因以创伤为多见，常因撞击或经常摩擦所致。煤矿工人在矿井中运煤时，用肘支撑着匍匐爬行，长期碰撞、挤压和摩擦鹰嘴滑囊而导致发炎者甚多，故亦称"矿工肘"。主要表现为鹰嘴部皮下囊性肿物，直径为 2～4cm，可有轻度压痛，一般无疼痛及功能障碍。

（二）体表定位

鹰嘴滑囊病变点：定位于尺骨鹰嘴屈肘，尖部最突出的骨凸部即是。如有鹰嘴皮下囊肿胀，则局限性突出更明显（图8-99）。

（三）针刀治疗

仰卧位，患肢屈肘 90°，将肘放于胸前，肘下与胸壁间垫以薄枕，使肘尖暴露清楚，施术方便。将患侧手放于脑后，并将上臂垫稳，使鹰嘴暴露清楚。刀口线与肢体纵轴平行，针刀体与皮面垂直。快速刺入皮肤、皮下组织，深入有落空感即已入皮下囊内。提起针刀刃，切开囊壁 2～4 次即可。然后，再提起针刀刃至皮下层，将针刀体向一侧倾斜，几与皮面平行，向左（或右）推进 1～1.5cm，在皮下层行通透剥离，皮下层松动后出针刀。

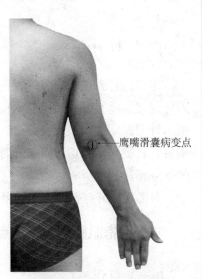

图 8-99　鹰嘴滑囊病变点①

四、腱鞘囊肿

（一）简介

腱鞘囊肿是发生于关节部腱鞘内的囊性肿物，是由于关节囊、韧带、腱鞘中结缔组织退变所致的病症。

（二）体表定位

腱鞘囊肿劳损点：定位于囊肿最高点（图8-100）。

（三）针刀治疗

一手固定囊肿，在囊肿最高点作为进针点，刀口线与肢体纵轴平行，针刀体与皮肤垂直刺入，缓慢进针达腱鞘浅层，针下有阻挡感，切开囊壁数次。出针刀按揉囊肿，令囊液排出。再刺至囊内，令针刀体倾斜 45°，向周围腱鞘壁开 1～2 次，术毕出针刀加压包扎。

图 8-100　腱鞘囊肿劳损点①

五、桡骨茎突腱鞘狭窄点

（一）简介

拇短伸肌和拇长展肌腱在桡骨茎突部腱鞘内长期相互反复摩擦，导致该处鞘管壁变厚，肌腱局部变粗，造成肌腱在腱鞘内的滑动受阻而引起临床症状。

（二）体表定位

桡骨茎突腱鞘狭窄点：定位于掌侧骨嵴最高点外侧，即桡骨茎突掌侧骨嵴背侧与骨嵴构成的骨沟（图8-101）。

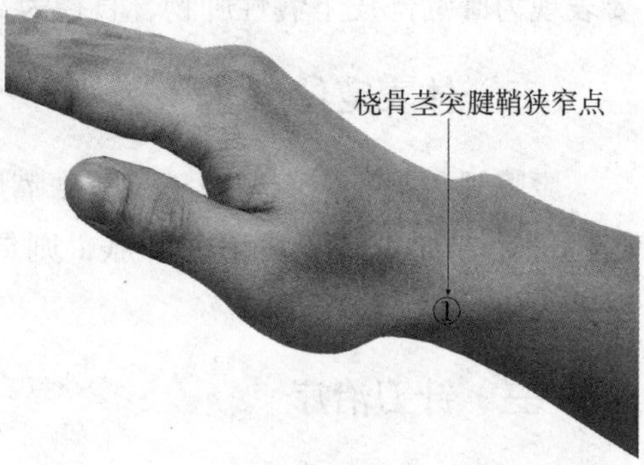

（三）针刀治疗

定点进针刀点，刀口线方向与肌腱方向一致，针刀体与皮肤垂直，针刀直刺入皮肤，感觉阻力增大时提示针刀抵达腱鞘表面，刀口线方向与腱鞘纤维方向垂直，将腱鞘横行切开，切开时可感到有声响和明显的落空感。

只需要切开腱鞘，切不可用针刀穿透肌腱达骨面。

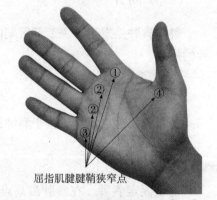

桡骨茎突腱鞘狭窄点

图 8-101　桡骨茎突腱鞘狭窄点①

六、屈指肌腱腱鞘狭窄点

（一）简介

屈指肌腱狭窄性腱鞘炎又称扳机指或弹响指，好发于中指、环指和拇指。腱鞘由较厚的环状纤维性鞘管与掌骨头构成相对狭窄的纤维性鞘管，屈指肌腱通过此处时受到机械性刺激而使摩擦力加大，加之手掌握物时腱鞘受到硬物与掌骨头两方面的挤压损伤，逐渐形成环形狭窄。

（二）体表定位

屈指肌腱腱鞘狭窄点：共4点，让患指伸展并固定，第1点在硬结的近端（A_1 滑车的近端），手指掌面的正中线，食指位于掌中间横纹远端5mm，第2点在中指和环指位于掌远侧横纹远端约3mm，第3点在小指位于掌远侧横纹远端约2mm，第4点在拇指位于掌指横纹远端2mm，即为进针刀点（图8-102）。

（三）针刀治疗

医生右手持针刀，定点腱鞘狭窄点，刀口线方向与肌腱方向一致，针刀体与皮肤垂直，针刀直刺入皮肤，感觉阻力增大时提示针刀抵达指滑车表面，刀口线方向与滑车纤维方向垂直，将滑车横行切开，切开时可感到有声响和明显的落空感。

只需要切开滑车，切不可用针刀穿透肌腱达骨面。

屈指肌腱腱鞘狭窄点

图 8-102　屈指肌腱腱鞘狭窄点①、②、③和④

七、坐骨结节滑囊炎

（一）简介

坐骨结节滑囊炎常见于坐姿工作和年老瘦弱者，其发病与长期坐着摩擦损伤有关。

（二）体表定位

坐骨结节滑囊炎劳损点：取侧卧位，屈髋屈膝，坐骨结节滑囊压痛点（图8-103）。

（三）针刀治疗

定点于病变滑囊处，刀口线与肢体纵轴平行，针刀体与皮肤垂直刺入达囊壁处，在囊壁处做连续切开，术中每次切开均寻求突破感，将囊壁切开约1cm的切口，令囊液排出。

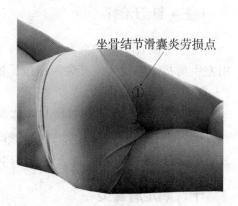

图8-103　坐骨结节滑囊炎劳损点①

八、髌上滑囊炎

（一）简介

髌上滑囊为膝部最大的滑液囊，位于髌底上方及股四头肌腱与股骨前面之间，为膝关节痛的常见病因之一。

（二）体表定位

髌上滑囊炎劳损点：髌上缘线与髌两侧缘线的交叉点（图8-104）。

（三）针刀治疗

定点于病变滑囊处，刀口线与肢体纵轴平行，针刀体与皮肤垂直刺入达囊壁处，在囊壁处做连续切开，术中每次切开均寻求突破感，将囊壁切开约1cm的切口，令囊液排出。

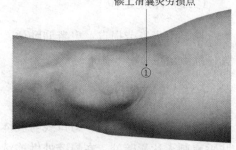

图8-104　髌上滑囊炎劳损点①

九、髌下脂肪垫病变点

（一）简介

疼痛是膝关节病变的主要症状，也是引起膝关节功能障碍的主要原因。反复慢性损伤导致无菌性炎症、脂肪垫表面滑膜增生及滑膜绒毛状增生，继而与髌韧带及周围软组织粘连。

（二）体表定位

髌下脂肪垫劳损点：共3点，让患者平卧于治疗床上，暴露治疗部位，膝下垫枕头，使膝关节成屈曲位，于髌骨下缘中点定第1个点，内外膝眼各定第2、3点，共3点为治疗点（图8-105）。

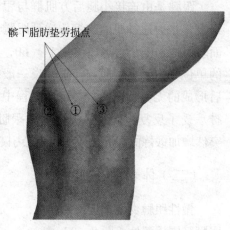

图8-105　髌下脂肪垫劳损点
①、②和③

（三）针刀治疗

定点于髌骨下缘中点，刀口线与下肢纵轴平行，针刀体与皮肤垂直刺入，通过髌韧带后，用左手拇指上推髌尖，其余四指按压髌底，使髌尖上翘，调转刀口方向90°，横向切开脂肪垫1～3刀后出针刀。

定点于内外膝眼，刀口线与身体纵轴平行，针刀体与皮肤垂直刺入，使针刀体方向朝向对侧，即内侧治疗时朝向外侧，外侧治疗时针刀朝向内侧，根据病变程度，向2～3个方向反复切开整个脂肪垫，将包裹并深入脂肪垫内部的筋膜充分切开。

十、鹅足滑囊炎

（一）简介

由于膝部长期反复活动等因素，致使鹅足肌腱炎，形成囊肿，从而导致膝关节内侧疼痛、肿胀，局部压痛，影响膝关节活动。

（二）体表定位

鹅足滑囊炎劳损点：患者仰卧位，膝关节伸直位，循鹅足囊压痛点定位（图8-106）。

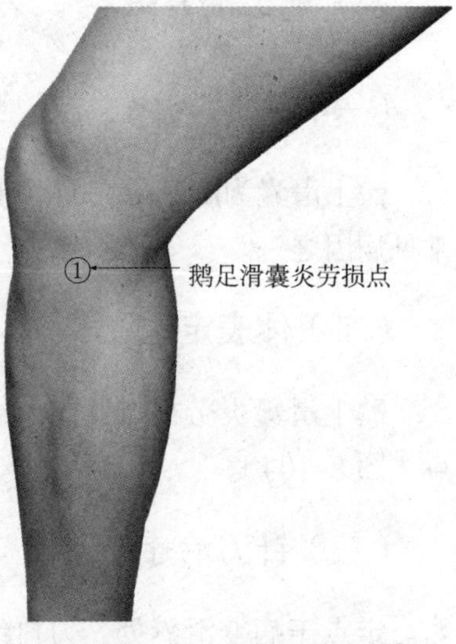

（三）针刀治疗

定点于病变滑囊处，刀口线与肢体纵轴平行，针刀体与皮肤垂直刺入达囊壁处，在囊壁处做连续切开，术中每次切开均寻求突破感，将囊壁切开约1cm的切口，令囊液排出。

十一、慢性跟腱炎

（一）简介

跟腱是由连接小腿后方肌群与跟骨的带状肌腱纤维组成，张力通过肌肉收缩传递到跟腱。由于跟腱的横断面较肌肉组织小得多，约为1∶60，故而跟腱组织负担的单位张力远高于肌肉。跟腱炎一般指跟腱急慢性劳损后形成的无菌性炎症。在运动过程中，小腿腓肠肌和跟腱承受了反复过度牵张力而导致跟腱炎的发生。另外，突然增加锻炼的强度或频率也常会引起跟腱炎。

（二）体表定位

慢性跟腱炎劳损点：俯卧位，下肢平伸，踝下放垫，跟腱腱围压痛处（图8-107）。

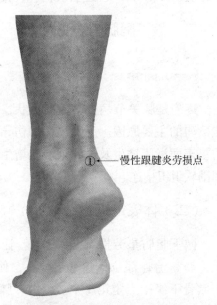

①　鹅足滑囊炎劳损点

图8-106　鹅足滑囊炎劳损点①

①　慢性跟腱炎劳损点

图8-107　慢性跟腱炎劳损点①

（三）针刀治疗

松解跟腱腱围压痛处，使针体与皮肤垂直，刀口线和跟腱纤维平行，刺透腱围，纵切数刀，纵行疏通剥离，然后横行剥离。一般为 2～3 次，有硬结的，集中捣碎。可根据压痛面积的大小，选择 2～4 个治疗部位松解。然后出针，按压针刀孔 1 分钟。

十二、跟骨脂肪垫病变点

（一）简介

足跟部位长期应力异常，可导致跟骨负重点下的脂肪垫组织损伤，局部充血、水肿，日久组织变性，即增生、粘连与钙化。

（二）体表定位

跟骨脂肪垫劳损点：足跟压痛最明显的 3～5 处（图8-108）。

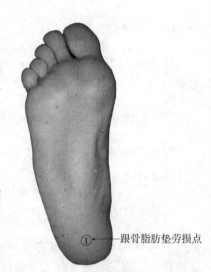

① —— 跟骨脂肪垫劳损点

图 8-108　跟骨脂肪垫劳损点①

（三）针刀治疗

定点于足跟压痛最明显的 3～5 处，刀口线方向与足部纵轴垂直，针刀垂直皮肤刺入，达跟骨骨面后稍退后，纵向切开 2～3 次，横行剥离 2～3 次，勿过度刺激骨膜，挤出少许血液后即可。

第四节　关节囊病变点

治疗颈腰椎病时常需要松解关节囊，这需要以关节突关节为依据进针刀，此时必须清楚地了解关节突关节的体表定位。此外，针刀治疗关节僵直、痛风性关节炎、风湿性关节炎、类风湿关节炎等疾病也需要关节囊的松解。

针刀松解关节囊，要求进针时先按照关节在体表的定位点确定进针刀点，快速将针刀刺入皮肤，然后缓慢进针刀，寻找骨性组织，到达骨性组织后，探索寻找关节间隙，切开病变关节囊。

一、颈椎关节突关节囊

（一）简介

颈椎病是临床常见病，针刀治疗颈椎病时常需要切开病变阶段的关节囊。

（二）体表定位

颈椎关节突关节囊：从颈椎棘突顶点旁开1.5～2.5cm，为左右关节突关节囊（图8-109）。

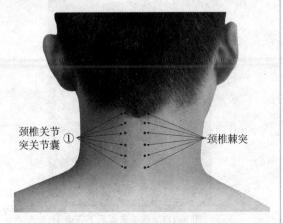

颈椎关节突关节囊　①　颈椎棘突

图 8-109　颈椎关节突关节囊①（左侧）

（三）针刀治疗

俯卧位，颈前屈，于定点处刀口线与人体纵轴平行，针刀体于皮肤垂直刺入，达骨面后调转刀口线90°，寻找关节囊韧带，将其切开2～3次，针刀下有松动感即可出针刀。

二、腰椎关节突关节囊

（一）简介

针刀治疗腰椎病常需要松解腰椎关节突关节囊。

（二）体表定位

腰椎关节突关节囊：棘突间中点旁开2cm左右（图8-110）。

（三）针刀治疗

于定点处刀口线平行于脊柱，针刀体垂直于皮肤刺入，达关节突寻找关节囊韧带，在此切开2～3次，针刀下有松动感即可出针刀。

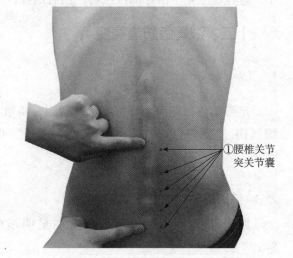

图8-110　腰椎关节突关节囊①（右侧）

①腰椎关节突关节囊

三、肩关节囊

（一）简介

肩周炎患者可出现肩关节囊的粘连挛缩带，可采用针刀松解肩关节粘连挛缩带，扩大关节活动范围。

（二）体表定位

1. 肩关节囊后下方点　肩峰与腋后皱襞上端连线中点（图8-111）。
2. 肩峰下点　肩峰下与肱骨大节结之间（图8-112）。

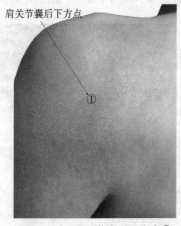

肩关节囊后下方点

①

图8-111　肩关节囊后下方点①

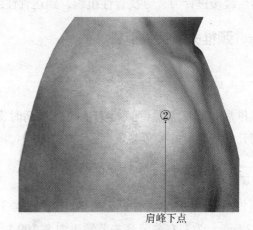

②

肩峰下点

图8-112　肩峰下点②

（三）针刀治疗

1. 肩关节囊后下方点　俯卧位，患肢下垂于床边，定位于肩峰与腋后皱襞上端连线中点，刀口线与局部肌纤维走向一致，针刀体与皮肤垂直刺入，针刀达肩关节囊，先在关节囊与肌腱之间纵横摆动 3 ～ 5 次，使其间粘连得到松解，之后助手牵拉患肩使之被动前屈上举，使患肩后下方关节囊处于紧张状态，针刀沿关节间隙切开粘连挛缩带 2 ～ 3 次，随着针刀的松解使患肩逐渐前屈上举，尽量争取达到最大上举度，即可出针刀。

2. 肩峰下点　仰卧位，患肩外展 90°，定位于肩峰下间隙，刀口线与局部肌纤维走向一致，针刀体与皮肤垂直刺入，达肱骨上端，助手使患肩被动外旋，调转刀口线 90°，刀口线与肩峰下平行，横行切开肩峰下挛缩带 3 ～ 5 次，层面间摆动 3 ～ 5 次，随着针刀松解可见肩内外旋度增加，即可出针刀。

四、肘关节囊

（一）简介

肘关节僵硬是由各种原因造成的肘关节功能障碍的总称，是肘部创伤后的常见并发症。

（二）体表定位

1. 肘后侧点（天井穴）　尺骨鹰嘴上 1cm 凹陷处（图 8-113）。

2. 肘后内、外侧点　尺骨鹰嘴两侧凹陷处（图 8-114）。

3. 肘前内侧点　肘窝内侧肘横纹上 0.5cm 正中点（肱二头肌肌腱内侧缘）（图 8-115）。

4. 肘前正中点　肱二头肌腱肘正中最窄处（图 8-116）。

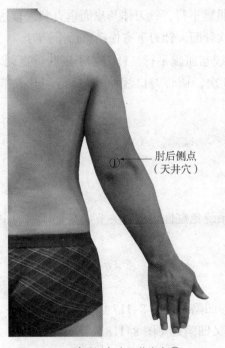

图 8-113　肘后侧点（天井穴）①

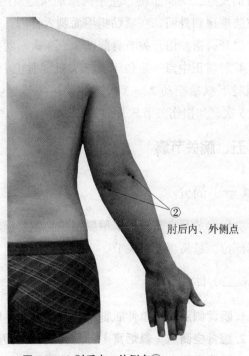

图 8-114　肘后内、外侧点②

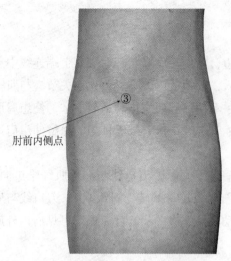

图 8-115 肘前内侧点③

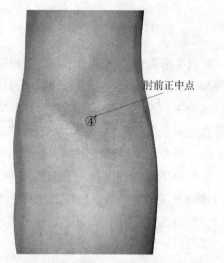

图 8-116 肘前正中点④

（三）针刀治疗

1. 肘后侧点（天井穴） 定位于尺骨鹰嘴上 1cm 凹陷处，刀口线与肱三头肌纤维走向平行，针刀体于皮肤垂直刺入，达关节囊后壁，切开囊壁 3～4 次，勿损伤关节软骨面，针刀下有松动感后出针刀。

2. 肘后内外侧点 定位于尺骨鹰嘴两侧凹陷处，刀口线与肢体纵轴平行，针刀体垂直于皮肤刺入，内侧应避开尺神经，达关节囊，切开关节囊后壁 2～3 次，勿损伤关节软骨面，针刀下有松动感后出针刀。

3. 肘前内侧点 定位于肘窝内侧肘横纹上 0.5cm 正中处（即肱二头肌肌腱内侧缘），在肘内侧可扪及肱二头肌肌腱，左手拇指端从腱索内侧边缘掐下（指下应是正中神经和肱动脉），一直将皮肤推顶到骨面，在紧贴指甲面刺入针刀，刀口线与肌腱平行，针刀体与皮面垂直刺入直达骨面，放开拇指，切开关节囊前壁 2～3 次，勿损伤关节软骨面，针刀下有松动感后出针刀。

4. 肘前正中点 定位于肱二头肌腱肘正中点，刀口线与肌腱平行，针刀体于皮肤垂直刺入，达肌腱下纵横摆动 2～3 次，继续达关节囊切开 3～5 次，调转刀口线 90°，横行切开关节囊 3～5 次，勿损伤关节软骨面，针刀下有松动感后出针刀。

五、腕关节囊

（一）简介

类风湿关节炎是以关节滑膜增殖为主要病理表现的系统免疫性疾病，关节病变是该病的主要受累部位，最易累及腕关节。

（二）体表定位

1. 腕背侧点 指总伸肌腱与腕中横纹交界桡侧或尺侧凹陷处（图 8-117）。

2. 腕背桡侧点（鼻烟窝） 拇长伸肌与腕近侧横纹交叉凹陷处（图 8-118）。

3. 腕背尺侧点 尺骨茎突背远侧凹陷处（图 8-119）。

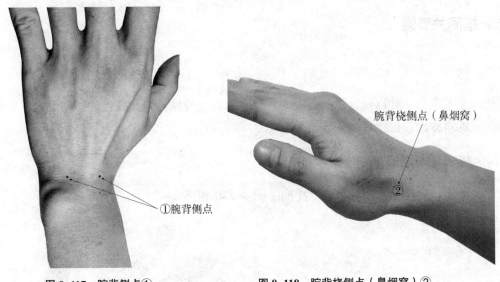

图 8-117　腕背侧点①

图 8-118　腕背桡侧点（鼻烟窝）②

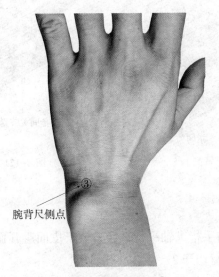

图 8-119　腕背尺侧点③

（三）针刀治疗

1. 腕背侧点　定位于指总伸肌腱与腕中横纹交界桡侧或尺侧凹陷处，刀口线与肢体纵轴平行，针刀体与皮肤垂直刺入，纵行切开关节囊 2～3 次，勿损伤关节软骨面，针刀下有松动感后出针刀。

2. 腕背桡侧点（鼻烟窝）　定位于拇长伸肌与腕近侧横纹交叉凹陷处，刀口线与肢体长轴平行，针刀体与皮面垂直刺入，纵行切开关节囊 2～3 次，勿损伤关节软骨面，针刀下有松动感后出针刀。

3. 腕背尺侧点　触及尺骨茎突背远侧凹陷处，刀口线与肢体纵轴平行，针刀体与皮面垂直刺入，依次经皮肤、皮下组织，突破关节囊，直达关节腔，此时有落空感，对关节囊行纵行切开 2～3 次，勿损伤关节软骨面，针刀下有松动感后出针刀。

六、指间关节囊

（一）简介

类风湿关节炎是一种以侵蚀性关节炎为主要表现的全身性自身免疫疾病，表现为以双手小关节受累为主的对称性、持续性多关节炎。

（二）体表定位

指间关节囊：定位于指间关节横纹中间（图 8-120 和图 8-121）。

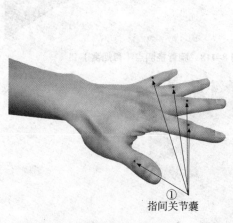

图 8-120　指间关节囊（背侧）①

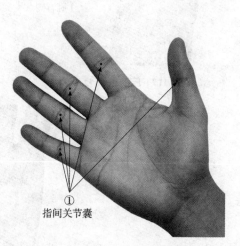

图 8-121　指间关节囊（掌侧）②

（三）针刀治疗

在定点处，刀口线方向与手指纵轴平行，针刀体于皮面避开血管垂直刺入，达骨面后提起，调转刀口线 90°，将关节囊横行切开 2 ～ 3 次，出针刀。

七、髋关节囊

（一）简介

股骨头缺血性坏死可见髋关节囊肥厚、硬化，髋关节囊的病变可加剧股骨头缺血，因此，针刀松解髋关节囊是治疗股骨头缺血性坏死的方法之一。

（二）体表定位

1. 髋前侧点　定位于腹股沟韧带下方与股动脉交叉点沿股动脉向下 2cm，向外旁开 2cm 处（图 8-122）。

2. 髋外侧点　股骨大转子尖上方 2cm 处（即大转子尖至髋臼上盂缘连线中点处）（图 8-123）。

3. 髋后外侧点　从股骨大转子中点至髂后下棘连线的中外 2/3 交界点处（图 8-124）。

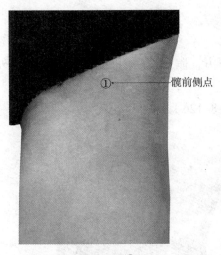

图 8-122　髋前侧点①

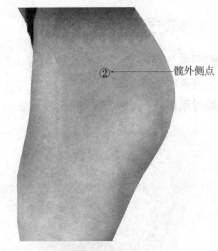

图 8-123　髋外侧点②

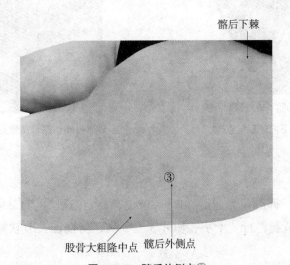

图 8-124　髋后外侧点③

（三）针刀治疗

1. 髋前侧点　在定点处，刀口线与肢体纵轴平行，针刀体垂直于皮肤刺入达股骨颈骨面。然后提起针刀至硬韧的关节囊前壁之外，对关节囊行纵横切开 3 ～ 5 次，勿损伤关节软骨面，针刀下有松动感后出针刀。

2. 髋外侧点　在定点处，刀口线与肢体纵轴平行，针刀体垂直于皮肤刺入直达骨面。然后提起针刀，对关节囊外壁纵横切开 3 ～ 5 次，勿损伤关节软骨面，针刀下有松动感后出针刀。

3. 髋后外侧点　在定点处，刀口线与肢体纵轴平行，针刀体垂直于皮肤刺入达股骨颈后侧骨面。然后提起针刀至关节囊后壁表面，对关节囊行纵横切开 3 ～ 5 次，勿损伤关节软骨面，针刀下有松动感后出针刀。

八、膝关节囊

（一）简介

针刀治疗关节僵直、痛风性关节炎、风湿性关节炎、类风湿关节炎等疾病也需要关节囊的松解。

（二）体表定位

1. 髌下内外膝眼点 正坐位，屈膝，在膝关节下方，髌韧带两侧凹陷处，外侧的为外膝眼，内侧的为内膝眼所在（图 8-125）。

2. 髌骨两侧点 在髌骨两侧缘各定 2～4 点（图 8-126）。

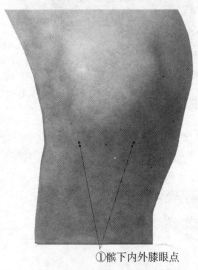
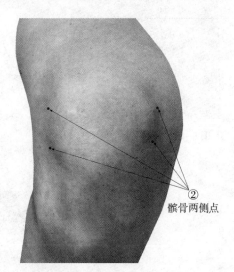

①髌下内外膝眼点

髌骨两侧点②

图 8-125　髌下内外膝眼点①　　　　图 8-126　髌骨两侧点②

（三）针刀治疗

1. 髌下内外膝眼点 仰卧位，屈膝 70°～80°位，在定点处，刀口线与下肢纵轴平行，针刀体与皮肤垂直刺入达关节囊，行"十字"切开 3～5 次，勿损伤关节软骨面，针刀下有松动感后出针刀。

2. 髌骨两侧点 仰卧位，屈膝 70°～80°位，在定点处，刀口线与髌周切线平行，针刀体与皮肤约呈 60°角刺入，直达骨面调整针刀进入关节腔，横行切开髌周支带及关节囊 2～4 次，勿损伤关节软骨面，针刀下有突破感后出针刀。

九、踝关节囊

（一）简介

针刀治疗关节僵直、痛风性关节炎、风湿性关节炎、类风湿关节炎等疾病也需要关节囊的松解。

（二）体表定位

1. 前内侧点（解溪穴） 拇长伸肌腱外侧与趾长伸肌腱之间的凹陷处（约内踝尖前 1cm 处）（图 8-127）。

2. 外侧点（昆仑穴） 外踝高点与跟腱之间凹陷处（图 8-128）。

3. 前外侧点（丘墟穴） 足外踝的前下方 1cm 凹陷处（即跗骨窦外口处）（图 8-129）。

4. 内侧点 内踝尖下缘点处（图 8-130）。

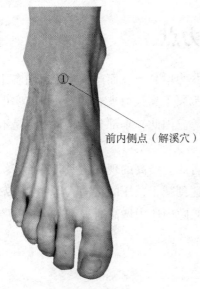

图 8-127　前内侧点（解溪穴）①

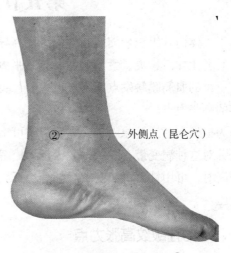

图 8-128　外侧点（昆仑穴）②

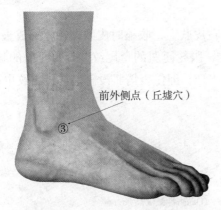

图 8-129　前外侧点（丘墟穴）③

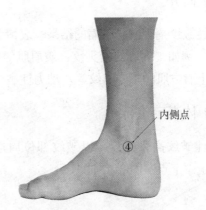

图 8-130　内侧点④

（三）针刀治疗

1. 前内侧点（解溪穴）　定位于拇长伸肌腱外侧与趾长伸肌腱之间的凹陷处，约内踝尖前 1cm 点处，刀口线与小腿纵轴平行，针刀体与皮肤呈 90° 刺入，经小腿十字韧带到达踝关节前内侧关节囊，纵行切开 2～3 次，勿损伤关节软骨面，针刀下有突破感后出针刀。

2. 外侧点（昆仑穴）　定位于外踝高点与跟腱之间凹陷处，刀口线与小腿纵轴平行，针刀体与皮肤呈 90° 刺入，针刀贴腓骨尖骨面，经腓距后韧带起点，到达踝关节外侧关节囊壁，纵行切开 3～5 次，勿损伤关节软骨面，针刀下有突破感后出针刀。

3. 前外侧点（丘墟穴）　定位于足外踝的前下方 1cm 凹陷处，刀口线与小腿纵轴平行，针刀体与皮肤呈 90° 刺入，针刀贴腓骨前缘，经腓距前韧带起点，到达踝关节外侧关节囊壁，纵行切开 3～5 次，勿损伤关节软骨面，针刀下有突破感后出针刀。

4. 内侧点　定位于内踝尖下缘点处进针刀，刀口线与小腿纵轴平行，针刀体与皮肤呈 90° 刺入，经三角韧带起点，到达踝关节内侧关节囊壁，纵行切开 3～5 次，勿损伤关节软骨面，出针刀。

第五节　高张力点

由于人体内软组织挛缩或腔隙内压增高导致软组织张力增高，从而产生症状。前者比如跟腱挛缩，后者比如滑囊炎、囊液增加、囊壁张力增高，这都属于高张力点。高张力点其实也包括前面章节所讲的肌筋膜触发点、附着点病变、关节囊挛缩等。因此，本部分的高张力点是不包括上述内容的高张力点。

因为损伤和劳损等原因，人体软组织可出现张力或者压力增高的现象，引起各种症状，减张减压是针对这种病变最有效的手段，针刀松解可有效地达到减张减压的目的。当软组织挛缩或者张力增高时，可用针刀将病变组织部分切开以减张，当腔隙内压力增高时，可用针刀将腔隙壁切开以减压。

一、动力性皱纹高张力点

（一）简介

动力性皱纹是表情肌收缩的结果。表情肌附着在皮肤上，收缩时皮肤即在收缩成直角的方向发生皱纹。例如，额肌的抬头纹，皱眉肌的眉间纹，眼轮匝肌的鱼尾纹，口轮匝肌的唇部竖纹，颧大肌和上唇方肌的颊部斜纹等。动力性皱纹一旦出现，即使表情肌没有动作，皱纹也不消失。

（二）体表定位

动力性皱纹高张力点：以皱纹部位周边或皱纹定点，根据皱纹部位的大小，一般每间隔 1 ～ 2cm 定 1 个点（图 8-131）。

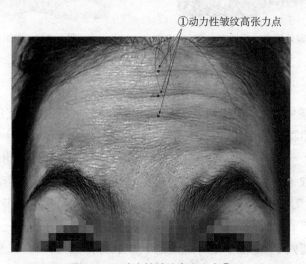

①动力性皱纹高张力点

图 8-131　动力性皱纹高张力点①

（三）针刀治疗

以定点处为进针刀点，刀口线与皱纹平行，针刀体与皮肤垂直刺入，透皮以后调转刀口线 90°，针刀体与皮肤基本平行，在皮肤和肌肉之间力求横行切开皮肤与肌肉的粘连 2 ～ 3 次。

二、肌性斜颈高张力点

（一）简介

肌性斜颈是由一侧胸锁乳突肌发生纤维性挛缩后形成的畸形。头部向一侧倾斜，下颌转向健侧。如勉强将头摆正，可见胸锁乳突肌紧张而突出于皮下，形成硬性条索。

（二）体表定位

选取患侧胸锁乳突肌条索形肿物或骨疣样硬块中心定点（图 8-132）。

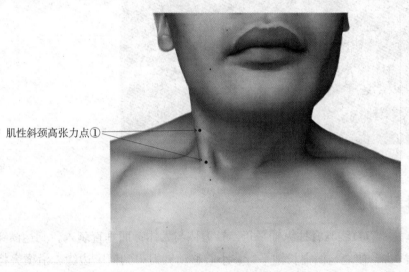

肌性斜颈高张力点①

图 8-132　肌性斜颈高张力点①

（三）针刀治疗

左手夹持胸锁乳突肌条索形肿物或骨疣样硬块，刀口线和肌肉纤维走向平行，针刀体与皮肤垂直刺入，达条索表面，调转刀口线 90°，横行切断条索状物 2～3 次，针刀下感到松动出针刀。

三、脊柱侧弯高张力点

（一）简介

脊柱侧弯是一种临床症状，表现为某一段脊柱在额状面偏离身体中心，脊柱前后位 X 线片上侧方弯曲大于 10°。

（二）体表定位

竖脊肌为脊柱后方的长肌，下起骶骨背面，上达枕骨后方，填于棘突与肋角之间的沟内。它以总腱起自骶骨背面、腰椎棘突、髂嵴后部和胸腰筋膜，向上分为三部分：外侧为髂肋肌，止于肋角；中间为最长肌，止于横突及其附近肋骨；内侧为棘肌，止于棘突（图 8-133）。

1. 凹面一侧棘突间隙旁开 5cm 处，相当于横突处定点。
2. 侧弯部位棘突间定点。

3.肋骨与髂肋肌交界部位，体表于髂肋肌旁可触及肋骨。

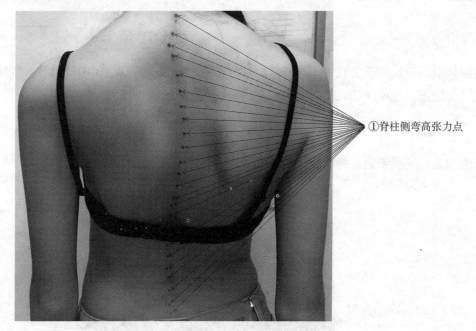

①脊柱侧弯高张力点

图 8-133 脊柱侧弯高张力点①

（三）针刀治疗

1.在定点处，刀口线与脊柱纵轴平行，针刀体与人体背面垂直刺入，到达横突背侧骨面，然后调转刀口线 90°，使之与横突长轴平行，小心移动针刀刃到横突边缘，沿横突将横突间韧带和横突间肌横行切开 2～3 次。

2.在定点处，刀口线与脊柱纵轴平行，针刀体与人体背面垂直刺入，到达棘突顶，移动针刀刃到达棘突上缘，调转刀口线 90°，横行切开棘间韧带 2～3 次，注意进针深度，避免损伤脊髓。

3.在定点处，刀口线与脊柱纵轴平行，针刀体与人体背面垂直刺入，到达肋骨角，移动针刀刃到髂肋肌下方，调转刀口线 90°，横行切开肋骨角处附着点 2～3 次，注意进针方向，避免损伤肺脏。

四、带状疱疹后遗痛高张力点

（一）简介

带状疱疹后遗神经痛就是带状疱疹遗留下来的疼痛，属于后遗症的一种。临床上认为带状疱疹的皮疹消退以后，其局部皮肤仍有疼痛不适，且持续 1 个月以上者称为带状疱疹后遗神经痛。该病可表现为病变区皮下组织弹性的降低。

（二）体表定位

带状疱疹后遗痛高张力点：根据患者疼痛部位与病变范围，选择主诉疼痛最明显的皮表为中心为定点（图 8-134）。

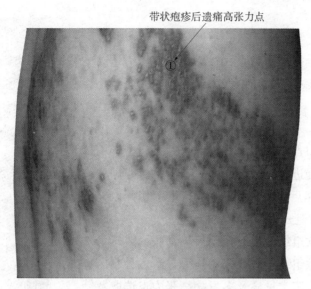

带状疱疹后遗痛高张力点

①

图 8-134　带状疱疹后遗痛高张力点①

（三）针刀治疗

以定点处为进针刀点，刀口线与人体主要血管和神经平行，针刀体与皮肤垂直刺入，在皮下调转针刀体基本与皮肤平行，在浅筋膜内呈放射状切开松解，将浅筋膜内坚韧的纤维结缔组织广泛切断，感到针刀下松动为止。

五、掌腱膜挛缩高张力点

（一）简介

掌腱膜挛缩症主要侵犯掌腱膜，病理改变为纵行纤维结缔组织增生，继而发生屈曲挛缩的病症。

（二）体表定位

掌腱膜挛缩高张力点：掌腱膜挛缩部位或高张力点定 2～3 点（图 8-135）。

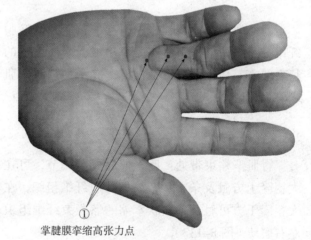

①

掌腱膜挛缩高张力点

图 8-135　掌腱膜挛缩高张力点①

（三）针刀治疗

掌腱膜挛缩部位或高张力点为进针刀点，刀口线与掌腱膜纵轴平行，针刀体与皮肤垂直刺入，到达挛缩部位针下会有坚韧感，调转刀口线方向与挛缩方向垂直，切开挛缩的腱膜 2～3 次。

六、慢性骨筋膜室综合征高张力点

（一）简介

慢性骨筋膜室综合征是指骨筋膜室的内压持续性高于 8mmHg，影响局部血供的表现。

（二）体表定位

慢性骨筋膜室综合征高张力点：在骨筋膜室压力增高的部位定点，每个治疗点之间间隔 1～2cm（图 8-136）。

（三）针刀治疗

以定点处为进针刀点，刀口线与人体纵轴平行，针刀体与皮肤垂直刺入，缓慢进针突破筋膜鞘，有落空感时即为刺入骨筋膜室筋膜层，然后调转刀口线 90° 行十字切开以充分减压，注意针刀操作时避开重要血管和神经。

高张力点是由于软组织劳损或损伤后局部张力或压力增高的一种现象。局部软组织压力或张力高会导致各种临床疾病，本节主要介绍了临床常见病及多发病高张力点选取及针刀治疗，如跟腱挛缩、脊柱侧弯、肌性斜颈、臀肌挛缩、掌腱膜挛缩、跗骨窦高压症、髌骨外侧高压综合征、弹响髋、陈旧性肛裂、瘢痕挛缩、动力性皱纹、带状疱疹后遗痛、慢性骨筋膜室综合征。

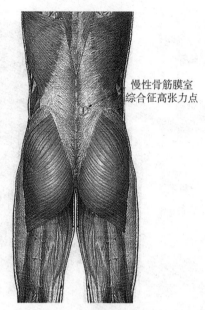

慢性骨筋膜室综合征高张力点

图 8-136　慢性骨筋膜室综合征高张力点①

七、臀肌挛缩高张力点

（一）简介

臀肌挛缩是由多种原因引起的臀肌及其筋膜纤维变性、挛缩，引起髋关节功能受限所表现的特有步态、体征的临床症候群，其中又以臀大肌挛缩为常见。

（二）体表定位

臀肌挛缩束带处：反复伸屈髋膝关节，可在大粗隆上方触及条索状挛缩的臀肌纤维组织，在大粗隆下方可触及条索状挛缩的髂胫束纤维组织左右摆动（图 8-137）。

（三）针刀治疗

在定点处，刀口线方向与臀大肌或髂胫束纤维方向一致，针刀体垂直于皮肤刺入，达肥厚硬韧的条索物上，调转刀口线 90°，连续横行切开使

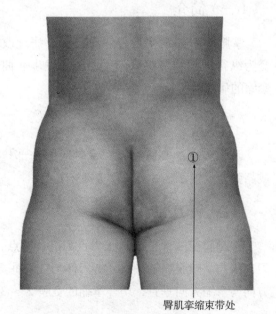

臀肌挛缩束带处

图 8-137　臀肌挛缩束带处①

其断裂。若变性组织面积较大，可沿条索状物的方向在不同水平位选几个治疗点，分别如上法切开，达到松解挛缩的目的。

八、弹响髋高张力点

（一）简介

弹响髋是指增厚的髂胫束或挛缩的臀肌束带越过股骨大转子最高点时产生弹响，并引起疼痛等一系列功能障碍的综合征。其病理机制是在髂胫束后缘及臀大肌前缘结合部与股骨大转子顶点处纤维异常增厚挛缩，导致髂胫束过度紧张，限制髋关节的功能。

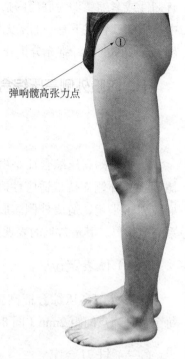

弹响髋高张力点

（二）体表定位

弹响髋高张力点：屈伸患侧髋关节，寻找紧张条索即将滑过大转子的部位，定位于此（图8-138）。

（三）针刀治疗

以定点处为进针刀点，刀口线与股骨纵轴平行，针刀体与局部皮肤垂直刺入，缓慢推进针刀至条索部位，调转刀口线90°，横行切开2～3次，将肥厚的条索状物切断一部分。手下有落空感即可，无需刺至骨面。

图 8-138　弹响髋高张力点①

九、陈旧性肛裂高张力点

（一）简介

肛门内括约肌、肠壁的纵行肌、肛门外括约肌的浅部、深部，以及肛提肌的耻骨直肠肌共同构成一围绕肛管的强大肌环，称为肛门直肠环，对肛管起括约作用。陈旧性肛裂可见内括约肌挛缩。

（二）体表定位

陈旧性肛裂高张力点：取截石位，在肛周5点或7点距肛缘约1cm的括约肌间沟处定位（图8-139）。

（三）针刀治疗

选择俯卧位和截石位，以上述体表定位点为进针刀点，局部常规消毒，铺无菌洞巾，以0.5%～1%利多卡因注射液局部浸润麻醉，按四步规程进针刀。骶部阳性反应点操作，阳性反应点刺入0.2～0.4cm深，用切开剥离法，将红色斑点切开，并行横行剥离2～3次。肛裂下方1cm点操作，距肛门下方1cm处进针

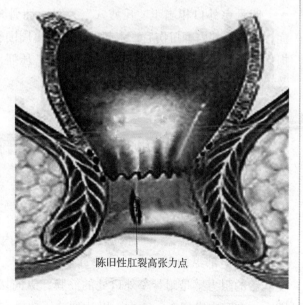

陈旧性肛裂高张力点

图 8-139　陈旧性肛裂高张力点①

刀，左手中指伸入肛门做导引，右手持针刀，刀口线与肛门外括约肌平行，刺入肛管 2～3cm，有韧性或紧缩感即为肛门内括约肌，调转刀口线 15°左右，将肛门内括约肌切割 2～3 次，左手中指感到肛管皮下有一凹陷无紧缩感即可出针刀，出针后用两个食指进行扩肛，持续 5 分钟，将部分未切断的肌纤维充分扩开。对"哨兵痔"和肥大的乳头进行切除。

十、髌股外侧高压综合征高张力点

（一）简介

髌股外侧高压综合征是由于髌骨无脱位的长期向外侧倾斜和外侧支持带适应性短缩，以及内外侧关节面长期应力不平衡，造成外侧髌股关节压力增高而出现的一系列症候群，其最常见的表现是髌股关节疼痛。

（二）体表定位

髌股外侧高压综合征高张力点：定点于髌骨外缘，每个进针刀点间距 2mm（图 8-140）。

（三）针刀治疗

在定点处，从髌骨外上缘松解至髌骨外下缘。左手固定髌骨，右手持针刀，刀口线与下肢纵轴平行，针刀体与局部皮肤垂直刺入针刀，缓慢进针刀，当针下有坚韧感时，横行切开外侧支持带 2～3 次，深度要求刺穿关节囊。

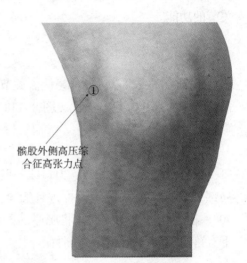

髌股外侧高压综合征高张力点

图 8-140　髌股外侧高压综合征高张力点①

十一、跗骨窦高压症高张力点

（一）简介

跗骨窦外口相当于"丘墟穴"之处。跗骨窦高压症，是指踝部内翻扭伤后，引起的以跗骨窦周围软组织损伤，导致跗骨窦内高压，从而出现疼痛、压痛，小腿及足部感觉异常、发抖的疾患。

（二）体表定位

跗骨窦高压症高张力点：外踝前缘及第 3 腓骨肌腱外缘之间的凹陷处定点（图 8-141）。

（三）针刀治疗

仰卧位，嘱患者下肢内旋，患侧足轻微内翻位。刀口线与足部纵轴平行，针刀垂直于皮肤刺入，经过皮肤后的阻力感是跗骨窦外口处的筋膜，纵向切此处筋膜 3～4 次，再使针刀进入跗骨窦管腔内，在窦内纵切 3～5 次，以达到减压效果。

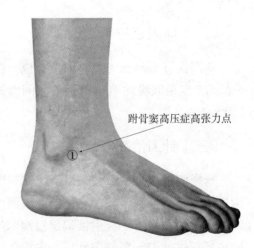

跗骨窦高压症高张力点

图 8-141　跗骨窦高压症高张力点①

十二、瘢痕挛缩高张力点

（一）简介

瘢痕挛缩是组织修复的最终结果，是人体抵抗创伤的一种保护反应，是一种人体的代偿性修复过程。瘢痕挛缩重者可造成肌肉、肌腱、血管、神经的短缩，甚至骨关节畸形。

（二）体表定位

瘢痕挛缩高张力点：在挛缩瘢痕周围 1～2cm 处定点或挛缩瘢痕处定点（图 8-142）。

（三）针刀治疗

在定点处，刀口线与瘢痕纵轴平行，针刀体与皮肤垂直或 45°斜刺入，缓慢推进针刀至挛缩的瘢痕高张力点部位，行纵横摆动 2～3 次，如瘢痕张力较高或挛缩较严重，可调转刀口线 90°，横行切开挛缩部位 2～3 次。

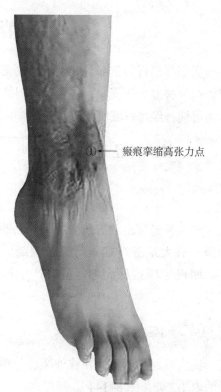

①——瘢痕挛缩高张力点

图 8-142　瘢痕挛缩高张力点①

十三、跟腱挛缩高张力点

（一）简介

跟腱挛缩是指由于骨折、跟腱断裂、神经系统损伤等引起跟腱长期制动后，不能维持正常长度的状态。

（二）体表定位

跟腱挛缩高张力点：每次选择跟腱不同平面处定点（图 8-143）。

（三）针刀治疗

俯卧位，踝下垫枕，助手将跟腱绷紧，每次治疗定位于跟腱不同平面，刀口线与跟腱纵轴平行，针刀体与皮肤垂直刺入，到达跟腱针刀下会有坚韧感，调转刀口线 90°横行将跟腱纤维束少量切开，针刀退到跟腱后表面，水平移动，继续将跟腱束切开，直到单用食指垂直按压跟腱下陷 0.5～1cm 为止，表示跟腱张力明显降低，即完成一次治疗。

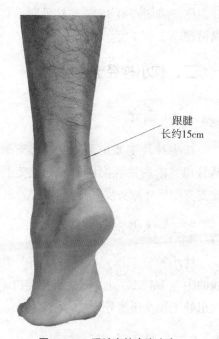

跟腱
长约15cm

图 8-143　跟腱挛缩高张力点

第六节　周围神经卡压点

周围神经行径某部骨纤维管，或无弹性的肌肉纤维缘、腱弓受到压迫和慢性损伤引起炎性反应而产生神经卡压现象，易导致周围神经功能异常。多为缓慢致病，不易自愈，针刀切开松解致压物可使神经得以减压松解。

一、枕大神经卡压点

（一）简介

枕大神经穿出斜方肌腱膜和深筋膜时紧贴枕骨膜，有大量腱纤维和筋膜束缠绕。此处的粘连、瘢痕卡压到枕大神经就会产生神经支配区疼痛。

（二）体表定位

枕大神经卡压点：在枕外隆凸与患侧乳突连线的内 1/3 处（图 8-144）。

（三）针刀治疗

在定点处，刀口线与人体纵轴呈外上 45°，针刀体向脚侧倾斜 45°，与枕骨面垂直刺入，到达枕后腱弓有阻力感，将腱弓横行切开 2 ～ 3 次，纵横摆动 2 ～ 3 次。

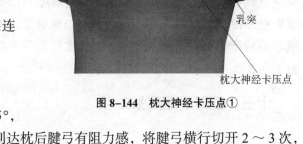

枕外隆凸
①
乳突
枕大神经卡压点

图 8-144　枕大神经卡压点①

二、枕小神经卡压点

（一）简介

枕小神经主要由颈 2 神经前支通过颈浅丛分出，沿胸锁乳突肌后缘向上走行，分出皮支支配后外侧头皮和耳郭。

（二）体表定位

枕小神经卡压点：枕外隆凸与乳突尖连线的中外 1/3 交界处（即枕小神经位于深筋膜浅出处）探及压痛处定位（图 8-145）。

（三）针刀治疗

在定点处，针刀刃与人体纵轴平行，针刀体与皮肤垂直刺入，纵向切开硬化的筋膜和腱纤维 2 ～ 4 次，纵横摆动 2 ～ 3 次。

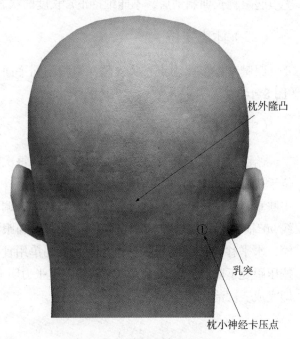

枕外隆凸
①
乳突
枕小神经卡压点

图 8-145　枕小神经卡压点①

三、臂丛神经卡压（斜角肌）点

（一）简介

前斜角肌是颈前深肌，起于第 3～6 颈椎横突前结节，向下止于第 1 肋骨内侧缘和斜角肌结节。前斜角肌后方为中斜角肌，该肌与前斜角肌和第 1 肋之间形成斜角肌间隙，内有锁骨下动脉和臂丛通过。前、中斜角肌组成的斜角肌痉挛、变性引起第 1 肋抬高、肋锁间隙变窄，前中斜角肌间隙狭窄，对穿行于其中的臂丛神经形成压迫、刺激引起臂丛神经卡压。临床上表现为手麻、上肢无力、颈肩酸痛等症状。

（二）体表定位

臂丛神经斜角肌卡压点：前斜角肌止点位于第 1 肋骨内侧缘和斜角肌结节。患者仰卧位，颈下垫枕。医者在患侧颈部以一手拇指指压触及第 1 肋骨头，固定甲壁，以为针刀入路引导（图 8-146）。

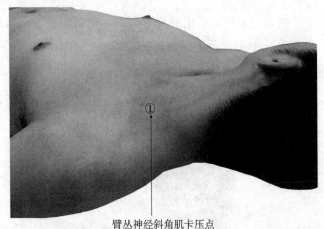

臂丛神经斜角肌卡压点

图 8-146　臂丛神经斜角肌卡压点①

（三）针刀治疗

患者仰卧位，在定点处，针刀刃方向应与前斜角肌走行一致，针刀体与皮肤垂直刺入，小幅度纵向切开前斜角肌止点 2～3 次，纵横各摆动 2～3 次。注意找准前斜角肌止点的准确位置再下刀，这一点至关重要。前斜角肌止点前方有锁骨下静脉，后方有锁骨下动脉，在止点处松解一定要在肌腱附着在第 1 肋骨的位置，不可有前后的差错。

四、肩胛上神经卡压点

（一）简介

在肩胛骨上缘外 1/3 处、喙突根部的内侧有一骨缘的凹陷处称肩胛切迹；大都呈 "U" 形、大弧形或 "V" 形，约有 15mm 宽、10mm 深；内侧骨缘薄，外侧骨缘厚（喙突基部）。在切迹的内、外侧端（喙突基部）间架有既坚韧又有丰富血供的肩胛横韧带，从而形成一个典型的骨纤维管性通道。肩胛上神经在骨纤维管内通过，肩胛上动、静脉在肩胛横韧带上方越过，然后相伴而行。肩胛上神经在肩胛骨外上角的肩胛切迹内被卡压引起。肩周围软组织的退行性变等诸多因素，引起急、慢性局部出血，水肿，组织瘢痕化，致使肩胛上下横韧带粘连、增生、肥厚，导致肩胛上下孔变小，直接压迫神经。

（二）体表定位

肩胛上神经卡压点：肩胛冈中点上方 2cm 处，相当于肩胛上横韧带附着处定位（图 8-147）。

（三）针刀治疗

患者坐位，两臂自然下垂。在定点处，针刀刃方向与肩胛骨上缘垂直，针刀体与皮肤表面垂直刺入，达肩胛骨骨面，向上铲剥，当针刀下有落空感时即到达肩胛上横韧带附着处，铲剥2～3次。如患者有触电样麻感或剧痛，调整针刀体方向再行切割。

五、腋神经卡压点

（一）简介

腋神经卡压多发生在与旋肱后动脉在四边孔处同时受压后所引起的四边孔综合征疾病中。

（二）体表定位

腋神经卡压点：由肩峰下角画一与肩胛骨下角水平线相垂直的垂直线，此垂直线中点深面即为四边孔中点，至皮肤深度约为5cm。或由肩胛冈下缘中点画一6cm长的垂直线，由线末端向外旁开3cm处深面即为四边孔中点。以小圆肌起点、大圆肌起点和止点定位，或在四边孔Tinel征阳性点定位（图8-148）。

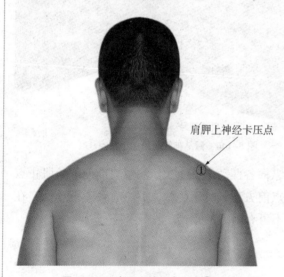

图8-147 肩胛上神经卡压点①

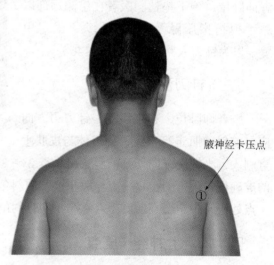

图8-148 腋神经卡压点①

（三）针刀治疗

1. 定位于肩胛骨外缘上2/3处，刀口线与肩胛骨外缘平行，针刀体与皮肤垂直刺入达骨面，调整针刀刃到骨外缘，沿骨缘纵行切开小圆肌起点3～4次，然后纵横摆动，有松动感即出针刀。

2. 定位于肩胛骨下角点，刀口线与肩胛骨下角的外缘平行，针刀体与皮肤垂直刺入达骨面，调整针刀刃至肩胛下角外缘的骨面，纵行切开大圆肌起点3～4次，然后纵横摆动，有松动感即出针刀。

3. 定位于小结节嵴，刀口线与上肢纵轴平行，针刀体与皮肤垂直刺入直达骨面，纵行切开大圆肌止点2～3次，有松动感后即出针。

六、胸长神经卡压点

（一）简介

胸长神经穿过中斜角肌的腱性纤维组织，因此，当中斜角肌劳损、无菌性炎症或肌肉痉挛时，可导致胸长神经支卡压。

（二）体表定位

1.胸长神经卡压点1 定位于胸锁乳突肌的后缘中点约第5颈椎棘突旁压痛明显处（图8-149）。

2.胸长神经卡压点2 定位于颈5横突后结节处中后斜角肌附着点（图8-150）。

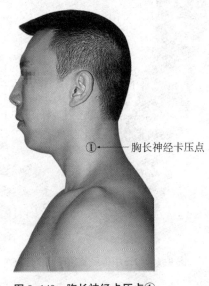

图8-149 胸长神经卡压点①

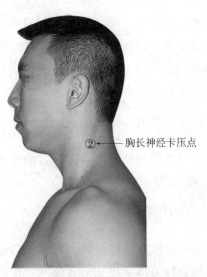

图8-150 胸长神经卡压点②

（三）针刀治疗

1.在定点处，刀口线与第5颈椎棘突纵轴线平行，针刀体与皮肤垂直刺入，达关节突关节囊，调转刀口线90°，切开关节囊2～3次。

2.在定点处，刀口线与第5颈椎棘突纵轴线平行，针刀体与皮肤垂直刺入，达横突后结节，切开斜角肌附着点2～3次。

七、肘部尺管卡压点

（一）简介

尺神经在肘部尺管组成的骨纤维通道内受卡压所致，内侧为内上髁，外侧为鹰嘴，管底为尺神经沟，内上髁与鹰嘴之间由腱膜覆盖。

（二）体表定位

肘部尺管卡压点：在肱骨内上髁处和尺骨鹰嘴内缘处定位（图8-151）。

（三）针刀治疗

在肱骨内上髁处，刀口线与尺侧腕屈肌纤维

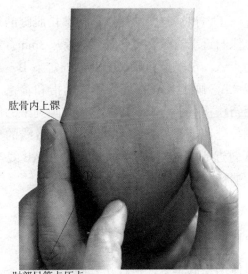

肱骨内上髁

肘部尺管卡压点

图8-151 肘部尺管卡压点①

方向一致，针刀体与皮肤垂直刺入，沿骨面向后，切开弓状韧带起点 2～3 次。

在尺骨鹰嘴内缘处，刀口线与尺侧腕屈肌纤维方向一致，针刀体与皮肤垂直刺入，沿骨面向后，切开弓状韧带止点 2～3 次。

八、正中神经旋前圆肌卡压点

（一）简介

正中神经于前臂近端，被旋前圆肌两头之间的腱弓卡压所致。前臂旋前时，正中神经被旋前圆肌尺侧头抬起，故本病多发生于前臂反复强烈旋前动作过程中。

（二）体表定位

正中神经旋前圆肌卡压点：针刀治疗时在旋前圆肌上缘压痛处定位（图 8-152）。

（三）针刀治疗

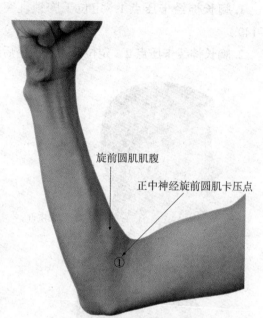

图 8-152　正中神经旋前圆肌卡压点①

在定点处，推开浅层组织，刀口线与正中神经走向平行，针刀体于皮肤垂直刺入，按旋前圆肌纤维走行纵向切开 2～3 次，横向摆动 2～3 次，针刀下感松动时退出针刀。

九、正中神经腕管卡压点

（一）简介

临床常见于腕管综合征，又称迟发性正中神经麻痹，多为正中神经在腕管内受压而引起。

（二）体表定位

正中神经腕管卡压点：在掌长肌腱的尺侧缘与近端腕横纹交点向尺侧旁开 3mm，定为点 A。在中指和环指的交界处定点 B，连线 AB。画出 Kaplan 线，即从拇指和食指之间指蹼顶点平行于掌指关节横纹画到手的尺侧。进针点 1 在距离 AB 线与 Kaplan 线的交点向近心端 0.5cm 处。进针点 2 在 AB 线与远端腕横纹的交点。（图 8-153）。

（三）针刀治疗

在定点处，刀口线与肌腱走向平行，针刀体于皮肤垂直，横行切开腕横韧带 2～3 次，纵横摆动 2～3 次。

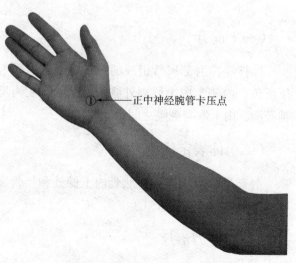

图 8-153　正中神经腕管卡压点①

十、腰神经后外侧支卡压点

（一）简介

腰神经后外支发自腰神经，从横突间韧带内缘发出，向外下斜行穿越 $L_{1\sim5}$ 横突背侧骨纤维管，于横突外侧端下缘处穿过深层胸腰筋膜进入竖脊肌。

（二）体表定位

腰神经后外侧支卡压点：定位于后支骨纤维孔的体表投影，位于同序数腰椎棘突中点水平线距后正中线 2 ～ 3cm 处（图8-154）。

（三）针刀治疗

在定点处，刀口线沿后外支骨纤维管长轴，约与后中线夹角 45°的外下方向，针刀体与皮面垂直刺入达后外支骨纤维管，顺骨纤维管长轴方向横切 1 ～ 3 次。

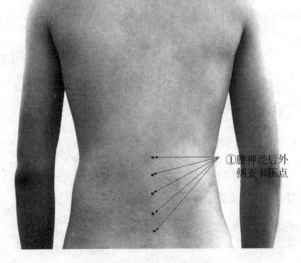

①腰神经后外侧支卡压点

图 8-154　腰神经后外侧支卡压点①

十一、梨状肌卡压点

（一）简介

坐骨神经越过坐骨切迹一般在梨状肌前下，于该肌下缘和上孖肌之间的梨状肌下孔中穿出处卡压引起。

（二）体表定位

梨状肌卡压点：定位于坐骨神经在梨状肌下孔。坐骨神经在梨状肌下孔的体表投影，即髂后上棘与尾骨尖连线的中点与股骨大转子连线的中内 1/3 交点处（图 8-155）。

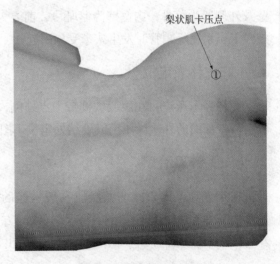

梨状肌卡压点

①

图 8-155　梨状肌卡压点①

（三）针刀治疗

在定点处，刀口线与下肢纵轴一致，针刀体与皮肤垂直刺入，当患者有窜麻感时，已到坐骨神经在梨状肌下孔的部位，退针刀 2cm，针刀体向内或者向外倾斜 10°～ 15°，再进针刀有坚韧感时，即到坐骨神经在梨状肌下孔的卡压点，以横行切开肌筋膜 2 ～ 3 次。

十二、臀上皮神经卡压点

（一）简介

臀上皮神经发自第 1 ～ 3 腰神经的后外侧支，于竖脊肌外缘穿出胸腰肌筋膜与髂嵴形成的骨纤维管，分布于臀上部皮肤。

（二）体表定位

臀上皮神经卡压点：在髂嵴中点下 2 ～ 3cm 处有明显压痛点定位（图 8-156）。

（三）针刀治疗

在定点处，刀口线与臀上皮神经平行，针刀体与皮肤垂直刺入，当针刀抵达臀肌筋膜时手下有韧感，将筋膜纵行切开 2 ～ 3 次，然后纵横摆动 2 ～ 3 次，有松动感后出针刀。

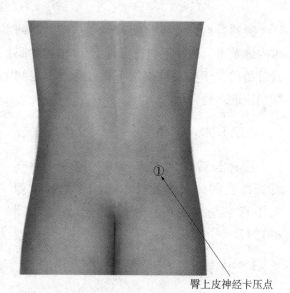

臀上皮神经卡压点

图 8-156　臀上皮神经卡压点①

十三、股神经卡压点

（一）简介

髂腰肌为髂腰肌筋膜所包绕，在腹股沟处形成鞘管，其后壁及外侧壁为髂骨，内侧壁为髂耻弓，前方为腹股沟韧带。股神经卡压系途经鞘管时发生狭窄受压引起。

（二）体表定位

股神经卡压点：在腹股沟韧带中点外侧，以及股神经经腹股沟韧带深面的外侧缘压痛或硬结处定位（图 8-157）。

（三）针刀治疗

在定点处，刀口线与髂腰肌和股神经的长轴一致，针刀体于皮肤垂直刺入，沿于神经走形一致的方向将肌筋膜切开 2 ～ 3 次，纵横摆动 2 ～ 3 次，有松动感后出针刀。

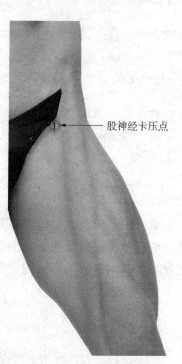

股神经卡压点

十四、股外侧皮神经卡压点

（一）简介

股外侧皮神经通过髂前上棘处，在髂前上棘与腹股沟韧带外端的两层之间形成的骨纤维管内受到卡压引起。

图 8-157　股神经卡压点①

（二）体表定位

股外侧皮神经卡压点：定位于患侧髂前上棘内下 1～2cm 处（图 8-158）。

（三）针刀治疗

患者仰卧位，在定点处，刀口线与神经走行一致，针刀体与皮肤垂直刺入，对硬韧组织纵行切开 2～3 次，有松动感即可出针刀。

十五、隐神经卡压点

（一）简介

隐神经在穿出收肌管前壁处可能受到卡压引起膝内侧疼痛。另外，隐神经及其髌下支穿出 Hunter's 管前壁腱板，以及缝匠肌时也可能受到卡压。

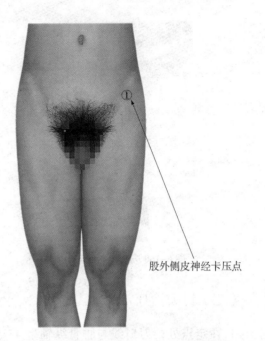

图 8-158　股外侧皮神经卡压点①

（二）体表定位

隐神经卡压点：定位于在髂前上棘和股骨内上髁连线内侧 0.5～1cm 处，距股骨内上髁上方 12cm 处压痛明显处（图 8-159）。

（三）针刀治疗

在定点处，刀口线方向与髂前上棘和股骨内上髁连线平行，针刀体垂直于皮肤刺入，沿神经方向切开神经出口处筋膜 2～3 次，纵横摆动 2～3 次，有松动感后出针刀。

十六、腓总神经卡压点

（一）简介

腓总神经在腓骨颈的骨筋膜管内被卡压引起。

（二）体表定位

1. 腓总神经卡压点 1　在腓骨头颈交界的后方点（图 8-160）。
2. 腓总神经卡压点 2　在腓骨头颈交界的前方点（图 8-161）。

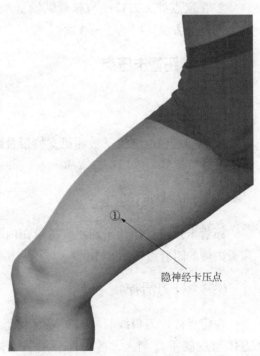

图 8-159　隐神经卡压点①

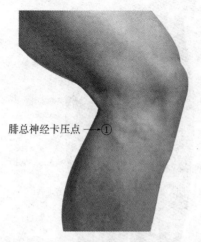

图 8-160　腓总神经卡压点①

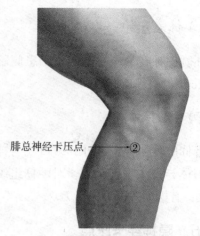

图 8-161　腓总神经卡压点②

（三）针刀治疗

1. 在定点处，刀口线与腓骨纵轴呈 45°角，针刀体与皮肤垂直刺入，直达腓骨头颈交界骨面，向前下方纵横摆动 2～3 次。

2. 在定点处，刀口线与腓骨纵轴呈 45°角，针刀体与皮肤垂直刺入，直达腓骨头颈交界骨面，向前下方纵横摆动 2～3 次。

十七、跗管卡压点

（一）简介

胫后神经在内踝后下被屈肌支持带及跟骨形成的骨纤维管内受压引起本病。

（二）体表定位

跗管卡压点：定位于屈肌支持带在内踝和跟骨内侧的附着点（图 8-162）。

（三）针刀治疗

在定点处，刀口线与屈肌支持带垂直，针刀体与皮肤垂直刺入，横行切开屈肌支持带 2～3 次，纵横摆动 2～3 次，有松动感后出针刀。

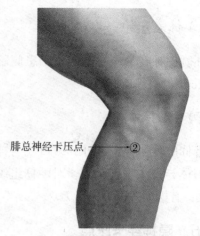

图 8-162　跗管卡压点①

十八、趾底总神经卡压点

（一）简介

趾底神经在相邻两个跖骨头、跖间深韧带与跖腱膜之间受到卡压所致。

（二）体表定位

趾底总神经卡压点：足背患病的跖骨头之间扪到硬节、压痛明显处对应的足底处定位（图 8-163）。

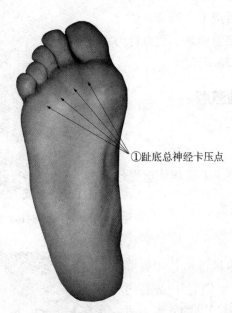

①趾底总神经卡压点

图 8-163 趾底总神经卡压点①

（三）针刀治疗

在定点处，针刀穿过皮肤到足底深筋膜，在跖底深横韧带纵向切开 2～3 次。若刺中趾底神经出现触电麻木感，则退针刀稍许，调整方向再次进针刀。

第七节 神经触激点

针刀神经触激术指针刀碰到或接近神经时所产生的应激反应。目前认为针刀神经触激术能减轻或消除肌肉痉挛，是通过针刀触激神经而诱发动作电位，其去极化会沿着脊髓和感受末梢两方向传导，冲动上行兴奋大脑皮质产生下行调控，通过脊髓前角释放抑制性冲动抑制 γ-运动神经元的兴奋，起到抑制神经对肌肉的传入冲动，减轻或消除肌痉挛，从而达到治疗目的。神经触激术已由早期的脊神经触激术发展为现在的交感神经、神经干（丛）触激术。

一、喙突下臂丛神经触激点

（一）简介

触激喙突下臂丛神经可用于上肢桡侧急慢性疼痛。

（二）体表定位

仰卧位，头偏向对侧，患侧肢外展 45°。定位于锁骨中外 1/3 段交点下方 1.5～2.0cm 处，深按时可触及喙突尖端（图 8-164）。

（三）针刀治疗

在定点处，刀口线与血管肌肉走向平行，针刀垂直皮肤刺入，然后稍向外侧倾斜，突破胸大肌、胸小肌两次阻力感消失后产生窜麻感，固定进针深度，纵横摆动针刀，加强刺激。注意针刀不可向内侧偏斜，以免损伤胸膜。

二、锁骨上臂丛神经触激点

（一）简介

触激锁骨上臂丛神经可用于上肢桡侧急慢性疼痛。

（二）体表定位

仰卧位，头偏向对侧，尽量将锁骨和肩部压低，手臂尽量下垂。定位于锁骨中点上约1.5cm处，在肌间沟最低处动脉搏动的外侧（图8-165）。

（三）针刀治疗

在定点处，针刀垂直刺入皮肤约3cm，待产生反射后，固定针刀深度或针刀深达第1肋骨面后再摆动针刀加强触激。注意进针不可过深，以免损伤胸膜及肺尖。

三、锁骨下臂丛神经触激点

（一）简介

触激锁骨下臂丛神经可用于肩臂疼痛。

（二）体表定位

患者仰卧位，头偏向对侧，患臂外展90°并旋后。定位于锁骨中点下2.5cm处（图8-166）。

（三）针刀治疗

左手拇指于定点处下压紧抠皮肤，右手针刀紧贴拇指指甲与皮肤呈45°向外、下、后刺入达第2肋骨上缘，稍退针刀待患臂肘下出现酸胀、麻木感后固定针刀深度，小幅度纵向横向

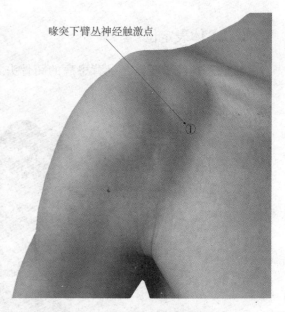

图 8-164　喙突下臂丛神经触激点①

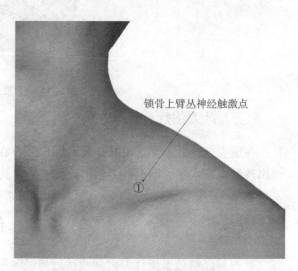

图 8-165　锁骨上臂丛神经触激点①

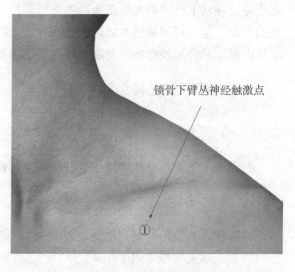

图 8-166　锁骨下臂丛神经触激点①

摆动针刀，加强触激，以患者耐受为度。注意不可同时行双侧施术。

四、斜角肌间臂丛神经触激点

（一）简介

触激斜角肌间臂丛神经可用于神经根型颈椎病、肩周炎、臂丛神经损伤，尤其是桡侧的疼痛、麻木。

（二）体表定位

患者去枕平卧，头偏向对侧，上肢紧贴身体旁，手尽量下垂，显露患侧颈部。首先确定肌间沟，在胸锁乳突肌锁骨头的后缘，为前斜角肌，其后为中斜角肌，两者之间为斜角肌间隙，用食指沿肌间隙向下触摸，在锁骨上窝触到锁骨下动脉搏动后用力按压，患者出现手臂酸胀、麻木感，即为肌间沟；从环状软骨向后做一水平线与肌间沟的交点为进针刀点。或定位肌间沟后在锁骨上 1.5 ~ 2.5cm 相当于 C_7 水平定位进针刀点（图 8-167）。

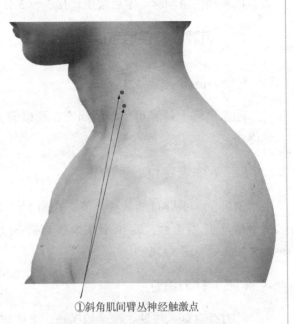

①斜角肌间臂丛神经触激点

图 8-167　斜角肌间臂丛神经触激点①

（三）针刀治疗

左手拇指在进针刀点用力下压（将锁骨下动脉置于拇指后）至骨面，右手持 4 号针刀紧贴拇指指甲垂直刺入达颈椎横突，进针刀深度 1.5 ~ 2cm。进针刀方向应与横突上沟的底面垂直、刀口线应与血管走形平行，向尾侧，后侧和内侧 45°，患者出现手臂酸胀、麻木感后，固定针刀深度，摆动针刀加强刺激，以患者耐受为度。

针刀超过横突，反复提插有损伤椎动脉的可能。退出针刀后应局部压迫，避免出血及血肿。不宜双侧同时施术。

五、腋路臂丛神经触激点

（一）简介

触激腋路臂丛神经可用于上肢尺侧急慢性疼痛。

（二）体表定位

仰卧位，头偏向对侧，患侧上肢外展 90°，肘关节屈曲，前臂外旋，手臂贴床枕于头下。在腋横纹处触摸到腋动脉搏动最强点做标记，其两侧作为进针刀点（图 8-168）。

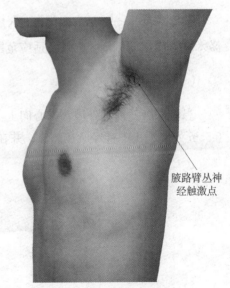

腋路臂丛神经触激点

图 8-168　腋路臂丛神经触激点①

（三）针刀治疗

在动脉搏动最强点外侧（或内侧），针刀垂直刺入皮肤进针刀，突破腋动脉鞘时，可有一落空感，并可见针刀随动脉搏动而摆动，固定针刀深度小幅度摆动针刀体，加强触激。注意加压分离，以免损伤腋动脉。术后按压针孔 3 ～ 5 分钟。

六、肩胛上神经触激点

（一）简介

触激肩胛上神经可用于肩周炎、颈椎病上臂内侧疼痛。

（二）体表定位

俯卧位，手臂自然放在体侧。在肩胛冈中点与肩胛骨下角做连线，定位于该线在肩胛冈上缘上 1 ～ 2cm 处（图 8-169）。

（三）针刀治疗

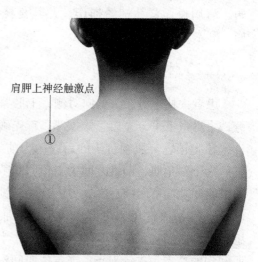

肩胛上神经触激点 ①

图 8-169　肩胛上神经触激点①

针刀垂直刺入皮肤，深度约 3cm，出现酸、麻、放射感后终止进针刀深度，针刀刃与肩胛上神经平行，摆动针刀加强触激、分离、松解，手感到松动时退针刀。

针刀刺入达肩胛骨面后继续深入不超过 3cm。避免引起气胸。

七、肘部正中神经触激点

（一）简介

触激肘部正中神经可用于中指、食指、环指和手掌、手背前臂中线部的疼痛；与臂丛神经触激术联合应用，可增强疗效及适应范围。

（二）体表定位

患者仰卧，前臂外展，掌心向上。于肱骨内外上髁之间画一横线，该线与肱动脉交叉点内侧 0.5cm 处即为正中神经所在部位，并在此做标记定位进针刀点（图 8-170）。

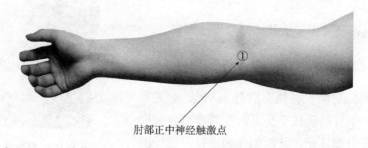

肘部正中神经触激点

图 8-170　肘部正中神经触激点①

（三）针刀治疗

左手拇指在定点部位用力下压以分离神经及血管置拇指后，右手持 4 号针刀紧贴拇指指甲垂直刺入达骨面，刀口线应与血管走形平行，出现酸麻胀感后，小幅度纵向、横向摆动针刀加强触激，以患者耐受为度。

八、肘部尺神经触激点

（一）简介

左手拇指在进定点部位用力下压以分离神经及血管置拇指下，右手持 4 号针刀紧贴拇指指甲垂直刺入尺神经沟内，刀口线应与神经、血管走形平行，进针刀深度在 1.5 ～ 2cm，出现手掌尺侧放射的酸、麻、胀感后，小幅度纵向、横向摆动针刀加强触激，以患者耐受为度。

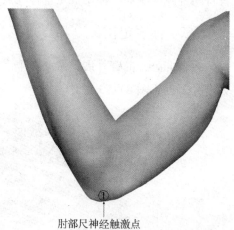

肘部尺神经触激点

图 8-171　肘部尺神经触激点①

（二）体表定位

患者仰卧，肘关节屈曲 90°。肱骨内上髁与尺骨鹰嘴之间的尺神经沟为进针刀点（图 8-171）。

（三）针刀治疗

左手拇指在定点部位用力下压以分离神经及血管置拇指下，右手持 4 号针刀紧贴拇指指甲垂直刺入，刀口线应与血管走形平行，进针刀深度在 1.5 ～ 2cm，出现手掌尺侧放射的酸、麻、胀感后，小幅度纵向、横向摆动针刀加强触激，以患者耐受为度。

九、旋前圆肌处正中神经触激点

（一）简介

旋前圆肌起于肱骨内上髁，止于桡骨外侧面中部。该肌易压迫正中神经引起该神经支配区域的疼痛。

（二）体表定位

仰卧位，肘屈曲旋后，腕部放松，肱动脉内侧为进针刀点（图 8-172）。

（三）针刀治疗

用针刀在肘横纹处肱动脉内侧向内向头侧刺入达骨面，出现酸胀后纵横摆动针刀加强触激。

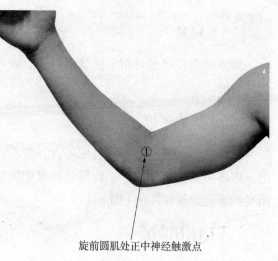

旋前圆肌处正中神经触激点

图 8-172　旋前圆肌处正中神经触激点①

十、腕部正中神经触激点

（一）简介

触激腕部正中神经可用于腕管综合征、腕部软组织损伤或病变的疼痛、旋前圆肌综合征、前臂骨间神经卡压症、损伤性正中神经炎或正中神经支配区的疼痛。

（二）体表定位

患者仰卧，前臂外展，掌心向上。在桡骨茎突水平，腕横纹附近桡侧腕屈肌与掌长肌之间定为进针刀点（图 8-173）。

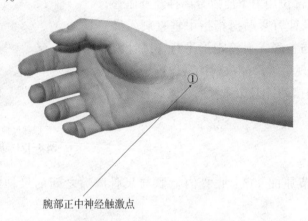

腕部正中神经触激点

图 8-173　腕部正中神经触激点①

（三）针刀治疗

左手拇指在定点部位用力下压以分离神经及血管置拇指后，手持 4 号针刀紧贴拇指指甲垂直刺入，刀口线应与血管走形平行，进针刀深度在 1.5 ～ 2cm，出现向手掌桡侧放射的酸、麻、胀感后，小幅度纵向、横向摆动针刀加强触激，以患者耐受为度。

十一、腕部尺神经触激点

（一）简介

触激腕部尺神经可用于肘管综合征、腕尺管综合征。

（二）体表定位

患者仰卧，手臂外展，肘部伸直，掌心向上。患者手指伸直屈腕，在腕横纹处尺侧腕屈肌桡侧缘定为进针刀点（图 8-174）。

腕部尺神经触激点

图 8-174　腕部尺神经触激点①

（三）针刀治疗

左手拇指在定点部位用力下压以分离神经及血管置拇指下，右手持 4 号针刀紧贴拇指指甲垂直刺入，刀口线应与血管走形平行，进针刀深度达尺骨，出现拇指或食指背面的酸、麻、胀感后，小幅度纵向、横向摆动针刀加强触激，以患者耐受为度。

十二、上臂部桡神经触激点

（一）简介

触激上臂部桡神经可用于上臂桡神经卡压症、桡管综合征、颈椎病时拇指及手背桡侧疼痛、麻木及桡神经麻痹。

（二）体表定位

患者坐位，施术侧手臂自然下垂。在上臂中下 1/3 交界处的外侧面，一般距肱骨外上髁 8 ～ 9cm 定为进针刀点（图 8-175）。

（三）针刀治疗

左手拇指在定点部位用力下压以分离神经及血管置拇指下，右手持 4 号针刀紧贴拇指指甲垂直刺入，刀口线应与血管走形平行，进针刀深度达骨面，出现拇指或食指背面的酸、麻、胀感后，小幅度纵向、横向摆动针刀加强触激，以患者耐受为度。

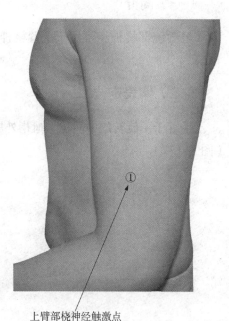

上臂部桡神经触激点

图 8-175 上臂部桡神经触激点①

十三、肘部桡神经触激点

（一）简介

触激肘部桡神经可用于桡管综合征、颈椎病时拇指及手背桡侧疼痛、麻木及桡神经麻痹；与臂丛神经触激术联合应用，可增强疗效及适应范围。

（二）体表定位

臂外展、肘屈曲、掌心向下。肱骨内外上髁连线与肱二头肌腱外侧缘交点外侧 1cm 为进针刀点（图 8-176）。

（三）针刀治疗

肘部桡神经触激点

图 8-176 肘部桡神经触激点①

左手拇指在进定点部位用力下压以分离神经及血管置拇指下，右手持 4 号针刀紧贴拇指指甲垂直刺入，刀口线应与血管走形平行，进针刀深度达桡骨头，出现拇指或食指背面的酸、麻、胀感后，小幅度纵向、横向摆动针刀加强触激，以患者耐受为度。

十四、腕部桡神经触激点

（一）简介

触激腕部桡神经可用于上臂桡神经卡压症、桡管综合征、颈椎病时拇指疼痛或不适及神经麻痹。

（二）体表定位

手置于不旋转的中间位，拇指外展，显露鼻烟窝。在拇长伸肌和拇短伸肌之间定为进针刀点（图 8-177）。

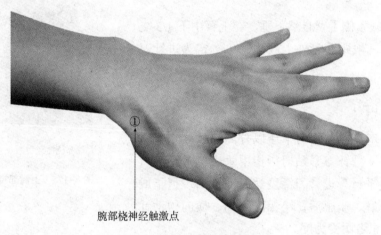

腕部桡神经触激点

图 8-177　腕部桡神经触激点①

（三）针刀治疗

手指展开，在掌侧骨间定位，行指总神经触激，或在背侧手指两侧进针刀行背侧指神经触激术。

十五、指神经触激点

（一）简介

触激指神经可用于类风湿关节炎。

（二）体表定位

手指展开，在掌侧骨间定位（图 8-178）。

（三）针刀治疗

用 4 号针刀垂直皮肤向头侧刺入出现酸麻胀感后，固定针刀并纵向、横向摆动针刀加强触激。

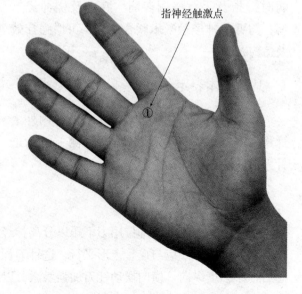

指神经触激点

图 8-178　指神经触激点①

十六、腰丛神经腰 5 横突处触激点

（一）简介

触激腰 5 横突处腰丛神经可用于坐骨神经痛、股神经痛、股外侧皮神经痛、急性腰扭伤，以及腰椎间盘突出症及脊椎病引起的根性神经痛。

（二）体表定位

俯卧位，两髂嵴连线与背正中线交点下 3cm、外 4 ～ 5cm 处；或采用 X 线平片标志物于体表定位（图 8-179）。

（三）针刀治疗

用 1 号或 2 号针刀在定点处垂直刺入达坐骨切迹，出现酸、麻、胀放射感后，固定针刀深度并纵向、横向摆动针刀以加强触激。

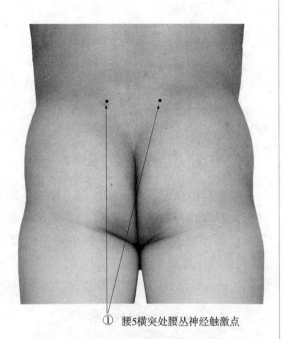

① 腰5横突处腰丛神经触激点

图 8-179　腰 5 横突处腰丛神经触激点①

十七、坐骨神经触激点

（一）简介

触激坐骨神经是针刀治疗下肢根性疼痛、麻痹，如腰椎间盘突出症、腰椎管狭窄等椎管外施术的重要部位，同时可治疗梨状肌损伤、坐骨神经损伤、坐骨神经及其分布区域的疼痛、麻木。与腰脊神经神经触激术联合应用，可增强疗效及适应范围。

（二）体表定位

健侧卧位，健侧腿伸直，患肢向前屈曲至脚跟能放置在健侧膝部。髂后上棘与大转子连线中点向下 3cm 为进针刀点（图 8-180）。

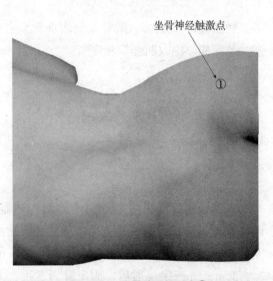

坐骨神经触激点

图 8-180　坐骨神经触激点①

（三）针刀治疗

左手拇指在定点处下压，右手持 3 号针刀沿指甲垂直刺入，刀口线与股动脉平行，当穿透阔筋膜和髂腰筋膜时有两次落空感，当出现酸麻胀并沿股神经分布区域传导（膝关节及小腿内侧），然后固定针刀深度，对痹证者进行纵向、横向摆动针刀以加强触激，以患者耐受为度。

十八、股神经触激点

（一）简介

触激股神经可用于腰椎间盘突出症、脊神经触激后的补充治疗，股骨头缺血的股前疼痛。

（二）体表定位

仰卧位，髂前上棘与耻骨结节连线中点下 1cm（图 8-181）。

（三）针刀治疗

左手拇指在定点处下压，右手持 3 号针刀沿指甲垂直刺入，刀口线与股动脉平行，当穿透阔筋膜和髂腰筋膜时有两次落空感，当出现酸麻胀并沿股神经分布区域传导（膝关节及小腿内侧），然后固定针刀深度，对痹证者进行纵向、横向摆动针刀以加强触激，以患者耐受为度。

十九、闭孔神经触激点

（一）简介

触激痉挛性脑瘫、股骨头缺血坏死及各种原因引起的髋关节疼痛、内收肌痉挛和疼痛。

（二）体表定位

仰卧位，大腿稍外展，耻骨结节内下各 1～2cm 处（图 8-182）。

（三）针刀治疗

以 3 号针刀，由定点处向内侧刺入达耻骨支，调整进针刀方向，向头侧约 45°角进针刀达闭孔管上部骨质。然后在向外后调整方向，刺入闭孔管 2～3cm，待产生反射后，固定针刀深度，对痹证者进行纵向、横向摆动针刀以加强触激。

二十、腓总神经触激点

（一）简介

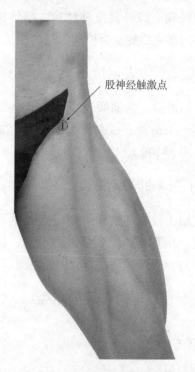

图 8-181　股神经触激点①

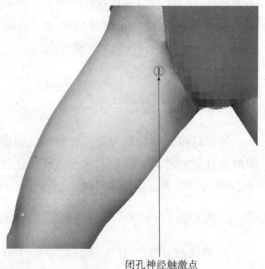

闭孔神经触激点

图 8-182　闭孔神经触激点①

触激腓总神经可用于小腿外侧及足背部疼痛、麻木及腓总神经损伤；腓总神经也是针刀治疗下肢根性疼痛、麻痹，如腰椎间盘突出症、腰椎管狭窄等椎管外施术的常用部位，与腰脊神经触激术联合应用，可增强疗效及适应范围。

（二）体表定位

俯卧位，在腘窝上方，股二头肌后内缘的内侧为进针刀点。仰卧位，腓骨头下方的凹陷部（腓骨头下方 1 ~ 1.5cm）（图 8-183）。

（三）针刀治疗

左手拇指指腹触压该神经，用 4 号针刀从定点处沿拇指指甲刺入，出现放射样异感，固定针刀深度，进行纵向、横向摆动针刀以加强触激。

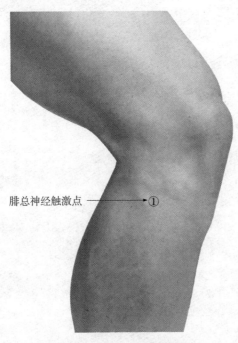

腓总神经触激点 ——→ ①

图 8-183　腓总神经触激点

【复习思考题】

1. 试述斜方肌常见触发点的定位和针刀治疗方法。
2. 试述项韧带附着点的定位和针刀治疗方法。
3. 试述屈指肌腱腱鞘狭窄点的定位和针刀治疗方法。
4. 试述颈椎关节突关节囊的定位和针刀治疗方法。
5. 试述跟腱挛缩高张力点的定位和针刀治疗方法。
6. 试述枕大神经卡压点的定位和针刀治疗方法。
7. 试述喙突下臂丛神经触激点的定位和针刀治疗方法。

下　篇

掌握针刀治疗的适应证和禁忌证是针刀治疗的关键，也是针刀技术规范化和保证治疗安全的基础。此外，针刀治疗属于有创治疗手段，要求保证整体与局部兼顾，控制治疗量与度，与手法康复相结合。

第一节 适应证和禁忌证

针刀治疗具有针对软组织的切开和牵拉作用，同时也有类似针灸治疗的机械刺激作用。因此，针刀治疗具有明确的适应证和禁忌证。

一、适应证

（一）慢性软组织损伤

四肢和躯干肌、腱、腱围结构、筋膜、韧带等组织的慢性损伤，如肌筋膜炎、第3腰椎横突综合征、肱骨外上髁炎、屈指肌腱狭窄性腱鞘炎、髌下脂肪垫炎、跟痛症、肩周炎、陈旧性踝关节扭伤等。

（二）骨关节疾病

四肢、脊柱骨和关节疾病，如颈椎病、腰椎间盘突出症、骨性关节炎、缺血性股骨头坏死、关节僵直、类风湿关节炎、强直性脊柱炎等。

（三）周围神经卡压综合征

各个部位的周围神经卡压综合征，如梨状肌综合征、腕管综合征、踝管综合征、枕神经卡压综合征、臀上皮神经炎等。

（四）其他

脊源性疾病、三叉神经痛、面肌痉挛、过敏性鼻炎、陈旧性肛裂、痉挛性脑瘫、痛经、美容、瘢痕、腋臭等。

二、禁忌证

（一）全身禁忌证

1. 严重内脏病的发作期　此时患者应积极行内科治疗，待病情稳定后再择期行针刀治疗，如糖尿病、冠心病、高血压等。

2. 有出血倾向者　如选择针刀治疗，可能出现治疗部位止血困难，甚至形成血肿；长期使用华法林、阿司匹林等抗凝药物者，接受针刀治疗时应向医师说明，以使医师做出恰当的处理。

3. 体质极度虚弱不能耐受者　由于针刀治疗刺激量大，即便采用局部麻醉措施，体质极度虚弱者仍不能耐受，故不能实施针刀治疗。

4. 妊娠妇女　可因疼痛刺激有流产的风险。

5. 精神紧张不能合作者　可能出现晕针或者相反的治疗效果。

（二）局部禁忌证

1. 施术部位有感染、坏死、血管瘤或肿瘤　若施术部位有感染、坏死则容易加重；若有血管瘤则容易出现大量出血；若有肿瘤可能造成肿瘤增生、扩散。

2. 施术部位有红肿、灼热，或在深部有脓肿者　施术部位有红肿、灼热，说明患者局部可能有急性感染，应积极查明原因，对症治疗。若深部有脓者，针刀治疗可使脓肿扩散到周围软组织，使病情加重。

3. 施术部位有重要神经、血管，或有重要脏器，在施术时无法避开时　不能采用针刀治疗，避免损伤重要神经、血管。

第二节　基本原则

一、整体与局部兼顾

经筋痹证的治疗原则是"以痛为腧"，与之相似，针刀治疗运动系统慢性损伤经常遵从"以痛为腧"的治疗原则，即寻找病灶部位的压痛点进行针刀治疗，这是针刀治疗最常用的定点方式。但人体是一个有机整体，在生理功能上各个部位互相关联，在病理变化上可以互相影响，在运动系统尤其如此。因为人体两足直立行走，力线从足一直贯穿身体到头，一个部位的结构或功能出现异常很可能通过力线影响到其他部位，如长期存在的腰椎侧弯可带来颈椎侧弯代偿，颈椎长期侧弯会使面部两侧不对称。再如骶髂关节前下错位可导致股直肌损伤，继而股四头肌肌力失衡，可造成髋股关节吻合不良，出现膝关节疼痛，此时不应单纯从膝关节局部考虑问题，而需要从股四头肌入手治疗。所以对常见的针刀治疗适应证来说，出现症状的部位一定是病变部位，但病变部位不一定表现出明显症状。

因此，"以痛为腧"对针刀治疗而言是一条非常有价值的经验，但针刀治疗需要在"以痛为腧"之外考虑症状出现的部位和人体整体之间的关系。局部和整体建立联系的渠道有全身的神经网络、血管网络，同时还有全身的肌筋膜网络，肌筋膜网络具有传递、调整全身力线的作用。据此有专家提出了整体力线、软组织环链理论、网眼理论和弓弦学说等。针刀治疗要兼顾整体和局部，既要针对出现症状的部位进行治疗，也要通过神经、血管、肌筋膜网络究其根源，对根源问题进行治疗。

二、控制针刀治疗量度

1. 控制针刀治疗次数　针刀治疗运动系统慢性损伤，虽然与外科手术相比损伤小，但在治疗过程中也不可避免地产生一定损伤，因此要求根据具体病情选择适当的治疗次数，在达到最佳治疗效果的同时尽可能减小伤害。一般情况下，同一部位针刀治疗每周 1 次，非同一部位针刀治疗可每日进行，一般 4 次为 1 个疗程，可根据病情、病种确定疗程。

2. 控制针刀刺入深度　针刀治疗要求对患者病变情况有足够清晰的认识，对病变层次要有明确的把握。如果病变层次在浅筋膜，针刀刺入的深度达到浅筋膜即止；如果病变层次在肌组织，针刀刺入的深度达到肌组织层次即止；如果病变层次紧贴骨面，针刀刺入深度一定要到达骨面，避免损伤浅层组织。控制针刀刺入深度的目的是为了避免盲目操作，减小不必要的伤害，同时做到定点的准确性。《素问·刺齐论》也表达了相似的观点，即"刺骨者无伤筋，刺筋者无伤肉，刺肉者无伤脉，刺脉者无伤皮，刺皮者无伤肉，刺肉者无伤筋，刺筋者无伤骨"。

3. 控制针刀松解程度　针刀松解包括对组织的切开和牵拉，虽然可以对病变组织起到松解作用，但是切开和牵拉的程度必须控制。针刀刺入人体本身就是一个损伤，在针刀治疗后往往会出现不同程度的针刀伤口附近组织水肿，一次治疗松解的程度越高，水肿也就越严重，持续时间也就越长，因此减少不必要的治疗操作可以有效地减轻术后反应。人体肌、腱、腱围、筋膜、韧带等组织大多承担一定程度的外力，在体内起稳定关节的作用，当这些组织出现慢性损伤后，本身的功能是下降的，如进行针刀松解则不可避免地切断部分组织，切断过多势必影响组织稳定关节的能力，因此针刀治疗只要达到减轻病痛的目的即可，不要对这些组织松解过多。针刀松解这些组织采取以下原则：即能采用牵拉方式松解就不用切开方式松解，能少切开几次就不多切开几次，能纵向切开就不横向切开。

三、针刀治疗与手法和康复训练相结合

针刀治疗非常重要的一个原则就是与必要的其他方法相结合，即"针刀为主、手法为辅、药物配合、器械辅助"。

针刀术后手法是在针刀治疗以后，根据患者病情需要，通过手法加强针刀治疗作用的一种辅助方法。因为针刀刃一般只有 1mm 左右，形成的切口很小，对某些患者来说松解作用有限，所以在针刀治疗达不到松解要求时，需要手法牵拉被松解组织以增强松解作用。如针刀术后针对软组织的牵拉手法和针对关节的助动手法等。

针刀治疗与术后手法治疗相辅相成、互相促进。如对挛缩严重的软组织，只用针刀治疗松解效果有限，只用手法起效缓慢，或者疗效不持久。当两者结合起来则可以把松解效果发挥到最大，即先用针刀切开挛缩组织，然后对被切开的挛缩组织施加牵拉手法，可以起到最佳的松解延长作用。另外，如涉及关节微小移位的疾病也必须施以恰当的整复手法进行辅助治疗，才能去除病理因素。

在术后手法的施术过程中遵循以下操作：第一，手法操作定位准确，使之能准确地作用到病变位置。第二，手法操作要以安全为前提，不允许盲目和过度使用手法。某些手法具有一定风险性，并也有一定的禁忌证，如整脊手法存在一定的风险性，骨病患者不适合接受手法治疗。第三，术后手法不注重手法外形，而是关注手法对人体组织结构产生的作用，通常要根据治疗所需要的作用来选择或设计手法，要求医师对解剖结构和人体力学有充分了解。

　　康复训练可最大限度地恢复和发展患者的身体和心理等方面的潜能，对运动系统慢性损伤而言，很多患者都存在肌肉和神经功能不良的情况，存在运动能力和运动控制方面的问题，如椎间盘突出患者可能存在核心肌肉力量不足，膝骨关节炎患者可能存在股四头肌力量不足，陈旧性踝关节扭伤患者存在踝关节不稳。这种情况，要求在针刀和手法治疗后，要配合康复训练，以使神经和肌肉功能恢复到较好状态。

　　另外，针刀治疗后，适当应用药物可以达到促进组织渗出和出血的吸收，促进微循环恢复，预防感染等目的。具体药物有以下三大类：①非甾体类抗炎药，广泛用于骨关节炎、类风湿关节炎、各种疼痛症状的缓解治疗。②抗生素，用于针刀术后预防感染。③活血化瘀药物，即用温热的药物配合活血化瘀药物，以温经通络散寒化瘀，驱散阴寒凝滞之邪，使经脉舒通血活瘀化。

　　颈椎病、腰椎间盘突出症等针刀术与手法整复后，予以颈托、腰围等佩戴治疗。骶髂关节紊乱后上错位型针刀术后配合下肢皮牵引治疗。另外，对于肢体畸形的患者，适当运用器械辅助针刀治疗，可以起到矫正畸形的作用。如跟腱挛缩针刀松解后可使用一段时间特制的支架。

【复习思考题】

　　1. 哪些疾病适合针刀治疗？
　　2. 针刀治疗的禁忌证有哪些？
　　3. 针刀治疗的基本原则有哪些？

扫一扫，查阅本章数字资源，含PPT、音视频、图片等

针刀治疗的适应证中最常见的是慢性软组织损伤，慢性软组织损伤是运动系统慢性损伤的最重要的组成部分。中医学的经筋痹证通常可对应于慢性软组织损伤。

第一节　斜方肌慢性损伤

【概述】

斜方肌慢性损伤是临床的常见病，斜方肌覆盖了颈、肩后部，因颈部活动幅度较大，频率较高，故斜方肌上部损伤较多，临床主要表现为颈、肩部疼痛。多缓慢发病，以单侧损伤多见，如延误治疗，病情常会继续发展。

【相关解剖】

斜方肌为位于项区与胸背区上部的三角形的扁阔肌，在后正中线两侧各一块。斜方肌以腱膜形式起于上项线内 1/3、至枕外隆凸、项韧带全长、第 7 颈椎棘突、全部胸椎棘突及棘上韧带。其止点可分为三部分：上部纤维向下方止于锁骨外 1/3 部的后缘及其附近的骨面；中部纤维平行向外止于肩峰的内侧缘和肩胛冈上缘的外侧部；下部纤维斜向外上止于肩胛冈上缘的内侧部。

斜方肌上部肌纤维收缩，使肩胛骨上提、上回旋、后缩靠近脊柱；中部肌纤维收缩，使肩胛骨后缩；下部肌纤维收缩，使肩胛骨下降、上回旋和后缩。如一侧肌纤维收缩，使头向同侧屈和对侧旋转；两侧同时收缩，使头后仰和脊柱伸直。斜方肌宽大且富含血供，受第 3~4 颈神经前支和副神经支配。该肌的主要营养动脉是颈横动脉、肩胛上动脉，其次来自枕动脉及节段性的肋间动脉（图 4-9）。

【病因病理】

跌落摔伤或者车祸时的挥鞭式损伤，以及暴力撞击等都可使斜方肌颈段拉伤，日久迁延变成慢性损伤。

急性创伤可使上斜方肌拉伤，但造成上斜方肌病损更为常见的原因是过度负荷或不明显的微小创伤，以及劳损造成的慢性损伤，其中慢性劳损性损伤是最主要的致病因素。斜方肌上、中、下三部分中上部最容易损伤疼痛。生活和工作中的不正确姿势，久坐无靠背的座椅、高键盘操作、不正确的驾车姿势、反复快速投篮动作、长期背单肩包，以及一些习惯性动作，如习惯性头前倾姿势、长时间接听电话、拉小提琴等均容易使斜方肌上部出现慢性损伤。

此外身体畸形，如在骨盆倾斜、身体两侧不对称的情况下，斜方肌上部代偿性持续收缩可造成损伤。

【临床表现】

1. 症状　患侧颈、肩、背部酸痛、沉紧，活动颈部时患处有牵拉感，甚至伴有头痛、上肢痛，喜向患侧做后仰运动，按压、捶打患处有舒服感并可缓解症状。病情严重者低头、旋颈等活动障碍。

2. 体征　触诊检查可发现明确的痛点和条索、结节。

【辅助检查】

X 线片一般无明显变化，病程长者，枕后肌肉在骨面附着处可有骨赘生成。

【针刀治疗】

1. 体位　俯卧位或俯伏坐位。

2. 体表标志　上项线、枕外隆凸、第 7 颈椎棘突、胸椎棘突、锁骨、肩峰、肩胛冈。

3. 定点

（1）斜方肌在枕外隆凸和上项线附着点的阳性反应点。

（2）斜方肌在第 7 颈椎棘突附着点的阳性反应点。

（3）斜方肌在第 12 胸椎棘突附着点的阳性反应点。

（4）斜方肌在肩胛冈上下缘止点的阳性反应点。

（5）斜方肌肩峰止点的阳性反应点。

（6）斜方肌肌腹阳性反应点，多见于上斜方肌垂直走行部分和水平走行部分交界处。

4. 消毒与麻醉　常规消毒，铺无菌洞巾，0.5% 利多卡因局部麻醉，每点注射 1～2mL，注入麻醉药时，必须先回抽注射器确认无回血。

5. 针刀器械　Ⅰ型 4 号针刀。

6. 针刀操作

（1）斜方肌在枕外隆凸和上项线附着点处阳性反应点　刀口线与人体纵轴一致，针刀体向脚侧倾斜 30°，按四步规程进针刀达枕外隆凸骨面，调转刀口线 90°，向下铲切 3 次，范围 0.5cm。

（2）斜方肌在第 7 颈椎棘突附着点阳性反应点　刀口线与人体纵轴一致，针刀体与皮肤垂直，按四步规程进针刀达第 7 颈椎棘突顶点骨面，纵横摆动 1～3 次，范围 0.5cm。

（3）斜方肌在第 12 胸椎棘突附着点阳性反应点　刀口线与人体纵轴一致，针刀体与皮肤垂直，按四步规程进针刀达第 12 胸椎棘突顶点骨面，纵横摆动 1～3 次，范围 0.5cm。

（4）斜方肌在肩胛冈上下缘止点的阳性反应点　刀口线与斜方肌肌纤维一致，针刀体与皮肤垂直，按四步规程进针刀达肩胛冈骨面，纵横摆动 1～3 次，范围 0.5cm。

（5）斜方肌肩峰止点的阳性反应点　刀口线与斜方肌肌纤维方向一致，针刀体与皮肤垂直，按四步规程进针刀达肩峰骨面，纵横摆动 1～3 次，范围 0.5cm。

（6）斜方肌肌腹阳性反应点　在定点位置触知阳性反应点、结节、条索并用拇、示指将其固定，如果可能将其捏起使之与深层组织分离。刀口线和肌纤维平行，针刀体与皮肤垂直，针刀经皮肤刺入达结节、条索表面，将结节、条索表面筋膜切开并纵横摆动即可。

术毕，拔出针刀，局部压迫止血 1 分钟后，无菌敷料覆盖伤口。

7. 疗程　每次治疗的治疗点数量视患者病情而定。如患者耐受能力差可分多次完成治疗。同一治疗点治疗间隔 3～7 天，不同定点可于次日治疗。一般 4 次为 1 个疗程，视患者病情确定疗程。

【术后手法及康复】

1. 术后手法　斜方肌上部牵拉术。

2. 纠正习惯姿态　纠正驼背和身体的左右不对称，纠正生活和工作中不正确的姿态，不合适的桌椅都要予以调整更换。长期伏案工作人员应调整座位，寻求合适的肘部和背部支撑，并降低键盘高度。站立或行走时手插进裤袋可缓解上斜方肌张力。

3. 康复训练　中下斜方肌激活训练。此外游泳和跳绳是有助于放松斜方肌的有效的康复训练方式。

第二节　头夹肌慢性损伤

【概述】

头夹肌慢性损伤，又称"扁担疙瘩"，是由于长期反复低头工作，使头夹肌在附着点出现损伤、粘连，因而机化，形成瘢痕、挛缩和增生。患者常有外伤史，或伏案工作，或长时间看电视、打电脑，或以往有长期挑担劳损史。

【相关解剖】

头夹肌起于第3颈椎至第3胸椎棘突及棘上韧带（项韧带），止于上项线外侧端及乳突后缘，它和枕部肌肉共同在上项线外侧端交织附着，枕部肌肉又移行于帽状腱膜，与额肌呈前后状态共同紧张帽状腱膜。单向收缩使头转向同侧，双侧收缩使头后仰（图4-5）。

【病因病理】

头夹肌的上面有斜方肌，下面有竖脊肌，它是使头部后仰的主要肌肉之一。头颈部的活动以第1胸椎为支点，而第1胸椎本身活动幅度较小，头颈部在频繁大幅度活动时，第7颈椎棘突成为应力集中点。因此头夹肌第7颈椎的附着处极易受损。

头夹肌的附着处损伤后，头颈部其他肌肉活动可影响头夹肌的修复，即使是肌腱处在制动状态下，肌腹也会在其他肌肉的活动下不停收缩运动。因此，头夹肌损伤后，其修复和损伤同时进行，进而损伤点的瘢痕组织越来越厚。

【临床表现】

1. 症状　患侧枕骨缘的上项线或第7颈椎棘突处疼痛，转头或仰头受限，颈项部有僵硬感。热敷可使颈项松弛，但附着处疼痛始终存在。不适感随气候变化而加重，更有严重者引起上肢麻木感、头晕、目眩等症状。

2. 体征　在第7颈椎棘突处或枕骨上项线单侧或双侧压痛；用手掌压住枕部，使其低头，令患者努力抬头后伸，即引起疼痛加剧；第7颈椎棘突处有隆起的包块。

【针刀治疗】

1. 体位　俯卧位或俯伏坐位。

2. 体表标志　枕骨上项线、乳突、第2颈椎棘突、第7颈椎棘突。

3. 定点

（1）上项线阳性反应点。

（2）第7颈椎棘突阳性反应点。

4. 消毒与麻醉　常规消毒，铺无菌洞巾，0.5%利多卡因局部麻醉，每点注射1～2mL，注入麻醉药时，必须先回抽注射器确认无回血。

5. 针刀器械　Ⅰ型4号针刀。

6. 针刀操作

（1）上项线阳性反应点　刀口线与头夹肌纤维一致，针刀体与骨面垂直，按四步规程进针刀达骨面，纵横摆动3～4次，必要时可将反应点处腱纤维十字切开。

（2）第7颈椎棘突阳性反应点　刀口线与肌纤维一致，针刀体与皮面垂直，按四步规程进针刀达病灶即可，不可超过棘突根部，纵行切开2～3次。

术毕，拔出针刀，局部压迫止血1分钟后，无菌敷料覆盖伤口。

7. 疗程　每次治疗的治疗点数量视患者病情而定。如患者耐受能力差可分多次完成治疗。同一治疗点治疗间隔3～7天，不同定点可于次日治疗。一般4次为1个疗程，视患者病情确定疗程。

【术后手法及康复】

1. 术后手法　头夹肌牵拉术。

2. 康复训练　颈部稳定性训练。

第三节　肩胛提肌慢性损伤

【概述】

肩胛提肌慢性损伤，又称为肩胛提肌综合征，是以肩背部及项部疼痛不适，有酸重感，严重时影响颈、肩及上肢活动为主要表现的病症。慢性发病者为多，常反复发作、经久不愈，是临床较为常见的一种颈肩部软组织损伤疾病。本病以中青年患者居多，患者多有长期使用电脑或伏案工作史。

肩胛提肌损伤在临床常被诊断为颈部损伤、肩颈痛、肩胛痛，也有被误诊为颈椎病、肩周炎或落枕等。

【相关解剖】

肩胛提肌位于项部两侧，其上1/3位于胸锁乳突肌的深面，下1/3位于斜方肌的深面，为带状长肌。起自第1～4颈椎横突后结节，肌纤维斜向后下稍外方，止于肩胛骨上角和肩胛骨内侧缘上部，收缩时，使肩胛骨上提内收，并向内旋转。若将肩胛骨固定，该肌单侧收缩可使头颈侧后屈，两侧同时收缩，可使头后仰。肩胛提肌受肩胛背神经（$C_{3\sim5}$）支配（图4-11）。

【病因病理】

肩胛骨与胸廓相连的骨关节为肩锁关节、肩胛胸壁关节、胸锁关节，而另一重要连接是靠许多肌肉将肩胛骨悬吊在胸廓上，其中之一是肩胛提肌。人坐位或站位时，肩胛骨由于重力向下坠，需要肩胛提肌等向上牵拉，使肩胛提肌经常处于高张力状态，同时肩胛提肌是头部旋转活动的应力集中处，因而容易造成损伤。

本病急性损伤多由突然性动作造成。颈部过度前屈时，突然扭转颈部易使肩胛提肌起点（第1～4颈椎横突后结节部）的肌纤维撕裂；上肢突然过度后伸，使肩胛骨迅速上提和下回旋，肩胛提肌突然强烈收缩，因肩胛骨受到多块不同方向肌肉的制约，从而使肩胛骨与肩胛提肌不能达到同步配合，导致肩胛提肌止点（肩胛骨内上角）肌腱撕裂，引起瘀血、肿胀和局部肌痉挛，出现颈肩疼痛，后期受损组织通过自身修复、机化、粘连而形成瘢痕。

慢性损伤与长期低头并稍转向一侧的姿势、长期过度负重用力、急性损伤未有效治疗，以及局部感受风、寒、湿侵袭等有关，如长期伏案工作、睡眠时枕头过高等，导致肩胛提肌痉挛、缺血、水肿、代谢产物淤积等病理改变，形成条索、结节等，从而引起疼痛。

【临床表现】

1. 症状　颈肩背部酸胀疼痛，沉重不适感可向头颈部或肩背部放散，严重者可见颈部活动受限，或患侧耸肩畸形。多累及单侧，亦可双侧受累。疼痛部位以肩胛骨内上角最为明显，伴有颈部肌肉僵硬，耸肩或活动肩关节，肩胛骨内上方可有弹响声。低头、受凉或提拿重物时症状加重。病久者可有头痛、头晕、心烦等症状。

2. 体征　在肩胛提肌体表投影范围内有明显的压痛点，主要分布在肩胛骨内上角、肩胛提肌抵止前的肋骨面，以及第1～4颈椎横突部的后结节上，尤以肩胛骨上角最为多见。触诊可有组织紧张、僵硬，并伴有硬结和条索状物，活动肩关节肩胛骨上角有摩擦音，重按弹拨有弹响声。让患者尽力后伸患侧上肢，上提并内旋肩胛骨，可使疼痛加剧，或根本不能完成此动作。

【辅助检查】

颈胸椎X线检查排除骨性病变，排除内脏病变引起的肩部牵涉痛。

【针刀治疗】

1. 体位　患者取俯卧位或俯伏坐位。

2. 体表标志　肩胛骨内侧缘、肩胛骨内上角。

3. 定点　术者以拇指在肩胛骨上角按压寻找阳性反应点。

4. 消毒与麻醉　常规消毒，铺无菌洞巾，0.5%利多卡因局部麻醉，每点注射1～2mL，注入麻醉药时，必须先回抽注射器确认无回血。

5. 针刀器械　Ⅰ型4号针刀。

6. 针刀操作　刀口线与肌纤维方向一致，针刀体垂直于肩胛上角边缘骨面，按照四步规程进针刀达肩胛上角骨面，缓慢移动针刀刃至肩胛上角边缘，在此位置轻提针刀3～4mm，至骨缘，切断少量肩胛提肌附着点纤维，每点切开4～5次（图10-1）。

术毕，拔出针刀，局部压迫止血1分钟后，无菌敷料覆盖伤口。

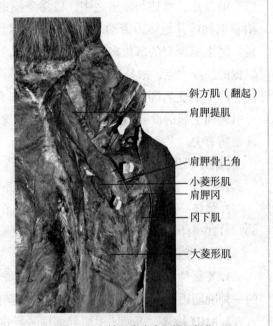

斜方肌（翻起）
肩胛提肌
肩胛骨上角
小菱形肌
肩胛冈
冈下肌
大菱形肌

图10-1　针刀治疗肩胛提肌损伤

7. 疗程　每周治疗1次，4次为1个疗程，视患者病情确定疗程。

【术后手法及康复】

1. 术后手法　肩胛提肌牵拉术。

2. 康复训练　颈部稳定性训练。

第四节　冈上肌慢性损伤

【概述】

冈上肌慢性损伤是指冈上肌因受到喙肩韧带与肩峰部的摩擦、牵拉和卡压等造成损伤，发生疼痛、渗出和粘连等无菌性炎症改变。冈上肌损伤较常见，好发于中年体力劳动者，有肩部劳损或外伤史。患者常因肩痛或背痛就医，针刀治疗适用于冈上肌的慢性损伤。一般情况下损伤时间愈长，针刀治疗的疗效愈明显。

【相关解剖】

冈上肌是肩部较小的肌肉，位于斜方肌下，起于冈上窝，向外行于喙肩弓之下，以扁阔的肌腱（腱宽2.3cm）止于肱骨大结节最上方的骨面上。与冈下肌、肩胛下肌、小圆肌肌腱共同组成肩袖，附着于肱骨解剖颈，形如马蹄，其作用为将肱骨头固定于肩盂中，协同三角肌动作使上肢外展。冈上肌是肩关节外展活动开始15°的发动者。因此，它对肩关节的主动外展运动有着特殊的意义。冈上肌受肩胛上神经（$C_{5\sim6}$）支配（图4-27）。

肩胛上神经是臂丛上干的分支，行向后外侧，在肩胛横韧带下方经过肩胛切迹入冈上窝，再绕肩胛颈下方至冈下窝，支配冈上肌和冈下肌。其神经末梢的分布则紧贴骨面，故当冈上肌或冈下肌损伤粘连时，可压迫肩胛上神经的末梢而产生剧烈疼痛。

【病因病理】

冈上肌位于肩袖最中央，在肩关节肌群中是肩部四方力量之集汇点，因此是较容易劳损的肌肉。当上臂外展启动时，冈上肌腱须通过肩峰与肱骨头之间的狭小间隙，经常处于肩峰与肱骨大结节的挤压、摩擦与撞击之中，极易受损退变而钙化，是全身最常发生钙化的肌肉之一。摔跤、抬举重物或其他体力劳动时，上肢突然猛烈外展而致冈上肌损伤或撕裂，严重者冈上肌腱可断裂。冈上肌撕裂的部位多在肱骨大结节以上1.25cm处，即经常受到撞击的腱末端，此处是冈上肌腱的高应力点，故易于损伤。

冈上肌受肩胛上神经支配，该神经来自颈5～6节段，当颈椎损伤、颈椎病波及该节段时，可引起冈上肌的放射性疼痛、酸、麻、胀感等症状，故当有冈上肌损伤症状时，亦应考虑是否与颈椎病有关。

【临床表现】

1. 症状 肩上部或外侧疼痛，有时向颈部或上肢放射。

2. 体征 肱骨大结节上方压痛，肩关节自动外展运动时小于60°和大于120°疼痛不明显，于60°～120°时出现疼痛加剧，称为疼痛弧试验阳性。这是冈上肌损伤的特异体征。

【辅助检查】

1. X线检查 一般无异常，有时可见肱骨大结节处有钙化、毛糙和骨质疏松，为组织变性后的一种晚期钙化性冈上肌损伤，治疗时要防止肌腱断裂。

2. MRI检查 可见冈上肌局部信号异常（图10-2）。

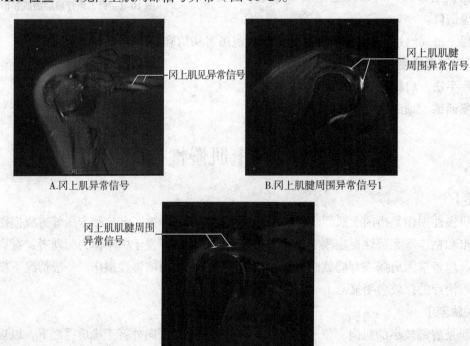

A.冈上肌异常信号　　　　　B.冈上肌腱周围异常信号1

C.冈上肌腱周围异常信号2

图10-2　冈上肌MRI片

【针刀治疗】

1. 体位　俯卧位、侧卧位或俯伏坐位。

2. 体表标志　肩胛冈、肩峰、肱骨大结节。

3. 定点

（1）肱骨大结节上份阳性反应点。

（2）冈上窝阳性反应点。

4. 消毒与麻醉　常规消毒，铺无菌洞巾，0.5% 利多卡因局部麻醉，冈上窝麻醉时扪清痛点的骨面，以手指压住，注射针长轴应与背部平面几乎平行，直达冈上窝的骨面上，回抽注射器确认无回血、无气方可注入麻醉药，每点注射 1～2mL。

5. 针刀器械　Ⅰ型 4 号针刀。

6. 针刀操作

（1）肱骨大结节上份阳性反应点　刀口线和冈上肌肌纤维走向平行，针刀体与骨面垂直，针体与上肢成 135°，按四步规程进针刀达骨面。提起针刀切开肌腱止点 1～2 次，然后纵横摆动 1～2 次。

（2）冈上窝阳性反应点　刀口线和冈上肌肌纤维走向平行，针刀体与人体纵轴一致，由头端朝向足端。按四步规程进针刀达冈上窝骨面，提起针刀至结节、条索表面，从结节、条索表面切至骨面 1～2 次，然后纵横摆动 1～2 次。

术毕，拔出针刀，局部压迫止血 1 分钟后，无菌敷料覆盖伤口。

7. 疗程　每周治疗 1 次，4 次为 1 个疗程，视患者病情确定疗程。

【术后手法及康复】

1. 术后手法　冈上肌牵拉术。

2. 康复训练　肩部稳定性训练、胸椎灵活性训练。

【注意事项】

确定冈上窝痛点时，应在肩胛冈上方，与背部平行的方向扪压痛点。这样体表定点与痛性结节的连线，就与背部皮面几乎呈平行的关系。应用本法进行针刀操作，针刀落点应达冈上窝的骨面，可以避免因针刀刃指向胸膜腔方向而误入胸膜腔造成气胸。

第五节　冈下肌慢性损伤

【概述】

冈下肌起自冈下窝的骨面，肌束向外跨过肩关节后方，相当于天宗穴的附近，止于肱骨大结节中部。其功能是在上肢运动的时候稳定肱骨头于关节盂中，并外旋手臂。过度负荷会引起冈下肌慢性损伤，冈下肌慢性损伤十分多见，且损伤多在起点，慢性期疼痛非常剧烈，针刀治疗此病疗效显著。

【相关解剖】

冈下肌为肩带肌，位于肩胛冈下部，揭开皮肤皮下组织即可见到。其内上方为斜方肌覆盖，外下方为小圆肌、大圆肌和被部分背阔肌覆盖。冈下肌起自冈下窝及肩部筋膜，形似三角形，向上外聚集形成扁腱，经肩关节后方止于肱骨大结节的中份骨面，构成内肩袖的后份，冈下肌和小圆肌联合腱腱宽 4.7cm，止点腱下有滑液囊。冈下肌的作用为内收上臂和外旋肩关节，由肩胛上神经（$C_{5\sim6}$）支配，该神经以丰富的神经末梢止于冈下窝。肩胛骨常有变异，有的冈下窝骨面菲薄，有的在骨面中间为空洞样的缺损，这种先天异常应引起注意（图 4-28）。

【病因病理】

冈下肌慢性损伤通常为突然或反复超负荷应力所致，如一些体育项目中的频繁屈伸手臂、击球或支撑，以及不良体位和职业性操作姿势等。冈下肌与肩胛骨骨面之间没有滑囊，肩关节活动时，冈下肌肌纤维与骨面发生摩擦，易出现损伤。此外，除冈下肌受到损伤外，还可使肩胛上神经受到过度牵张而导致受损。冈下肌损伤疼痛剧烈的原因：一是冈下窝的肩胛上神经末梢十分丰富；二是冈下肌损伤时，纤维化可能较重，挤压神经末梢。如果在大结节下方 1.0cm 处疼痛，多为冈下肌腱滑液囊炎所致，两种病变可并存。

【临床表现】

1. 症状 损伤早期，疼痛严重，多发生在冈下窝或肱骨大结节处，可连及肩峰的前方，上肢不能自由活动。慢性期痛觉减退，冈下窝有麻木感。喜做肩胛上提的动作，冈下窝及肱骨大结节处明显电击样疼痛或胀痛，可牵涉拇指，为酸胀痛，也可为麻痛，肩部活动受限，上臂上举不完全，手后伸摸背困难。病程较长者可于冈下窝处触及块状或条索状物，压痛明显，并可向患侧上肢尺侧放射。

2. 体征 患肢内收位主动外展时，引起疼痛加剧或根本不能完成此动作。

【辅助检查】

1. X 线检查 一般无异常。

2. MRI 检查 可见冈下肌局部信号异常（图 10-3）。

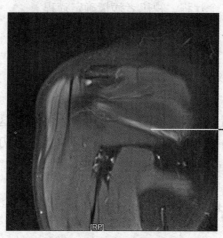

——冈下肌见异常信号

图 10-3 冈下肌 MRI 片

【针刀治疗】

1. 体位 俯卧位，患侧胸部垫枕。术野暴露好，可同时处理起、止点部位的损伤。

2. 体外标志 肩胛冈、肩胛骨内侧缘、肩胛骨外侧缘、肱骨大结节。

3. 定点

（1）冈下窝阳性反应点。

（2）肱骨大结节中份阳性反应点。

4. 消毒与麻醉 常规消毒，铺无菌洞巾，0.5% 利多卡因局部麻醉，每点注射 1~2mL，注入麻醉药时，必须先回抽注射器确认无回血。

5. 针刀器械 Ⅰ型 4 号针刀。

6. 针刀操作

（1）冈下窝阳性反应点 刀口线与冈下肌纤维平行，针刀体与皮面垂直，按四步规程进针刀达骨面，纵横摆动3次。

（2）冈下肌止点　刀口线与三角肌纤维平行，针刀体与上臂成135°角，按四步规程进针刀达骨面。调转刀口线与冈下肌纤维平行，调整针刀刃到大结节中份骨面的内侧腱末端处，继续推进针刀穿过冈下肌腱附着于游离的交界处的骨缘，纵横摆动3次。

术毕，拔出针刀，局部压迫止血1分钟后，无菌敷料覆盖伤口。

7. 疗程　每周治疗1次，4次为1个疗程，视患者病情确定疗程。

【术后手法及康复】

1. 术后手法　冈下肌牵拉术。

2. 康复训练　肩部稳定性训练、胸椎灵活性训练。

【注意事项】

1. 针刀定点不得超出肩胛骨缘的范围。因肩胛骨可随肩、上肢活动而有所移动。一定要摆好位置，扪清冈下窝骨而后再定点，定点后不允许再变动体位。而在进刀之前，应再次确认定点无误，即确认定点在肩胛骨缘之内。这样可避免误伤胸膜而导致气胸并发症。

2. 据解剖观察，肩胛骨体有先天缺损及骨内有空洞者，应注意X线片及物理检查，以免造成失误。

第六节　臀中肌慢性损伤

【概述】

臀中肌损伤发生于臀中肌及肌筋膜，有急性、慢性两种。急性损伤者，局部肿痛明显，一般无复杂的临床症状，严重时可引起臀部麻木、发凉等症状。慢性损伤者临床多见，肿胀不明显，但出现的症状较为复杂，还可累及梨状肌引起坐骨神经疼痛，使行走受限。

【相关解剖】

臀肌属髂肌后群，分为三层。浅层有臀大肌与阔筋膜张肌，中层由上而下依次是臀中肌、梨状肌、闭孔内肌和股方肌，深层为臀小肌和闭孔外肌。臀中肌为臀中层肌肉，起于髂骨翼外侧的臀前线和臀后线，前2/3肌束呈三角形，后1/3肌束呈羽翼状，在下端集中止于大转子外面及后面，为主要的髋关节外展肌，并参与外旋及伸髋关节。站立时可稳定骨盆，从而稳定躯干，特别是在步行支撑相尤为重要。臀中肌前部被阔筋膜覆盖，后部被臀大肌覆盖，其深层有臀小肌，由臀上神经（$L_4 \sim S_1$）支配，血供主要是臀上动、静脉，臀上神经和臀上动、静脉出于梨状肌上孔。梨状肌与臀中肌相邻，起于第2～4骶椎前面，穿过坐骨大孔，止于大转子尖，其下孔有坐骨神经穿出。因此，臀中肌病变累及梨状肌时，会影响关联的神经与血管（图4-42）。

【病因病理】

急性损伤一般有明显的外伤史、突然体位改变，或慢性损伤受诱因刺激引起臀中肌撕裂，引起炎症反应，刺激神经导致疼痛，疼痛可引起肌肉痉挛，持续的肌肉、筋膜痉挛又可导致组织缺血、缺氧，释放致痛、致炎物质，使疼痛加重。在臀中肌处能摸到病理反应物（如肿块、条索状物等）。

慢性损伤，因长期行走、下蹲、弯腰等动作，引起慢性积累性损伤，使臀中肌在髂嵴附着区及其与臀大肌的结合部，以及大转子止点受到反复的应力牵拉和摩擦作用，以致产生无菌性炎症反应，释放炎性介质，致使肌肉痉挛，局部血液循环障碍，有害代谢产物积聚，刺激神经血管束，产生相应疼痛症状，久之产生粘连、挛缩，进一步引起局部循环障碍及卡压周围神经，引起疼痛及麻木。当病变波及梨状肌时可出现梨状肌综合征。

【临床表现】

臀中肌损伤可根据损伤波及的范围和病理变化，分为单纯型和臀梨综合型。

1. 单纯型

（1）症状 臀中肌局部疼痛，下肢偶有散在疼痛和麻木感，但无神经根性刺激症状，无真正的放射痛。有些仅表现为足踝部疼痛和不适，足底麻胀，跖趾关节疼痛，局部无明显压痛。

（2）体征 直腿抬高试验局限于臀部痛，小腿神经系统检查阴性。臀中肌前外侧或后侧纤维处疼痛及压痛，可触及痛性条索，压之疼痛并可往同侧膝关节及远肢体放散，下肢主动外展引起症状加重。

2. 臀梨综合型

（1）症状 臀部疼痛，伴有下肢放射性疼痛或麻木。

（2）体征 臀中肌、梨状肌有压痛点及筋束，疼痛可及下肢。梨状肌牵拉试验阳性，直腿抬高试验阳性。

【针刀治疗】

1. 体位 俯卧位或侧卧位，健侧腿在下伸直，患侧在上屈髋、屈膝。

2. 体表定位 髂前上棘、髂后上棘、梨状肌体表投影（髂后上棘到大转子尖连线中内 2/3 为梨状肌上缘）。

3. 定点

（1）臀中肌起点阳性反应点。

（2）臀中肌与梨状肌交界处：髂后上棘与尾骨尖连线的中点与大转子连线的中内 1/3。

4. 消毒与麻醉 常规消毒，铺无菌洞巾，0.5% 利多卡因局部麻醉，每点注射 1～2mL，注入麻醉药时，必须先回抽注射器确认无回血。

5. 针刀器械 Ⅰ 型 4 号针刀。

6. 针刀操作

（1）臀中肌起点 刀口线与臀中肌纤维平行，针刀体与皮面垂直，按四步规程进针刀达骨面，提起到达痛性条索、结节表面，纵行切开 1～2 次，然后纵横摆动 1～2 次，此时局部有酸胀或酥麻感，并可牵涉患侧下肢。

（2）臀中肌与梨状肌交界处 刀口线与下肢纵轴方向平行，针刀体与皮肤垂直，按四步规程进针刀到达梨状肌附近，当患者有麻木感时，退针刀 2cm，针刀体向外倾斜 10°～15°，再进针刀，手下有坚韧感时，平行梨状肌肌纤维切开 1～2 次，再纵横摆动 1～2 次。

术毕，拔出针刀，局部压迫止血 1 分钟后，无菌敷料覆盖伤口。

7. 疗程 每周治疗 1 次，4 次为 1 个疗程，视患者病情确定疗程。

【术后手法及康复】

1. 术后手法 臀中肌和梨状肌牵拉法。

2. 康复训练 臀中肌激活训练。

第七节　棘上韧带慢性损伤

【概述】

脊柱的弯曲活动常使棘上韧带劳损或损伤，突然外伤也常使棘上韧带损伤。腰段的棘上韧带

最易受损。陈旧性的慢性损伤，针刀治疗效果较理想。

【相关解剖】

棘上韧带为一狭长韧带，起于第7颈椎棘突，向下沿棘突尖部止于骶正中嵴，作用是限制脊柱过度前屈。

【病因病理】

脊柱在过度前屈时棘上韧带负荷增加。如果把脊柱前屈时的人体看作一个弯曲的物体，那么棘上韧带处在弯曲物体的凸面，腹部处于弯曲物体的凹面。根据力学原理，凸面所受到的拉力增大。因此，棘上韧带在脊柱过度前屈时最易牵拉损伤。如果脊柱屈曲位突然受到外力的打击，棘上韧带也会受损，脊柱屈曲受到暴力扭转也易损伤棘上韧带。

棘上韧带损伤点大多在棘突顶部的上下缘。如损伤时间较长，棘上韧带棘突顶部上下缘形成瘢痕挛缩，可引起顽固性疼痛。

【临床表现】

1. 症状　腰背部有损伤或劳损史，腰椎棘突疼痛，弯腰加重。

2. 体征　在腰椎棘突上有明显压痛点，且都在棘突顶部的上下缘，其痛点浅在皮下。

【针刀治疗】

1. 体位　俯卧位，腹下垫枕。

2. 体表定位　棘突顶点。

3. 定点　病变节段棘突顶点。

4. 消毒与麻醉　常规消毒，铺无菌洞巾，0.5%利多卡因局部麻醉，每点注射1～2mL，注入麻醉药时，必须先回抽注射器确认无回血。

5. 针刀器械　Ⅰ型4号针刀。

6. 针刀操作　刀口线和脊柱纵轴平行，针刀体和背面垂直，按四步规程进针刀达棘突顶部骨面。将针刀体倾斜，如痛点在进针刀点棘突上缘，使针刀体和下段脊柱成45°角，如疼痛在进针刀点棘突下缘，使针刀体和上端脊柱成45°角，先纵行切开1～2次，再纵横摆动1～2次。然后沿脊柱纵轴使针刀体向相反方向移动90°，使其与上段脊柱或下段脊柱成45°角，先纵行切开1～2次，再纵横摆动1～2次。

术毕，拔出针刀，局部压迫止血1分钟后，无菌敷料覆盖伤口。

7. 疗程　每周治疗1次，4次为1个疗程，视患者病情确定疗程。

【术后手法及康复】

1. 术后手法　腰背肌牵拉术。

2. 康复训练　核心稳定性训练。

第八节　第3腰椎横突综合征

【概述】

第3腰椎横突综合征，又称第3腰椎横突周围炎或第3腰椎横突滑膜炎，是引起腰腿痛的常见病因之一。本病是由于腰部软组织劳损、筋膜增厚、粘连等病理变化，对通过第3腰椎横突的腰脊神经后外侧支卡压，导致的以腰、臀部酸痛及腰部活动受限为主的一系列症状。好发于青壮年体力劳动者，患者可有腰部外伤史，或超负荷弯腰负重致使腰部损伤史，或长时间弯腰劳作史。针刀治疗本病比手术治疗创伤小，临床效果比较可靠。

【相关解剖】

第 3 腰椎横突位于第 2、3 腰椎棘突间水平，距正中线约 3.6cm（不恒定）。第 1 腰神经后支（参与组成臀上皮神经）自内上而外下穿行于胸最长肌肌腹中，由于此处与第 3 腰椎横突尖部距离很近，当第 3 腰椎横突尖部附着的软组织（肌肉、韧带、筋膜等）发生病变时，可对此处的胸最长肌造成牵拉进而使臀上皮神经受到刺激，这是第 3 腰椎横突综合征患者可能同时出现（膝以上）下肢痛的解剖学基础（图 10-4）。

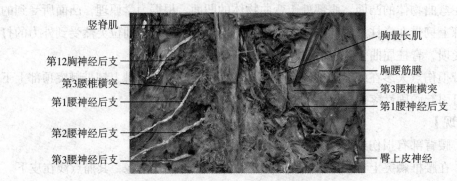

竖脊肌
第12胸神经后支
第3腰椎横突
第1腰神经后支
第2腰神经后支
第3腰神经后支

胸最长肌
胸腰筋膜
第3腰椎横突
第1腰神经后支
臀上皮神经

图 10-4　第 3 腰椎横突及周围结构

【病因病理】

腰椎呈正常生理性前凸，第 3 腰椎位于这个前凸的顶点。在人类的 5 个腰椎中，第 3 腰椎是活动中心，是腰椎前屈、后伸、左右旋转时的活动枢纽。如前所述，在腰椎的横突上，有多条肌肉、筋膜附着，这些肌肉的收缩可以左右腰椎的活动。两侧横突所附着的肌肉和筋膜有着相互拮抗或协同的作用，以维持脊柱活动时人体重心的相对稳定。因为第 3 腰椎横突最长，它所受的杠杆作用最大，所以附着在此的韧带、肌肉、筋膜等所受的拉力也最大，也容易受到损伤。

当第 3 腰椎横突部出现肌肉或筋膜损伤时，可导致走行此处的臀上皮神经可受到刺激。可出现臀上皮神经支配区域（臀及大腿）的疼痛。

【临床表现】

1.症状　腰、臀部酸痛，腰部活动受限，部分患者可有臀部及下肢（膝关节水平以上）放射痛或麻木，极少数患者疼痛或麻木可放射至小腿外侧，但疼痛或麻木不因腹压增高（如咳嗽、喷嚏等动作）而加重。

2.体征　压痛位置局限于第 3 腰椎横突尖端（一侧或两侧），部分患者可在此触及硬结或条索。部分患者在臀中肌后缘与臀大肌前缘交界处可触及条索状物（系臀中肌紧张或痉挛所致），并有明显压痛。部分患者股内收肌紧张，触之呈条索状。

【辅助检查】

腰椎 X 线片表现并不一致：多数患者可观察到第 3 腰椎两侧横突不等长（图 10-5），腰部压痛多位于横突较长的一侧。部分患者第 3 腰椎两侧横突长度无明显差别或一侧横突表现为非水平位（向上方翘起），另有部分患者可表现为腰椎侧弯。

【针刀治疗】

1.体位　患俯卧位，腹部垫枕。

2.体表标志　肋弓下缘、髂嵴、腰椎棘突。

3.定点　第 3 腰椎横突尖阳性反应点。

4.消毒与麻醉　常规消毒，铺无菌洞巾，0.5% 利多卡因局部麻醉，每点注射 1～2mL，注入麻醉药时，必须先回抽注射器确认无回血。

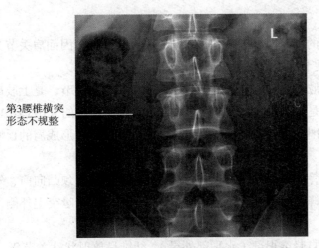

第3腰椎横突
形态不规整

图 10-5　第 3 腰椎横突综合征患者 X 线片

5. 针刀器械　Ⅰ型 3 号针刀。

6. 针刀操作　刀口线与躯干纵轴平行，针刀体与皮面垂直，按四步规程进针刀达第 3 腰椎横突骨面，调整针刀刃到达横突尖端边缘，此时调整刀口线方向，沿横突边缘弧形切割胸腰筋膜与横突连接处 4～5 次（图 10-6）。

术毕，拔出针刀，局部压迫止血 1 分钟后，无菌敷料覆盖伤口。

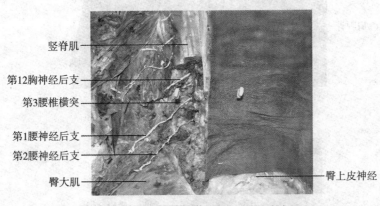

竖脊肌
第12胸神经后支
第3腰椎横突
第1腰神经后支
第2腰神经后支
臀大肌
臀上皮神经

图 10-6　第 3 腰椎横突综合征针刀治疗

7. 疗程　每周治疗 1 次，4 次为 1 个疗程，可视患者病情确定疗程。

【术后手法及康复】

1. 术后手法　行局部弹拨手法、腰背部牵拉术。

2. 康复训练　核心稳定性训练。

第九节　肩关节周围炎

【概述】

肩关节周围炎，简称肩周炎，俗称五十肩、肩凝症，是以肩痛伴肩关节运动障碍的一组症候群。本病是由于肩关节周围软组织广泛粘连和瘢痕引起的。好发于 50 岁左右的人群，女性多于男性，发病较慢。理论上肩周炎属于有自愈倾向的自限性疾病，其自然病程在不同个体差异较大，从数月到数年不等。

【相关解剖】

肩关节没有强劲的韧带，靠包裹在其周围的肌肉来维护，因而肩关节又被称为"肌肉依赖关节"。以下介绍与肩关节有关的软组织结构。

1.盂肱关节 由肱骨头和肩胛骨的关节盂构成，属球窝关节，是上肢最大的关节，全身运动最灵活的关节。特点是关节头大，关节窝小（仅为关节头面积的1/3）（图10-7）。

2.肩峰 是肩胛冈向外的直接延续，突出于肩胛盂之上，形成肩的顶峰。峰尖有喙肩韧带附着（图10-8）。

3.喙突 是肩胛骨的一部分，为弯曲的指状突起，自肩胛颈凸向前、外、下，弯曲做环抱肱骨头状。在喙突与肩峰之间有喙肩韧带相连，该韧带内侧起于喙突上外侧，十分坚强，形成喙肩弓（图10-8）。

4.喙肱韧带 起自喙突根部（水平部外缘），纤维呈放射状达关节囊，延伸至大、小结节及其间的肱骨横韧带。喙肱韧带加强关节的上部，好似肱骨头的悬吊韧带，其近侧纤维在外旋时紧张，有约束外旋的作用（图10-8）。

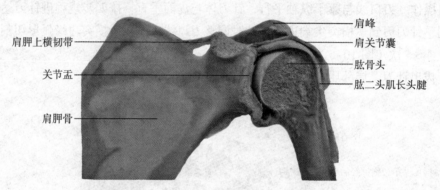

图 10-7 盂肱关节

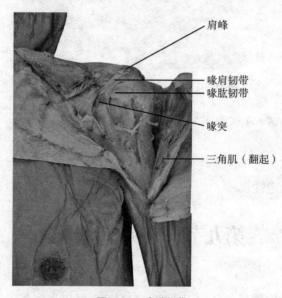

图 10-8 喙肱韧带

5.喙肩韧带 连于喙突与肩峰之间，凌驾于肩关节上方，与喙突、肩峰共同构成喙肩弓。喙肩韧带是肩肱关节上部强有力的屏障，可防止肱骨头向内上方脱位（图10-9）。

6.肱骨横韧带 简称肱横韧带，为肱骨的固有韧带，厚度约1mm，横跨在结节间沟的上方，连接大、小结节，部分纤维与肩关节囊愈合。肱骨横韧带和结节间沟之间形成一骨纤维管，有肱二头肌长头腱通过（图 10-10）。

7. 肩袖 在盂肱关节周围，由冈上肌、冈下肌、小圆肌与肩胛下肌彼此交织形成一半圆形马蹄状的扁宽腱膜，从前、上、后方牢固地附着于关节囊上，不易分离，这一结构即称为肩袖。肩袖对稳定肩关节具有特殊意义。

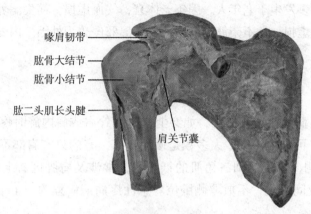

图 10-9 喙肩韧带

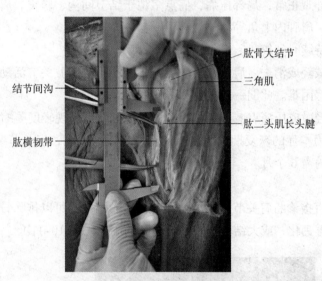

图 10-10 肱横韧带

8. 肩峰下滑囊 简称肩峰下囊，位于肩峰与冈上肌腱之间，其上为肩峰，下为冈上肌腱的止点，由于冈上肌腱与关节囊相融合，所以可视作滑膜囊之底。该滑囊可随年龄的增长而出现退行性变，表现为囊壁增厚，可被厚而平滑的粘连分为数个腔隙。

【病因病理】

肩关节周围炎的发病原因，一般认为是在肩关节周围软组织退行性变的基础上，肩部受到轻微外伤，或累积性劳损，或受凉等，未能及时治疗和功能锻炼，造成肩部功能活动减少，导致肩关节周围软组织发生粘连，出现肩痛、活动受限，形成本病。发病过程主要与以下因素相关：①年龄及内分泌因素。②骨质疏松及肩关节退行性改变。③外伤与运动失稳。④颈椎退行性疾病。⑤感受风寒湿邪。⑥内脏牵涉痛长期不愈。主要病理变化为肩关节及其周围组织的损伤性、退行性的慢性炎症反应。如因冈上肌肌腱炎、肱二头肌肌腱炎、肩峰下滑囊炎、肩峰撞击症等造成肩部长期固定不动，或内分泌紊乱、慢性劳损、感受风寒湿邪等，均可继发肩关节周围炎，出现肩部肌腱、韧带、关节囊、滑液囊充血、水肿，炎性细胞浸润，组织液渗出，造成肩周围软组织广泛性粘连、疼痛、挛缩，进而造成关节活动严重受限。

颈椎病也是引起肩关节周围炎的原因，颈椎病变压迫第4～6颈神经，可造成肩部支配区软组织运动失调和神经营养障碍。另外，心、肺、胆道等疾患可发生肩部牵涉痛，如原发病长期不愈可使肩部肌肉持续性痉挛，造成肩关节活动受限，继发肩关节周围炎。

中医学认为，本病多发生于老年人，因年老体衰，气血虚损，筋失濡养，风寒湿邪侵袭肩部致筋脉拘急所致。气血虚损、血不荣筋为内因，风寒湿邪侵袭为外因。内外因相互作用，共同影响，引起肩关节周围炎。

【临床表现】

1. 急性疼痛期

（1）症状　肩部疼痛，活动时加剧，如穿上衣时、耸肩或肩内旋时疼痛加重，不能梳头洗脸，患侧手不能摸背。可急性发作，大多数是慢性疼痛，有的只有肩部不适及束缚感。疼痛多局限于肩关节的前外侧，可延伸到三角肌的抵止点，常涉及肩胛区、上臂或前臂。有的患者疼痛迅速加重，尤以夜间为重，不敢取侧卧位。急性疼痛期病程约为1个月，亦可延续2～3个月。

（2）体征　肩部外观正常，局部压痛，痛点多位于结节间沟、喙突、肩峰下滑囊或三角肌附着处、冈上肌附着处、肩胛内上角等处。

2. 粘连僵硬期　持续时间较久。

（1）症状　肩痛减轻或消失，肩关节活动度减小，严重时肩肱关节活动完全消失，梳头、穿衣、举臂、后背伸均感困难。此期一般需要3～6个月。

（2）体征　压痛轻微或压痛点减少，三角肌、肩胛带肌可出现轻度萎缩。

3. 缓解恢复期　为本症的恢复期或治愈过程。疼痛逐渐消减，肩关节挛缩、粘连逐渐消除，功能恢复正常。此期约需6个月。

【辅助检查】

1. X线检查　对直接诊断肩关节周围炎无帮助，多为阴性，可以排除骨与关节疾病，有时可见骨质疏松、冈上肌腱钙化，或大结节处有密度增高的阴影（图10-11）。

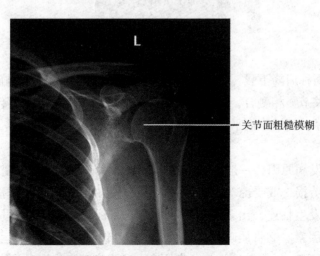

图10-11　肩关节X线片（正位）

2. MRI检查　冈上肌、冈下肌、肱二头肌长头可见异常信号（图10-12）。

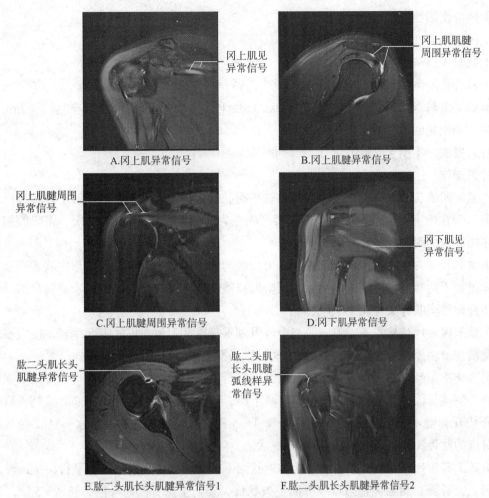

A.冈上肌异常信号　　　　　　　　B.冈上肌腱异常信号

C.冈上肌腱周围异常信号　　　　　D.冈下肌异常信号

E.肱二头肌长头肌腱异常信号1　　F.肱二头肌长头肌腱异常信号2

图10-12　肩关节 MRI

（图中标注）冈上肌见异常信号；冈上肌肌腱周围异常信号；冈上肌腱周围异常信号；冈下肌见异常信号；肱二头肌长头肌腱异常信号；肱二头肌长头肌腱弧线样异常信号

【鉴别诊断】

本病需与肩部骨、关节、软组织损伤，及由此引起的肩关节活动受限疾患相鉴别。此类患者都有明显的外伤史，且可查到原发损伤疾患，恢复程度一般较本病差。

尤其需与神经根型颈椎病相鉴别，颈椎病虽有肩臂放射痛，但在肩部往往无明显压痛点，仅有颈部疼痛和活动障碍，肩部活动度尚好。

【针刀治疗】

针刀治疗肩关节周围炎的效果因人而异，主要因为不同个体之间的病情差异较大，临床治疗首先应做到详细检查、明确病变位置，然后做出有针对性的针刀治疗。除了对患者的症状做出分析外，一般来说还应在喙突、喙肱韧带、结节间沟、冈上窝、冈下窝、大结节后外侧、肩胛骨外侧缘、肩峰下等位置寻找压痛点。

1.体位　仰卧位或侧卧位（患肩向上）。

2.体表标志　锁骨、肩峰、肩胛冈、喙突、大结节、小结节。

3.定点

（1）喙突阳性反应点。

（2）喙肱韧带与喙肩韧带阳性反应点。

（3）结节间沟阳性反应点。

（4）肩峰下阳性反应点。

（5）冈上窝阳性反应点。

（6）冈下窝阳性反应点。

（7）肱骨大结节阳性反应点。

（8）肩胛骨外侧缘阳性反应点。

4. 消毒与麻醉　常规消毒，铺无菌洞巾，0.5%利多卡因局部麻醉，每点注射1～2mL，注入麻醉药时，必须先回抽注射器确认无回血。

5. 针刀器械　Ⅰ型4号针刀。

6. 针刀操作

（1）喙突阳性反应点　刀口线与人体纵轴平行，针刀体与皮面垂直，按四步规程进针刀达喙突尖骨面后，在喙突尖部行十字切开，然后沿喙突尖外侧缘弧形切开1～3次，将喙肱韧带、喙肩韧带在喙突上的附着部切开。

（2）喙肱韧带与喙肩韧带阳性反应点　刀口线与人体纵轴平行，针刀体与皮肤表面垂直，按四步规程进针刀达喙肱韧带及喙肩韧带，调整刀口线使之分别与喙肱韧带、喙肩韧带的纤维方向垂直，切开韧带至肱骨头骨面1～3次。

（3）结节间沟阳性反应点　刀口线与上肢纵轴平行，针刀体与皮肤表面垂直，按四步规程进针刀达肱横韧带表面，切开肱横韧带3～5次，纵横摆动1～2次。

（4）肩峰下阳性反应点　刀口线与上肢纵轴平行，针刀体与皮肤表面垂直，按四步规程进针刀达肩峰外侧端骨面，然后移动针刀刃至肩峰下缘，使针刀沿肩峰下缘向深部继续刺入肩峰下滑囊，充分切开囊壁4～5次，在囊内通透剥离4～5次。保持刀口线方向呈水平位，在与肩峰外侧端相对应的肱骨头上将冈上肌腱切开4～5次。

（5）冈上窝阳性反应点　刀口线与人体冠状面平行，针刀体与人体纵轴平行，按四步规程进针刀达冈上窝骨面，然后调整刀口线方向呈矢状位，在冈上窝骨面向外侧铲切4～5次，以切断少量冈上肌起点处纤维，再将针刀刃提至皮下，保持刀口线方向呈矢状位不变，缓慢切至冈上窝骨面2～3次，以切断少量冈上肌纤维。在操作过程中始终密切关注患者反应，一旦出现触电感则立即停止操作，并移动针刀刃。

（6）冈下窝阳性反应点　刀口线与冈下肌纤维一致，使针刀体与皮肤表面垂直，按四步规程进针刀达骨面，然后将针刀柄摆向脊柱侧，沿冈下窝骨面向外侧方向铲切2～3次，切断少量冈下肌起点肌纤维。因冈下窝骨面与冈下肌之间有旋肩胛动脉走行，铲切时必须注意针刀刃始终不离骨面操作，以免伤及该动脉。

（7）肱骨大结节阳性反应点　刀口线与冈下肌纤维一致，使针刀体与皮肤表面垂直，按四步规程进针刀达肱骨大结节后外侧骨面，轻提针刀0.1～0.2cm，然后沿大结节骨面铲切2～3下，将少量冈下肌、小圆肌在肱骨大结节后外侧部的止点纤维切断而充分松解其张力。

（8）肩胛骨外侧缘阳性反应点　刀口线与大、小圆肌纤维一致，使针刀体与皮肤表面垂直，按四步规程进针刀达小圆肌起点区，向外缓慢移动针刀刃至肩胛骨边缘，然后轻提针刀0.1～0.2cm，沿骨面铲切3～4次以切断少量小圆肌纤维，有效降低其张力。

术毕，拔出针刀，局部压迫止血1分钟后，无菌敷料覆盖伤口。

7. 疗程　每次治疗的治疗点数量视患者病情而定，一般每次定点不超过10个，如患者耐受能力差可分多次完成治疗。同一治疗点治疗间隔3～7天，不同定点可于次日治疗。一般4次为1个疗程，视患者病情确定疗程。

【术后手法及康复】

1. 术后手法　肩关节助动手法。

2. 康复训练　胸椎灵活性训练、肩部稳定性训练。

3. 功能锻炼　功能锻炼极为重要，应在医师指导下进行积极锻炼，尤其是主动活动，即使是急性期也应做适当锻炼，以防止关节粘连。粘连期可忍着轻痛一日数次坚持锻炼。锻炼时间和强度因人而异，不论时间长短，有计划地进行，直至达到目的。常用锻炼方法如下。

（1）环绕甩肩法　患者早、晚做肩关节内旋、外旋、外展、环转上臂动作，反复锻炼，锻炼时必须缓慢持久，不可操之过急。

（2）爬墙法　患者侧面站立靠近墙壁，在墙壁上画一高度标志，以手指接触墙壁逐步向上移动，做肩外展上举动作，每日2~3次，每分钟5~10次，逐日增加上臂外展上举度数。

（3）手拉滑车法　可在屋柱上装一滑车。挂绳的一端系患肢，患者以健侧上肢向下牵拉另一端绳子，来帮助患侧关节的锻炼活动。

（4）握杆甩肩法　双手握住木棍或擀面杖两端，体前、左、右摇摆，以健肩推患肩尽力外展，再锻炼患肩后伸和上举功能。

第十节　肱骨外上髁炎

【概述】

肱骨外上髁炎，又称肱骨外上髁症候群、网球肘等，是一组以肘外侧疼痛为主的综合征，好发于前臂劳动强度较大的中年人，如网球、羽毛球运动员，或家务劳动过多者。男女患病比例为1：3，以右侧肢体多见。

【相关解剖】

肱骨外上髁是前臂伸肌肌群的起点，区域约为11mm（宽）×24mm（长），为不规则的箭头形嵴性突起，突起高点呈条形，较锐，两侧延续为较平坦的骨面。与肱骨外上髁相连的肌有肘肌、桡侧腕长伸肌、桡侧腕短伸肌、指伸肌、小指伸肌、尺侧腕伸肌、旋后肌等（图10-13）。与肱骨外上髁相连的韧带有：桡骨环状韧带、桡侧副韧带。

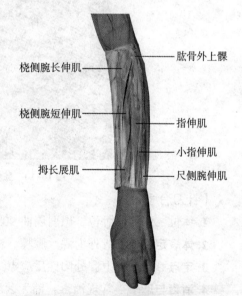

桡侧腕长伸肌————
桡侧腕短伸肌————
拇长展肌————

————肱骨外上髁
————指伸肌
————小指伸肌
————尺侧腕伸肌

图10-13　与肱骨外上髁相连的肌（部分示意）

【病因病理】

肱骨外上髁为肱桡肌和伸肌总肌腱附着处，经常用力屈伸肘关节，或前臂反复做旋前、旋后动作，可引起这些肌腱，特别是桡侧腕短伸肌腱，在肱骨外上髁附着部的牵拉，甚至撕裂伤，使局部出现充血、水肿等损伤性炎症反应，在损伤肌腱附近发生粘连，以致纤维变性。

局部病理改变可表现为：桡侧副韧带、桡骨头环状韧带的退行性变，肱骨外上髁骨膜炎，前臂伸肌总腱深面滑囊炎，慢性肱桡关节的滑膜炎症，桡神经分支或前臂外侧皮神经分支神经炎，或局部滑膜皱襞过度增厚等。病理检查可发现局部瘢痕组织形成，及包裹在瘢痕组织中微小撕脱性骨折。

【临床表现】

1. 症状　患者常主诉肘关节外侧疼痛。早期感到肘外侧酸痛无力，在屈肘手部拿物、握拳旋转时，疼痛加重；肘部受凉时也会加重。严重者握物无力，疼痛可向上臂、前臂及腕部放射，但在提重物时疼痛不明显，休息时多无症状。部分患者夜间疼痛明显。

2. 体征　局限性敏感性压痛，压痛点位于肘关节外上方，即肱骨外上髁处，常为锐痛。检查肱骨外上髁部多无红肿，肘关节屈伸范围不受限，较重时局部可有微热，病程长者偶有肌萎缩，肘关节屈伸、旋转功能正常，但腕关节抗阻力背伸和前臂旋前、旋后均可引起患处疼痛。严重者局部可微肿胀。

【辅助检查】

1. MILL 试验阳性　令患者在前臂旋前位做抗阻力旋后动作，或伸肘、握拳，或于屈腕位用力做旋前动作时，引发或加重肱骨外上髁处疼痛。

2. X 线检查　多为阴性，有时可见肱骨外上髁处骨质密度增高，或在其附近见浅淡的钙化斑。

3. MRI 检查　可见异常信号（图 10-14）。

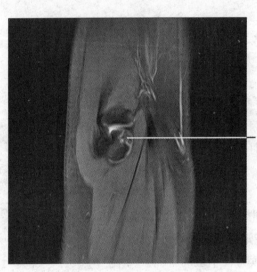

肱骨外上髁见不规则异常信号

图 10-14　肱骨外上髁 MRI 片

【针刀治疗】

1. 体位　患者仰卧位，患肘屈曲 90°平置于床面。

2. 体表定位　肱骨外上髁、鹰嘴、桡骨小头。

3. 定点　肱骨外上髁处阳性反应点（多少因人而异）。

4. 消毒与麻醉　常规消毒，铺无菌洞巾，0.5% 利多卡因局部麻醉，每点注射 1～2mL，注入麻醉药时，必须先回抽注射器确认无回血。

5. 针刀器械　Ⅰ型 4 号针刀。

6. 针刀操作（图 10-15）　刀口线与前臂纵轴平行，针刀体与皮肤表面垂直，按四步规程进针刀达肱骨外上髁，提起针刀到达伸肌总腱表面，纵行切开伸肌总腱 3～4 次，再使针体向两侧倾斜约 45°，向其两侧铲切 2～3 次，调转刀口线 90°，横向切割肌腱 1～2 次。

术毕，拔出针刀，局部压迫止血 1 分钟后，无菌敷料覆盖。

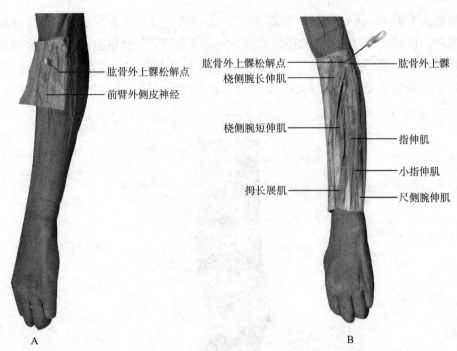

图 10-15　针刀治疗肱骨外上髁炎

7. 疗程　每 1～2 周治疗 1 次，4 次为 1 个疗程，视患者病情确定疗程。

【术后手法及康复】

1. 术后手法　松解点弹拨。术者以拇指在进针点一侧按压，推动皮下组织连同肌腱沿骨面向另一侧滑动，以扩大针刀松解范围，反复 3～5 次即可。弹拨过程中患者感觉局部疼痛为正常现象。

2. 康复训练　胸椎灵活性训练、肩部稳定性训练。

第十一节　桡骨茎突狭窄性腱鞘炎

【概述】

桡骨茎突狭窄性腱鞘炎以手腕桡侧疼痛为主，多见于看护小孩者、手工操作者及中老年人，女性多于男性。起病缓慢，有时也可突然发生。初次发作且病情较轻者，局部制动、热敷或类固醇药物鞘管内注射可缓解症状，病程较长、症状明显者，适合针刀治疗。

【相关解剖】

1. 桡骨茎突　桡骨下端外侧面粗糙，有一个向下方的锥形隆起，即为桡骨茎突，其基部为肱桡肌腱止点。桡骨茎突外侧有两条浅沟，有拇长展肌及拇短伸肌腱通过。

2. 桡骨茎突部的肌腱

（1）拇长展肌腱　位于桡骨茎突部肱桡肌腱的表面。拇长展肌起于尺骨和桡骨中部的背面及界于两者之间的骨间膜，止于拇指第 1 掌骨底的外侧。

（2）拇短伸肌腱　位于桡骨茎突部肱桡肌腱的表面，与拇长展肌腱并排。

（3）伸肌支持带　属于前臂筋膜的一部分。前臂筋膜是深筋膜，在前臂远端腕关节附近增厚，内侧形成掌浅横韧带及深面的屈肌支持带；外侧形成伸肌支持带，又称腕背侧韧带。在桡骨茎突部，伸肌支持带的宽度约为 20mm。

3. 鼻烟窝区（图 10-16） 所谓"鼻烟窝区"，是指桡骨茎突下方的小凹陷。鼻烟窝区的近侧界为桡骨茎突；桡侧界为拇长展肌和拇短伸肌腱；尺侧界为拇长伸肌腱；底部是桡骨茎突尖、舟骨、大多角骨及第 1 掌骨底。桡动脉在分出腕掌侧支后从腕前方经鼻烟窝的底部，在鼻烟窝区的底部可以扪及动脉跳动。桡骨茎突的背面稍上方有桡神经浅支在皮下通过，走向手背桡侧部皮下。

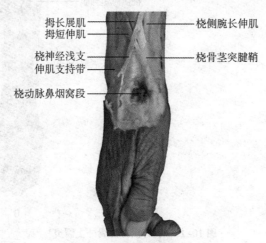

图 10-16　桡骨茎突周围解剖结构

【病因病理】

拇长展肌腱及拇短伸肌腱在经过桡骨茎突到第 1 掌骨时，屈曲角度大约为 105°，拇指和腕关节活动时此处肌腱折角加大，增加了肌腱与鞘管的摩擦。持续过度活动及反复轻度外伤，如用手指握物、手指内收及腕部尺屈时，增加摩擦和挤压腱鞘，腱鞘受刺激后可以发生炎症样改变，如水肿、渗出。纤维管壁正常厚约 1mm，腱鞘炎时可增厚 2～3 倍，使本已狭窄的腱鞘变得更加狭窄，造成腱鞘内肌腱滑动障碍，日久该处腱鞘增生、肥厚，发生纤维样变。

因女性拇长展肌腱和拇短伸肌腱从腕到手的折角较男性大，这可能是女性发病率较男性高的原因之一。女性发病多在哺乳期，可能与经常双手举托小孩动作有关，因将小孩从床上举托时，拇长展肌会处于持续紧张状态，反复重复该动作，会加重对桡骨茎突腱鞘的摩擦刺激，从而导致该病发生。从临床来看，凡参与看护小孩的人员都易患此病，说明反复的腕部负重桡屈动作是诱发该病的关键因素，其他以手工操作为主的职业，如反复重复此动作同样容易发病。

【临床表现】

1. 症状 腕部桡侧疼痛，握物无力，提重物时自觉手腕乏力，并使疼痛加重，不能做倒水动作。疼痛可向拇指和前臂扩散，严重者可放射至全手或肩、臂等处，甚至夜不能寐。受到寒冷刺激时，腕桡侧疼痛加重。活动腕关节和拇指时疼痛加剧，尤其是屈拇指同时腕尺偏时更加明显。严重者，拇指伸展活动受限。

2. 体征 桡骨茎突处可触及摩擦音，触之可摸到一豌豆大小的结节，似骨性突起，桡骨茎突桡侧部压痛明显。与对侧比较，可见患侧桡骨茎突处有一轻微隆起，但无红热现象。

芬克斯坦试验（又称握拳尺偏试验）阳性：拇指屈向掌心，其余四指握住拇指呈握拳状，向尺侧做屈腕动作，桡骨茎突处出现疼痛为阳性。

【鉴别诊断】

本病要与腕桡侧副韧带损伤相鉴别。一般桡侧副韧带损伤有急性外伤史，腕尺偏的疼痛与拇指内收掌心无关，与尺偏的程度和速度有关。该病压痛在桡骨茎突的尖部（远端），而腱鞘炎的压痛在桡骨茎突桡侧部。

【针刀治疗】

1. 体位　仰卧位，上臂平置于治疗床面，医师坐于患肢一侧。

2. 体表定位　桡骨茎突。

3. 定点　桡骨茎突处按压寻找压痛点并做好标记。

4. 消毒与麻醉　常规消毒，铺无菌洞巾，0.5%利多卡因局部麻醉，每点注射1～2mL，注入麻醉药时，必须先回抽注射器确认无回血。

5. 针刀器械　Ⅰ型4号针刀。

6. 针刀操作（图10-17）　切割目标：桡骨茎突部腱鞘。

（1）非可视化针刀治疗　入路层次：皮肤→浅筋膜→腱鞘。

松解方法：术者右手持Ⅰ型4号针刀，以拇、食指捏持针柄，左手拇指尖掐按在定点处以固定进针点组织。使刀口线与患肢纵轴平行，使针尖快速穿过皮

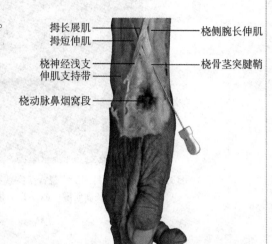

图10-17　针刀治疗桡骨茎突狭窄性腱鞘炎

肤，保持针体与皮肤表面垂直，缓慢探索进针，针尖穿过腱鞘时可有落空感，继续进针达肌腱时，针下可有针尖碰触坚韧组织的感觉，此时停止进针（不可穿透肌腱）。在此位置轻提针刀至腱鞘表面，顺患肢纵轴方向倾斜针刀至与皮肤表面呈15°角，依定点标志范围分别向近心端和远心端方向行腱鞘切开，针下有松动感时说明已达到松解目的。手术全过程中必须始终保持刀口线与患指纵轴平行，禁止调转刀口线以避免横断肌腱。出针后以创可贴包扎。

（2）可视化针刀操作　以术者右利手为例，术者左手持高频线阵探头，右手持针刀，将探头分别以短轴和长轴反复在桡骨茎突表面，确认拇长展肌腱与拇短伸肌腱及腱鞘位置（内侧为拇长展肌腱，外侧为拇短伸肌腱）（图10-18、图10-19、图10-20），以长轴引导平面内进针（图10-21），在超声影像中确认针尖到达肌腱表面，将针刀由远心端向近心端对腱鞘进行推割松解3～4次，松解过程中手下可有针刀划开韧性组织的感觉（图10-22、图10-23），松解完毕后拔针，按压至不出血，无菌敷料包扎。

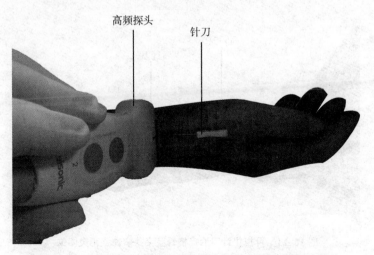

图10-18　可视化针刀治疗桡骨茎突狭窄性腱鞘炎超声探查体位

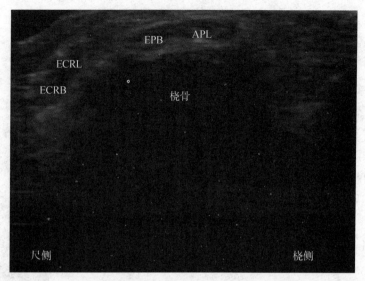

图 10-19 可视化针刀治疗桡骨茎突狭窄性腱鞘炎横轴探查超声图像（EPB 为拇短伸肌腱，APL 为拇长展肌腱，ECRL 为桡侧腕长伸肌腱，ECRB 为桡侧腕短伸肌腱）

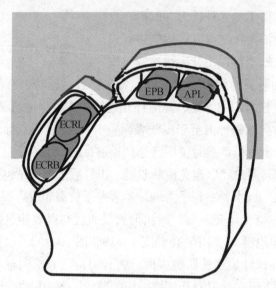

图 10-20 可视化针刀治疗桡骨茎突狭窄性腱鞘炎横轴探查超声图像示意图（EPB 为拇短伸肌腱，APL 为拇长展肌腱，ECRL 为桡侧腕长伸肌腱，ECRB 为桡侧腕短伸肌腱）

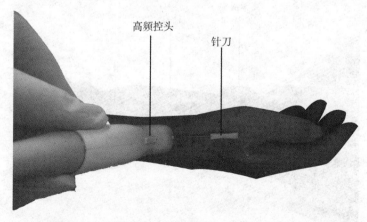

图 10-21 可视化针刀治疗桡骨茎突狭窄性腱鞘炎体位

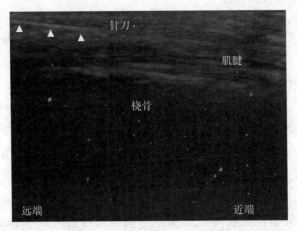

图 10-22　可视化针刀治疗桡骨茎突狭窄性腱鞘炎超声图像

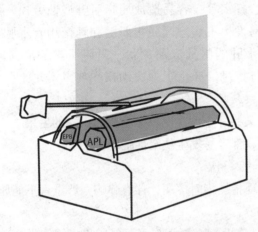

图 10-23　可视化针刀治疗桡骨茎突狭窄性腱鞘炎超声图像示意图
（EPB 为拇短伸肌腱，APL 为拇长展肌腱）

8. 疗程　一般仅治疗 1 次，4 周后复查，如疼痛缓解不理想，可考虑给予第 2 次治疗。

【术后手法及康复】

1. 术后 1 周内限制患侧拇指上翘动作，以免桡骨茎突受到刺激。

2. 治疗部位保持清洁干燥，防止感染。

第十二节　屈指肌腱腱鞘炎

【概述】

屈指肌腱腱鞘炎又称弹响指，因多数患者患指屈伸时有弹响出现，故名。临床发病率较高，好发于与掌骨头相对应的指屈肌腱纤维管的起始部。多与职业有关，从事手工操作者（如木工）多发。

【相关解剖】（图 10-24）

屈指肌腱腱鞘是分别包裹指浅、深屈肌腱和拇长屈肌腱的双层滑膜鞘，存在于肌腱通过腕管

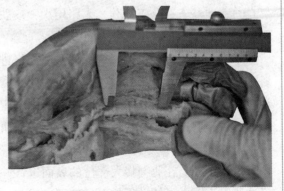

图 10-24　屈指肌腱解剖结构

处，包裹拇长屈肌的为拇长屈肌腱腱鞘，包裹指浅、深屈肌腱的为屈肌总腱腱鞘。屈指肌腱腱鞘系深筋膜的增厚部，包裹屈指肌腱的前面与两侧，附着于指骨两侧，远侧止于远节指骨底。近侧止于掌指关节近侧 2cm 处。手指屈肌腱腱鞘与指骨共同形成骨纤维管，一方面有约束指屈肌腱于原位的作用，同时因其内面衬以滑膜鞘，又有润滑、便利活动的作用。屈指肌腱腱鞘在位于关节的部位（掌指关节或指间关节）可以出现增厚变化，因为这些部位常常是屈指用力时的着力点。腱鞘增厚的部位起着滑车作用，约束肌腱的滑动方向，故称滑车。掌骨头处的滑车又称指鞘韧带，其边缘十分明显，在第 2～5 指，滑车的宽度为 4～6mm，厚约 1mm，而拇指滑车的宽度和厚度均较其余四指略有增加。

【病因病理】

屈指肌腱腱鞘炎的发病部位在与掌骨头相对应的屈指肌腱纤维管的起始部，此处由较厚的环形纤维性腱鞘（即环形滑车）与掌骨头构成相对狭窄的纤维性骨管，手指长期快速用力活动，如演奏乐器、洗衣、打字等，容易造成屈指肌腱慢性劳损。患者先天性肌腱异常、类风湿关节炎、病后虚弱也易发生本病。因屈指肌腱和腱鞘均有水肿、增生、粘连，使纤维性骨管狭窄，进而压迫本已水肿的肌腱成葫芦状，阻碍肌腱的滑动。用力伸屈手指时，葫芦状膨大部在环状韧带处强行挤过，产生了弹拨动作和响声，并伴有疼痛，故又称弹响指或扳机指。

狭窄性腱鞘炎也可能是某些静止型、亚临床型胶原疾病的后果。一些反复遭受轻微外伤的职业，如木工、餐厅服务员等，都容易发生狭窄性腱鞘炎。

【临床表现】

1. 症状 拇指或中指及环指屈指时疼痛，伴有弹响，严重者不能屈伸，呈伸直固定位或呈屈曲固定位。

2. 体征 患指掌指关节掌侧压痛，并可触及硬结，患指屈伸弹响，甚至屈伸不能。

【针刀治疗】

1. 体位 患者取俯卧位，患手下垫敷无菌巾。

2. 体表标志 掌远侧横纹、掌骨头。

3. 定点 掌指关节掌侧阳性反应点。

4. 消毒与麻醉 常规消毒，铺无菌洞巾，0.5% 利多卡因局部麻醉，每点注射 1～2mL，注入麻醉药时，必须先回抽注射器确认无回血。

5. 针刀器械 Ⅰ型 4 号针刀。

6. 针刀操作（图 10-25） 切割目标：腱鞘滑车。

（1）非超声引导下操作 入路层次：皮肤→掌腱膜→腱鞘滑车→到达肌腱表面。

术者以右手拇、食指捏持针柄，以做好进针准备，令患者轻轻屈伸患指，术者以左手拇指指腹前端按在定点处，触摸膨大肌腱的滑动，并确定肌腱膨大的位置。进针时，使患者半屈患指，使肌腱的膨大部位进入滑车狭窄处（弹响过程开始），并维持该位置不动，在肌腱膨大部位的表面进针并使刀锋达肌腱表面，具体过程如下：使刀口线与患指纵

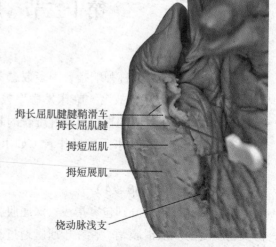

拇长屈肌腱腱鞘滑车
拇长屈肌腱
拇短屈肌
拇短展肌

桡动脉浅支

图 10-25 屈指肌腱狭窄性腱鞘炎针刀治疗

轴平行，使针尖快速穿过皮肤，保持针体与皮肤表面垂直，缓慢探索进针，针尖穿过腱鞘（环形滑车）时可有落空感，继续进针达肌腱时，针下可有针尖碰触坚韧组织的感觉，在此位置轻提针刀至腱鞘表面，将腱鞘切开 3 ～ 4 下，针下有松动感时说明已达到松解目的，可出针后令患者屈伸患指，观察屈伸障碍是否解除。手术全过程中必须始终保持刀口线与患指纵轴平行，禁止调转刀口线，以免横断肌腱。

（2）超声引导下操作　以术者右利手为例，术者左手持高频线阵探头，右手持针刀，采取平面内进针，针身与皮肤成约 15°角，刀口线与屈指肌位于同一平面内，超声引导下将针刀由 A1 滑车近心端至远心端方向进行推割松解一次，推割松解长度约 8mm，松解过程中手下可有针刀划开韧性组织的感觉，松解后检查患指屈伸障碍是否解除。若仍有屈伸障碍，可再进行推割松解，直至患指可自由屈伸。

术毕，拔出针刀，局部压迫止血 1 分钟后，无菌敷料覆盖伤口。

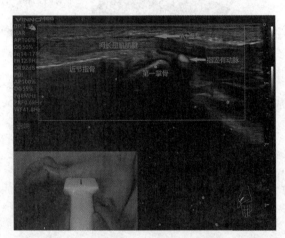

图 10-26 超声定位示意图

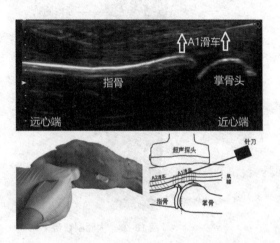

图 10-27 针刀松解示意图

7. 疗程　视患者病情确定疗程，绝大多数患者治疗 1 次即可。

【术后手法及康复】

1. 术后 1 ～ 3 天，每小时完成 3 ～ 5 次"握拳 – 伸展"活动。3 天后可适当增加患指屈伸活动，以防止术后粘连。

2. 治疗部位保持清洁干燥，防止感染。

第十三节　内侧副韧带慢性损伤和鹅足滑囊炎

【概述】

膝关节周围软组织损伤是指构成膝关节的软组织（包括肌肉在膝关节处的起止点、膝关节表浅部韧带、膝关节的脂肪垫、膝关节周围的滑液囊等）所发生的应力性损伤，其主要表现是膝部的疼痛，严重者影响膝关节功能，甚至发生关节畸形，其中膝关节内侧韧带与鹅足滑囊炎是最常见的膝关节周围软组织损伤，可以发生在任何年龄段，中年以上肥胖者多见，更是老年女性的常见疾病。

【相关解剖】

1. 内侧副韧带（图 10-28）　又称胫侧副韧带，扁宽而坚韧，位于关节的内侧。上方起自股骨内上髁，向下止于胫骨内侧髁及胫骨体的内侧面。

2. 鹅足滑囊（图 10-29） 鹅足区是指前以胫骨粗隆内缘为界，后至胫骨内侧缘，上距胫骨平台 5cm，下距胫骨平台 9cm 之间的区域。在此区域内有大腿肌前群的缝匠肌、内侧群的股薄肌、后群的半腱肌和胫侧副韧带附着。3 条肌腱逐渐愈合为一体共同附着于胫骨粗隆的内侧，愈合端的三条肌腱与愈合后的腱膜形成一鹅掌状的结构，故将此处命名为鹅足区。愈合后的肌腱分为两层：浅层是缝匠肌腱膜，深层为互相连接的股薄肌和半腱肌肌腱，该肌腱菲薄，覆盖两个滑液囊，即鹅足囊和缝匠肌腱下囊。鹅足囊大而恒定，其面积为 45mm×35mm，形状为卵圆形。

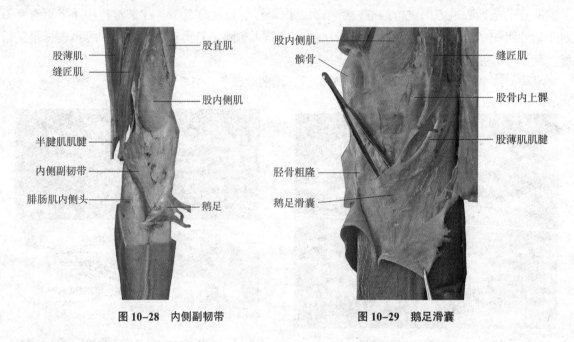

图 10-28　内侧副韧带　　　　　　图 10-29　鹅足滑囊

【病因病理】

膝关节周围的肌肉和韧带等组织起着稳定膝关节的作用，膝关节内侧的韧带包括内侧副韧带、髌内侧支持带等，它们在胫骨内侧髁上都有止点。胫骨内侧髁包括在鹅足区的范围内。这些组织在结构上互为胶着，功能上密不可分，因此也会一并出现损伤。

膝关节内侧韧带损伤与鹅足滑囊炎常发生于肥胖者、体力劳动者与运动爱好者或以运动为职业者。其损伤发生的机制是瞬间拉应力改变。最大的受力部位一般都位于韧带或肌肉的起止点处，因此内侧副韧带在股骨内侧髁和胫骨内侧髁的附着点容易损伤。具体情况如下：

1. 在体重超重或负重时，作为主要承重结构的膝关节周围软组织（包括膝内侧肌肉和韧带）处于应力超负荷状态，这种情况下，当患者改变身体姿势时，会导致膝周稳定装置的受力瞬间增高，造成韧带的撕裂伤；另外，膝周稳定装置长期超负荷工作本身也可能会造成慢性损伤的出现。

2. 当膝关节处于屈曲位时，膝关节外侧受到打击或压迫，使膝关节被迫外翻，膝关节内侧间隙瞬间被拉宽，可造成胫侧副韧带出现撕裂伤。

3. 在某些运动项目（如足球）中，当运动者因身体接触造成膝关节内侧拉应力瞬间增大时（如足球运动中出现双方"对脚"），可造成内侧副韧带与鹅足区的急性撕裂伤。

在撕裂伤发生时，损伤局部可能出现不同程度的内出血或渗出。在损伤修复过程中，撕裂部位慢慢愈合形成瘢痕，胫侧副韧带的起止点处，韧带和骨（膜）形成粘连病变。因出现瘢痕和粘连病变使韧带局部弹性降低，不能自由滑动，从而影响膝关节的功能，如果勉强行走，尤其是增加膝关节负重的行走，如上下楼梯、爬山等，会造成瘢痕和粘连部位受到牵拉，出现疼痛加重，并可能造成新的损伤发生。

从临床来看，内侧副韧带的中间部位也是常见的损伤点，这可能与内侧副韧带的受力特点有关。在膝关节做屈伸活动时，内侧副韧带要向前、后滑动，韧带中部的纤维会随之扭转、卷曲或突出等，增加了在韧带和胫骨之间的摩擦，从而出现损伤。

在鹅足区内，股薄肌、半腱肌和股骨内上髁处互相接近，在绕胫骨内侧髁时，两肌腱均贴近骨面，当肌肉收缩时，有可能与骨面发生摩擦，尤其是股薄肌。因此，胫骨内侧髁下方的股薄肌和半腱肌肌腱，是鹅足区最易发生损伤的部位。

【临床表现】

1. 症状　行走时或上、下楼梯时膝关节疼痛，疼痛位于膝关节内侧或无法确定准确位置，下蹲或由蹲（坐）位站起时疼痛加重，严重者行走跛行。

2. 体征　膝关节内侧多点压痛，压痛点多位于股骨内侧髁至胫骨内侧髁之间的区域内（包括鹅足区）。内侧副韧带分离试验阳性。

内侧副韧带分离试验（又称侧压试验）：令患者取仰卧位，伸直膝关节，检查者站立于患者患肢一侧床旁，一手握伤肢踝关节上方，以另一手之手掌顶住膝关节外侧，自膝外侧向其内侧持续推压，强力使小腿被动外展，此时膝内侧出现疼痛者为阳性。

【辅助检查】

X线检查一般无异常，部分患者可见韧带钙化表现，严重者可见内侧关节间隙变窄。

【针刀治疗】

1. 体位　平卧位，患者膝下垫枕，使膝关节屈曲成150°角左右。

2. 体表标志　股骨内侧髁、胫骨内侧髁。

3. 定点　膝关节内侧股骨内侧髁至胫骨内侧髁之间的区域阳性反应点，分布可因人而异。

4. 消毒与麻醉　常规消毒，铺无菌洞巾，0.5%利多卡因局部麻醉，每点注射1～2mL，注入麻醉药时，必须先回抽注射器确认无回血。

5. 针刀器械　Ⅰ型4号针刀。

6. 针刀操作（图10-30）　刀口线与下肢纵轴平行，针刀体与皮肤垂直，按四步规程进针刀达骨面，轻提针体1～2mm，纵向切开2～3次，然后调转刀口线与下肢纵轴垂直，横行切开2～3次。

术毕，拔出针刀，局部压迫止血1分钟后，无菌敷料覆盖伤口。

7. 疗程　每次的治疗点数量视患者病情而定，一般每次定点不超过10个。如患者耐受能力差可分多次完成治疗。同一治疗点治疗间隔3～7天，不同定点可于次日治疗。　般4次为1个疗程，视患者病情确定疗程。

【术后手法及康复】

1. 术后手法　内侧副韧带拉伸手法。

2. 康复训练　呼吸训练、核心稳定性训练、感觉运动刺激训练、腘绳肌训练、股四头肌训练。

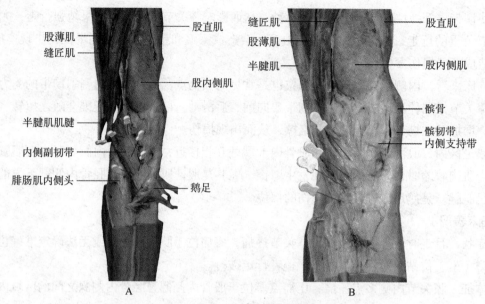

图 10-30 针刀治疗鹅足滑囊炎

第十四节 踝关节陈旧性损伤

【概述】

踝关节扭伤是常见的运动损伤，在关节韧带损伤中占第一位，在篮球、足球、滑雪、田径运动中最为多见。踝关节扭伤后应及时治疗，如果迁延日久，容易造成受伤韧带慢性病变，影响踝关节的稳定性，出现反复的踝关节扭伤。踝关节扭伤的急性期与慢性期病理变化不同，相应的治疗原则和治疗方法也有很大区别。针刀治疗主要适用于慢性期病变，对于改善踝关节周围软组织的生物力学平衡及血运状态具有重要的临床价值，临床实践证明，针刀治疗可以使病程迁延多年的踝关节慢性损伤得以康复。

【相关解剖】

1. 足踝部的支持带　在踝的前、内及外侧，深筋膜均增厚形成支持带以保护其下走行的肌腱、血管与神经。其中，前侧深筋膜增厚所形成的支持带称为伸肌支持带；外侧深筋膜增厚所形成的支持带称为腓骨肌支持带；内侧深筋膜增厚所形成的支持带称为屈肌支持带。

2. 踝部的关节与韧带　踝部关节包括胫腓关节和距小腿关节，胫腓关节是由胫骨下端的腓切迹与腓骨下端的内侧面构成，胫、腓骨连接内部没有关节软骨，关节腔不明显，仅以骨间韧带相连，包括胫腓前韧带、胫腓后韧带、骨间韧带和胫腓横韧带。距小腿关节指连接距骨和胫、腓骨的关节，该关节的韧带包括距小腿关节前、后侧关节囊韧带，距小腿关节内侧韧带，距小腿关节外侧副韧带（图 10-31）。

【病因病理】

1. 病因　急性踝关节扭伤常发生于两种情况：一是身体由高处下落（下楼、跳起等）时踩空或落于不平地面及不规则物体之上，导致踝关节受到轴向暴力，受伤时以踝关节呈跖屈内翻位者居多，从而造成踝关节周围的韧带、支持带等软组织受到暴力牵拉而出现撕裂等损伤；二是运动过程中踝关节呈跖屈位时突然向内侧翻转，踝关节外侧韧带遭受暴力牵拉所致。

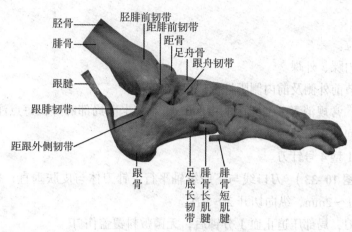

图 10-31 外踝周围解剖结构

2. 病理变化 韧带、支持带等软组织受到过度牵拉损伤后，经自然恢复或积极治疗，组织间的出血、渗出液通过引流或自然吸收会逐渐消失，损伤组织进入修复期，通过机化、纤维化等过程获得修复。如果损伤轻微，修复后的组织在形态和功能上不会有明显异常，踝关节功能也不会受影响，患者也不会有异常感觉遗留。如果损伤较重，修复后的组织在形态上难以恢复如初，其瘢痕化将会导致组织挛缩。这种变化会带来多种后果：①修复后的韧带组织可能存在结构缺陷，从而导致其抗拉应力的能力减弱，对踝关节的保护作用下降，导致慢性踝关节不稳，易使患者发生反复的踝关节扭伤。②纤维化可导致韧带挛缩及对局部神经组织的卡压刺激，从而出现慢性疼痛等。③急性期损伤组织的出血、渗出等病理变化可能导致在后期修复过程中出现组织间的粘连，挤压局部小血管从而影响血供及静脉回流（可有长期的局部轻度肿胀），血供障碍又对组织的进一步修复产生不利影响，形成恶性循环。

【临床表现】

1. 踝关节外侧损伤

（1）症状 有多次反复踝关节扭伤病史，走行时感到踝关节前外侧隐痛，并在起步和停止时感觉不适。

（2）体征 检查可有踝关节前外侧明显压痛，部分患者可有局部轻度肿胀。

2. 踝关节内侧损伤 相对少见。

（1）症状 有踝关节内侧扭伤史，由于治疗不当遗留慢性疼痛，尤以走路时明显。

（2）体征 踝关节前内侧明显压痛。

【辅助检查】

踝关节外侧损伤，时间长者 X 线检查可见骨关节炎（图 10-32）。

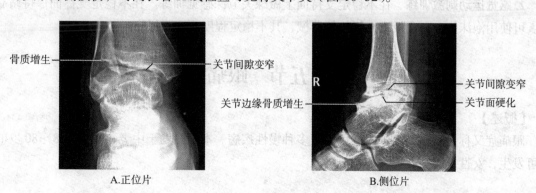

图 10-32 踝关节 X 线片

【针刀治疗】

1. 体位　仰卧位。

2. 体表标志　内踝、外踝。

3. 定点　踝关节前外侧及前内侧阳性反应点。

4. 消毒与麻醉　常规消毒，铺无菌洞巾，0.5% 利多卡因局部麻醉，每点注射 1～2mL，注入麻醉药时，必须先回抽注射器确认无回血。

5. 针刀器械　Ⅰ型 4 号针刀。

6. 针刀操作（图 10-33）　刀口线与下肢纵轴平行，针刀体与皮肤垂直，按四步规程进针刀达骨面，轻提针体 1～2mm，纵向切开 2～3 次。

术毕，拔出针刀，局部压迫止血 1 分钟后，无菌敷料覆盖伤口。

7. 疗程　每次治疗点数量视患者病情而定，一般每次定点不超过 10 个。如患者耐受能力差可分多次完成治疗。同一治疗点治疗间隔 3～7 天，不同定点可于次日治疗。一般 4 次为 1 个疗程，视患者病情确定疗程。

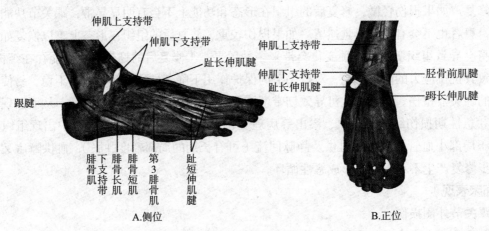

图 10-33　陈旧性踝关节扭伤针刀治疗

【术后手法及康复】

1. 踝关节稳定性训练

（1）抗阻踝外翻　坐在凳子上，用弹力带套住两脚，患脚用力外翻。

（2）抗阻足内翻　弹力带远端固定作为阻力，用力内翻。

（3）抗阻勾脚　弹力带远端固定作为阻力，踝关节从伸直位到屈曲位。

（4）抗阻绷脚　以弹力带为阻力，手握近端固定，套在脚掌上从屈曲位尽量绷到伸直。

2. 感觉运动刺激训练　在不稳定支持面上做踝关节深感觉训练。在不稳定支撑面保持站立平衡。可使用泡沫垫、平衡板或充气垫等器械，其不稳定程度可逐步提高。

第十五节　跟痛症

【概述】

跟痛症又称足跟痛、跟骨痛，可见于多种慢性疾病。本病好发于中老年人，但 8～80 岁的人都可发生，女性及肥胖者更为多见。

【相关解剖】

1. 跟骨结节 跟骨是跗骨中最大的 1 块，跟骨后部的隆突为跟骨结节。在与其下面移行处有两个朝前的突起，称跟骨结节内、外侧突。跟腱止于跟骨结节的粗糙区。

2. 足底腱膜（图 10-34） 足底腱膜连接于跟骨结节和趾骨的足底面，系由足底深筋膜增厚形成。足底腱膜分为中间部、内侧部与外侧部。足底腱膜中间部很强大，自跟骨结节内侧突的跖面起始，向前分为 5 支，与足趾的屈肌纤维鞘及跖趾关节的侧面相融合。足底腱膜内侧部与外侧部都很薄弱，内侧部介于跟骨结节至姆趾近节趾骨底，覆盖姆展肌；外侧部起于跟骨结节内侧突或外侧突，止于第 5 跖骨粗隆，覆盖小趾展肌，其外侧另有坚强的纤维带。

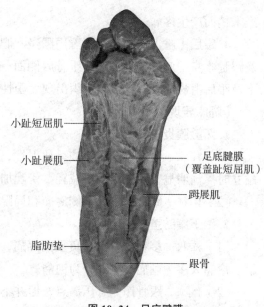

图 10-34 足底腱膜

足底腱膜为足底某些肌肉的起点，具有以下作用：保护足底肌肉及肌腱和足底关节；站立时，足底腱膜纤维紧张，以支撑纵弓和横弓。

3. 足底脂肪垫（图 10-35） 足跟部有丰厚的弹性脂肪组织，介于皮肤与跟骨及跟腱之间，以抵抗体重对足跟的压力。在这些脂肪组织周围的间隙内，有由弹性纤维组织形成的致密间隔，每个间隔又为斜行及螺旋排列的纤维带所加强，这些被弹性纤维组织包围并充满脂肪的间隔如同水压缓冲器。

4. 足跟部的滑膜囊 有跟骨滑囊、跟腱囊与跟皮下囊。跟骨滑囊位于跖腱膜在跟骨上的止点周围、跟骨结节与脂肪垫之间。跟腱囊在跟骨与跟腱之间。跟皮下囊在跟腱与足跟皮肤之间。

【病因病理】

引起足跟痛的常见原因有很多，如跖腱膜炎、足跟脂肪垫炎或萎缩、跟骨滑囊炎等。

1. 跖腱膜炎 跖腱膜在跟骨上的止点周围有滑囊存在，用于缓冲因跖腱膜紧张所形成的对跟骨跖腱膜止点的拉应力。当这种拉应力持续增高时，可能造成滑囊的无菌性炎症，形成跖腱膜炎。炎症所产生的炎性因子刺激神经末梢会造成足跟疼痛。

2. 跟下脂肪垫炎 由于足跟长期受到压迫和感受风寒，造成跟下脂肪垫血运不畅，脂肪垫缺血，产生无菌性炎症。炎症产生的炎性因子刺激神经末梢会产生疼痛，重力刺激会使这种刺激加重，从而直接加重疼痛。

3. 跟骨滑囊炎 跟骨滑囊位于跟骨结节与脂肪垫之间，在跳跃或体重过重时，容易使滑囊受到过度刺激，出现无菌性炎症，从而使炎性因子刺激滑囊壁的神

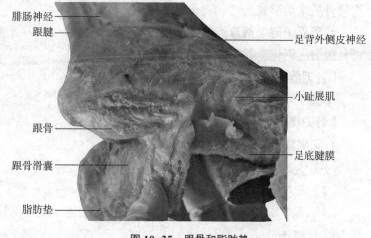

图 10-35 跟骨和脂肪垫

经末梢而产生疼痛。

4. 跟后（腱）滑囊炎及跟腱周围炎　肥胖、运动过度及穿高跟鞋、低鞋帮都可能使跟腱滑囊及跟腱本身受刺激过度，造成跟骨后侧面、跟腱附着点发生骨刺，跟腱发生肥厚，跟腱滑囊、皮下及跟后滑囊、跟腱周围软组织出现无菌性炎症，从而使炎性因子刺激神经末梢产生疼痛症状。

【临床表现】

1. 跖腱膜炎

（1）症状　足跟疼痛，疼痛呈放射性，持续时间从数周、数月到数年不等。在晨起或长时间站立时疼痛明显，稍微活动后减轻，傍晚加重。相关的神经感觉异常少见。

（2）体征　跟骨结节内下侧疼痛和局限性压痛，有轻微肿胀及发红。

2. 跟下脂肪垫炎

（1）症状　多在跟骨跖侧负重面疼痛，长时间站立症状明显加重，休息和穿厚跟软底鞋可缓解。疼痛大多为刺痛，少部分为钝痛。

（2）体征　跟骨跖侧有压痛点，但并不局限，有僵硬、肿胀，按之没有囊性感。

3. 跟骨滑囊炎

（1）症状　跟骨跖侧负重面、跟骨结节附近疼痛，长时间站立症状会明显加重，休息和穿厚跟软底鞋可缓解症状，大多为刺痛，少部分为钝痛。

（2）体征　跟骨结节下方肿胀、压痛，按之有囊性感。

4. 跟后（腱）滑囊炎及跟腱周围炎

（1）症状　跟骨后上部跟腱附着部疼痛。

（2）体征　跟腱附丽点处有压痛、肿胀及胼胝。如跟腱区滑囊有感染，也可形成溃疡。跟腱炎合并有跟骨后滑囊炎时，跟腱部可有轻度肿胀与压痛。

【辅助检查】

1. 跖腱膜炎　足侧位X线片可见骨刺（图10-36）。

2. 跟下脂肪垫炎　X线片有时会显示有脂肪垫钙化。

3. 跟骨滑囊炎　部分患者X线片可显示有跟骨骨质增生形成。

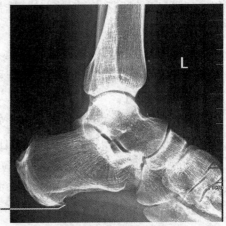

跟骨结节骨质增生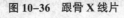

图10-36　跟骨X线片

4. 跟后（腱）滑囊炎及跟腱周围炎　X线片可见跟腱区钙化，骨刺形成。

【针刀器械】

Ⅰ型4号针刀。

【针刀操作】

1. 跖腱膜炎

（1）体位　俯卧位，垫高患足。

（2）定点　足跟部阳性反应点。

（3）消毒与麻醉　常规消毒，消毒范围覆盖整个足跟部皮肤。回抽无回血，每点注射1%利多卡因1～1.5mL。

（4）针刀操作 刀口线与足弓长轴平行刺入皮肤，针刀体与皮肤垂直，按四步规程进针刀达骨面，纵向切开3～4次，然后调转刀口线与足弓长轴成90°角，横行切开3～4次。出针按压止血，无菌敷料外敷（图10-37）。

（5）术后手法 ①双手拇指重叠，用力推术点深层组织。扩大针刀切割点松解范围。②拇指用力推压足弓。牵拉足底腱膜，进一步松解跖腱膜跟骨结节附丽点。③掌根用力推压患足足底前方使患足背屈。

2. 跟下脂肪垫炎

（1）体位 俯卧位，垫高患足。

（2）定点 足跟部阳性反应点。

（3）消毒与麻醉 常规消毒，消毒范围覆盖整个足跟部皮肤。回抽无回血，每点注射1%利多卡因1～1.5mL。

（4）针刀操作 刀口线与足弓长轴平行刺入皮肤，针刀体与皮肤垂直，按四步规程进针刀达骨面，然后提针刀至皮下，再将针刀切至骨面，使针刀切透脂肪垫全层，纵向切开3～4次，然后调转刀口线与足弓长轴成90°角，横行切开3～4次。出针，按压止血，无菌敷料外敷（图10-38）。

（5）术后手法 术后双手拇指重叠，用力侧推术点深层组织。扩大针刀切割点松解范围。

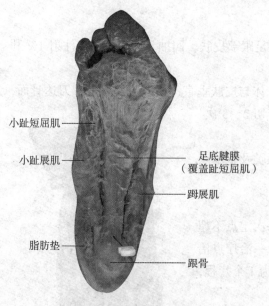

图10-37 跖腱膜炎针刀治疗

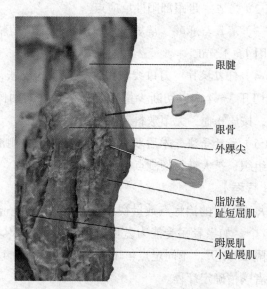

图10-38 跟下脂肪垫炎针刀治疗点

3. 跟骨滑囊炎

（1）体位 俯卧位，垫高患足。

（2）定点 足跟部阳性反应点。

（3）消毒与麻醉 常规消毒，消毒范围覆盖整个足跟部皮肤。回抽无回血，每点注射1%利多卡因1～1.5mL。

（4）针刀操作 刀口线与足弓长轴平行刺入皮肤，针刀体与皮肤垂直，按四步规程进针刀达骨面，然后轻提针刀3～4mm，再将针刀切至骨面，行十字切开3～4次以切开跟骨滑囊。出针，按压止血，无菌敷料外敷（图10-39）。

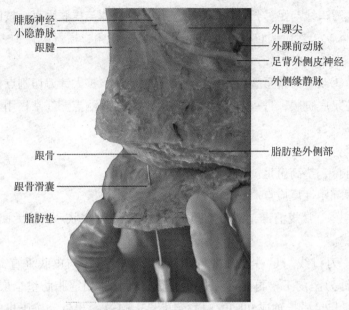

腓肠神经
小隐静脉
跟腱

外踝尖
外踝前动脉
足背外侧皮神经
外侧缘静脉

跟骨
跟骨滑囊
脂肪垫

脂肪垫外侧部

图 10-39　跟骨滑囊炎针刀治疗点

4. 跟后 (腱) 滑囊炎及跟腱周围炎

（1）体位　俯卧位，垫高患足。

（2）定点　足跟部阳性反应点。

（3）消毒与麻醉　常规消毒，消毒范围覆盖整个足跟部皮肤。回抽无回血，每点注射 1% 利多卡因 1～1.5mL。

（4）针刀操作　刀口线与跟腱垂直刺入皮肤，针体与皮肤垂直，按四步规程进针刀达骨面，横行切开 3～4 次以切断少量跟腱纤维，并向两侧铲切 2～3 次。出针，按压止血，无菌敷料外敷（图 10-40）。

（5）术后手法　术后双手拇指重叠，用力侧推跟腱及施术点周围组织，扩大针刀切割点松解范围。

【疗程】

每次治疗的治疗点数量视患者病情而定，一般每次定点不超过 10 个。如患者耐受能力差可分多次完成治疗。同一治疗点治疗间隔 3～7 天，不同定点可于次日治疗。一般 4 次为 1 个疗程，视患者病情确定疗程。

【术后手法及康复】

1. 踝关节稳定性训练

（1）抗阻踝外翻　坐在凳子上，用弹力带套住两脚，患脚用力外翻。

（2）抗阻足内翻　弹力带远端固定作为阻力，用力内翻。

（3）抗阻勾脚　弹力带远端固定作为阻力，踝关节从伸直位到屈曲位。

（4）抗阻绷脚　以弹力带为阻力，手握近端固定，套在脚掌上从屈曲位尽量绷到伸直。

2. 本体感觉训练　在不稳定支撑面保持站立平衡。可使用泡沫垫、平衡板或充气垫等器械，

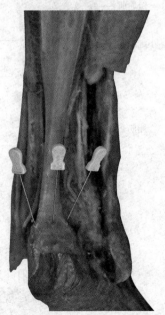

图 10-40　跟腱周围炎针刀治疗点

其不稳定程度可逐步提高。

【复习思考题】

1. 斜方肌慢性损伤的原因是什么？

2. 斜方肌慢性损伤针刀治疗方法是什么？

3. 头夹肌慢性损伤的针刀治疗方案是什么？

4. 针刀治疗肩胛提肌慢性损伤的定点有哪些？

5. 针刀治疗冈上肌慢性损伤的定点有哪些？

6. 冈下肌慢性劳损的临床表现有哪些？

7. 简述臀中肌的解剖结构。

8. 臀中肌慢性损伤针刀治疗定点有哪些？

9. 棘上韧带的解剖结构和生理功能有哪些？

10. 针刀治疗棘上韧带的方法是什么？

11. 第 3 腰椎横突局部有哪些解剖结构？

12. 针刀治疗第 3 腰椎横突综合征的方法有哪些？

13. 针刀治疗肩关节周围炎有哪些定点？

14. 肩关节局部解剖结构有哪些？

15. 简述肱骨外上髁炎的发病机制。

16. 针刀治疗肱骨外上髁炎的方法是什么？

17. 桡骨茎突狭窄性腱鞘炎的发病机制是什么？

18. 针刀治疗桡骨茎突狭窄性腱鞘炎的方法是什么？

19. 超声引导下针刀治疗屈指肌腱狭窄性腱鞘炎的定点有哪些？

20. 超声引导下针刀治疗屈指肌腱狭窄性腱鞘炎的技术要点有哪些？

21. 膝关节周围软组织损伤的临床表现有哪些？

22. 针刀治疗膝关节周围软组织损伤的方法是什么？

23. 针刀治疗慢性踝关节损伤的方法是什么？

24. 足跟痛分哪些类型？

25. 针刀治疗各种类型足跟痛的方法是什么？

第十一章

骨关节病

扫一扫，查阅本章数字资源，含PPT、音视频、图片等

骨关节病是另外一类常见的针刀适应证，针刀可以治疗关节周围的慢性软组织损伤，可以通过松解关节周围软组织改善关节的力学环境。针刀对该类疾病具有较好疗效。

弘扬中医药文化，坚定中华文化自信，是当今时代的主旋律。中医药发展上升为国家战略，中医药振兴发展迎来了天时、地利、人和的大好时机。因此，我们要遵循中医药发展规律，传承精华，守正创新，推动针刀治疗骨关节病高质量发展，发挥针刀在防治骨关节病的独特作用和优势，为人类健康事业作出更大贡献。并且通过针刀在防治骨关节病的独特作用和优势，挖掘中医文化自信要素，将文化自信要素有机融入专业学习。

第一节 颈椎病

【概述】

颈椎病又称颈椎综合征，是颈椎骨性关节炎、增生性颈椎炎、颈神经根综合征、颈椎间盘突出症的总称，以颈椎椎间盘、椎体及其骨关节、韧带、肌肉等组织原发性或继发性退行性变为基础，造成相邻神经根、血管、交感神经、脊髓、椎动脉等组织受到压迫、刺激、失稳等损害，从而引起相应的临床症状与体征。

【相关解剖】

1. 关节突关节（图 11-1） 自枢椎以下开始，由上位颈椎的下关节突与下位颈椎的上关节突构成，关节面较平，角度接近水平位，稳定性较差。关节面覆盖一层透明软骨，关节囊附着于关节软骨的边缘，较为松弛。椎间关节构成椎间孔的后壁，前与椎动脉、神经根相邻。下部颈椎的椎间关节所承受的压力较上部大，引起骨质增生的机会较多。

关节突关节的宽度约为 10mm，其内侧缘连线距正中线约 15mm，外侧缘连线距正中线约 25mm，第 1～2 颈椎关节突关节位于第 2 颈椎棘突上缘水平线；其他的颈椎关节突关节位于相应下位颈椎的棘突水平线（如第 2～3 颈椎关节突关节位于第 3 颈椎棘突水平线），这一数据可作为针刀临床治疗时的定位参考。

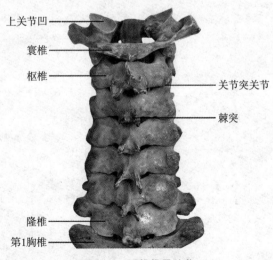

上关节凹 —
寰椎 —
枢椎 —
— 关节突关节
— 棘突

隆椎 —
第1胸椎 —

图 11-1 颈椎椎骨关节

2. 枕下小肌群（图 11-2） 又称椎枕肌，位于枕骨和寰枢椎之间，头半棘肌的深面。包括头后大直肌、头后小直肌、头上斜肌和头下斜肌，具有使头颅旋转和后仰的作用。头后大直肌、头上斜肌和头下斜肌形成三角形间隙（枕下三角），枕动脉及枕下神经由此间隙穿出，第 2 颈神经的后支（枕大神经）由头下斜肌的下方穿出。

（1）头上斜肌 起自寰椎横突的后结节，斜向内上止于下项线外侧部稍上方，附着部呈内厚外薄的楔形，止点上缘平下项线，止点的中心约位于枕外隆凸与外耳道连线的中点。头上斜肌呈梭形，单侧收缩时头向对侧旋转，双侧同时收缩使头后仰。

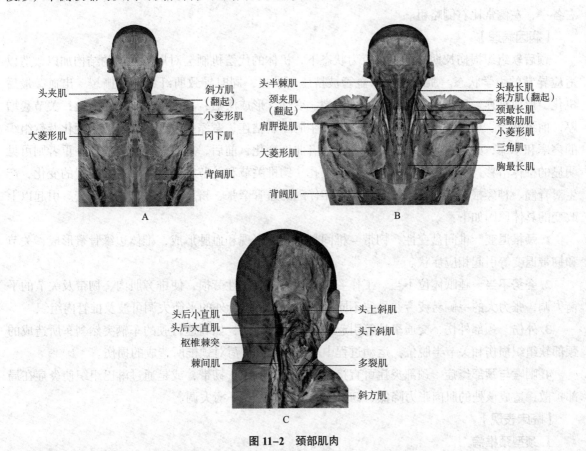

图 11-2 颈部肌肉

（2）头下斜肌 起自枢椎棘突，止于寰椎横突后缘，头下斜肌呈圆柱形，其作用为旋转寰枢关节，单侧收缩时头向同侧旋转，并向同侧屈。

（3）头后小直肌 起自寰椎后结节，止于下项线的内侧部，头后小直肌呈长条形，位于头后大直肌内侧并受其叠掩。单侧或双侧收缩均使头后仰。

（4）头后大直肌 起自枢椎棘突，止于下项线的外侧部，附着区的外侧缘被头上斜肌内侧缘所遮盖。附着区的中点位于耳垂中点水平线上，耳垂中点与后正中线连线的中内 1/3 交界处。头后大直肌呈三角形，单侧收缩时头向同侧旋转，双侧同时收缩时使头后仰。

3. 项韧带 由棘上韧带在颈部移行而成。项韧带为倒三角形弹力纤维膜，底部向上、尖端向下平铺于枕部及上颈部正中线两侧，上方附着于枕外隆凸和枕外嵴，尖部向下附着于寰椎后结节及以下 6 个颈椎棘突的尖部，后缘游离而肥厚。斜方肌附着在项韧带上，因此项韧带成为两侧项肌的纤维隔。项韧带有协助肌群支持头颈部的作用。颈神经后支从外上至内下穿行于项韧带与头半棘肌之间，部分穿行于项韧带内。

4. 棘间韧带 位于相邻两椎骨的棘突之间，向前与黄韧带融合，向后移行于项韧带。颈椎和上胸椎棘间韧带较松弛而薄弱。

5. 关节囊韧带 为包绕相邻椎体间关节突关节囊外面的韧带，较坚韧，增强了对关节突关节囊的保护作用。

6. 椎动脉 是锁骨下动脉的分支，多起自锁骨下动脉第 1 段的后上方，少数发自主动脉或无名动脉，正对前斜角肌和颈长肌外缘之间的间隙，上行进入第 6 颈椎横突孔，再上行达脑部。椎动脉供给大脑血流量的 10%～15%，供应脊髓、脊神经根及附属组织 90% 的血流量。椎动脉左右各一，左侧常比右侧略粗。

【病因病理】

颈后软组织损伤长期处于高拉应力状态下，机体的代偿机制会对局部细微的结构加以改造以适应异常的力学状态。肌组织内部血管被挤压而缺血，同时导致肌纤维部分撕裂、出血，最后机化，形成粘连、瘢痕、挛缩；腱纤维断裂、变性，形成瘢痕；腱围结构水肿、充血；关节囊增厚，前纵韧带、后纵韧带、黄韧带等亦可发生肥厚、粘连、挛缩等改变。这种应力变化及软组织的痉挛和挛缩，必然引起骨结构的改变：轻者曲度变化，前后、左右、旋转等错位；重者则可见明显的椎体滑移，造成椎管、椎间孔、横突孔、钩椎关节和关节突关节的形态和位置的变化，产生对脊髓、神经根、椎动脉、交感神经及相伴随的血管牵张、挤压等一系列病理改变。引起以上改变的具体原因如下：

1. 颈椎退变 椎间盘变性，韧带 - 椎间盘间隙的出现和血肿形成，椎体边缘骨赘形成，关节和韧带退变等引起相应症状。

2. 姿势不当 睡眠体位不当、工作姿势不当等造成慢性劳损，使椎旁肌肉、韧带及关节的平衡失调，张力大的一侧易疲劳并导致不同程度的劳损，椎管外的平衡失调可波及椎管内组织。

3. 外伤 颈部外伤、交通事故等引起的颈椎急性损伤，如高速行驶的车辆突然刹车所造成的颈部软组织损伤和关节半脱位，运动过程中高速度或大负荷对颈椎所造成的损伤。

4. 咽喉与颈部炎症 颈部炎症可直接刺激邻近的肌肉、韧带，或是通过淋巴组织使炎症在局部扩散，造成该处的肌肉张力降低、韧带松弛和椎节内外平衡失调。

【临床表现】

1. 颈型颈椎病

（1）症状 颈部、肩部及枕部感觉酸、痛、胀等不适，患者常诉说头颈不知放在何种位置。头颈部活动因疼痛而受限制。常在早晨起床时发病。

（2）体征 颈部多取"军人立正体位"，患节棘突间或棘突旁可有压痛。

2. 神经根型颈椎病

（1）症状

①根性痛：该症状最为多见，其范围与受累椎节的脊神经分布区一致。多表现为劳累或轻伤后，或"落枕"后出现颈肩痛，疼痛呈放射性，几天后疼痛放射到一只手的 2 个或 3 个手指，感觉麻胀。患者间或有头晕、头痛，白天不能工作，夜间无法入睡；颈部活动受限，后伸时症状加重。根性痛以麻木、痛觉过敏、感觉减弱等为主，是该神经分布区的感觉障碍。

第 3 颈神经根受累：疼痛剧烈，疼痛表浅，由颈部向耳部、眼及颞部放射，患侧头部、耳及下颌部可有烧灼、麻木感。

第 4 颈神经根受累：以疼痛症状为主，疼痛由颈后向肩胛区及胸前区放射，颈部后伸可使疼痛加剧。

第 5 颈神经根受累：肩部疼痛、麻木，上肢上举困难，难以完成穿衣、进食、梳头等动作。

第 6 颈神经根受累：常见，仅次于第 7 颈神经根受累。疼痛沿肱二头肌放射至前臂外侧、手背侧（拇指与示指之间）及指尖。

第 7 颈神经根受累：临床最为常见，疼痛由颈部沿肩后、肱三头肌放射至前臂后外侧及中指。

第 8 颈神经根受累：环指及小指尺侧有麻木感，但很少超过腕部，疼痛症状常不明显。

②根性肌力障碍：该症状以前根受压者最为明显，早期肌张力升高，但很快即减弱并出现肌萎缩症状。其受累范围也仅局限于该神经所支配的区域，在手部以大、小鱼际肌及骨间肌为主。患肢有沉重感，握力减弱；随后不能提重物，手臂肌肉萎缩。

第 5 颈神经根受累：三角肌肌力减退，冈下肌、冈上肌及部分屈肘肌也可受累。

第 6 颈神经根受累：早期即可出现肱二头肌肌力减退，其他肌肉如冈下肌、冈上肌、前锯肌、旋后肌、拇伸肌及桡侧腕伸肌等也可受累。

第 7 颈神经根受累：肱三头肌肌力在早期即可减退，但常不被在意，偶尔在用力伸肘时方可察觉。有时胸大肌受累并发生萎缩，其他可能受累的肌肉有旋前圆肌、腕伸肌、指伸肌及背阔肌等。

③颈部症状：症状可依神经根受压原因不同而有所区别。因髓核突出所致者，多伴有明显的颈部痛、压痛，尤以急性期明显；而因钩椎关节退变及骨质增生所致者则症状较轻微或无特殊表现。

（2）体征

①臂丛神经牵拉试验阳性：患者取站位或坐位，头稍前屈，检查者立于患者之患侧，一手推压患侧头部，另一手握住患者腕部进行牵拉，两手向反方向用力。若患者出现上肢的反射性疼痛或麻木则为阳性，这是由于臂丛受牵拉、神经根受刺激所致。

加强试验：在上述检查动作的同时迫使患者做内旋动作。该试验对诊断以臂丛神经受累为主的中、下段神经根型颈椎病最为敏感。除颈椎病外，臂丛损伤、前斜角肌综合征等患者也可出现阳性。

②椎间孔挤压试验阳性：患者取坐位，头向患侧倾斜并后伸。检查者立于患者后面，以一手扶患者下颌，另一手掌压其头顶，若患者感觉颈部疼痛，且疼痛放射到上肢，即为阳性。这是由于在颈椎侧弯并后伸位置挤压头顶时可使椎间孔变小，从而使神经根受到挤压所致。

③感觉检查：病变早期，神经根受到刺激时，表现为其分布部位痛觉过敏，针刺时较正常一侧更为疼痛；病变中晚期表现为神经分布部位痛觉减退或消失。第 3 颈神经根受累检查可见颈后、耳周及下颌部感觉障碍；若上臂外侧、三角肌区感觉异常，表明第 5 颈神经根受到压迫或刺激；若前臂桡侧及拇指痛觉异常，表明第 6 颈神经根受压或受刺激；若为中、示指痛觉减退，表明第 7 颈神经根受压；若前臂尺侧及小指感觉异常，表明第 8 颈神经根受压或受刺激。

④腱反射异常：病变节段的神经根所参与的反射出现异常。如肱二头肌腱反射主要由第 6 颈神经根支配，肱三头肌腱反射主要由第 7 颈神经根支配，相关神经根受累，早期可呈现反射活跃或亢进，中后期则减弱或消失。

3. 椎动脉型颈椎病

（1）症状 主要症状有偏头痛、迷路症状、前庭症状、视力障碍、精神症状、发声障碍、猝倒等。

①偏头痛：偏头痛为多发症状，约占 70%；常因头颈部突然旋转而诱发，以颞部为剧，多呈

跳痛或刺痛状。一般均为单（患）侧。

②迷路症状：主要有耳鸣、听力减退等，发生率为80%～90%。

③前庭症状：多表现为眩晕，约占70%。有旋转感、浮动感、摇晃感或下肢发软、站立不稳，有地面倾斜或地面移动等感觉，并有头晕眼花等感觉，常伴有恶心、呕吐及出汗等症状。头颈部伸屈或左右侧弯及旋转，或转换体位后均可诱发眩晕或使其加重。有时眩晕为本病早期的唯一症状，在疾病发展过程中常夹杂其他症状和体征。

④视力障碍：约有40%的患者突然出现视力模糊、复视、幻视及短暂失明等，持续数分钟后视力逐渐恢复，还可表现为眼睛闪光、冒金星、黑蒙、幻视、视野缺损等现象。

⑤精神症状：约占40%，以抑郁为主要表现，还可主诉记忆力减退。

⑥发声障碍：症状较少见，约占20%。

⑦猝倒：也称倾倒发作，是本病的一种特殊症状，发生率占本型病例的5%～10%，多突然发作，并有一定规律性。发作前并无预兆，头部过度旋转或伸屈时易发生，反向活动后症状消失。患者倾倒前察觉下肢突然无力而倒地，意识清楚，视力、听力及语言均无障碍，并能立即站起继续活动。

⑧运动障碍：a.延髓麻痹症：讲话含糊不清、喝水反呛、吞咽困难、软腭麻痹等。b.肢体瘫痪：为偏瘫或四肢瘫，多数轻瘫，完全瘫者少见，有时患者并无肢体不适，但可查出锥体束征。c.面神经炎。d.平衡障碍及共济失调：表现为躯体位置及步态的平衡失调、倾倒等。

⑨感觉障碍：可有面部感觉异常，如针刺感、麻木感等，偶有幻听、幻嗅或肢体感觉减退。

⑩意识障碍：偶见于头颈转动，可表现为晕厥、发作性意识障碍。

（2）体征　椎动脉扭曲试验阳性。患者取坐位，检查者立于患者身后，一手扶其头顶，另一手扶其后颈部，使其头后仰并向左或右旋转45°，约停顿15秒，若患者出现眩晕、视物模糊、恶心、呕吐等反应则为阳性。检查过程中切忌用力过猛，以防造成患者晕厥。

4.脊髓型颈椎病　患者年龄在40～60岁，发病缓慢，有"落枕"史，约20%的患者有外伤史。

（1）症状　先从下肢双侧或单侧发麻、发沉，随之行走困难，下肢肌肉发紧（如缚绑腿感），抬步沉重，行走缓慢，有踩棉花感，重者步态不稳，渐至跛行，易跪倒、足尖不能离地、步态拙笨。颈发僵，颈后伸时易引起四肢麻木。出现一侧或双侧上肢麻木、疼痛，手无力，拿小物件常落地，不能系扣子；重者写字困难，甚至不能自己进食，部分患者出现排便或排尿障碍；间或有头晕、头痛、半身出汗等症状及"束胸感"，渐而呈现为典型的痉挛性瘫痪。

（2）体征

①四肢肌张力增强，可有折刀感。

②生理反射异常：视病变波及脊髓的不同节段而出现不同的生理反射异常，包括上肢的肱二头肌、肱三头肌和桡反射，下肢的膝腱反射和跟腱反射，早期多为活跃或亢进，后期则减弱或消失。此外，腹壁反射、提睾反射和肛门反射可减弱或消失。

③病理反射阳性：如上肢霍夫曼征，下肢巴宾斯基征、查多克征、髌阵挛和踝阵挛等。

④感觉障碍：上肢或躯干部出现节段性分布的浅感觉障碍区，深感觉多正常。如果上肢腱反射减弱或消失，提示病损在该神经节段水平。

⑤屈颈试验阳性：突然将头颈前屈，双下肢或四肢可出现"触电"样感觉。这是由于椎管前方的骨性致压物直接"撞击"脊髓及其血管所致。

5. 交感型颈椎病

（1）症状　症状繁多，多数表现为交感神经兴奋症状，少数为交感神经抑制症状。

①头部症状：如头晕、头痛或偏头痛、头沉、枕部痛、记忆力减退、注意力不易集中等。偶有因头晕而跌倒者。

②眼部症状：眼胀、干涩、眼裂增大、视物不清、眼前好像有雾等。

③耳部症状：耳鸣、耳堵、听力下降。

④胃肠道症状：恶心甚至呕吐、腹胀、腹泻、消化不良、嗳气及咽部异物感等。

⑤心血管症状：心悸、心律失常、心前区疼痛、血压升高等。

⑥周围血管症状：因肢体血管痉挛，可出现肢体发凉、怕冷，局部温度稍低，或肢体遇冷时有瘙痒感，继而出现红肿或疼痛加重等，还可表现为头颈、颜面或肢体感觉疼痛、麻木，但其表现又不按神经节段或走行分布。

⑦出汗异常：面部或某一肢体多汗或无汗，也可局限于一侧肢体或手足。

以上症状往往与活动有明显关系，坐位或站立时加重，卧位时减轻或消失。颈部活动多、长时间低头、在电脑前工作时间过长或劳累时明显，休息后好转。

（2）体征　颈部活动多正常，颈椎棘突间或椎旁小关节周围的软组织压痛，有时还可伴有心率、心律、血压等变化。

【辅助检查】

1. 颈型颈椎病　X线片上可见颈椎生理曲度变直或消失，颈椎椎体轻度退变。侧位可见椎间隙松动，表现为轻度梯形变，或屈伸时活动度变大。CT或MRI检查可见病变节段椎间盘向侧方突出或后方骨质增生，并可借以判断椎管矢状径。MRI检查可发现椎体后方对硬膜囊有无压迫，若合并有脊髓损害者可见脊髓信号的改变。

2. 神经根型颈椎病

（1）X线检查（图11-3）　正位片可见颈椎侧斜、棘突水平移位（为相应椎体旋转移位所致）、luschka关节骨刺形成等。

侧位片可见颈椎生理曲度减小、消失、变直甚至反弓，椎间隙变窄，椎体前后缘骨刺形成，后骨刺更为多见。一般有2个以上椎间隙改变。

侧位及过屈、过伸位片可见颈椎不稳（邻近两椎体后缘纵线平行，距离超过35mm），颈椎不稳尤以第4～5颈椎椎间多见。在病变间隙常见相应的项韧带骨化。

斜位片可见钩椎关节及关节突关节骨刺及神经根孔的改变，以第4、5颈椎最为多见。这些改变可随年龄增加而愈加明显，有时无临床症状者也可有上述表现。

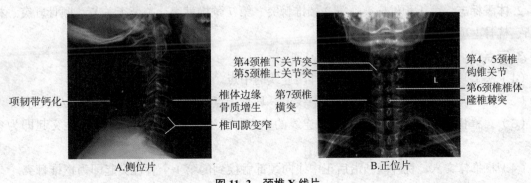

A.侧位片　　　　　　　　　　　　B.正位片

图11-3　颈椎X线片

（2）CT检查（图11-4）　可发现病变节段椎间盘向侧方突出或后方骨质增生，并可借以判断椎管矢状径。

（3）MRI检查（图11-5）　可较准确地显示突出的颈椎椎间盘组织对神经根的压迫，其中以轴位相更具诊断价值。

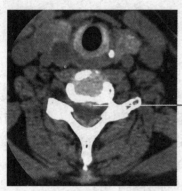 颈椎间盘突出

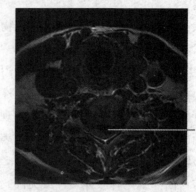 颈椎间盘突出

图11-4　颈椎CT片　　　　　　　　　　　图11-5　颈椎MRI片

3. 椎动脉型颈椎病

（1）MRA检查　即磁共振血管造影，利用MRA检查可以清晰地显示椎动脉的形态、走行。椎动脉型颈椎病患者MRA可表现为椎动脉局限性折角扭曲、局限性弧形压迹、蛇形扭曲及椎动脉全段管腔变细等。

（2）TCD检查　即经颅超声多普勒检查，利用TCD检查可以测定椎动脉及基底动脉的血流速度、血管阻力等指标，对于分析椎-基底动脉血流状态具有重要意义。

4. 脊髓型颈椎病

（1）X线检查　正侧位X线片上可见颈椎变直或向后成角，多发性椎间隙变窄，骨质增生，尤以后骨刺更为多见。钩椎关节骨刺形成。颈椎侧位过屈过伸片可见颈椎不稳。

（2）CT检查　可发现病变节段椎间盘向侧方突出或后方骨质增生，并可以判断椎管矢状径。

（3）MRI检查　可发现脊髓有无受压、是否变细等。若合并有脊髓功能受损者，尚可看到脊髓信号的改变。

5. 交感型颈椎病

（1）X线检查　可显示颈椎节段性不稳定。

（2）CT及MRI检查　表现为颈椎间盘及周围组织有不同程度的退变。

【针刀治疗】

1. 体位　俯卧位，上胸部垫枕，头低位，项部暴露好，保证鼻呼吸畅通。

2. 体表标志　第1颈椎横突、第2颈椎棘突、第7颈椎棘突、关节突关节、颞骨乳突、枕外隆凸、枕骨上项线。

3. 定点

（1）头上斜肌止点　枕外隆凸与外耳门连线的中点。

（2）头后大直肌止点　耳垂中点水平线上、耳垂中点与后正中线连线的中内1/3交界处。

（3）寰椎横突点　乳突尖与下颌角连线的中点，乳突下触摸到的第1个骨性突起即为寰椎横突。

（4）枢椎棘突点　枕外隆凸沿后正中线向颈部触摸到的第1个骨性突起即为枢椎棘突。

（5）枕部浅中层肌肉及项韧带止点　枕外隆凸下缘1点，两侧上项线上、枕外隆凸两侧25mm各1点。

（6）各颈椎棘突点　从枢椎棘突沿后正中线向下触摸，可扪及第3～7颈椎棘突。

（7）关节突关节点　后正中线旁开20mm处。第1～2颈椎关节突关节位于第2颈椎棘突上缘水平线，其他的颈椎关节突关节位于相应下位颈椎的棘突水平线（如第2～3颈椎关节突关节位于第3颈椎棘突水平线）。

4. 消毒与麻醉　常规消毒，铺无菌洞巾，0.5%利多卡因局部麻醉，每点注射1～2mL，注入麻醉药时，必须先回抽注射器确认无回血。

5. 针刀器械　Ⅰ型4号针刀。

6. 针刀操作（图11-6）

（1）头上斜肌止点　刀口线与矢状面平行，针体垂直于颅骨切面，按四步规程进针刀达颅骨骨面，然后调转刀口线90°并向上摆动针刀柄，使针刀刃向下并紧贴颅骨骨面，沿骨面铲切3～4次，幅度为3～4mm。

（2）头后大直肌止点　刀口线与矢状面平行，针体垂直于颅骨切面，按四步规程进针刀达颅骨骨面，然后调转刀口线90°并向下摆动针刀柄，使针刀刃向下并紧贴颅骨骨面，沿骨面铲切3～4次，切割幅度为3～4mm。

（3）寰椎横突点　刀口线与躯体纵轴平行，针体垂直于寰椎横突尖端骨面之切面，按四步规程进针刀达寰椎横突骨面，移动针刀刃至寰椎横突上缘，同时调整刀口线方向使之平行于横突边缘，轻提针刀1～2mm，沿骨缘切开2～3次以松解头上斜肌张力；然后移动针刀刃至寰椎横突下缘，重复上述操作以松解头下斜肌张力。

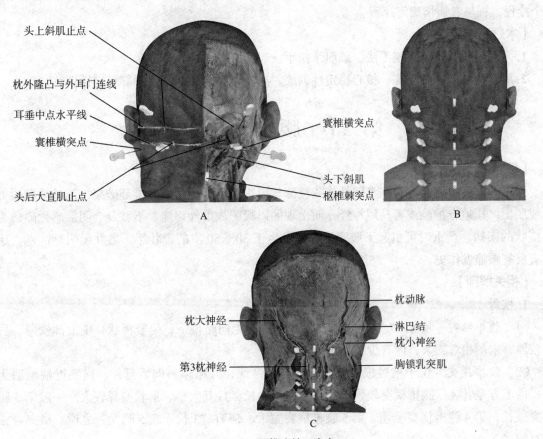

图11-6　颈椎病针刀治疗

（4）枢椎棘突点　刀口线与躯体矢状面平行，针体垂直于皮肤表面，按四步规程进针刀达枢椎棘突骨面，移动针刀刃至棘突分叉处骨面外侧缘及上缘，同时调整刀口线方向使之平行于骨突缘，轻提针刀 1～2mm，沿骨突之上缘及外侧缘分别切开 2～3 次，以松解头后大直肌与头下斜肌的张力。

（5）枕外隆凸下缘　刀口线与矢状面平行，针体垂直于皮肤表面，按四步规程进针刀达颅骨骨面，调转刀口线方向 90°，将针刀提至皮下，再切至骨面 3～4 次。

（6）枕外隆凸外侧 25mm 处　刀口线与矢状面平行，针体垂直于皮肤表面，按四步规程进针刀达颅骨骨面，调转刀口线方向 90°，将针刀提至皮下，再切至骨面 3～4 次。

（7）各颈椎棘突点　刀口线与矢状面平行，针体垂直于皮肤表面，按四步规程进针刀达棘突，然后调转刀口线方向 90°，将针刀提至皮下再切至棘突尖骨面，并继续沿棘突上缘或下缘切割棘间肌，幅度 2～3mm，以上过程反复 3～4 次。

（8）关节突关节点　刀口线与矢状面成 45°角，针体垂直于皮肤表面，按四步规程进针刀达关节突关节骨面，将针刀提至皮下再切至骨面 3～4 次。然后在关节突关节骨面调转刀口线方向约 45°，使之与水平面平行至关节突关节缝隙，轻提针刀 2～3mm 至关节囊表面，再切开至骨面 2～3 次。

术毕，拔出针刀，局部压迫止血 1 分钟后，无菌敷料覆盖伤口。

7. 疗程　每次治疗的治疗点数量视患者病情而定，一般每次定点不超过 10 个。如患者耐受能力差可分多次完成治疗。同一治疗点治疗间隔 3～7 天，不同定点可于次日治疗。一般 4 次为 1 个疗程，视患者病情确定疗程。

【术后手法及康复】

1. 术后手法　颈部整复手法、颈肌牵拉手法。

2. 康复训练　呼吸训练、核心稳定性训练、感觉运动刺激训练、颈部稳定性训练。

第二节　腰椎间盘突出症

【概述】

腰椎间盘突出症是腰椎间盘因外伤或腰部软组织慢性劳损所致纤维环破裂，髓核从破裂处突出或脱出，压迫脊神经或者马尾神经，而出现的以腰腿放射性疼痛、下肢及会阴区感觉障碍为主要症状的疾病，严重时可引起下肢瘫痪。多发生于 30～50 岁的青壮年，男女无明显区别。患者多有反复腰痛发作史。

【相关解剖】

1. 椎骨

（1）腰椎棘突（图 11-7）　位于椎弓后方正中，走向略偏下，呈竖板状，中上部较薄，后下部较厚，末端相对膨大，内含少量骨松质。

（2）腰椎横突　位于椎弓根与椎弓板联合处两侧，并略偏斜向后延伸。横突近端偏后为副突，内上方是乳突。腰椎横突较颈椎、胸椎横突均长，且其大小、形状变异较大。一般第 3 腰椎横突最长，第 4 腰椎横突上翘，第 5 腰椎横突宽大，俗有 "3 长 4 翘 5 肥大" 之说。横突骨松质相对较多。

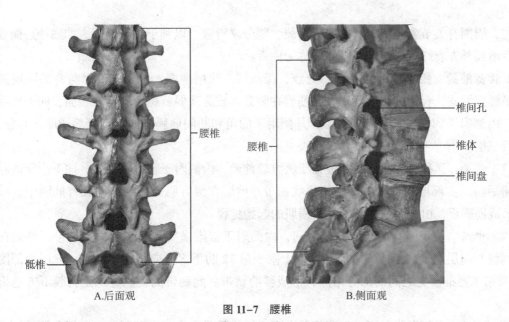

图 11-7 腰椎

A.后面观   B.侧面观

（标注：腰椎、骶椎、椎间孔、椎体、椎间盘）

第 3 腰椎横突（图 11-8、图 11-9）解剖形态特点具有特殊生理和临床意义。第 3 腰椎是腰椎的中点，骨骼肌附着最集中的部位，在腰椎运动时承受牵拉和应力最大，容易造成劳损。临床上第 5 腰椎横突变异和畸形更为多见，是腰椎疾患多发原因的解剖学基础。

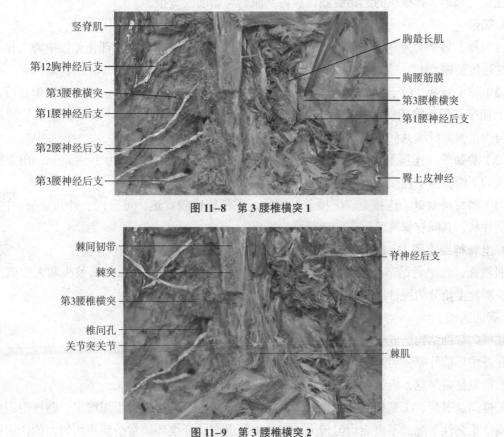

图 11-8 第 3 腰椎横突 1

（标注：竖脊肌、第12胸神经后支、第3腰椎横突、第1腰神经后支、第2腰神经后支、第3腰神经后支、胸最长肌、胸腰筋膜、第3腰椎横突、第1腰神经后支、臀上皮神经）

图 11-9 第 3 腰椎横突 2

（标注：棘间韧带、棘突、第3腰椎横突、椎间孔、关节突关节、脊神经后支、棘肌）

（3）关节突与关节突关节　每个腰椎各有一对上、下关节突。上关节突自椎弓根后上方发出，扩大并斜向后外方，关节面凹向后内侧；下关节突由椎板下外方发出，伸向前外方，与上关节突关节面相对应并构成关节突关节，亦称椎弓关节或椎小关节。关节面有软骨覆盖，具有一小关节腔，周围有关节囊包绕，其内层为滑膜，能分泌滑液，以利于关节活动，如屈伸、侧弯及旋转等。滑膜外方有纤维层，其增厚部分称为韧带。

2. 腰背筋膜　腰骶尾部的深筋膜分浅、深两层。浅层薄弱，深层较厚，与背部深层筋膜相续，呈腱膜性质，合称胸腰筋膜。胸腰筋膜在胸背部较为薄弱，覆于竖脊肌表面，向上连接于项筋膜，内侧附于胸椎棘突和棘上韧带，外侧附于肋角和肋间筋膜，向下至腰部增厚，并分为前、中、后三层。

（1）前层　又称腰方肌筋膜，覆盖于腰方肌前面，内侧附于腰椎横突尖，向下附于髂腰韧带和髂嵴后份，上部增厚形成内、外侧弓状韧带。前层在腰方肌外侧缘处同腰背筋膜中、后层愈合，形成筋膜板，由此向外侧方，是腹横肌的起始腱膜。

（2）中层　位于竖脊肌与腰方肌之间，内侧附于腰椎横突尖和横突之间韧带，外侧在腰方肌外侧缘与前层愈合，形成腰方肌鞘，向上附于第 12 肋下缘，向下附于髂嵴，此层上部附于第12 肋和第 1 腰椎横突之间的部分增厚，形成腰肋韧带。此韧带的锐利边缘是胸膜下方返折线的标志。

（3）后层　在竖脊肌表面，与背阔肌和下后锯肌腱膜愈合，向下附着于髂嵴和骶外侧嵴，内侧附于腰椎棘突、棘上韧带和骶正中嵴，外侧在竖脊肌外侧缘与中层愈合，形成竖脊肌鞘，后层与中层联合成一筋膜板续向外侧方，也加入至腰方肌外侧缘前层，共同形成腹横肌及腹内斜肌的腱膜性肌肉起始。腹横肌的起始腱膜比腹内斜肌的起始筋膜宽很多。

3. 韧带

（1）棘上韧带　为一狭长韧带，起于第 7 颈椎棘突，向下沿棘突尖部止于骶中嵴，作用是限制脊柱过度前屈。

（2）棘间韧带　位于相邻两个椎骨的棘突之间，棘上韧带的深部，前方与黄韧带延续，向后与棘上韧带移行，除腰骶部的棘间韧带较发达外，其他部位均较薄弱。棘间韧带以胶原纤维为主，与少量弹力纤维共同组成，其间夹有少量脂肪组织。

（3）黄韧带　连接上、下椎板的弹性韧带，位于椎管后方，厚度为 3 ～ 5mm，向上连接上一椎板的下缘，向下连接下一椎板的上缘。

（4）横突间韧带　连接上、下椎骨的横突，在腰部比较发达，可分内、外两部分，内部厚，外部呈片状，其间有脊神经后支和伴行血管穿出。

4. 坐骨神经（图 11-10）　是全身最粗大的脊神经，穿梨状肌下孔出盆腔，在臀大肌深面、股方肌浅面，经坐骨结节与股骨大转子之间入股后区，沿中线经股二头肌长头和大收肌之间下降，在腘窝上角分为胫神经和腓总神经。

【病因病理】

腰椎的解剖结构造成腰椎间盘容易突出。

1. 纤维环前外厚，后方薄，受到外力后髓核容易向后侧突出。

2. 前纵韧带厚宽，后纵韧带薄窄，容易导致髓核向后突出。

3. 椎间盘退变。①髓核退变：含水量下降、胶原减少，纤维软骨组织增多、髓核组织整体组成不均，柔韧性下降，不再能均匀传力。②纤维环退变：纤维环经常受到不均匀力的作用而变得薄弱，导致断裂裂隙及弹性下降。

在反复挤压、扭曲、扭转等负荷，使脊柱运动失衡，同时导致腰椎椎体周围肌肉、韧带等软组织的力学改变，纤维环的后部由内向外产生裂隙，纤维环逐渐薄弱。较重的外伤，或累积性损伤，也可导致髓核突出，压迫神经根或马尾神经。

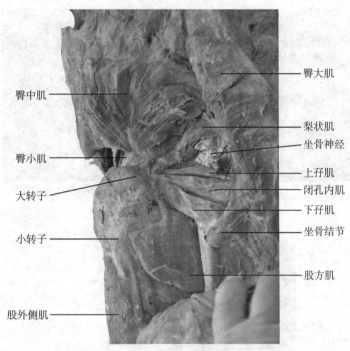

臀中肌

臀小肌

大转子

小转子

股外侧肌

臀大肌

梨状肌

坐骨神经

上孖肌

闭孔内肌

下孖肌

坐骨结节

股方肌

图 11-10 坐骨神经

【临床表现】

1. 症状

（1）腰痛 疼痛常局限于腰骶部附近，程度轻重不一。常伴单侧坐骨神经痛，疼痛沿大腿后侧向下放射至小腿外侧、足跟部或足背外侧。行走时间长、久站或咳嗽、打喷嚏、排便等腹压增高时均可使症状加重，休息后可缓解。疼痛多为间歇性，少数为持续性。

（2）下肢麻木 多局限于小腿后外侧、足背、足外侧缘。

（3）脊柱侧弯 多突向健侧。

2. 体征

（1）压痛伴放射痛 棘突旁常有压痛，并向患侧下肢放射。

（2）患侧直腿抬高试验阳性 患者仰卧，两下肢放平，先抬高健侧，记录能抬高的最大度数；再抬高患侧，当抬高到产生腰痛和下肢放射痛时，记录其抬高度数，严重者抬腿在15°～30°。再降低患侧至疼痛消失时，将踝关节背屈，症状立即出现，此为加强试验阳性，可与其他疾病引起的直腿抬高试验阳性相鉴别。

（3）反射和感觉改变 神经根受累后，可发生运动功能和感觉功能障碍。腓肠肌肌张力降低，姆背伸肌力减弱。第2～3腰神经根受累时，膝反射降低；第4腰神经根受累时，膝、跟腱反射减弱；第5腰神经根和第1骶神经根受累时，跟腱反射减弱。神经根受累严重或过久，相应腱反射可消失。

【辅助检查】

1. X线检查 在腰椎X线正位（图11-11A）平片上，腰椎侧弯是重要表现，侧弯多数是由突出的间隙开始向健侧倾斜，患侧间隙较宽；侧位片（图11-11B）可见腰椎生理前凸减小或消失，甚至向后凸，椎间盘突出的后方较宽，所谓前窄后宽表现。早期突出的椎间隙多无明显改变，晚期椎间隙可明显变窄，相邻椎体边缘有骨赘生成。

2. CT和MRI检查 显示椎间盘突出（图11-12、图11-13）。

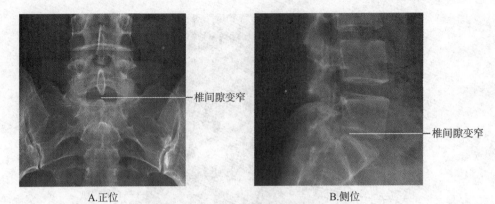

A.正位　　　　　　　　　　B.侧位

图 11-11　腰椎 X 线片

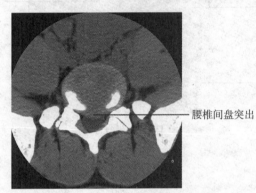

腰椎间盘突出

图 11-12　腰椎 CT 片

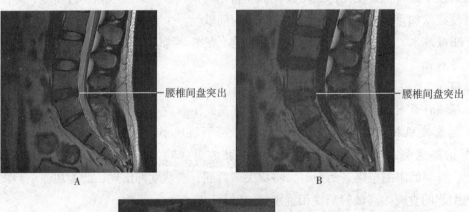

A　　　　　　　　　　　　　B

腰椎间盘突出

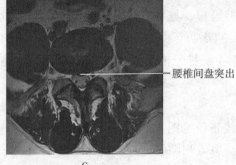

C

图 11-13　腰椎 MRI 片

【针刀治疗】

1.体位 俯卧位，腹部置棉垫，使腰椎前屈缩小。

2.体表标志 髂嵴、腰椎横突、骶正中嵴、腰椎棘突。

3.定点

（1）棘上韧带与棘间韧带点（棘突间点） 在后正中线上触摸到腰椎棘突，取病变阶段椎间盘下位腰椎棘突的上缘或病变阶段椎间盘上位腰椎棘突的下缘（或结合压痛点）作为进针点。

（2）关节突关节点 自后正中线棘突间旁开 20mm（约相当于成人拇指指间关节处的宽度），此点为关节突关节的关节间隙正中点的体表投影，取此点作为松解关节突关节囊及乳突－副突骨纤维管的进针点。

（3）黄韧带点（图 11-14） 为棘突正中点边缘，此定点下方为棘突与椎弓板连接处，取此点作为松解黄韧带的进针点。

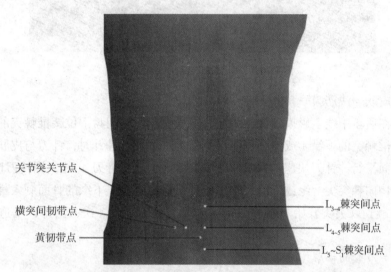

图 11-14 腰椎间盘突出症腰部针刀治疗点（以 L_{4-5} 间盘向左突出为例）

（4）梨状肌点 梨状肌起自骶骨盆面的侧部后，肌纤维向外集中，经坐骨大孔穿出小骨盆并紧贴坐骨表面向外走行，因此，坐骨大孔外弧缘之外的部分为其安全的松解点。坐骨大孔外弧缘体表投影的定位方法有以下两种：

取法一：自髂后上棘向下 55～65mm 旁开 25～35mm 处。

取法二：髂后上棘与股骨大转子连线的中点处向内侧一横指处。

（5）腓骨颈点 腓骨颈进针点有两个，均位于腓骨头后下缘，为松解腓总神经骨纤维管的进针点。

第 1 进针点：在膝关节外下方触摸到腓骨头，沿腓骨头外侧向下继续触摸，腓骨头突起消失处为其与腓骨颈连接处，腓总神经即从此处自后向前绕行腓骨颈，然后走向小腿前外侧肌群深面，第 1 进针点即取在腓骨头与腓骨颈连接处（或称腓骨头外侧下缘）。

第 2 进针点：该点取在第 1 进针点后 10～15mm 处，两点跨越腓总神经干（腓总神经干直径约为 6mm）。

4.消毒与麻醉 常规消毒，铺无菌洞巾，0.5% 利多卡因局部麻醉，每点注 1～2mL，注入麻醉药时，必须先回抽注射器确认无回血。

5.针刀器械 Ⅰ型 4 号针刀、Ⅰ型 3 号针刀。

6. 针刀操作

（1）棘上韧带与棘间韧带的松解（图 11-15）

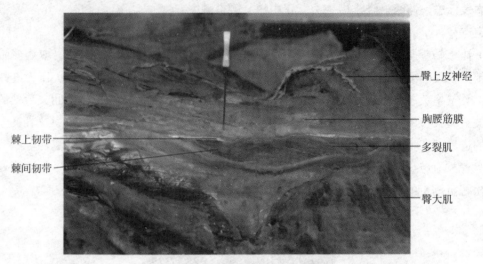

棘上韧带——

棘间韧带——

——臀上皮神经

——胸腰筋膜

——多裂肌

——臀大肌

图 11-15   棘上韧带与棘间韧带的松解

入路层次：皮肤→浅筋膜→棘上韧带→棘间韧带。

松解方法：在后正中线上触摸到腰椎棘突，取病变阶段椎间盘下位腰椎棘突的上缘或病变阶段椎间盘上位腰椎棘突的下缘（或结合压痛点）作为进针点。进针时，针刀与皮肤垂直，刀口线方向与躯干矢状面平行，针刀快速刺入皮肤达棘突骨面，轻提针刀 4mm，调转刀口线 90° 与躯干矢状面垂直，再切向棘突尖上缘或下缘，并在此处沿棘突上缘或下缘的骨面刺入棘突间，控制进针深度（自针刀触到棘突尖开始不超过 10mm），反复切割 3 ～ 4 次，出针，压迫止血，无菌敷料包扎。

（2）关节突关节囊的松解（图 11-16）

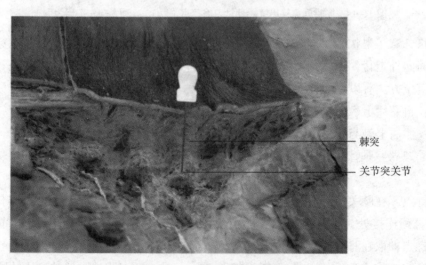

——棘突

——关节突关节

图 11-16   关节突关节的松解

入路层次：皮肤→浅筋膜→胸腰筋膜→竖脊肌→多裂肌→关节突关节。

松解方法：取病变阶段椎间盘水平面后正中线旁开 20mm（约相当于成人拇指指关节处的宽度）处作为进针点。进针时，针刀与皮肤垂直，刀口线方向与躯干矢状面平行，针刀快速刺入皮肤，探索进针并小幅上下摆动针体以寻找骨面（刀锋在皮肤定点正下方触及的骨面为关节突关节），到达骨面后松解关节囊：方法是保持刀口线方向不变，在骨面上左右探切 4 ～ 5 刀（因为关节囊将整个关节突关节全部包裹，所以针刀切至骨面已经穿透关节囊），以手下有刀锋进入缝隙的感觉最佳（说明针刀准确地穿过关节囊进入了关节间隙），完成操作后出针，常规压迫止血，无菌辅料包扎。

（3）黄韧带点（图 11-17、图 11-18） 黄韧带下方为硬脊膜包裹的椎管，故治疗时应在超声的引导下进行针刀治疗。左手持探头扫查至可清晰显影腰椎关节突关节的部位（图 11-19），右手持针刀自探头外侧进行平面内进针（图 11-20），进针目标为下关节突骨面，在超声影像上使针尖及针身清晰成像，针尖抵达下关节突骨面时停止进针，稍提针头 1 ～ 2mm，使针刀尖部从下关节突内侧缘滑落进入黄韧带，术者手下应有滑过关节突关节内侧缘后切割腱性组织的钝感，控制切割幅度为 4 ～ 5mm，每个节段下关节突内侧缘黄韧带附着部切割 4 ～ 5 下，切割过程中可有突破感，如果出现向下肢放射的麻电感，表示已穿透黄韧带，甚至已触碰到神经根，应立即调整进针深度。

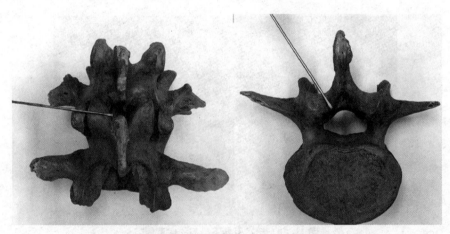

图 11-17　黄韧带的针刀松解入路示意

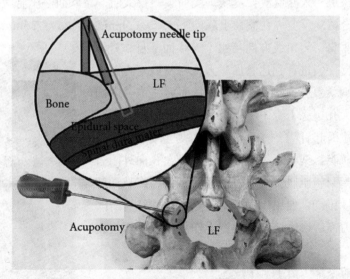

图 11-18　黄韧带的针刀松解层次结构示意图（LF 黄韧带、Epidural space 硬膜外腔、Spinal dura mater 硬脊膜、Acupotomy needle tip 针刀治疗点、Bone 椎板）

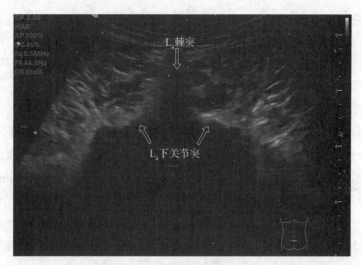

图 11-19 黄韧带的治疗图像

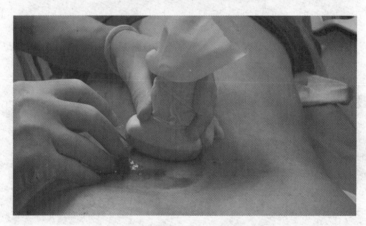

图 11-20 超声引导下针刀松解黄韧带

（4）梨状肌的松解　入路层次：皮肤→浅筋膜→臀大肌→梨状肌—坐骨大孔骨面。

松解方法：结合压痛反应，在髂后上棘向下 55～65mm 旁开 25～35mm 处确定进针点。进针时，针刀与皮肤垂直，刀口线方向与躯干矢状面平行，针刀快速刺入皮肤，缓慢探索进针到达骨面（刀锋在皮肤定点正下方触及的骨面为坐骨大孔外侧骨面），到达骨面后，小心向内侧移动刀锋至坐骨大孔边缘上缘（手下有刀锋自骨面滑落感时停止移动），在此处提起针刀约 10mm，再切割至骨面 2～3下（此处为梨状肌肌腹，梨状肌经此处穿出坐骨大孔向外附着于股骨大转子，切割梨状肌肌腹可有效地缓解其张力，从而解除其对坐骨神经的刺激）。如患者出现触电感，则停止操作，稍向上或下方移动刀锋后继续松解。完成操作后出针，压迫止血，无菌敷料包扎。

（5）腓骨颈点的松解（图 11-21）

1）第 1 进针点：入路层次：皮肤→浅筋膜→小腿筋膜→腓骨长肌肌腱→腓骨颈。

松解方法：结合压痛反应，在腓骨头后下缘处确定进针点。进针时，针刀与皮肤垂直，刀口线方向与下肢纵轴呈 45°

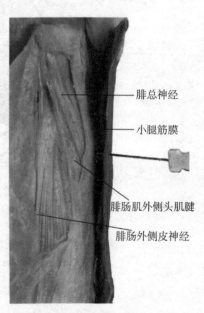

腓总神经

小腿筋膜

腓肠肌外侧头肌腱

腓肠外侧皮神经

图11-21 腓骨颈点的针刀松解

（与腓总神经走行方向一致），针刀快速刺入皮肤，缓慢进针到达骨面（刀锋在皮肤定点正下方触及的骨面为腓骨颈骨面），到达骨面后，按下列步骤操作：①先轻提针刀 2～3mm 再切向骨面，反复 4～5 次以切开小腿筋膜。稍向下方移动刀锋，待患者出现触电感时，再向上方稍退针刀 1～2mm，以避开腓总神经。②调转刀口线 90°（与腓总神经走行方向垂直），再将针刀切向腓骨颈骨面，以切开腓骨长肌肌腱外侧缘，反复 3～4 次，出针，压迫止血。

2）第 2 进针点：入路层次：皮肤→浅筋膜→小腿筋膜→腓肠肌肌腱→腓骨颈。

松解方法：在第 1 进针点下方约 15mm 处确定第二进针点，两点跨越腓总神经干（腓总神经干直径约为 6mm）。进针方法同上。到达骨面后，小心向上方移动刀锋寻找患者的触电感，待触电感出现后，再稍向下移动刀锋 1～2mm，以避开腓总神经，然后调转刀口线 90°（与腓总神经走行方向垂直），再将针刀切向腓骨颈骨面，以切开腓肠肌肌腱内侧缘，反复 3～4 次，出针，压迫止血。

7. 疗程　每次治疗的治疗点数量视患者病情而定，一般每次定点不超过 10 个。如患者耐受能力差可分多次完成治疗。同一治疗点治疗间隔 3～7 天，不同定点可于次日治疗。一般 4 次为 1 个疗程，视患者病情确定疗程。

【术后手法及操作】

1. 术后手法　腰椎整复手法、腰背肌牵拉手法。

2. 康复训练　呼吸训练、核心稳定性训练。

第三节　膝关节骨性关节炎

【概述】

膝关节骨性关节炎是指由于各种原因（创伤、持续劳损、肥胖等）所致关节软骨出现原发性或继发性退行性改变，并伴有软骨下骨质增生，从而使关节面逐渐被破坏及产生畸形，影响膝关节功能的一种退行性疾病。临床分为继发性和原发性两种。继发性是指该病继发于关节的先天或后天畸形及关节损伤，而原发性则多见于老人，发病原因多为遗传和体质虚弱等。针刀治疗原发性骨质增生有较好的效果。

【相关解剖】

1. 髌上囊　是膝关节最大的滑囊。位于髌骨上方，股四头肌腱和股骨前面之间，成年后此囊常与关节腔相通。

2. 髌下脂肪垫　是全身最大的脂肪垫之一。位于髌韧带与膝关节囊的滑膜之间的区域内，为一三角形的脂肪组织，脂肪垫向两侧延伸，体积逐渐变薄，超出髌骨两侧缘约 10mm。

3. 髌骨内、外侧支持带　位于髌骨内、外侧。检查时，嘱被检查者充分伸膝，股四头肌松弛，将髌骨向内推，使髌外侧支持带处于紧张状态，髌外侧支持带可在垂直于其径路的平面上触诊到；向外牵引髌骨时，髌内侧支持带突起，髌内侧支持带可横向触诊。

4. 膝关节外侧副韧带　向上附着于股骨外侧髁，紧靠腘肌沟上方；向下后止于腓骨头稍前。此韧带与其浅面的股二头肌腱和髂胫束有加强和保护膝关节外侧部的作用。屈膝时该韧带松弛，伸膝时韧带紧张。

5. 膝关节内侧副韧带（图 11-22）　上方起自股骨内上髁收肌结节处，向下止于胫骨内侧髁的内侧面。在膝关节半屈曲位时可于膝关节内侧皮下触及该韧带。

6. 鹅足滑囊（图 11-23）　位于膝关节内侧，胫侧副韧带与半腱肌腱、股薄肌腱、缝匠肌腱之间，由于三个肌腱有致密的纤维膜相连，形似鹅足，有时此囊与缝匠肌腱下囊相通。鹅足滑囊具有润滑膝关节和减少膝关节运动时肌腱相互摩擦的作用。

7. 髌韧带（图 11-24） 位于膝关节前部，为股四头肌腱的延续部分，附着于髌骨底及两侧缘，上方起自髌骨尖和髌关节面的下方，向下止于胫骨粗隆及胫骨前嵴的上部。作用是把股四头肌收缩的力传达给胫骨，使膝关节伸直。

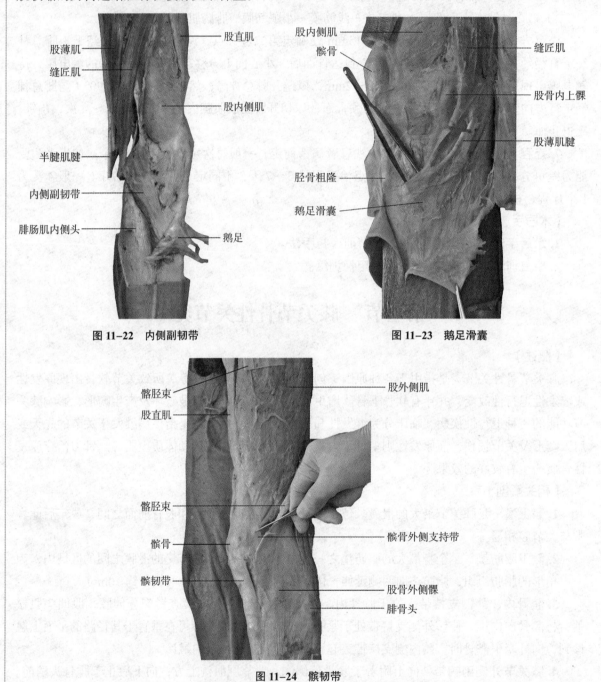

图 11-22　内侧副韧带　　　　　　图 11-23　鹅足滑囊

图 11-24　髌韧带

8. 前、后交叉韧带（图 11-25） 前交叉韧带位于关节囊内，起自胫骨髁间隆起的前方内侧，斜向后外上方，止于股骨外侧髁内侧面的上部。此韧带分别与内侧半月板的前端和外侧半月板的前端相融合，有限制胫骨向前移位的作用。

后交叉韧带位于关节囊内，居前交叉韧带的后内侧，较前交叉韧带短而坚韧。起自胫骨髁间隆起的后方及外侧半月板的后端，斜向内上方，止于股骨内侧髁的外侧面。此韧带有限制胫骨向后移位的作用。

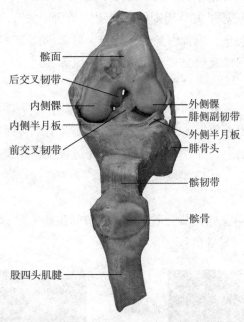

股四头肌腱

髌面
后交叉韧带
内侧髁
内侧半月板
前交叉韧带

外侧髁
腓侧副韧带
外侧半月板
腓骨头

髌韧带

髌骨

图 11-25 前、后交叉韧带

9. 腓骨头（图 11-26） 腓骨头为腓骨上端的锥形膨大，又称腓骨小头。腓骨头的顶部呈结节状称腓骨头尖，有股二头肌腱及腓侧副韧带附着。坐位或者仰卧位时，腓骨头位于胫骨外侧髁后外稍下方，与胫骨粗隆在同一平面上，当膝关节屈曲时，可在膝关节的外侧下方看见腓骨头形成的隆起。

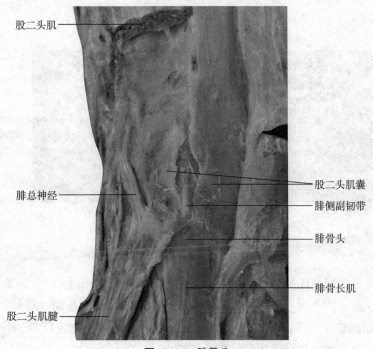

股二头肌

腓总神经

股二头肌囊
腓侧副韧带
腓骨头
腓骨长肌

股二头肌腱

图 11-26 腓骨头

【病因病理】

膝关节骨性关节炎的根本病因主要是继发性的，是由于膝关节周围软组织损伤后，引起膝关节的力平衡失调。有研究证实，膝关节骨性关节炎是受外在因素影响而形成的：一是膝关节周围的软组织损伤引起粘连、牵拉，破坏了膝关节的力平衡，使关节内产生了高应力点；二是由于某种疾病，如类风湿关节炎，破坏了关节周围的软组织，从而使关节内力平衡失调而出现了骨刺。病变点包括髌上囊、髌下脂肪垫、髌骨内外侧支持带、腓侧副韧带、胫侧副韧带、鹅足囊、髌韧带止点、前交叉韧带起点内外缘及后交叉韧带起点内外缘等。

【临床表现】

1. 症状 就诊前 1 个月大多数时间有膝痛。膝关节疼痛，或突然活动时有刺痛，膝关节伸直到一定程度时引起疼痛，行走不便，关节伸屈受限，下蹲及上下楼困难，并常伴有腿软的现象。

2. 体征 关节周围有压痛点，并且在膝关节的伸屈过程中往往发出捻发音，并可出现关节积液。严重者甚至有肌肉萎缩。可见 O 型腿或 X 型腿。

【辅助检查】

1. X 线片（图 11-27） 可见膝关节骨质增生，关节间隙狭窄。

2. MRI（图 11-28） 可见异常信号。

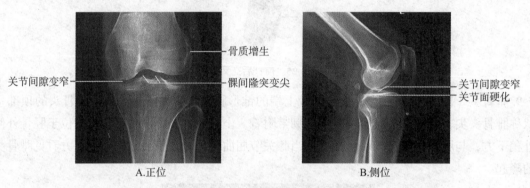

关节间隙变窄　　骨质增生　　髁间隆突变尖　　关节间隙变窄　　关节面硬化

A.正位　　　　　　　　　　B.侧位

图 11-27　膝关节 X 线片

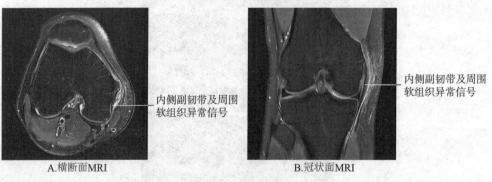

内侧副韧带及周围软组织异常信号　　内侧副韧带及周围软组织异常信号

A.横断面MRI　　　　　　B.冠状面MRI

图 11-28　膝关节 MRI

【针刀治疗】

1. 体位 仰卧位，屈曲膝关节 70°～80°，使足平稳放于治疗床上。

2. 体表标志 股骨内上髁、收肌结节、膝关节内侧间隙、胫骨粗隆、胫骨内外侧髁、髌骨。

3. 定点 胫侧副韧带、髌内侧支持带、髌韧带及周围、髌外侧支持带、腓侧副韧带及髂胫束、股四头肌腱及髌上囊、鹅足滑囊等处阳性反应点。

4. 消毒与麻醉 常规消毒，铺无菌洞巾，0.5% 利多卡因局部麻醉，每点注射 1～2mL，注入麻醉药时，必须先回抽注射器确认无回血。

5. 针刀器械 Ⅰ 型 4 号针刀。

6. 针刀操作（图 11-29）

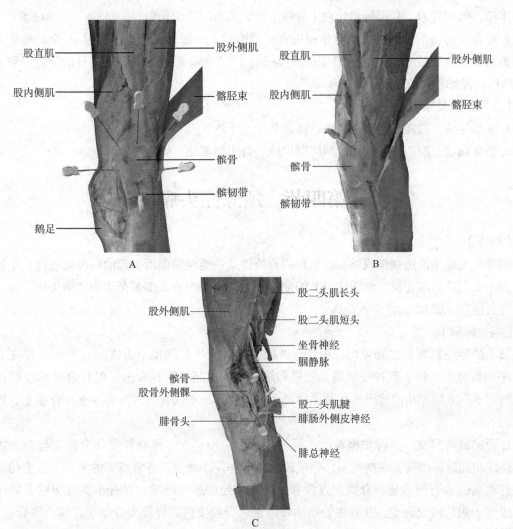

图 11-29 膝骨关节炎针刀治疗

（1）胫侧副韧带点 刀口线与下肢纵轴方向一致，针刀体与皮肤垂直，按四步规程进针刀达胫侧副韧带，先纵横摆动 2～3 次，然后调转刀口线 90°，横行切开 2～3 次。

（2）髌内侧支持带点 刀口线与下肢纵轴方向一致，针刀体与皮肤垂直，按四步规程进针刀达髌内侧支持带，先纵横摆动 2～3 次，然后调转刀口线 90°，十字切开 2～3 次。

（3）髌韧带点 刀口线与下肢纵轴方向一致，针刀体与皮肤垂直，按四步规程进针刀达髌韧带，进针刀 1cm，纵横摆动 2～3 次。

（4）髌外侧支持带点 刀口线与下肢纵轴方向一致，刀体与皮肤垂直，按四步规程进针刀达髌外侧支持带，先纵横摆动 2～3 次，然后调转刀口线 90°，十字切开 3 次。

（5）腓侧副韧带及髂胫束点 刀口线与下肢纵轴方向一致，针刀体与皮肤垂直，按四步规程进针刀达腓侧副韧带和髂胫束，纵横摆动 2～3 次。

（6）股四头肌腱及髌上囊点 刀口线与下肢纵轴方向一致，针刀体与皮肤垂直，按四步规程进针刀达股四头肌腱，先纵横摆动 2～3 次，再调转刀口线 90°，十字切开 2～3 次，然后继续进针刀，当刀下有落空感时即已穿过股四头肌腱，纵横摆动 2～3 次，范围 0.5cm。

（7）鹅足滑囊点 刀口线与下肢纵轴方向一致，针刀体与皮肤垂直，按四步规程进针刀达骨面，纵横摆动 2～3 次。

术毕，拔出针刀，局部压迫止血 1 分钟后，无菌敷料覆盖伤口。

7. 疗程　每次治疗的治疗点数量视患者病情而定，一般每次定点不超过 10 个。如患者耐受能力差可分多次完成治疗。同一治疗点治疗间隔 3～7 天，不同定点可于次日治疗。一般 4 次为 1 个疗程，视患者病情确定疗程。

【术后手法及康复】

1. 术后手法　股四头肌牵拉手法、膝关节助动手法。

2. 康复训练　股四头肌训练、腘绳肌训练、臀中肌训练、臀大肌训练。

第四节　颈源性头痛

【概述】

颈源性头痛是指由颈椎或颈部软组织的器质性或功能性病损所引起的一种以慢性、单侧头部疼痛为主要表现的综合征。由于认识上的偏差，过去这类患者大多被误诊为"偏头痛"或"血管神经性头痛"，从而将治疗引入误区。

【相关解剖】

第 1 颈神经自寰枕之间发出，第 2～7 颈神经从同序数颈椎上方椎间孔发出，并按下一椎骨的序列数命名，第 8 颈神经从第 7 颈椎和第 1 胸椎之间椎间孔发出，但其命名不按椎骨序列数。如颈 5～6 间发出的神经称为颈 6 神经。颈神经穿出椎间孔后即分为 3 支：脊膜支、后支和前支。

1. 颈神经脊膜支　又称窦椎神经、返神经，为一极小支，在脊神经分为前支与后支之前分出，经椎间孔返回椎管。在椎管内，分成较大升支和较小降支。各脊膜支的上、下分支相互吻合形成脊膜前丛和脊膜后丛。脊膜支内含有一些脊神经的感觉纤维，并有小支与交感干神经节连接，或连于灰、白交通支，并有血管运动纤维进入脊膜支内。脊膜支分布于脊膜、椎骨、韧带、关节囊、后纵韧带及脊髓的血管等。

颈椎椎管内病变刺激脊膜丛的神经纤维可以产生植物性神经疼痛或异常表现。

2. 颈神经后支（图 11-30～图 11-33）　除第 1、第 2 颈神经的后支较粗大外，其余各颈神经的后支均较前支细小。后支分出后，向后绕过椎间关节，由横突间穿过并分为内侧支和外侧支（颈脊神经除外），分布于附近的骨、关节及肌肉，其末梢穿至皮下形成皮神经。

第 1 颈神经后支主要支配枕下三角周围诸肌，第 2 颈神经后支支配枕骨下部肌肉，并发出感觉性末梢，与枕动脉伴行分布于上项线以上的颅顶皮肤。枕大神经绕头下斜肌时，发出分支与枕下神经和第 3 颈神经后支相连，形成颈后神经丛。

（1）**第 1 颈神经后支**　又称为枕下神经，它由第 1 颈神经根跨过寰椎后弓上缘时发出，先行于寰椎与椎动脉第三段之间，其长度约 10mm，向后外侧穿过枕下静脉丛，呈一向上的弧形进入枕下三角，发出终末支支配头后大、小直肌和头上、下斜肌，同时发出一交通支穿过头下斜肌背面，与第 2 颈神经后支上交通支汇合。

（2）**第 2 颈神经后支**　第 2 颈神经前后根在寰椎后弓下方与枢椎椎弓板之间联合，旋即分为前后支外行。离开椎管以后，前支向外向前终于颈丛。第 2 颈神经后支为所有颈神经后支中最大者，起于寰枢关节处的第 2 颈神经根，呈弧形绕过头下斜肌下缘返向上走行，并发出内侧支、外侧支、上交通支、下交通支和头下斜肌支。

内侧支即枕大神经，其在接受第 3 枕神经的一交通支后，枕大神经下行于头下斜肌深面，绕头下斜肌下缘向内上方行走，紧贴寰椎后弓穿出后，向内上斜行于头下斜肌与头半棘肌之间，然后穿入头半棘肌。然后穿入斜方肌深层，沿由斜方肌和胸锁乳突肌腱性止点纤维形成的腱性索带深面，向上方走行到达上项线，于枕后浅筋膜内走行分布于皮肤。

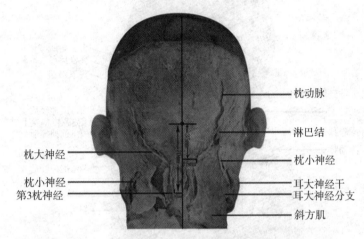

图 11-30　颈神经后支神经走行

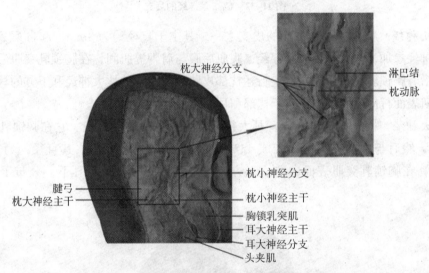

图 11-31　枕大神经主干及其分支与枕后腱弓紧密结合

（3）第 3 颈神经后支　第 3 颈神经后支自第 2～3 椎间孔处发自第 3 颈神经，向背侧穿过横突间骨纤维孔进入横突间区，并发出内侧支、外侧支和交通支，内侧支进入上下关节突关节之间的骨纤维管，并发出两条内侧支，一支是内侧浅支，又被称为第 3 枕神经，另一支为内侧深支。

第 3 枕神经出骨纤维管后，穿过头下斜肌下纤维脂肪组织至第 2 椎板处，发出交通支至枕大神经，在第 2 颈椎棘突上方穿向头半棘肌，穿过该肌肌腹后紧贴其表面，向上走行大约 25mm 后穿入斜方肌，继而穿过头夹肌进入斜方肌，然后在斜方肌肌腹内走行至枕部分为两支，支配口裂以上枕外隆凸下方的项背及枕部皮肤，并与枕大、枕小神经皮支相交通。

（4）第 4～8 颈神经的后支　第 4～8 颈神经的后支在颈部均呈横向，略向外下方走行项韧带中。该类神经绕过各相应的椎间关节后分为内侧支及外侧支。外侧支均为肌支，支配颈髂肋肌、颈最长肌、头最长肌及头夹肌。第 4、5 颈神经内侧支经颈半棘肌与头半棘肌之间，达椎骨的棘突，穿过夹肌及斜方肌，终于皮肤。第6、7、8颈神经的内侧之细小，分布于颈半棘肌、头半棘肌、多裂肌及棘间肌。

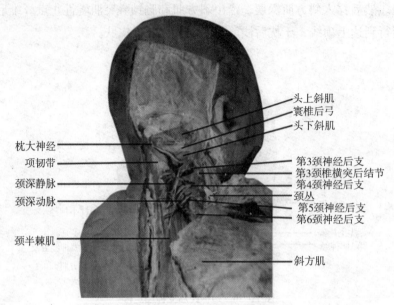

图 11-32　$C_{4～8}$ 颈神经的后支

（5）枕小神经　枕小神经是颈丛的皮支之一，其主干直径约为 3mm，起自第 2 颈神经，有时有第 3 颈神经参加，由颈丛分出后穿经二腹肌后腹与肩胛提肌间，在胸锁乳突肌后缘中点附近浅出，然后沿着胸锁乳突肌后缘向上走行达枕部皮肤，与上方的枕大神经和下方的耳大神经相交连。在头夹肌表面行向后内上，分布于枕部和耳郭背面上 1/3 皮肤。

（6）耳大神经　同枕小神经一样，耳大神经也是颈丛的皮支之一。它在胸锁乳突肌后缘中点附近浅出，然后与胸锁乳突肌纤维成 45° 角斜行或横行越过该肌，其直径约为 5mm。耳大神经浅出后，在胸锁乳突肌表面向前、上方（即耳垂方向）走行至耳下，分布于耳垂及耳后皮肤。

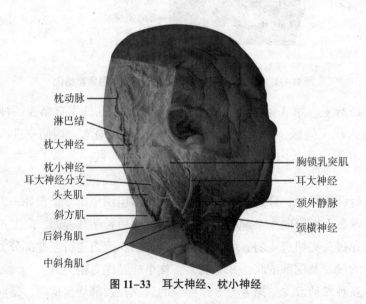

图 11-33　耳大神经、枕小神经

【病因病理】
高位颈神经及其分支病变是出现头痛的重要原因。由颈神经发出分支形成的皮神经（枕大神经、枕小神经、第三枕神经和耳大神经等）分布于头颈部，皮神经位置表浅，其主要行程位于肌肉、韧带或筋膜层内，当这些组织结构因各种原因出现无菌性炎症或机械张力增高等情况时，容易使皮神经受到炎性刺激或机械卡压等刺激，从而引起头痛。常见的病变可能包括颈部肌肉、韧带及关节囊的无菌性炎症或机械性损伤，其他因素还包括枕后淋巴结炎性肿大，颈椎寰枕关节、寰枢关节和关节突关节退行性病变或炎症等，这些因素均可以造成颈神经（后支）或交感神经的刺激而出现疼痛。颈椎间盘突出及退行性病变时椎间盘内可有炎性物质释放，刺激向椎间盘内长入的神经末梢，也可以造成颈椎间盘源性的疼痛（包括头痛）。颈源性头痛会出现类似耳部、眼部、鼻窦疾病的头部牵涉性疼痛、耳鸣、眼胀、嗅觉和味觉改变等症状，是由于高位颈神经（第 1～3）的传入纤维与三叉神经传入纤维及混入面神经、舌咽神经、迷走神经的躯体感觉传入纤维之间神经发生了会聚，使伤害感受性输入产生紊乱而形成的一种头面部牵涉痛。

【临床表现】

1. 症状　①头痛：头痛的部位多偏于一侧，或为双侧交替发作的单侧头痛，极少为全头痛。疼痛起于颈枕部，可沿颈枕放散到顶颞部，少数发生在前额或眶上，单侧头痛可放射至颈部、同侧肩部和手臂，以颈枕部疼痛最剧烈。初期，头痛多呈阵发性，以后则变为慢性波动性头痛，症状发作或加重，时间从数小时到数周。发作时疼痛多为跳、刺、胀、烧灼痛，亦可为刀割或放射性、牵扯样痛。②颈部活动受限：常有颈部活动受限，上颈部软组织紧张、僵硬，颈部运动、咳嗽、劳损会加重头痛。③伴随症状：头痛常伴耳鸣、眩晕、听力障碍，恶心、呕吐、畏光、怕声症状，少数有眼部胀痛或眼球内陷感，瞳孔不等大，流泪、结膜充血，病程较长的患者还可能出现失眠、烦躁、焦虑、抑郁等。④诱因：患者常见的诱发因素有颈部活动、天气变化、情绪刺激（紧张、激动、压力）、强光、噪音，以及生活习惯等，这些因素可能引起枕颈部软组织张力的瞬时变化，从而使相关神经受到卡压。

2. 体征

①放散痛诱发试验：颈源性头痛的主要体征是颈枕部的压痛及同时出现向头部的放散痛，不同位置的压痛及放散痛与存在相关的神经卡压有关。枕大神经：枕骨粗隆与乳突连线的内 1/3 处。枕小神经：枢椎棘突与乳突尖连线的中点处；乳突后缘内侧处。耳大神经：乳突尖下缘与胸锁乳突肌后缘中点处。枢椎横突上方有第 2 颈神经后支穿出，下方有第 3 颈神经后支穿出，亦可诱发疼痛。颈神经后支：第 2 至第 7 颈椎棘突旁开 15～25mm 区域。

②压顶试验：又称叩顶试验、椎间孔挤压试验，颈源性头痛患者若存在颈神经根受压时，会出现压顶试验阳性。患者端坐，头颈部正直，检查者向下压其头部，或以左手掌覆盖在被检者的头顶部，右手握拳，以适当力量向自己的左手背按压或击打，如出现颈肩部疼痛，或者有向上肢放射的麻木、酸胀感，则为压顶试验阳性。

③引颈试验：颈源性头痛患者若存在颈神经根受压时，会出现引颈试验阳性。患者端坐，检查者两手分别托住其下颌，并以胸或腹部抵住其枕部，渐渐向上牵引颈椎，以逐渐扩大椎间孔，如上肢麻木、疼痛等症状减轻或颈部出现轻松感则为阳性。

④枕神经阻滞试验：试验使用 1% 利多卡因注射液，注射点包括枕骨粗隆与乳突连线的内 1/3 处（枕大神经）、第 2 颈椎棘突与乳突尖连线的中点（枕小神经）、乳突后缘内侧（枕小神经）。令患者俯坐床前，床边备枕（使枕呈竖立位），患者前额抵在枕上以固定头部位置，双手压在自己的枕后部以压住头发。术者先在上述三点按压寻找引起压痛向头部放散痛的准确位置，以记号笔定点。碘酒及酒精常规消毒，每点注射 1% 利多卡因 1mL。进针时要到达骨面，一定要回

抽注射器，确认无回血后方可注入。若注射后 10 分钟内头痛明确减轻甚至消失则为阳性，注射后头痛无明显减轻则为阴性。枕神经阻滞试验阳性是确诊颈源性头痛的重要依据。选择合适的试验时机十分重要，临床实施该试验一定要选择在患者头痛发作时，头痛间歇期不适宜实施该试验。

【辅助检查】

1. 颈椎 X 线检查（图 11-34） 大部分患者颈椎 X 线可有曲度异常（曲度变小、消失或反弓）、椎间孔狭窄、骨质增生、轻度旋转移位等表现，部分患者的寰枕间隙存在狭窄甚至消失。

2.MRI 检查（图 11-35、图 11-36） 观察椎间盘、神经根、根袖及相关肌肉组织。多数患者有不同程度的椎间盘变性、突出，椎间盘源性的神经根炎患者具有神经根水肿表现，在 T_2 加权 MRI 横断面扫描图像上可见神经根袖呈极高信号影，且直径变粗，其与椎间孔之间的间隙消失。

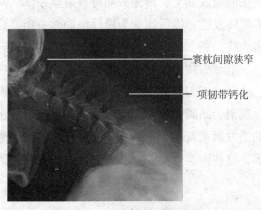

图 11-34　颈椎 X 线片可见寰枕间隙狭窄

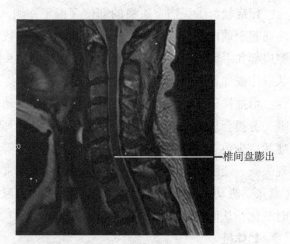

图 11-35　颈椎 MRI 矢状面可见椎间盘膨出

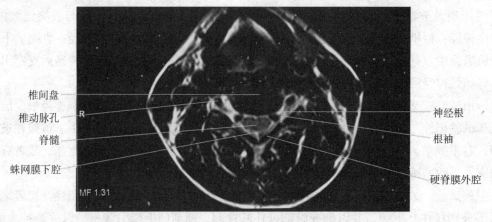

图 11-36　颈源性头痛患者经 $C_{4\sim5}$ 椎间盘横断面图像（T_2WI）

【针刀治疗】

1. 体位 俯坐位，额下垫软枕，充分暴露项部、枕部、侧颈部。

2. 体表标志 第 2 颈椎棘突、第 7 颈椎棘突、关节突关节、颞骨乳突、枕外隆凸、枕骨上项线。

3. 定点

（1）枕大神经点　枕骨隆凸与乳突尖连线的中、内 1/3 交界处。

（2）枕小神经点　第 2 颈椎棘突水平后正中点与乳突尖连线的中点。

（3）耳大神经点　胸锁乳突肌后缘中点。

（4）枢椎横突点　第 2 颈椎棘突水平两侧的骨性突起。

（5）颈神经后支点　第 2 至第 7 颈椎棘突旁开 15 ～ 25mm 区域。

（6）肩胛上角区域　在肩胛上角区域寻找能诱发头部放散痛的位置点。

4. 消毒与麻醉　常规消毒，铺无菌洞巾，每治疗点可注射 0.25% ～ 0.5% 利多卡因 1 ～ 2mL，注射前要确认无回血。

5. 针刀器械　Ⅰ型 4 号针刀（直径 0.8 ～ 1.0mm，长 50mm）。

6. 针刀操作（**图 11-37- 图 11-41**）

【非可视化针刀治疗】

（1）枕大神经点　左手拇指压在进针点处，右手持针刀使刀口线与躯干纵轴呈外 30°，左手拇指压在进针点处，右手持针刀使刀体与皮面垂直刺入，探索进针，缓慢通过皮肤、浅筋膜、斜方肌腱膜，在进针过程中询问患者有无触电感，如有触电感则要调整针刀位置，至触电感消失方可继续操作，感觉刀口接触到骨面时停止进针，松解与枕大神经相连的筋膜组织。轻提针刀至皮下，再依上述过程切至骨面，反复 3 ～ 4 次，使针下有松动感后退出针刀。

（2）枕小神经点　刀口线与躯干纵轴平行，左手拇指压在进针点处，右手持针刀使刀体与皮面垂直刺入。探索进针，缓慢通过皮肤、浅筋膜、深筋膜、胸锁乳突肌附着区，在进针过程中询问患者有无触电感，如有触电感则要调整针刀位置，至触电感消失方可继续操作，感觉刀口接触到骨面时停止进针，松解与枕小神经相连的筋膜组织。轻提针刀至皮下，再依上述过程切至骨面，反复 3 ～ 4 次，使针下有松动感后退出针刀。

（3）耳大神经点　自胸锁乳突肌后缘中点平刺进针，刀口线与额状面呈 45° 角，针尖方向朝向胸锁乳突肌前缘，针身与胸锁乳突肌表面皮肤约呈 15° 角，快速刺破皮肤进针，探索推进针身，缓慢通过皮肤、浅筋膜，到达胸锁乳突肌表面（中等身材者皮下 1cm 左右），然后沿胸锁乳突肌表面向前进针约 2cm，松解此处浅筋膜组织。进针过程中询问患者有无触电感，如有触电感则需调整针刀位置，至触电感消失方可继续操作。轻提针刀至皮下，再依上述过程反复操作 3 ～ 4 次，使针下有松动感后退出针刀。

（4）枢椎横突点　刀口线与躯干纵轴平行，左手拇指紧紧按压枢椎横突，右手持针刀使刀体与皮面垂直刺入，探索进针，缓慢通过皮肤、浅筋膜、深筋膜、胸锁乳突肌，感觉刀口接触到骨面时停止进针，松解枢椎横突处筋膜组织。在进针过程中询问患者有无触电感，如有触电感则要调整针刀位置，至触电感消失方可继续操作。轻提针刀 2 ～ 3mm，沿横突上、下及外侧缘各切割两下，使针下有松动感。

（5）颈神经后支点　刀口线与矢状面呈外上内下 45° 角，在定点处将针刀刺入皮肤，摆动进针（便于安全寻找关节突关节骨性结构）穿过浅筋膜、各层肌肉、项韧带至关节突关节骨面，然后将针刀提至皮下再重复切割至骨面 3 ～ 4 下，以松解各层肌肉及项韧带张力。然后在关节突关节骨面调转刀口线方向约 45°，使之与水平面平行，探索寻找关节突关节缝隙，轻提针刀 2 ～ 3mm 至关节囊表面，再切割至骨面 2 ～ 3 下，以松解关节突关节囊。

操作完毕后出针，压迫止血，无菌辅料包扎。

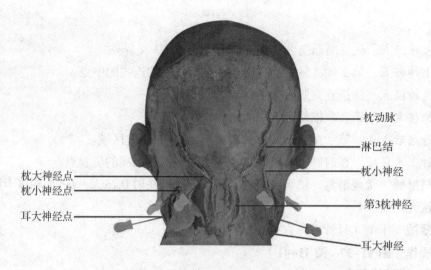

图 11-37 枕大神经点松解——松解点与神经的位置关系

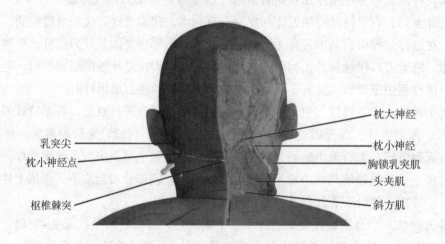

图 11-38 枕小神经点松解——松解点与神经的位置关系

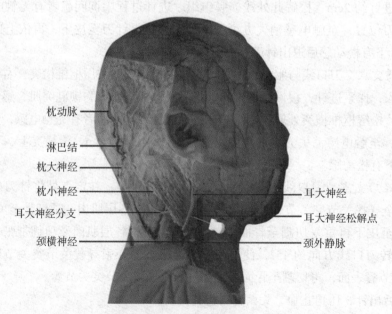

图 11-39 耳大神经点松解——松解点与神经的位置关系

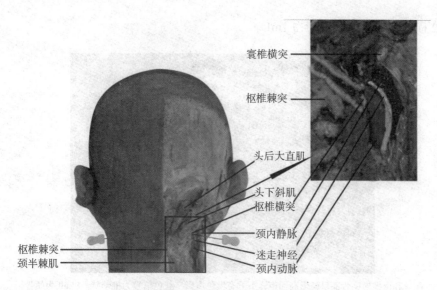

图 11-40　枢椎横突针刀松解及横突与神经血管的位置关系

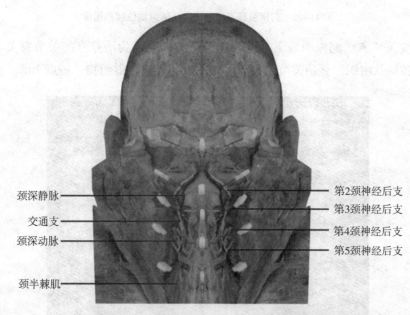

图 11-41　关节突关节（颈神经后支）点松解——针刀与神经的位置关系

7. 疗程　本病一般 4 次为 1 个疗程，每次取点不超过 8 个，7 天行 1 次针刀治疗；疗程间隔 1 个月。亦可不拘于疗程，至治愈为止。

【可视化针刀治疗】

在前述针刀操作的基础上加用超声引导，发挥超声的优势，实现针刀可视化，提高操作准确性和安全性。

1. 体位　患者俯坐位，耳大神经和枢椎横突松解可侧卧位。

2. 消毒、麻醉（图 11-42、图 11-43）　常规消毒，每个治疗点给予 0.25% ～ 1% 利多卡因局部麻醉。

（1）枕大神经点、枕小神经点、耳大神经点、肩胛上角点　超声引导下平面外进针法，针尖至皮下浅筋膜层，每点注射药物 1mL。

（2）枢椎横突点　超声引导下平面外进针法，在枢椎横突表面垂直进针，缓慢通过各层软组织，直达第 2 横突尖骨面，注射药物 1mL。

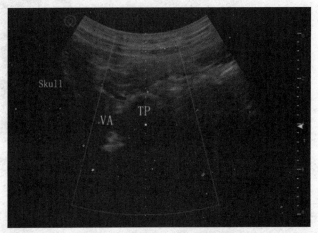

颅骨和枢椎横突骨面呈弧形高回声，下方有黑色声影，红色信号为椎动脉。Skull 为颅骨，

TP（transverse process）为枢椎横突，VA（vertebral artery）为椎动脉

图 11-42　超声引导下枢椎横突注射纵轴位超声图像

（3）关节突关节点　超声引导下平面外进针法，在确定为治疗点的关节突关节表面垂直进针，缓慢通过各层软组织，直达关节突关节骨面，边退针边注射药物，每点 1mL。

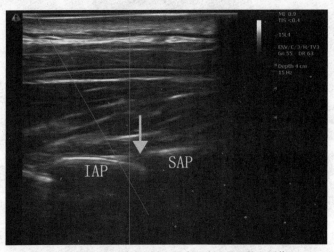

关节突关节（黄色箭头）呈高回声"叠瓦状"图像，

IAP（inferior articular processes）为下关节突，SAP（superior articular processes）为上关节突

图 11-43　超声引导下关节突关节注射纵轴位超声图像

3. 针刀器械　Ⅰ型 4 号针刀，根据治疗点软组织厚度，选择长短合适的针刀。

4. 针刀操作

（1）枕大神经　枕大神经点针刀松解无需超声引导，具体操作同前。

（2）枕小神经　超声引导下平面外进针法，探头方向与人体纵轴平行，针身与皮肤表面垂直刺入，缓慢通过各层软组织，探索进针，在此过程中询问患者有无触电感，如有触电感则调整针刀位置，至触电感消失方可继续操作，针刀到达骨面时停止进针，而后轻提针刀至皮下，再依上述过程进针，反复 3 ～ 4 次至针下有松动感。

（3）耳大神经　患者侧卧位，超声引导下平面内进针，探头与人体纵轴方向垂直，针刀沿耳大神经走行方向自胸锁乳突肌后缘刺入，朝向颈前方，在胸锁乳突肌与浅筋膜层交界处向前方探索松解，松解长度为 20～30mm，然后轻提针刀至皮下，再依上述过程进针，反复操作 3～4 次。

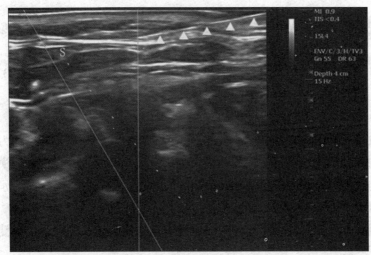

肌肉呈束状中等回声，筋膜呈线状高回声，三角形指示针刀，S 为（sternocleidomastoid）胸锁乳突肌

图 11-44 超声引导下针刀松解耳大神经周围软组织横轴位图像

（4）枢椎横突 超声引导下平面外进针法，探头方向与人体纵轴垂直，在枢椎横突表面垂直进针，缓慢通过各层软组织，针刀直达第 2 横突尖骨面，在此过程中询问患者有无触电感，如有则要调整针刀位置，至触电感消失方可继续操作，轻提针刀 2～3mm，沿横突上、下及外侧缘各切割 2～3 下。

（5）关节突关节 超声引导下平面外进针法，探头方向与人体纵轴平行。在确定为治疗点的关节突关节表面垂直进针，缓慢通过皮肤、浅筋膜、深筋膜及颈部各层肌肉及关节突关节囊，直达关节突关节骨面，然后轻提针刀至皮下，再依上述过程进针，反复操作 3～4 次。

操作完毕后出针，压迫止血，无菌辅料包扎。

5. 疗程 同前。

【术后手法及康复】

1. 多数颈源性头痛患者都存在不同程度的颈椎小关节的轻微旋转移位，因此在施行针刀松解术后，应配合简化的"两点一面"手法予以矫正，这有利于颈源性头痛的全面治疗。

患者先取坐位，术者以揉、滚、拿等手法进行颈部肌肉放松治疗 10 分钟，然后令患者取仰卧位，头下垫枕，头顶与床头边缘齐平，医生站立于患者头顶侧，左手置于患者颈下，右手托扶于其下颌处，左手托住患者后枕部，双手用力向上牵拉患者头部，然后令其头向右侧旋转至极限位置，术者左手掌面托在患者头下，右手掌面按于其左侧下颌处，在确认患者颈部完全放松的状态下，运用瞬间闪动力使其颈部向右侧闪动 1～2 次（小于 5º），多数患者可出现颈部的弹响。向右侧闪动完毕后，再依前法反向左侧闪动 1～2 次（小于 5º）。

特别提醒：重手法推拿可能加重病情，因此针刀治疗后的手法治疗宜轻缓，达到松弛肌肉的目的即可。

2. 注意事项：治疗部位保持清洁干燥，防止感染。

第五节　类风湿关节炎腕关节病变

【概述】

类风湿关节炎是一种常见的以关节组织慢性炎症为主要表现的系统性自身免疫性疾病。本病临床表现为双手、腕、膝和足关节等小关节受累为主的对称性、持续性关节炎，受累关节疼痛、肿胀、功能下降，病变呈持续、反复过程。类风湿关节炎在我国的发病率为 0.32% ～ 0.36%，一般女性多发，发病高峰在 45 ～ 50 岁之间。

【相关解剖】

1. 腕掌侧横纹　屈腕时，在腕掌侧出现 2 ～ 3 条横行的皮肤皱纹，分别称为近侧横纹、中间横纹（不甚恒定）和远侧横纹。近侧横纹约平尺骨头，远侧横纹较明显。远侧横纹桡侧端可摸到手舟骨，手舟骨的远侧可摸到大多角骨；其尺侧端的隆起为豌豆骨，豌豆骨的远侧可摸到钩骨。

2. 腕掌侧的肌腱　握拳屈腕时，在腕掌侧可见到 3 条肌腱，位于中间者为掌长肌腱，位于桡侧者为桡侧腕屈肌腱，位于尺侧者为尺侧腕屈肌腱。在桡侧腕屈肌腱与掌长肌腱之间可按压到正中神经。

3. 腕背侧的肌腱　当拇指伸直和外展时，在腕背桡侧可见到 3 条肌腱，自桡侧向尺侧依次为拇长展肌腱、拇短伸肌腱和拇长伸肌腱。在拇长伸肌腱的尺侧为指伸肌腱（图 11–45）。

4. 尺骨茎突　位于尺骨下端，在腕部尺侧偏后方可摸到。

5. 腕部骨骼（图 11–46）

（1）大多角骨　有 4 个关节面：第 1、2 掌骨和小多角骨及舟骨。内侧面分为两部分，近侧呈凹状与小多角骨相连，远侧端与第 2 掌骨连接。大多角骨的背侧面是粗糙的，有两个突起，分别

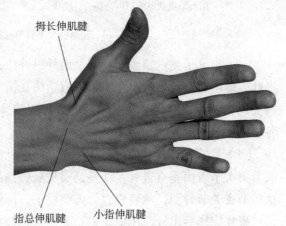

图 11–45　腕背侧肌腱

（拇长伸肌腱、指总伸肌腱、小指伸肌腱）

为背尺侧结节和背桡侧结节。大多角骨结节位于舟骨结节远侧 1cm 处。

（2）钩骨　外观上呈三角形，钩骨分体、沟和钩 3 个部分。钩骨体在腕关节的背尺侧，桡侧与头状骨相连，远端与第 4、5 掌骨基底相连，近侧则与三角骨相连。在钩的基底与体之间形成钩骨钩，尺动脉、尺神经的深支经过钩骨钩的尺侧，小指指深屈肌腱呈弧形围绕沟之桡侧面。

（3）舟骨　其形状似船，表面的 80% 为软骨所覆盖。舟骨远端掌侧隆起为舟骨结节，位于腕远侧横纹外、中 1/3 交点处。桡侧腕屈肌腱有部分肌腱止于此，舟骨的血液供应主要从舟骨结节处进入舟骨。

（4）豌豆骨　位于腕远侧横纹尺侧端的突起，其为腕前区的重要标志之一，其桡侧可摸到尺动脉的搏动；向上连尺侧腕屈肌；向下外方为钩骨钩，适对环指的尺侧缘。

6. 鼻烟窝　位于腕背外侧部的浅凹，当拇指外展和后伸时明显。其外侧界为拇长展肌腱和拇短伸肌腱，内侧界为拇长伸肌腱；窝底为手舟骨和大多角骨。窝内有桡动脉通过，可触及其搏动。

7. 正中神经　发自臂丛后束、内外侧束（$C_6 \sim T_1$）在腋动脉前方汇合为正中神经后，沿肱动脉外侧下行至喙肱肌止点，转至动脉内侧下行，经肘窝下至前臂正中，于指浅、指深屈肌之间

到达腕部，在桡侧腕屈肌腱和掌长肌腱间经腕管，分布于手掌。

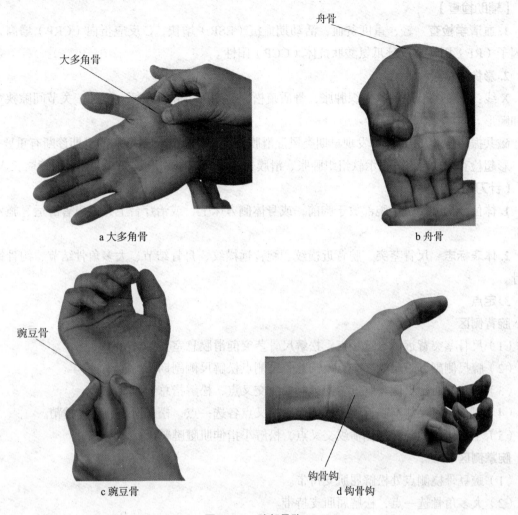

图 11-46 腕部骨骼

【病因病理】

类风湿关节炎与自身免疫障碍有关，在某些微生物（细菌、病毒、支原体等）和某些环境（潮湿、寒冷等）因素的作用下，在滑膜表面或附近形成免疫复合物。在中性粒细胞吞噬免疫复合物的过程中，被激活的蛋白水解酶进入关节，使滑膜及软骨组织分解，产生降解物和炎性因子，引起炎症反应，造成滑膜、关节软骨和邻近组织的损害。类风湿关节炎最早出现的病变是急性滑膜炎，滑膜血管充血、水肿和纤维蛋白渗出，有淋巴细胞和浆细胞浸润，滑膜细胞和间质增生，滑膜组织呈乳头状和绒毛状肥大。

【临床表现】

1. 关节表现 关节疼痛与压痛、肿胀、晨僵、畸形。

2. 关节功能障碍 美国风湿病协会将类风湿关节炎关节活动功能分级分为 4 级。

Ⅰ级：能照常进行日常活动和各项工作。

Ⅱ级：可进行一般的日常生活和某些职业工作，但其他项目的活动受限。

Ⅲ级：可进行一般的日常生活，但对参与某种职业工作或其他项目活动受限。

Ⅳ级：日常生活的自理和参加工作的能力均受限。

3. 关节外表现 类风湿结节、血管炎、肺间质纤维化和胸膜炎、心包炎、心肌炎、心内膜炎等。

【辅助检查】

1. 血清学检查　轻、重度贫血，活动期血沉（ESR）增快，C 反应蛋白（CRP）增高，类风湿因子（RF）阳性，抗环瓜氨酸肽抗体（CCP）阳性。

2. 影像学检查

X 线：早期关节周围软组织肿胀，骨质疏松，后期关节软骨破坏、侵蚀，关节间隙狭窄、强直和畸形。

磁共振成像（MRI）：可发现早期类风湿滑膜炎及骨质破坏，对本病的早期诊断有重要价值。

彩超检查（US）：可显示软组织肿胀、滑膜炎、骨侵蚀、积液及关节下有无血管翳长入。

【针刀治疗】

1. 体位　仰卧位，手腕部放于胸前，或身体侧方床上，或治疗台上，以患者舒适、施术方便为准。

2. 体表标志　尺骨茎突、腕背近横纹、腕背远横纹、舟骨结节、大多角骨结节、钩骨钩、豌豆骨。

3. 定点

腕背侧区

（1）尺骨茎突背远侧点选一点，松解尺骨茎突前滑膜息室。

（2）腕尺侧副韧带尺骨茎突点、豌豆骨尺侧点松解尺侧副韧带。

（3）指总伸肌腱尺侧与腕近、腕远侧横纹交叉点，松解指总伸肌腱腱鞘。

（4）拇长伸肌尺侧与腕近侧、远侧横纹交叉点各选一点，松解拇长伸肌腱腱鞘。

（5）小指伸肌腱与腕远侧横纹交叉点，松解小指伸肌腱腱鞘。

腕掌侧区

（1）豌豆骨桡侧点处松解屈肌支持带。

（2）大多角骨选一点，松解屈肌支持带。

（3）钩骨钩选一点，松解屈肌支持带。

（4）舟骨结节选一点，松解屈肌支持带。

4. 消毒与麻醉　常规消毒，铺无菌洞巾，0.5% 利多卡因局部麻醉，每点注射 1 ～ 2mL，注入麻醉药时，必须先回抽注射器确认无回血。

5. 针刀器械　Ⅰ型 4 号针刀。

6. 针刀操作

（1）尺骨茎突背远侧点：松解尺骨茎突前滑膜息室。刀口线与肢体纵轴平行，刀体与皮面垂直刺入，直达关节腔，此时有落空感，对关节囊（亦是滑膜囊）行纵行切开数刀，并加纵横剥离，扩大切口。提起刀锋到皮下，向肢体侧方倾斜刀体与皮面约呈 15°角，将刀锋深入皮下 10 ～ 20mm，行通透剥离。再提起刀锋，以同法再向对侧对称部位行通透剥离。

（2）尺侧副韧带选两点：尺骨茎突、豌豆骨处松解，刀口线与肢体纵轴平行，刀体与皮面垂直刺入直达关节腔，切开 1 ～ 2 刀，纵行疏通、横行剥离 1 ～ 2 次即可。

（3）指总伸肌腱与腕近、中、远侧横纹交叉点各选一点，松解指总伸肌腱腱鞘。刀口线与肢体纵轴平行，刀体与皮面垂直刺入，直达关节腔，此时有落空感，对关节囊（亦是滑膜囊）行纵行切开数刀，并加纵横剥离，扩大切口。提起刀锋到皮下，向肢体侧方倾斜刀体与皮面约呈 15°角，将刀锋深入皮下 10 ～ 20mm，行通透剥离。再提起刀锋，以同法再向对侧对称部位行通透剥离。

（4）拇长伸肌与腕近侧横纹交叉点选一点，松解拇长伸肌腱腱鞘。刀口线与肢体长轴平行，刀体与皮面垂直刺入，直达骨面，切开关节囊，刀下必有松动感才可出刀。

（5）小指伸肌腱与腕近、远侧横纹交叉点，松解小指伸肌腱腱鞘。刀口线与肌腱走行一致，刀体与皮面垂直刺入直达骨面。提起刀锋，切开屈指肌腱腱鞘，并行纵横剥离，刀下有松动感即可。

（6）腕掌侧：在远侧腕横纹尺侧腕屈肌腱的内侧缘取一点（豌豆骨），沿尺侧腕屈肌腱的内侧缘向远端移 2.5cm 左右再定一点（钩骨钩）；沿桡侧腕屈肌腱的内侧缘向远端移 2.5cm 左右再定一点（大多角骨结节）。刀口线一律与肌腱走行一致，刀体与腕关节平面呈 90°，直达骨面，沿两侧屈肌腱内侧缘将腕横韧分别切 2～3 刀，出刀。

术毕，拔出针刀，过屈、过伸腕关节三至五次，局部压迫止血 1 分钟后，无菌敷料覆盖伤口。

7. 疗程 每次治疗的治疗点数量视患者病情而定，一般依次治疗 3～6 点。如患者耐受能力差，可分多次完成治疗。同一部位可 5 天治疗一次，3～5 次为 1 个疗程。

【术后手法及康复】

1. 术后手法 前臂伸肌牵拉术、前臂屈肌牵拉术、腕横韧带牵拉术、腕关节助动手法。

2. 康复训练 腕关节屈腕运动、腕关节伸腕运动、腕关节外展运动。

第六节 强直性脊柱炎髋关节病变

【概述】

强直性脊柱炎（AS）是一种慢性进行性自身免疫性疾病，主要侵犯骶髂关节、脊柱骨突、脊柱旁软组织及外周关节，并可伴发关节外表现。髋关节是强直性脊柱炎最常受累的外周关节，髋关节病变常为隐匿起病，早期症状不典型，可为单侧或双侧髋关节间断疼痛，不引起人们的关注，但腱端炎和滑膜炎正在不断地发展。当出现明显的髋关节疼痛，甚至活动受限时，髋关节软骨已经出现破坏，关节间隙出现狭窄。

【相关解剖】

髋关节在人体中是体积最大、关节窝最深的关节，也是最完善、最典型的杵臼关节。该关节由股骨头与髋臼共同构成。根据针刀治疗的需要，将髋关节部分解剖结构进行表述。

一、肌肉（图 11-47、图 11-48）

1. 缝匠肌 该肌起自髂前上棘及其下方的骨面处，止于胫骨上端的前缘内侧及胫骨粗隆的内侧面。该肌收缩时能使小腿及大腿屈曲，可以屈髋并可使已屈曲的髋关节旋内。

2. 髂腰肌 该肌为髂肌与腰大肌的合称，一部分肌纤维起自第 12 胸椎及全部腰椎的侧面；另一部分肌纤维则起自髂窝处，由髂窝及腹后壁处向下方移行，两处的肌纤维逐渐联合腱而止于股骨小转子处，主要为前屈和外旋髋关节。

3. 股直肌 该肌起自髂前下棘及髋臼上缘，止于髌骨底及其两侧，其继续向下方移行为髌韧带，最终止于胫骨粗隆处，主要发挥伸膝及屈髋作用。

4. 耻骨肌 起自耻骨梳以及耻骨上支，止于股骨体的耻骨肌线小转子下方，主要内收、外旋髋关节。

5. 阔筋膜张肌 该肌起自髂前上棘，在股骨上、中 1/3 分界处移行为髂胫束，最终止于胫骨外侧髁。主要作用是紧张阔筋膜并屈曲髋关节。

6. 臀大肌 该肌的起点比较广泛，主要有髂骨翼外面后部、骶骨背面、骶结节韧带，止于髂胫束及股骨臀肌粗隆处。主要有伸及外旋髋关节作用。

7. 臀中肌 起自髂骨翼外缘，止于股骨大转子。主要功能是使髋关节外展，其前部纤维可帮助大腿屈曲并做旋内运动，其后部纤维则可帮助大腿伸展并做旋外运动。

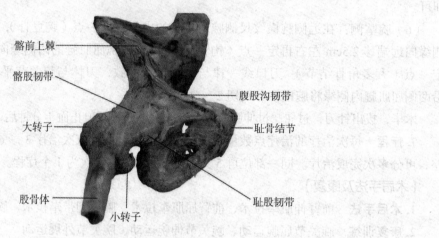

图 11-47 髋关节前面观

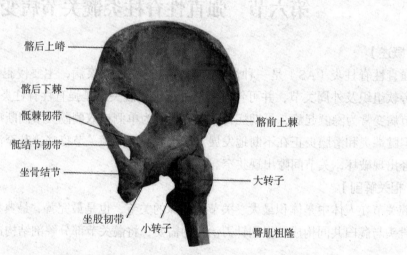

图 11-48 髋关节后外侧面观

二、韧带

1. 髂股韧带 长而坚韧，呈倒置的"V"字形，位于关节囊前面，上方起自髂前下棘的下方向外下呈扇形分散，止于股骨的转子间线。此韧带可限制大腿过伸，对维持人体直立姿势有很大作用。

2. 腹股沟韧带 腹肌肌腱于髂前上棘及耻骨结节间，下缘增厚，卷曲向上，形成腹股沟韧带，其内侧端小部分纤维由耻骨结节向下后外转形成腔隙韧带，又名陷窝韧带。腔隙韧带向外侧附于耻骨梳形成耻骨韧带。

【病因病理】

强直性脊柱炎的病因和发病机理迄今尚未明确，但随着近年来免疫学及其分支学科的发展，对本病的病因和发病机理的研究日渐深入。目前认为它的发病主要与HLA-B27和慢性感染有关。强直性脊柱炎的基本病理改变是原发性、慢性滑膜炎，早期关节滑膜可见增生性肉芽肿，逐渐出现软骨糜烂、破坏、纤维粘连、骨硬化，最终出现关节的纤维性和骨性强直，以及骨质疏松。

【临床表现】

1. 症状 强直性脊柱炎髋关节受累主要表现为在滑膜炎期可出现疼痛，活动受限，随后软骨、骨质破坏，关节可出现纤维性或骨性强直，髋关节发生挛缩，膝关节代偿性屈曲，患者可见鸭步状态。

2. 体征

（1）川德伦伯格实验 又称臀中肌实验，患者站立，将健侧屈曲离地，患腿单独站立，健侧臀横纹下降者为阳性，见于髋关节病变，如先天性髋关节脱位，或臀中肌麻痹。任何使臀中肌无力的疾病均可使这一体征出现阳性。

（2）Ober征 又称髂胫束紧张实验，患者侧卧位，健侧在下并屈膝屈髋，保持腰椎中立位，检查者一手握住患肢踝部，患侧膝关节屈至90°，另一手固定骨盆。正常时，膝关节下落触及床面，如不能下落床面或触及健肢，则提示髂胫束挛缩。

（3）托马斯征 患者取仰卧位，充分屈曲健侧髋膝，并使腰部贴于床面，若患肢自动抬高屈膝离开床面，或迫使患肢与床面接触则腰部前凸时，称托马斯征阳性。见于髋部病变和髂腰肌挛缩。

（4）屈膝屈髋分腿试验 患者仰卧，双下肢屈曲外旋，两足底相对，医生两手分别置于膝做双膝分腿动作，出现股内侧疼痛为阳性，提示内收肌痉挛、损伤。

（5）菲尔普试验 患者俯卧位，膝关节屈曲，大腿尽量外展，检查者握住踝部，逐渐将膝关节伸直。若股薄肌有挛缩时，在伸膝过程中大腿发生内收，即为阳性。

【辅助检查】

1. 实验室检查

（1）血常规少数患者可见轻度贫血，白细胞及血小板升高。

（2）急性时相反应一半以上患者早期或活动期血沉升高，部分患者可有C反应白升高，但二者可不一致。

（3）血生化检查部分患者可有血清碱性磷酸酶或肌酸磷酸激酶的升高。

（4）免疫学检查少数患者可有IgG、IgA、IgM的升高，补体升高可见于周围关节受累者。类风湿因子多为阴性。90%左右强直性脊柱炎患者HLA-B27阳性。

（5）尿常规极少数有肾淀粉样变的患者可出现蛋白尿。

2. 放射学检查

（1）X线 骨盆正位片与髋关节侧位片，注意观察两侧髋关节是否对称，关节间隙有无改变，骨皮质是否连续，骨小梁排列是否正常，有无关节面硬化及骨质增生，观察周围组织有无肿胀、钙化等。

（2）CT检查 注意观察是否存在髋关节骨组织异常，股骨头密度改变，是否有髋关节骨性关节炎等。

（3）MRI检查 注意观察髋关节盂唇、软骨、滑膜等软组织是否存在异常，单侧髋关节核磁检查清晰度与分辨率高，更为准确。

【针刀治疗】

1. 体位 仰卧位、俯卧位（必要时腹部垫枕）或侧卧位，充分暴露髋关节前内侧或后外侧，达到术野开阔，以利于术者操作。

2. 体表标志　髂嵴、髂前上棘、髂前下棘、耻骨联合上缘、耻骨结节、髂后上棘、股骨大转子尖、坐骨结节。

3. 定点

（1）前区　①股直肌点：两侧髂前下棘股直肌起点处压痛点。②腹股沟韧带点：髂前上棘沿耻骨方向的痛点是腹股沟韧带的压痛点，依据病变范围选定 1～2 个点。③髂股韧带点：位于股骨颈前侧，体表定位：髂前下棘与耻骨联合连线中点垂直向下外 2cm，即髋关节前侧穿刺点。④耻骨肌起点：耻骨上支耻骨肌起点压痛阳性点。⑤缝匠肌点：髂前上棘处缝匠肌起点压痛阳性点。

（2）后外区　①髂胫束点：沿髂胫束起止点或肌肉走行方向上压痛点、挛缩点、高张力点均为可选定点，选 2～3 个点。②臀大肌点：沿臀大肌起止点或肌肉走行方向上压痛点、挛缩点、高张力点均为可选定点，选 2～3 个点。③臀中肌点：沿臀中肌起止点或肌肉走行方向上压痛点、挛缩点、高张力点均为可选定点，选 2～3 个点。④股骨大转子尖点：在股骨大转子尖处压痛阳性点。⑤转子间嵴施术点：在转子间嵴内侧骨缘定 2～3 个点。

4. 消毒与麻醉　常规消毒，铺无菌洞巾，0.5% 利多卡因局部麻醉，每点注射 1～2mL，注入麻醉药时，必须先回抽注射器确认无回血。

5. 针刀器械　Ⅰ型 4 号针刀。

6. 针刀操作

（1）股直肌施术点　在两侧髂前下棘股直肌起点处压痛点进针，刀口线与该肌肌纤维方向一致，针刀经皮肤、皮下组织达髂前下棘骨面，在骨面上铲剥 2～3 刀，刀下有松动感出刀。

（2）腹股沟韧带施术点　髂前上棘沿耻骨方向的痛点是腹股沟韧带的压痛点，进刀，针刀与皮肤垂直，刀口线与下肢纵轴一致，针刀经皮肤、皮下组织、浅筋膜，当针刀下有韧性感时，即达腹股沟韧带后，纵行切开 2～3 刀，刀下有松动感出刀。

（3）髂股韧带施术点　在髂前下棘与耻骨联合连线中点垂直向下外 2cm，即髋关节前侧穿刺点，从定点处进刀，刀口线与下肢纵轴一致，针刀与皮肤垂直，针刀经皮肤、皮下组织，当针刀下有韧性感时，即达髂股韧带中部，纵行剥离 2～3 刀，刀下有松动感出刀。必要提插切割松解关节囊 2～3 刀，刀下有松动感出刀。

（4）耻骨肌起点施术点　在耻骨肌起点压痛点进针，刀口线与该肌肌纤维走行方向一致，针刀与皮肤垂直，针刀经皮肤、皮下组织，直达耻骨上支耻骨肌起点骨面，纵行疏通 2～3 刀，刀下有松动感出刀。

（5）缝匠肌施术点　在髂前上棘缝匠肌起点处进针，刀口线与下肢纵轴方向一致，针刀与皮肤垂直，针刀经皮肤、皮下组织直达骨面，纵行疏通 2～3 刀，刀下有松动感出刀。

（6）髂胫束施术点　沿髂胫束肌肉走行方向上定点处进刀，刀口线与髂胫束走行方向一致，针刀与皮肤垂直，针刀经皮肤、皮下组织，当刀下有韧性感时，即达髂胫束，纵疏横剥 2～3 刀，刀下有松动感出刀。

（7）臀大肌施术点　沿臀大肌肌肉走行方向上定点处进刀，刀口线与臀大肌肌纤维纵轴一致，针刀与皮肤垂直，针刀经皮肤、皮下组织直达骨面，若在髂骨翼的内侧缘，则在髂骨翼骨面上向下铲剥 2～3 刀后出刀；若在臀大肌止点，则穿过髂胫束，到达股骨骨面，仅贴股骨后侧骨面铲剥 3 刀；若在挛缩点则纵行疏通，再横行剥离，必要时则调转刀口线 90°，切开 2～3 刀，刀下有松动感出刀。

（8）臀中肌施术点　沿臀中肌肌肉走行方向上定点处进刀，若起点松解则刀口线与臀中肌肌纤维走行方向一致，针刀与皮肤垂直，针刀经皮肤、皮下组织，直达髂骨翼外侧骨面，向下铲剥2～3刀，刀下有松动感出刀；尤其注意如果臀中肌与臀大肌交汇处触及明显的阳性压痛点或条索处为治疗点，刀口线与臀肌肌腱纤维平行，刀体与骨面垂直。快速刺入皮肤，直达骨面，纵行疏通，横行剥离1～2次，刀下有松动感后出刀。

（9）股骨大转子尖施术点　在股骨大转子尖压痛点处进针，刀口线与下肢纵轴方向一致，针刀与皮肤垂直，快速刺入皮肤，直达股骨大转子尖骨面，然后调整刀锋达转子尖的内侧骨缘，调转刀口线90°，沿骨缘切开梨状肌肌腱2～3刀，先纵行疏通，再横行剥离，刀下有松动感出刀。

（10）转子间嵴施术点　在转子间嵴内侧骨缘点处进刀，刀口线与转子间嵴平行，针刀与皮肤垂直，针刀直达骨面。调转刀口线到转子尖嵴内侧骨面，沿骨面切开外旋肌腱3～5刀。必要时若挛缩较重可考虑多切几刀，刀下有松动感出刀。

7. 疗程　每次治疗的治疗点数量视患者病情而定，一般每次定点不超过10个。如患者耐受能力差可分多次完成治疗。同一治疗点治疗间隔3～7天，不同定点可于次日治疗。一般4次为1个疗程，视患者病情确定疗程。

【术后手法及康复】

1. 术后手法　髋关节助动手法。

2. 康复训练　让患者做反复屈膝下蹲，反复做髋、膝关节的内收外展动作，进一步松解臀肌，勿久坐、久立、长时间弯腰工作。

【复习思考题】

1. 颈部有哪些重要的解剖结构？
2. 颈椎病分哪些类型？
3. 针刀治疗腰椎间盘突出症如何定点？
4. 膝关节骨性关节炎的针刀治疗方法和康复方法是什么？
5. 颈源性头痛的病因病理是什么？
6. 针刀治疗颈源性头痛的机制是什么？
7. 类风湿关节炎腕关节病变有哪些组织受损？
8. 类风湿关节炎腕关节病变针刀如何定点寻位？
9. 强直性脊柱炎髋关节病变有哪些体格检查？
10. 强直性脊柱炎髋关节病变针刀如何定点？

扫一扫，查阅本章数字资源，含PPT、音视频、图片等

第十二章
周围神经卡压综合征

周围神经卡压综合征是指周围神经受到周围组织的压迫，引起疼痛、感觉障碍、运动障碍及电生理学改变。神经周围的软组织是造成神经受压的重要因素之一，针刀松解神经周围的软组织是治疗周围神经卡压综合征的有效手段之一。

第一节　枕大神经卡压综合征

【概述】

枕大神经卡压综合征是指因劳损、外伤等原因导致枕项部软组织渗出、粘连和痉挛，刺激、卡压或牵拉枕大神经，引起所支配区出现疼痛及感觉障碍的病症。好发于长时间低头伏案工作者，如教师、财务工作人员、银行职员、电脑操作员等。本病发病较急，容易反复发作。

【相关解剖】（图12-1）

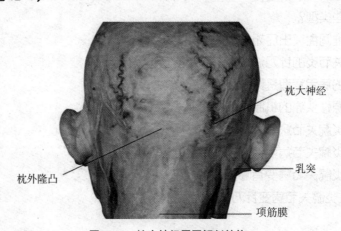

图12-1　枕大神经周围解剖结构

枕大神经，即第2颈神经后支的内侧支。其自第2颈神经后支发出，于寰椎后弓与枢椎椎板之间，绕过寰枢关节后向上行，穿过头半棘肌、斜方肌及枕后腱弓，在枕外隆凸旁、上项线处，离颈后正中线2.5～3cm处穿出斜方肌腱膜及项部深筋膜，至皮下上行，分成数支，与枕动、静脉的分支伴行。枕大神经分支较多，并相互交织成网状，分布于上项线以上至颅顶部的皮肤，支配后头部皮肤的感觉。

枕大神经在胸锁乳突肌与斜方肌之间的腱弓处穿出，此处称枕大神经筋膜出口，枕大神经常在此处卡压。枕大神经筋膜出口体表定位方法：枕外隆凸与两侧颞骨乳突连线的中内1/3处。

【病因病理】

本病主要是由于枕大神经长期受到炎性物质刺激，牵拉或筋膜卡压，产生神经支配区域的疼痛。

1. 筋膜无菌性炎症　如由于长期伏案工作，导致颈后部深筋膜的无菌性炎症，引起深筋膜炎性渗出、粘连，从而刺激或压迫枕大神经。

2. 骨关节错位　枕大神经绕行寰枢关节，当寰枢关节损伤、半脱位或脱位时，局部的炎性反应可以刺激或直接牵拉神经而引起症状。

3. 颈部肌肉病变　枕项部软组织长期劳损，颈肌挛缩，局部炎症渗出、粘连，结缔组织增生，枕大神经在穿经斜方肌、半棘肌时受到卡压。

4. 其他　枕大神经在穿出深筋膜时其周围有淋巴结分布，感冒等可引起淋巴结肿大，卡压枕大神经引起临床症状。上颈椎的炎性疾病，如风湿、椎间盘炎或肌腱、筋膜、韧带、软骨的炎性水肿，紧张挛缩，组织粘连，均可导致枕大神经受炎症刺激而产生症状和体征。骶髂关节错位、胸腰椎压缩性骨折，也可因力平衡失调导致寰枢关节紊乱、颈项部肌肉、筋膜、韧带等紧张挛缩，组织粘连可致枕大神经受炎症刺激或牵拉、卡压。

枕大神经在枕大神经筋膜出口处容易卡压，因为在穿出斜方肌腱膜和深筋膜时，其周围有大量的腱纤维和筋膜束从不同方向缠绕，且紧贴枕骨，不易分离。

【临床表现】

1. 症状　枕颈部一侧或双侧自发性疼痛，性质为针刺样、刀割样，可向枕顶部放射，有时甚至放射到前额或眼眶，头部活动、咳嗽时可以诱发或加重疼痛。疼痛发作时常伴有局部肌肉痉挛，偶见枕大神经支配区有感觉障碍。

2. 体征　强迫体位，头略向后侧倾斜，枕大神经筋膜出口，以及两侧颞骨乳突连线与斜方肌外缘线交点稍偏外的软组织凹陷中有深压痛，在其他上项线处有浅压痛，各压痛点可向枕颈放射，有时在枕大神经分布区尚有感觉过敏或感觉减退。

【鉴别诊断】

枕小神经卡压综合征　主要引起外侧枕部及耳郭背面等枕小神经所支配区疼痛及感觉障碍的病症。枕小神经为颈丛分支，发自颈 2，有时有颈 3 纤维，上行经寰椎横突之前，在胸锁乳突肌后缘向后上方行走，至头下部穿出深筋膜继续上行，分布于枕部及耳郭背面上部的皮肤。压痛主要为枕外隆突与两侧颞骨乳突连线的中、外 1/3 交界处，乳突后缘，中、外侧上项线等处。

【针刀治疗】

1. 体位　俯卧位。

2. 体表标志　枕外隆凸、颞骨乳突、上项线。

3. 定点　枕外隆凸与颞骨乳突连线的中内 1/3 处（即枕大神经筋膜出口）。

4. 消毒与麻醉　常规消毒，铺无菌洞巾，0.5% 利多卡因局部麻醉，每点注射 1～2mL，注入麻醉药时，必须先回抽注射器确认无回血。

5. 针刀器械　Ⅰ 型 4 号针刀。

6. 针刀操作　刀口线与人体纵轴一致，保持针刀体向脚侧倾斜 45°，与枕骨垂直，按四步规程进针刀达枕骨骨面，在骨面切开 2～3 次。调整刀口线 90°，铲切 2～3 次，范围 0.5cm。

术毕，拔出针刀，局部压迫止血 1 分钟后，无菌敷料覆盖伤口。

7. 疗程　每周治疗 1 次，4 次为 1 个疗程，视患者病情确定疗程。

【术后手法及康复】

1. 术后手法 颈椎整复手法，颈肌牵拉手法。弹拨枕大神经、枕小神经周围肌筋膜，使其松弛。

2. 康复训练 颈部稳定性训练。

第二节 臀上皮神经卡压综合征

【概述】

臀上皮神经卡压综合征，又称"臀上皮神经损伤""臀上皮神经炎"，是指臀上皮神经经过髂嵴骨纤维管处，由于各种原因造成的卡压或嵌顿等损伤而引起的疼痛，是引起腰腿痛的常见原因之一。臀上皮神经大部分行走在软组织中，其卡压部位好发于行程中的出孔点、横突点、入臀点等处。该病通过腰部康复理疗可缓解症状，但疗效欠佳。针刀技术对于诊断明确的臀上皮神经卡压综合征有着确切的疗效。

【相关解剖】

臀上皮神经由第1腰神经～第3腰神经后外侧支的皮支组成。腰神经的后外侧支的分支分布于椎间关节连线外侧方的多个部位，如横突间韧带、髂腰韧带、胸腰筋膜和竖脊肌等，第1腰神经～第3腰神经后外侧支分出皮支，这些皮支在竖脊肌外侧缘邻近髂嵴处穿出胸腰筋膜后层，组成臀上皮神经，然后越过髂嵴进入臀部浅筋膜层，支配臀部皮肤。

臀上皮神经一般分为前、中、后三支，它们从不同平面贯穿包括胸腰筋膜后层在内的不同结构后浅出，最终都进入臀部。高位穿出者位于最外侧，低位穿出者位于最内侧，其中中支最粗大，分布于臀中间大部，最长者可至股后部腘窝平面之上。从起始到终点，臀上皮神经大部分行走在软组织中，其循行过程可分为"四段""六点""一管"。"六点"和"一管"是容易被卡压而出现临床症状的位置，尤其是横突点、入臀点。这"六点"也是针刀松解治疗臀上皮神经卡压综合征的常用治疗点。

1. 四段

（1）骨表段 椎间孔发出后，沿横突背面行走并被纤维束固定。

（2）肌内段 进入竖脊肌，向下、向外走行于肌内，走出竖脊肌。

（3）筋膜下段 走行于腰背筋膜浅层深面。

（4）皮下段 走出深筋膜，与筋膜下段成一钝角转折，向下外走行，穿行于皮下浅筋膜。此段跨越髂嵴，经过由竖脊肌、腰背筋膜在髂嵴的上缘附着处所形成的骨纤维性扁圆形隧道进入臀筋膜。

2. 六点

（1）出孔点 后外侧支自发出后到进入骨纤维孔处。

（2）横突点 后外侧支出孔后沿横突的背面和上面走行，在横突处被纤维束固定。

（3）入肌点 后外侧支离开横突后进入竖脊肌的入口处。

（4）出肌点 从竖脊肌逐渐浅出至胸腰筋膜处。

（5）出筋膜点 由胸腰筋膜浅层深面穿出至皮下浅筋膜处。

（6）入臀点 越过髂嵴进入臀部处（图 12-2）。

3. 一管 由竖脊肌、腰背筋膜在髂嵴上缘附着处所形成的骨纤维性扁圆形隧道。其组成包括上、下、内、外壁。上壁由竖脊肌骨筋膜鞘、背阔肌筋膜和深筋膜的横行纤维所组成，下壁由髂嵴缘组成，内侧壁由竖脊肌处髂骨软骨突起组成，外侧壁由背阔肌处的软骨突起组成。前开口于竖脊肌筋膜鞘，后开口于深筋膜。

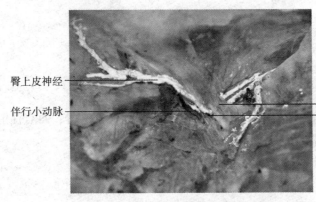

臀上皮神经
伴行小动脉
胸腰筋膜后层
髂嵴

图 12-2　臀上皮神经入臀点

【病因病理】

1. 病因

（1）解剖因素　在臀上皮神经损伤的发病过程中占有重要地位。臀上皮神经在行程中转折较多，角度较锐，神经又被相对固定在筋膜鞘及骨纤维管和臀部浅筋膜的神经鞘中，在竖脊肌受损和痉挛时，容易受到牵拉与挤压，尤其是在髂嵴处。臀上皮神经在穿出骶髂筋膜形成的卵圆形孔隙处是一个薄弱环节，一旦腰部损伤，臀肌强力收缩可导致局部压力增高，使筋膜深部脂肪组织从孔隙处向浅层疝出、嵌顿等引起腰痛。

另外，当躯体做突然旋转、仰、俯等运动时，皮肤和浅筋膜等浅层结构活动度较大，深层筋膜活动度则较小，臀上皮神经容易被深筋膜裂隙或其固定边缘挤压或牵拉，从而产生损伤。

（2）损伤因素　除了外力直接作用导致神经损伤外，躯干向健侧过度弯曲或旋转时，臀上皮神经受牵拉，可发生神经的急、慢性损伤，或向外侧移位，造成神经水肿、粘连而出现卡压。腰椎小关节紊乱，腰骶关节错位，骶髂关节错位时，相应骨骼、肌肉、筋膜等位置发生位移，臀上皮神经在横突点、入臀点处更易受牵拉、挤压等刺激而产生症状。

筋膜后层大多数由横行纤维组成，少量纵行纤维止于髂嵴后缘和竖脊肌腱膜，因此承受横行的力较大，而纵行的力较小。当暴力作用时，筋膜在髂嵴的止点处易撕裂，神经在这些撕裂处移位时可受到卡压。病程迁延，撕裂的组织形成瘢痕与神经发生粘连，躯体活动时神经即可被牵拉而移位，受到刺激发生疼痛。

2. 病理　临床上触及的痛性筋束，肉眼观察呈小片状，较触及的短小，与臀中肌及臀腱膜粘连，为纤维性粘连。全部束状物均非神经，与肉眼所见的神经支也无粘连。这些束状结节，光镜下观察均系纤维脂肪组织，其中有小血管壁增厚、炎性细胞浸润。可见横纹肌纤维，偶尔夹有神经纤维。

【临床表现】

1. 症状　主要表现为一侧或两侧腰臀部或大腿外上方疼痛，呈弥散性刺痛、酸痛或撕裂样疼痛，疼痛常是持续发生的，很少有间断发生。一般疼痛部位较深，区域模糊，没有明确界限。急性期疼痛较剧烈，并向大腿后外侧放射，但常不超过膝关节；患侧臀部可有麻木感，但无下肢麻木；患者自诉起坐困难，弯腰时疼痛加重。

2. 体征　多数患者可以检查到固定的压痛点，其压痛点与臀上皮神经行程中的六个固定点基本相符，尤其在第 3 腰椎横突（横突点）和骶髂终点（入臀点）及其下方压痛明显，按压时可有胀痛或麻木感，并向同侧大腿后方放射，一般放射痛不超过膝关节。直腿抬高试验多为阴性，腱反射正常。

【针刀治疗】

1. 体位　俯卧位。

2. 体表标志　髂嵴、肋弓下缘、竖脊肌外侧缘。

3. 定点　第 3 腰椎横突、髂嵴中段阳性反应点。

4. 消毒与麻醉　常规消毒，铺无菌洞巾，0.5% 利多卡因局部麻醉，每点注射 1～2mL，注入麻醉药时，必须先回抽注射器确认无回血。

5. 针刀器械　Ⅰ型 3 号针刀。

6. 针刀操作（图 12-3）

（1）第 3 腰椎横突　刀口线与人体纵轴一致，针刀体与皮面垂直，按四步规程进针刀达横突骨面后，针刀体向外移动，当有落空感时即到达第 3 腰椎横突尖臀上皮神经的横突点，在此切开筋膜 2～3 次。

（2）入臀点松解　刀口线与人体纵轴一致，针刀体与皮面垂直，按四步规程进针刀达髂嵴上缘骨面后，针刀体向上移动当有落空感时，即到达髂嵴上缘臀上皮神经的入臀点，在此切开 2～3 次，深度 0.5cm。

术毕，拔出针刀，局部压迫止血 1 分钟后，无菌敷料覆盖伤口。

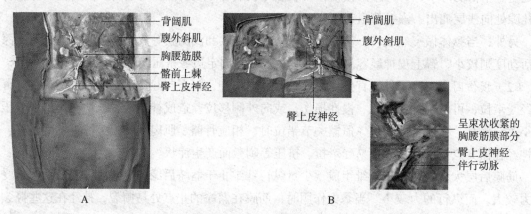

图 12-3　臀上皮神经卡压综合征针刀治疗

7. 疗程　每周治疗 1 次，4 次为 1 个疗程，视患者病情确定疗程。

【术后手法及康复】

1. 术后手法　腰椎整复手法，腰背肌牵拉手法。

2. 康复训练　核心稳定性训练、臀中肌和臀大肌训练。

第三节　梨状肌综合征

【概述】

本病是由于间接外力使梨状肌受到牵拉而造成撕裂，引起局部充血、水肿、痉挛，刺激或压迫坐骨神经，引起局部疼痛并向下肢后外侧放射痛和功能障碍等一系列症候群，又称梨状肌损伤、梨状肌孔狭窄综合征。本病多见于青壮年，男女比例 2：1，劳累、感受寒湿可诱发本病。

【相关解剖】

梨状肌位于臀部中层，起自第2~4骶椎骶前孔外侧，肌纤维向外下方穿过坐骨大孔出骨盆至臀部，形成狭窄的肌腱抵止于股骨大粗隆顶部；梨状肌为髋关节外旋肌，受骶丛神经支配，其功能是使髋关节外展、外旋。坐骨神经为全身最大的神经，起自腰骶神经丛，经坐骨神经通道穿至臀部，位于臀大肌和梨状肌的前面，上孖肌、闭孔内肌、下孖肌和股方肌的后面，向下至大腿。坐骨神经在臀部与梨状肌关系密切，二者间关系常有变异，坐骨神经与梨状肌的关系可分为以下9型（图12-4）。

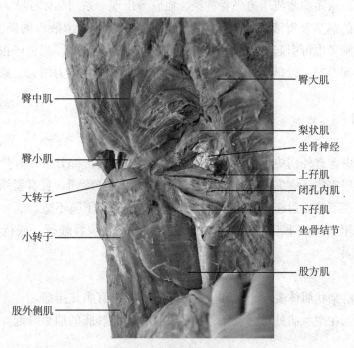

图 12-4　梨状肌与坐骨神经

Ⅰ型：坐骨神经总干穿梨状肌下孔至臀部，此型为常见型，占61.19%。

Ⅱ型：胫神经穿梨状肌下孔，腓总神经穿梨状肌肌腹，此型为常见变异型，占32.89%。

Ⅲ型：坐骨神经总干穿梨状肌肌腹，占0.61%。

Ⅳ型：坐骨神经在骨盆内已分为两大终支，即胫神经和腓总神经，两支同穿梨状肌下孔，占1.99%。

Ⅴ型：腓总神经穿梨状肌下孔，胫神经穿梨状肌肌腹，占0.26%。

Ⅵ型：坐骨神经总干穿梨状肌上孔至臀部，占0.08%。

Ⅶ型：胫神经穿梨状肌下孔，腓总神经穿梨状肌上孔，占2.6%。

Ⅷ型：腓总神经在盆内分为两支，一支穿梨状肌上孔，一支与胫神经同经梨状肌下孔出盆，占0.17%。

Ⅸ型：骶丛穿梨状肌肌腹至臀部后，再分出坐骨神经，占0.17%。

【病因病理】

1. 梨状肌损伤　梨状肌损伤多由间接外力所致，如闪扭、跨越、下蹲等，尤其在负重时，髋关节过度外展、外旋或下蹲猛然直立用力，梨状肌突然过度收缩或牵拉而致撕裂损伤，或者跌仆闪扭致骶髂关节前下错位，骶骨与股骨大转子之间距离增加，梨状肌被过度牵拉而撕裂损伤，局部渗血、水肿，引起无菌性炎症，肌肉产生保护性痉挛，从而刺激或压迫周围的神经、血管而产生症状。

2. 梨状肌变异 在解剖学上，坐骨神经紧贴梨状肌下缘穿出为正常型。梨状肌变异是指坐骨神经和梨状肌的解剖位置发生改变。梨状肌变异有两种类型：一是坐骨神经从梨状肌肌腹中穿出；另一类是指坐骨神经高位分支，即坐骨神经在梨状肌处就分为腓总神经和胫神经，腓总神经从梨状肌肌腹中穿出，胫神经在梨状肌下穿出。在临床上梨状肌综合征好发于上述变异，显然和解剖结构上的异常情况有密切关系。一旦梨状肌损伤或感受风寒湿邪，即可使梨状肌痉挛收缩，导致梨状肌营养障碍，出现弥漫性水肿、炎症，使梨状肌肌腹钝厚、松软、弹性下降等，梨状肌上、下孔变狭窄，从而刺激或压迫坐骨神经、血管等出现一系列临床症状。

3. 骶髂关节的病变及滑液囊的炎症等 骶髂关节的病变或滑液囊的炎性病变可刺激梨状肌，引起痉挛，炎性刺激也可引起梨状肌和坐骨神经产生坐骨神经痛。当神经根周围有瘢痕或蛛网膜炎时，从椎间孔到臀部一段坐骨神经发生粘连，导致坐骨神经张力增大，移动范围缩小，易被梨状肌压迫。

【临床表现】

1. 症状

（1）大部分患者有外伤史，如闪、扭、跨越、负重下蹲，部分患者有受凉史。

（2）臀部深层疼痛，疼痛可呈烧灼样、刀割样或蹦跳样疼痛，且有紧缩感，疼痛逐渐沿坐骨神经分布区域出现下肢放射痛。偶有小腿外侧麻木，会阴部下坠不适。

（3）活动受限，患侧下肢不能伸直，自觉下肢短缩，步履跛行，或行走呈鸭步。髋关节内收、内旋活动受限。

2. 体征

（1）压痛 沿梨状肌体表投影区和坐骨神经走行区可有明显压痛。

（2）肌痉挛 在梨状肌处可触及条索样改变或弥漫性肿胀的肌束隆起。日久可出现臀部肌肉萎缩、松软。

（3）患侧下肢直腿抬高试验 在60°以前疼痛明显，当超过60°时，疼痛反而减轻。

（4）梨状肌紧张试验阳性 患者仰卧位于检查床上，将患肢伸直，做内收内旋动作，如坐骨神经有放射性疼痛，再迅速将患肢外展外旋，疼痛随即缓解，即为梨状肌紧张试验阳性。

【鉴别诊断】

1. 髋关节骨性疾病 X线片可排除。

2. 腰椎间盘突出症 腰椎疼痛伴一侧下肢放射痛或麻胀，当腹压增高（如咳嗽）时会加重麻木。病变椎旁深压痛，叩击放射痛，直腿抬高试验和加强试验阳性，挺腹试验阳性。CT扫描可见腰椎椎间盘膨出或突出。

3. 臀上皮神经损伤 疼痛以一侧臀部及大腿后侧为主，痛不过膝，在髂嵴中点下方2～3cm处有一压痛明显的条索状物，梨状肌紧张试验阴性。

【针刀治疗】

1. 体位 俯卧位。

2. 体表标志 髂后上棘、尾骨尖、股骨大转子。

3. 定点 坐骨神经出梨状肌下孔点，髂后上棘与尾骨尖连线的中点与股骨大转子连线的中内1/3交点处。

4. 消毒与麻醉 常规消毒，铺无菌洞巾，0.5%利多卡因局部麻醉，每点注射1～2mL，注入麻醉药时，必须先回抽注射器确认无回血。

5. 针刀器械　Ⅰ型 3 号针刀。

6. 针刀操作　刀口线与下肢纵轴一致，针刀体与皮肤垂直，按四步规程进针刀经皮肤、皮下组织、浅筋膜、肌肉，当患者有麻木感时，已到坐骨神经在梨状肌下孔的部位，退针刀 2cm，针刀体向内或者向外倾斜 10°～15°再进针刀，有坚韧感时，即到坐骨神经在梨状肌下孔的卡压点，切开 1～3 次，范围 0.5cm。

术毕，拔出针刀，局部压迫止血 1 分钟后，无菌敷料覆盖针孔。

7. 疗程　每周治疗 1 次，4 次为 1 个疗程，视患者病情确定疗程。

【术后手法及康复】

1. 术后手法　梨状肌牵拉手法。

2. 康复训练　核心稳定性训练、臀中肌和臀大肌训练。

第四节　股外侧皮神经卡压综合征

【概述】

股外侧皮神经在途经之处因某种致压因素卡压引起神经功能障碍，从而出现大腿部麻痛等一系列症状，称为股外侧皮神经卡压综合征。

【相关解剖】

股外侧皮神经系由第 2～3 腰神经发出，至近腹股沟韧带处即位于髂筋膜中，神经于髂前上棘内侧下方 1～1.5cm 处穿出腹股沟韧带的纤维性管道。纤维性管道长 2.5～4cm，此处的神经干较为固定。股外侧皮神经出腹股沟韧带的纤维性管道后行走于大腿阔筋膜下方，于髂前上棘下方 3～5cm 处穿过阔筋膜，在此点神经亦相对固定（图 12-5）。

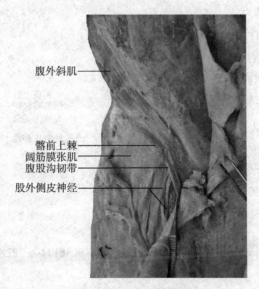

图 12-5　股外侧皮神经

【病因病理】

股外侧皮神经在两处相对固定的神经段，正好位于髋关节的前方。随髋关节的屈伸，该段神经容易受到牵拉和挤压。另外，股外侧皮神经在骨盆内行程长、出骨盆入股部时形成的角度大、穿过缝匠肌的途径有变异等，均可诱发神经卡压。

股外侧皮神经系第 2～3 腰神经发出，通过腰大肌外侧缘，斜过髂肌，沿骨盆经腹股沟韧带深面，在髂前上棘下穿出阔筋膜至股部皮肤。在股外侧皮神经走行过程中，任何一处都可因为急慢性外伤作用、先天解剖变异、骨盆骨折、妊娠、炎症、疝气、肿块、异物、衣裤过紧、受凉等导致股外侧皮神经受到压迫。此外，肥胖的中老年女性易发生骶髂脂肪疝嵌顿，压迫股外侧皮神经。

【临床表现】

1. 症状

（1）常为单侧发生，少数双侧发病；病程缓慢渐进，迁延难愈。

（2）患者自觉大腿前外侧感觉异样，如蚁行、烧灼、麻木、寒凉和刺痛感等。症状以夜间更为明显，常影响睡眠。

（3）发病初时疼痛呈间断性，后逐渐变为持续性，急性发作时疼痛较为剧烈。

（4）站立或行走时间过长、下肢活动时衣服摩擦患部可使感觉异常加重。

（5）无明显肌肉萎缩和活动受限。

2. 体征　髂前上棘内下方有压痛，该处 Tinel 征阳性，股前外侧感觉减退或过敏。后伸髋关节、牵拉股外侧皮神经时，症状加重。

【辅助检查】

皮层体感诱发电位检查可示 P_1、N_1 波潜伏期较健侧延长。

【鉴别诊断】

本病应当与腰椎间盘突出症、腰椎管狭窄症及其他原因引起的坐骨神经痛等疾病相鉴别。

【针刀治疗】

1. 体位　仰卧位。

2. 体表标志　髂前上棘。

3. 定点　髂前上棘压痛点。

4. 消毒与麻醉　常规消毒，铺无菌洞巾，0.5% 利多卡因局部麻醉，每点注射1～2mL，注入麻醉药时，必须先回抽注射器确认无回血。

5. 针刀器械　Ⅰ型4号针刀。

6. 针刀操作（图 12-6）　刀口线与下肢纵轴一致，针刀体与皮肤垂直，按四步规程进针刀达髂前上棘内侧骨面，针刀在骨面上向下纵向切开3次。

术毕，拔出针刀，局部压迫止血1分钟后，无菌敷料覆盖针孔。

在做针刀松解时，针刀松解一定在骨面上操作，不可脱离骨面，否则可能刺破腹壁，损伤腹腔内脏器官。

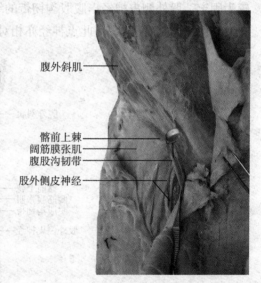

腹外斜肌

髂前上棘
阔筋膜张肌
腹股沟韧带
股外侧皮神经

图 12-6　股外侧皮神经卡压综合征针刀治疗

7. 疗程　每周治疗1次，4次为1个疗程，视患者病情确定疗程。

【术后手法及康复】

1. 术后手法　弹拨神经出口周围肌筋膜，使其松弛。

2. 康复训练　核心稳定性训练、臀中肌和臀大肌训练。

第五节　腓总神经卡压综合征

【概述】

本病是因腓总神经在走行区域受到卡压或其他病理性刺激而引发相应临床症状的一种疾病。腓总神经与腓骨小头相邻，各种原因引起腓骨小头的变形或增大，以及解剖的变异，均可引起腓总神经卡压综合征的发生，是下肢较常见的一种周围神经卡压性疾病。

【相关解剖】

腓总神经由第4腰神经～第2骶神经发出的纤维组成，坐骨神经在大腿中下1/3处分出腓总神经，经过腘窝外侧沟沿股二头肌后缘下行至腓骨头的后外侧，位置较为表浅，绕腓骨颈向前进入腓骨长肌，并在肌内分成腓浅神经和腓深神经。

在腓骨头颈交界部与腓骨骨膜相连，并进入腓管。腓管是指腓骨长肌纤维与腓骨颈所形成的骨纤维管道，在腓管内腓总神经与腓骨颈的骨膜紧贴在一起，腓管的长度约为27mm。腓管入口为腓骨长肌起始部及腘筋膜，一般均为腱性筋膜。腓管的出口可为腱性纤维，可为肌肉，也可为腱肌联合（图12-7）。

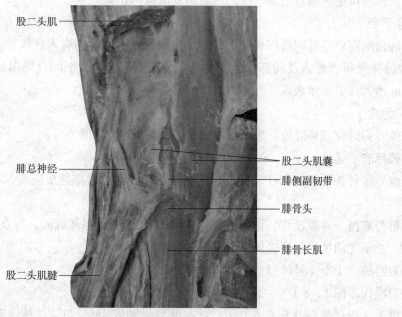

图 12-7　腓总神经

股二头肌

腓总神经

股二头肌腱

股二头肌囊
腓侧副韧带
腓骨头
腓骨长肌

【病因病理】

因为下肢运动较多且频繁，腓总神经卡压的概率较高，发病情况和患者的运动习惯及姿势关系较为密切，部分患者甚至否认具有外伤史，或否认不良生活习惯等。临床较为常见的病因有如下几点。

1.较长时间的不当体位或姿势而致受压，如不良坐姿，或膝关节反复的急剧屈伸，导致腓总神经反复被腓骨长肌纤维弓挤压、摩擦，发生水肿而致受压，局部结缔组织增生会加重卡压症状。

2.局部的急慢性软组织损伤，如长时间的运动引发局部的软组织劳损，或腓骨小头附近遭受外力损伤而出现局部的炎性水肿，时间较长后出现。

3.局部的占位性病变，如胫腓关节的腱鞘囊肿、腓骨上端的肿瘤、股二头肌腱腱鞘囊肿、外侧半月板囊肿等均可压迫腓总神经而致病。

4. 小腿上端骨折，如腓骨颈骨折、胫骨平台骨折等，关节结构紊乱，晚期可在骨痂形成过程中直接或间接地对腓总神经形成压迫。膝关节内侧脱位可引起腓总神经离断。

5. 踝关节内翻位扭伤，由于腓总神经被固定于腓骨颈上方腓骨长肌深面，强力的踝内翻引起突然的牵拉可损伤腓总神经使之发生水肿而被卡压。

6. 医源性损伤，如全膝关节成形术后引起的腓总神经麻痹，石膏或小夹板使用不当，在妇科检查或分娩过程中受脚架压迫等。

【临床表现】

1. 症状　以小腿酸软无力、前外侧麻木或足下垂等为主要临床表现。严重者出现足下垂，行走时需高抬膝、髋关节，足向上甩的特有动作。

2. 体征　在腓总神经走行区域容易受到损伤及卡压部位常常可以发现异常压痛点，胫前肌、趾长伸肌、姆长伸肌、腓骨长肌肌力减弱，小腿外侧及足背部皮肤感觉减退。部分患者在腓骨头周围可扪及肿块，腓骨颈部 Tinel 征呈阳性。姆伸功能往往表现微弱和不完全麻痹，可以通过双侧对比来确定。

【辅助检查】

肌电图检查可见无随意活动电位，刺激诱发电位可正常。

【鉴别诊断】

该病的诊断需要排除因腰部病变引起的腓总神经区域的疼痛麻木症状，如腰椎间盘突出、第4～5腰椎椎体骨折、骨病及局部占位病变等，临床上很多的腰椎间盘突出是以腓总神经走行区域的疼痛麻木为首要临床表现。

【针刀治疗】

1. 体位　仰卧位或侧卧位，患膝屈曲约60°或伸直下肢均可。

2. 体表标志　腓骨头。

3. 定点　腓骨头附近的阳性反应点、腘窝外侧及胫前筋膜阳性反应点、小腿中下 1/3 处阳性反应点。

4. 消毒与麻醉　常规消毒，铺无菌洞巾，0.5% 利多卡因局部麻醉，每点注射1～2mL，注入麻醉药时，必须先回抽注射器确认无回血。

5. 针刀器械　Ⅰ型4号针刀。

6. 针刀操作（图12-8）

（1）腓骨头附近的阳性反应点　刀口线与腓骨纵轴成45°，与腓总神经走行方向平行，针刀体与皮肤垂直，按四步规程进针刀达腓骨头颈交界骨面，纵行切开2～3次。

（2）腘窝外侧及胫前筋膜阳性反应点　刀口线与腓骨纵轴成45°，与腓总神经走行方向平行，针刀体与皮肤垂直，按四步规程进针刀达筋膜层，纵行切开2～3次。

（3）小腿中、下 1/3 处阳性反应点　刀口线与腓骨纵轴平行，与腓浅神经走行方向平行，针刀体与皮肤垂直，按四步规程进针刀达深筋膜层，纵行切开2～3次。

术毕，拔出针刀，局部压迫止血1分钟后，无菌敷料覆盖针孔。

7. 疗程　每周治疗1次，4次为1个疗程，视患者病情确定疗程。

【术后手法及康复】

1. 术后手法　弹拨神经出口周围肌筋膜，使其松弛。

2. 康复训练　核心稳定性训练、臀中肌和臀大肌训练。

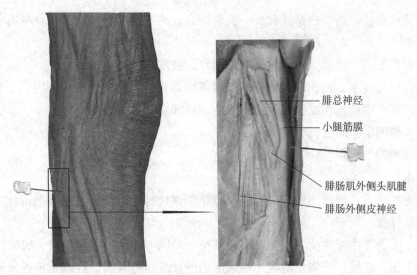

图 12-8　腓总神经卡压综合征针刀治疗

第六节　腕管综合征

【概述】

腕管综合征主要是因为正中神经在腕管内受到压迫，而导致其支配区域的感觉异常和功能障碍，临床症状主要以桡侧 3 个半手指掌侧麻木、疼痛为主，严重可出现大鱼际萎缩。

本病在临床上多发，是周围神经卡压中最常见的一种。多以重复性手部运动，特别是握抓手部运动者多见，如家庭妇女、使用充气钻的工人、木工等。该病好发于中年女性，多为 40～60 岁。

【相关解剖】

腕管是由腕横韧带及腕骨形成的一个管道。腕骨的桡侧界由手舟骨结节、大多角骨和覆盖于桡侧腕屈肌的筋膜隔组成，尺侧界由豌豆骨、三角骨和钩骨钩组成。腕横韧带起自舟状骨结节和多角骨桡侧突起，止于豌豆骨和钩骨钩尺侧。腕骨内容物包括正中神经，以及屈指浅肌（4 根肌腱）、屈指深肌（4 根肌腱）、拇长屈肌（1 根肌腱），共 9 根肌腱（图 12-9）。

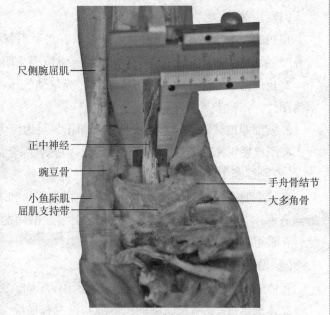

图 12-9　腕管和正中神经

【病因病理】

腕管内压升高时，可减慢或中断神经的轴浆运输，使神经束膜水肿，而当压力成为持续的压迫状态时，可发生神经内膜水肿，神经内膜、束膜的通透性下降，从而使神经纤维束受压，神经内血供减少，神经纤维发生永久性的病理变化。桡骨远端骨折时腕关节过屈位固定，腕管内急性出血、液体增多，如血友病患者腕部出血、腕管内注射、烧伤均可引起腕管内渗出，腕管内压力升高而引起该综合征。长时间的腕部劳损也可使腕管内的筋膜增生变厚，导致对腕管内神经、血管的牵拉刺激。腕管综合征的病因可分为局部和全身因素。

1. 局部因素

（1）腕管容积变小：腕骨变异，腕横韧带增厚，肢端肥大。

（2）腕管内容物变多：创伤性关节炎、前臂或腕部骨折、腕骨脱位或半脱位、变异肌肉、局部软组织肿块、正中动脉损伤或栓塞、滑膜增生、局部血肿形成等。

（3）屈腕尺偏固定时间过长。

（4）反复屈伸腕指活动。

2. 全身因素

（1）神经源性因素：糖尿病性神经损伤、酒精中毒性神经损伤、工业溶剂毒作用、神经双多卡综合征、淀粉样变。

（2）感染、非感染性炎性反应：类风湿关节炎、痛风、非特异性滑膜炎、感染性疾病。

（3）体液失衡：妊娠、子痫、绝经、甲状腺功能紊乱、肾衰竭、红斑狼疮性血液透析、雷诺病、肥胖、变形性骨炎。

在诸多的病因中，发生率最高的为非特异性滑膜炎，其次为类风湿关节炎。

【临床表现】

1. 桡侧 3 个半指麻木、疼痛和感觉异常。这些症状也可在环指、小指或腕管近端出现，麻痛感可牵扯至前臂掌侧远端，但前臂症状明显较手指及掌部轻且不会超过肘关节。部分患者整个手掌及手指均有症状。

2. 常有夜间痛及反复屈伸腕关节后症状加重。患者常以腕痛、指无力、捏握物品障碍及物品不自主从手中掉落为主诉。

3. 病变严重者可发生大鱼际肌萎、手指不能伸直、拇对掌功能受限。当症状进一步加重时，出现精细动作受限，如拿硬币、系纽扣困难。

【辅助检查】

1. Phalen 试验　患者双前臂水平上举，双手手背相对，手指向下，保持腕关节屈曲 90°，持续 60 秒手部正中神经支配区出现麻木和感觉障碍为阳性；30 秒出现阳性表明病变较重。

2. 止血带试验　将血压表置于腕部，充气使气压达 20kPa（150mmHg），持续 30 秒，出现麻木为阳性。该检查灵敏度、特异度较高。

3. 腕部叩击试验　腕部正中神经部叩击，灵敏度为 67%。

4. 肌电图、X 线、CT 和 MRI 检查　对腕管综合征的辅助诊断和鉴别诊断具有重要价值。

【鉴别诊断】

在诊断时需要注意区别颈椎病引发的根性症状和本病的鉴别，从临床经验来看，如果五个手指均有麻木、疼痛、僵硬等感觉，神经根型颈椎病的可能性不大，如果双手对称性出现以上症状，几乎可以排除神经根型颈椎病。

【针刀治疗】

1. 体位　患者仰卧位，患手腕平置于治疗床面，腕下垫敷无菌巾。

2. 体表定位　在掌长肌腱的尺侧缘与近端腕横纹交点向尺侧旁开 3mm，定为点 A。在中指和环指的交界处定为点 B，连线 AB。画出 Kaplan 线，即从拇指和食指之间指蹼顶点平行于掌指关节横纹画到手的尺侧。

3. 定点（图 12-10）　进针点 1：距离 AB 线与 Kaplan 线的交点向近心端 0.5cm 处。进针点 2：AB 线与远端腕横纹的交点。

4. 消毒与麻醉　常规消毒，铺无菌洞巾，2% 利多卡因局部麻醉，每点注射 1～2mL，注入麻醉药时，必须先回抽注射器，确认无回血。

5. 针刀器械　Ⅰ型 4 号针刀。

6. 非可视化针刀操作　刀口线与患肢纵轴平行，针刀体与皮肤垂直，顺 AB 线方向倾斜针刀至皮肤表面成 20°，依定点标志范围分别向近心端和远心端方向行腕横韧带切开，针下有松动感时说明已达到松解目的，拔出针刀，充分压迫止血。治疗过程中必须始终保持进针与 AB 线重合，如患者出现触电感，则立即停止进针，调整针刀位置，至触电感消失，方可继续操作。

7. 可视化针刀操作（图 12-11、图 12-12）　以术者为右利手为例，术者左手持高频线阵探头，将探头以长轴置于腕部掌侧正中扫查，识别正中神经与腕横韧带，分别于近心端与远心端两个进针点进针，超声监视下针刀推进至腕横韧带表层之后，对腕横韧带全层进行推割松解（尤其要小心松解正中神经附近的腕横韧带），推割过程中可以明显感觉到针刀下有韧性组织被切割的感觉，针下阻力消失时停止松解，使自近心端与远心端进入的两支针刀在腕横韧带内准确"会师"，然后拔出针刀，压迫松解路径软组织 10 分钟，以防止出血，无菌敷料包扎。

8. 疗程　每周治疗 1 次，4 次为 1 个疗程，视患者病情而确定疗程。

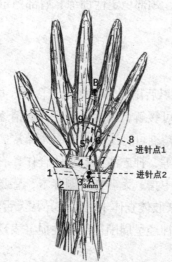

1 是近端腕横纹，2 是掌浅横韧带，3 是掌长肌腱，4 是腕横韧带，5 是正中神经，6 是尺动脉，7 是尺神经，8 是 Kaplan 线，9 是掌浅弓，A 为掌长肌腱向尺侧旁开 3mm 与近端腕横纹的交点，B 为环中指交界处

图 12-10　定点

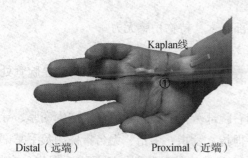

A. 进针点 1 超声扫查平面俯视图

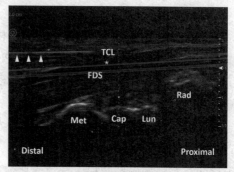

B. 探头纵切扫查超声图像

①指进针点 1，三角形指标识针刀，TCL（transverse carpal ligament）指腕横韧带，* 指标识正中神经，FDS（flexor digitorum superficialis）指浅屈肌腱，Met（metacarpal bone）指掌骨，Cap（capitate bone）指头状骨，Lun（lunate bone）指月骨，Rad（radius）指桡骨，Distal 指远端，Proximal 指近端

图 12-11　进针点 1 超声引导下针刀松解长轴视图

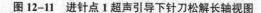

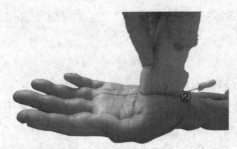
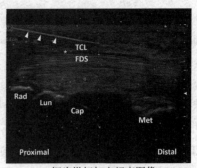

Distal（远端）　　　　　　Proximal（近端）
A. 进针点 2 超声扫查平面俯视图　　　　　　　　B. 探头纵切扫查超声图像

②指进针点 2，三角形为标识针刀，TCL（transverse carpal ligament）指腕横韧带，* 指标识正中神经，FDS（flexor digitorum superficialis）指浅屈肌腱，Rad（radius）指桡骨，Lun（lunate bone）指月骨，Cap（capitate bone）指头状骨，Met（metacarpal bone）指掌骨，Proximal 指近端，Distal 指远端

图 12-12　进针点 2 超声引导下针刀松解长轴视图

【术后手法及康复】

1. 术后手法　腕横韧带牵拉术。

2. 康复训练　胸椎灵活性训练、颈部稳定性训练、肩部稳定性训练。

【病案分析】

田某，女，69 岁，农民。

主诉：右手麻木 5 个月。

现病史：患者于 5 个月前因劳累后出现右手拇指、食指、中指、无名指桡侧及手掌部麻木，持物稍感无力，自行拍击掌部后，可缓解，未给予治疗，病情逐渐加重，无明显头晕、头痛，无恶心、呕吐。患者自发病来神清，精神可，饮食及二便无异常。

体格检查：发育正常，营养中等，神志清楚，查体合作，右上肢无畸形，肩、肘、腕关节活动正常，右手掌部及拇指、食指、中指、无名指桡侧麻木，感觉减弱，血运良好，右腕部正中神经 Tinel 征（+）、Phalen 征（+），余肢体查体未见明显异常。舌淡暗，有瘀点，苔薄白，脉弦。

辅助检查：肌电图示右侧正中神经呈周围神经源性损害表现；超声检查示右侧正中神经在腕管处较对侧变细。

1. 诊断

中医诊断：痹证（气滞血瘀证）。

西医诊断：右侧腕管综合征。

2. 诊断依据

（1）右手拇指、食指、中指、无名指桡侧及手掌部麻木，持物稍感无力。

（2）右腕部正中神经 Tinel 征（+）、Phalen 征（+）。

（3）肌电图：右侧正中神经呈周围神经源性损害表现；超声检查：右侧正中神经在腕管处较对侧变细。

3. 病机分析　患者年近七旬，居家务农，长时间右腕部劳损使腕管内的筋膜增生变厚，导致腕管内神经纤维束受压，神经内血供减少，出现右手拇指、食指、中指、无名指桡侧及手掌部麻木等症状。右腕部慢性劳损，导致气血流通受阻，血瘀经脉，筋脉失养，则见右手拇指、食指、中指、无名指桡侧及手掌部麻木，持物稍感无力的症状；同时气血瘀滞，瘀阻经脉，则舌淡暗，有瘀点，苔薄白，脉弦。四诊合参，可辨证为气滞血瘀证。

4. 鉴别诊断

（1）颈椎病　患者手臂及手掌部出现局部疼痛、感觉丧失或肌无力等症状。查体颈椎病患者会出现上肢及颈肩部疼痛，且活动受限等症状，腕管综合征主要症状在腕部以下，肩关节被动活动范围基本正常且无痛，而颈椎病屈腕试验和腕部 Tinel 征也均为阴性，同时配合颈椎间盘 CT、肌电图检查可与本病明确鉴别。

（2）胸廓出口综合征　由于颈神经根受到颈肋、束带、前斜角肌的压迫，或锁骨下 A 压迫，患者可有手部麻木及疼痛，但多于尺侧，常伴血管症状，冷、发绀及桡动脉搏动减弱或消失，X线有时可见颈肋，同时配合影像学、肌电图检查，可与本病明确鉴别。

5. 治疗方案　实施针刀局部治疗。施术部位：在腕横韧带的掌长肌尺侧缘选取两个治疗点。操作时患者取坐位或仰卧位，手腕内侧向上，充分暴露施术部位，标记进针点，局部常规消毒。铺无菌洞巾，2% 利多卡因局部麻醉，每点注射 1～2mL，注入麻醉药时，必须先回抽注射器确认无回血。选用Ⅰ型 4 号针刀，刀口线与前臂纵轴平行，针刀体与皮肤垂直按四步规程进针刀达腕横韧带，每个治疗点切开腕横韧带 3～4 次即可。

6. 注意事项　在针刀松解时，应注意避开正中神经，以免损伤。术毕，拔出针刀，局部压迫止血 1 分钟，用无菌敷料覆盖针孔。每周治疗 1 次，4 次为 1 个疗程。嘱患者近期勿沾水，注意休息，减少施术腕的使用。

第七节　踝管综合征

【概述】

踝管综合征又称为"跗管综合征"或"跖管综合征"，为神经卡压性疾病。女性发病率高于男性，常见于特殊人群，如专业运动员、高度肥胖者、具有长期蹲姿史的人。分为腓深神经卡压导致的前踝管综合征及胫神经及其分支卡压导致的后踝管综合征，目前临床及文献中习惯将"踝管综合征"特指"后踝管综合征"，本教材亦是。

【相关解剖】

踝管是一条椭圆形的骨纤维管，没有弹性，表面由屈肌支持带（又名分裂韧带）构成，屈肌支持带由后向前斜穿，呈扇形（近端较宽，远端较窄），从内踝延伸到跟骨，形成踝管的顶部以及上边缘和下边缘；底部由距骨、跟骨的内侧壁和胫骨的远中侧壁组成。

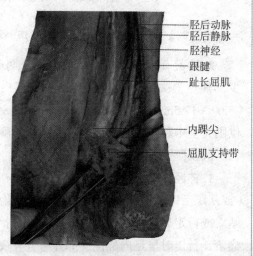

胫后动脉
胫后静脉
胫神经
跟腱
趾长屈肌

内踝尖
屈肌支持带

图 12-13　踝管

屈肌支持带上方附于内踝尖，与小腿深筋膜混合，没有明显界限，向后下附于跟骨内侧突，并与足底腱膜延续，姆展肌起于其上。踝管内容物从前内侧到后外侧，分别是胫骨后肌腱、趾长屈肌腱、胫后动脉和静脉、胫神经、姆长屈肌腱，见图 12-13 和图 12-14。

【病因病理】

1. 神经受压学说　引起踝管内压增加的因素都可直接或间接压迫胫神经及其分支，从而出现足底麻木、疼痛等临床症状。

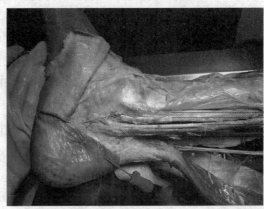

图 12-14 踝管内容物排列顺序解剖与超声对照示意图

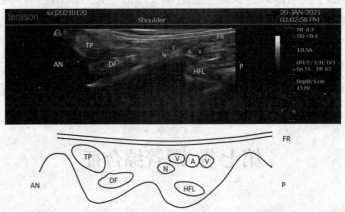

注：AN 为内踝尖侧，P 为足跟侧，TP 为胫骨后肌腱，DF 为趾长屈肌腱，HFL 为踇长屈肌腱，
N 为胫神经，V 为胫后静脉，A 为胫后动脉，FR 为屈肌支持带

图 12-15 踝管短轴横切面超声图及示意图

2. 神经牵拉学说 神经由于长期受压与周围组织发生粘连，关节活动时其滑动度减少，甚至消失，神经的牵拉伤和局部血供障碍随之产生。胫神经可在踝管内平均滑动 8.2mm（5.0～12.5mm），当神经干拉长 6%～8% 时，其血液供应会受影响，当胫神经延长 15% 时，血供则完全中断。神经的传导功能及滑动度的减退与神经卡压程度及卡压时间成正比。

【临床表现】

1. 神经性感觉异常 踝管综合征最初和最典型的表现是周围神经的刺激，即胫神经区域局部（或从踝后区放射至前足掌或足趾）感觉异常——刺痛、灼痛、紧箍感、温度觉障碍和感觉过敏，站立或行走后进行性加重，休息和腿部抬高通常可以缓解症状，并可能伴随有症状的足弓内侧的痉挛，行走时呈足内翻位，部分患者有夜间痛醒史。

该病后期，在上述症状加重的同时，还会出现神经走行部位皮肤干燥、脱皮、少汗、发亮等，以及足内在肌的萎缩等自主神经功能紊乱症状。典型的症状是单侧发病，也会出现双侧发病，文献报告表明，有双侧症状的患者预后更差。

2. 血管性紊乱表现 胫后动静脉受累卡压，出现循环障碍——局部肿胀、酸痛、水肿、回流不畅等。

3. 功能性活动障碍 患者可出现屈曲或伸展踇趾受限情况。随着病情进展，可能会出现骨内肌无力，首先出现在足外展肌，其次为趾短屈肌。继发性足趾挛缩可能是踝管综合征长期发展导致的结果。

【辅助检查】

1.Hoffmann–Tinel 征　指的是叩击踝管胫神经走行区，尤其是怀疑神经受压的部位，局部感觉异常或沿神经走行放射为阳性结果。

2. 背屈 – 外翻试验　被动地最大限度地外翻和背屈踝关节，同时最大限度地侧翻跖趾关节及足趾，保持 5 ～ 10 秒，阳性结果为症状会进一步加剧，在某些情况下，疼痛也会随着测试而放射至大腿部。鉴于导致踝管综合征的因素较多，但本试验方法不适用于足部畸形患者，如马蹄外翻足等，因而为进一步明确病因还需借助于其他辅助检查。

3.Valliex 征　久站或行走会引发足踝部明显疼痛，疼痛可至小腿中部区域，即向近端放射痛。

4. 小腿止血带充气试验　小腿止血带充气后，压力维持在收缩压以下，从而防止静脉回流，保持动脉通畅，患肢足部出现疼痛与麻木为阳性体征。

5. 肌电图、X 线、超声和 MRI 检查　这些检查对踝管综合征的辅助诊断和鉴别诊断具有重要价值。

【针刀治疗】

1. 非可视化治疗

（1）体位　仰卧位。

（2）体表标志　内踝中心、跟骨结节。

（3）定点　在内踝后下缘及跟骨内侧缘（屈肌支持带的两侧附着区）按压寻找压痛点并标记。

（4）消毒和麻醉　常规消毒，铺无菌洞巾，1% 利多卡因局部麻醉，每点注射 1mL，注入麻醉药时，必须先回抽注射器确认无回血。

（5）针刀器械　Ⅰ型 4 号针刀。

（6）针刀操作　左手持无菌纱布，右手持Ⅰ型 4 号针刀，刀口线与下肢长轴平行，左手拇指按在定点处，将针刀刺入皮肤，在内踝后下缘的进针点刺入后到达内踝下缘骨面；跟骨内侧缘进针点刺入后到达跟骨内侧骨面。然后提针刀至皮下，再将针刀切至骨面，各点均切割 3 ～ 4 下以充分松解屈肌支持带。完成操作后出针，压迫止血，外敷包扎。

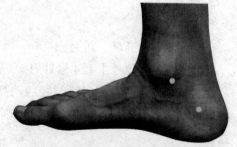

图 12-16　踝管综合征非可视化治疗定点

（7）疗程　每周治疗 1 次，4 次为 1 个疗程，视患者病情确定疗程。

2. 可视化治疗

（1）体位　仰卧位。

（2）体表标志　内踝中心、跟骨结节。

（3）定点　以内踝中心为 a 点，足内侧距离内踝中心最远端的跟骨处为 b 点，在 a b 线近心端、远心端各 1cm 画两条直线，分别为 a ' b ' 和 a ″ b ″，两线之间的范围定义为屈肌支持带的范围，见图 12-17。超声引导下定位神经血管，自 a ″ b ″ 线近心端一侧平面内进针，对神经血管上方的屈支持带进行切割，见图 12-14 ～图 12-17。

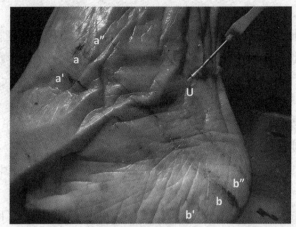

以内踝中心为 a 点，足内侧距离内踝中心最远端的跟骨处为 b 点，在 a b 线近心端、远心端各 1 c m 画两条直线，分别为 a ' b ' 和 a ″ b ″，两线之间的范围定义为屈肌支持带的范围，U 为进针点

图 12-17 定点及进针图

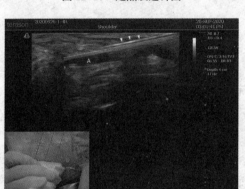

注：A 为胫后动脉，蓝色阴影区域为屈肌支持带，△标注为针身

图 12-18 进针超声图

（4）消毒和麻醉 同上。

（5）针刀器械 Ⅰ型 4 号针刀。

（6）针刀操作 刀口线与胫后动静脉平行，针刀体与皮肤呈近平行角度，约 6°，在超声引导下对踝屈肌支持带进行 3 ~ 4 次切割。术毕，拔出针刀，局部压迫止血 1 分钟后，无菌敷料覆盖针孔。

（7）疗程 同上。

【术后手法及注意事项】

1. 术后手法 分裂韧带牵拉术，避免组织粘连。

2. 注意事项 治疗部位保持清洁干燥，防止感染。注意踝部休息及适度牵拉活动，动静结合促进恢复。

【复习思考题】

1. 枕大神经的分布特点是什么？

2. 枕大神经卡压的好发部位是哪里？为什么？

3. 臀上皮神经的分布特点是什么？

4. 臀上皮神经卡压的好发部位是哪里？为什么？

5. 什么是梨状肌紧张试验?

6. 梨状肌与坐骨神经的关系是什么?

7. 梨状肌综合征的针刀治疗方法是什么?

8. 股外侧皮神经卡压的针刀治疗方法是什么?

9. 股外侧皮神经卡压的临床表现有哪些?

10. 简述腓总神经卡压的临床表现。

11. 腓总神经卡压的针刀治疗方案是什么?

12. 试述腕管的解剖结构。

13. 针刀治疗腕管综合征的方法是什么?

14. 踝管的解剖结构有哪些?

15. 针刀治疗踝管综合征的靶点是什么?

扫一扫，查阅本章数字资源，含PPT、音视频、图片等

第十三章

各科杂病

在长期的医疗实践中，针刀医学家开拓思路，积极研究，发现除了慢性软组织损伤、骨关节病、周围神经卡压综合征等常见的针刀适应证之外，针刀还可以用于治疗其他疾病，包括内、外、妇、儿等各科疾病，也能收到良好效果。本章选择针刀治疗有切实疗效的其他各科典型疾病进行介绍。

第一节 痛 经

【概述】

痛经是妇科临床常见疾病，是指女性经期前后或行经期出现周期性小腹疼痛、坠胀，或痛引腰骶部，影响工作及生活。在我国，30%~60%的女性行经期间伴有疼痛，7%~15%的女性疼痛较为剧烈，其中19~24岁未育女性中，痛经者达72%，随着年龄的增长，该病患病率降低。痛经一般分为原发性及继发性两种，前者是生殖器官无器质性病变者，占痛经90%以上，后者是指由生殖器官器质性病变而致的痛经，本节主要叙述原发性痛经（primary dysmenorrhea，PD）。

【相关解剖】

1. 骨盆 由2块髋骨、骶骨及尾骨组成，主要功能是对抗各种从上而下的压力，同时为肌肉提供附着点。2块髋骨在前面以耻骨联合相连，在后面与骶骨相连，构成骨盆带。骨盆关节包括腰骶关节、骶尾关节、骶髂关节及耻骨联合，通过韧带及肌肉支持加固关节。

2. 盆腔韧带 包括主韧带、圆韧带、阔韧带、膀胱宫颈与膀胱耻骨韧带、子宫骶骨韧带等，有连接盆腔器官并支持各器官位置的功能，主要是由结缔组织增厚而成，有的韧带中含有平滑肌。

3. 盆腔肌肉 骨盆前侧壁为闭孔内肌（起于骶骨的前面，经坐骨大孔，止于股骨大转子尖），骨盆出口为多层肌肉及筋膜构成的骨盆底。盆腔肌肉中含有丰富的神经和淋巴、血管等。

4. 盆腔血管 女性生殖器官的血流主要来自卵巢动脉、子宫动脉、阴道动脉及阴部内动脉。

5. 神经 盆部神经支配主要来自骶神经、尾神经及自主神经系统。

（1）生殖器官 主要由交感神经与副交感神经所支配。交感神经在腹主动脉前形成含有神经节的腹主动脉丛，自上而下再分出卵巢丛、骶前神经丛、下腹下神经丛、骨盆神经丛。大部分盆腔各器官由骨盆神经丛支配，如子宫体、子宫颈、阴道、直肠及膀胱上部等。生殖器官除了有离心传导的交感、副交感神经外，也有向心传导的感觉神经，能将子宫的冲动传向中枢，从而可以反射性引起子宫收缩。

（2）外生殖器官 外阴部皮肤及盆底随意肌系由阴部神经支配。阴部神经由第2~4骶神经

的分支组成。

【病因病理】

引起痛经的因素有多种，如神经－精神因素、免疫调节功能、卵巢内分泌因素及子宫因素等。另外，情绪、运动、饮食习惯、环境等与痛经的发生也有一定的相关性。

有研究表明，痛经还与前列腺素（PG）含量的升高有关。原发性痛经子宫肌肉过强收缩与PGF_2大量释放有关。原发性痛经妇女的经血和子宫内膜中 PG 含量明显增多，严重痛经患者宫内膜中 PG 含量比正常人高 10 多倍。在经期初 36 小时内，PGF_2 活性明显增加，引起子宫过强收缩，导致痛经，子宫内膜的 PG 经子宫肌与阴道壁血管、淋巴管被吸收进入血液，引起胃肠泌尿道和血管平滑肌的收缩，从而产生一系列全身症状，如恶心呕吐、腹泻、晕厥等。PG 活性丧失后，症状消失。

针刀医学认为，原发性痛经与相应软组织受到内在或外在的慢性损伤后，出现粘连、挛缩、瘢痕、功能障碍有关。经妇科检查未发现器质性病变的原发性痛经患者，在经期行软组织检查发现，多数患者在腰骶部肌群、腹直肌、棱锥肌、大腿内收肌群、耻骨上下及耻骨联合附着处存在固定的压痛点。

【临床表现】

痛经的主要症状是周期性下腹部疼痛，疼痛常于经前数小时发作，也有于经前 1～2 日开始，经期加重。经前的疼痛多为下腹部坠胀痛或冷痛，经期疼痛多呈阵发性绞痛。持续时间长短不一，多于 2～3 日后缓解。严重者疼痛可放射到外阴、肛门、腰骶部，并伴有头晕头痛、恶心、呕吐、腰酸、腹泻、烦躁、四肢厥冷、面色苍白等全身症状。

【辅助检查】

妇科检查（未婚者行肛诊）子宫及附件均无异常。超声检查可排除生殖器官器质性病变。

【针刀治疗】

1. 体位　仰卧位。

2. 体表标志　剑突、耻骨联合、髂嵴、腰椎棘突、骶正中嵴。

3. 定点　剑突顶点、耻骨联合点、双髂嵴中点、第 3～5 腰椎棘突及棘间、第 3～5 腰椎横突、髂腰韧带止点、骶正中嵴旁、骶骨背面。

4. 消毒与麻醉　常规消毒，铺无菌洞巾，0.5% 利多卡因局部麻醉，每点注射 1～2mL，注入麻醉药时，必须先回抽注射器确认无回血。

5. 针刀器械　Ⅰ型 4 号针刀。

6. 针刀操作

（1）剑突顶点　刀口线与人体纵轴一致，针刀体与皮肤垂直，按四步规程进针刀达剑突骨面，纵横摆动 3 次。然后调转刀口线 90°，向下铲切 3 次。

（2）耻骨联合点　刀口线与人体纵轴一致，针刀体与皮肤垂直，按四步规程进针刀达耻骨联合软骨骨面，纵横摆动 3 次。然后调转刀口线 90°，向上铲切 3 次。

（3）双髂嵴中点　刀口线与人体纵轴一致，针刀体与皮肤垂直，按四步规程进针刀达髂嵴骨面，纵横摆动 3 次。然后调转刀口线 90°，沿髂嵴骨面铲切 3 次。

（4）第 3～5 腰椎棘突及棘间　刀口线和脊柱纵轴平行，针刀体与背部垂直，按四步规程进针刀达棘突顶部骨面，使针刀体向脚侧倾斜 45°，纵横摆动 3 次。在棘突间，刀口线和脊柱纵轴平行，针刀体与进针刀平面垂直刺入 1cm 左右，当针刀下有坚韧感，患者诉有酸胀感时，即为病变部位，先纵横摆动 3 次；再将针刀体倾斜，与脊柱纵轴成 90°角，在上一椎骨棘突的下缘和下一椎骨棘突的上缘，沿棘突矢状面纵横摆动 3 次。

（5）第 3～5 腰椎横突　以第 4 腰椎横突为例。在第 4 腰椎棘突中点旁开 3cm 处定位。刀口线和脊柱纵轴平行，针刀体与皮肤垂直，按四步规程进针刀达横突骨面，针刀体向外移动，当有落空感时，即达第 4 腰椎横突尖，在此切开横突尖的筋膜 3 次。

（6）髂腰韧带止点　刀口线和脊柱纵轴平行，针刀体与皮肤垂直，按四步规程进针刀达髂后上棘骨面，贴髂骨骨板进针刀 2cm，然后纵行切开髂腰韧带 3 次。

（7）骶正中嵴旁　刀口线与脊柱纵轴一致，针刀体与皮肤垂直，按四步规程进针刀达骶正中嵴骨面，在骨面上纵横摆动 3 次。然后贴骨面向两侧分别纵行切开 3 次。

（8）骶骨背面　刀口线与脊柱纵轴一致，针刀体与皮肤垂直，按四步规程进针刀达骶骨骨面，在骨面上纵横摆动 3 次。

术毕，拔出针刀，局部压迫止血 1 分钟后，无菌敷料覆盖针孔。

7. 疗程　每周治疗 1 次，4 次为 1 个疗程，视患者病情确定疗程。

【术后手法及康复】

1. 术后手法　行腰椎和骨盆整复手法、内收肌牵拉手法。

2. 康复训练　核心稳定性训练、内收肌训练、盆底肌训练。

第二节　小儿先天性斜颈

【概述】

　　小儿先天性斜颈（肌性斜颈）是一侧胸锁乳突肌发生纤维性挛缩后形成畸形，以颈部肿块、斜颈、面部不对称等为表现的一种疾病，发生于婴儿出生时或出生后两周内，是新生儿畸形中较常见的一种，国内发病率为 1.3%。

【相关解剖】

　　胸锁乳突肌位于颈阔肌的深面，起点有两个头，即胸骨头和锁骨头，分别起于胸骨柄的前面和锁骨的胸骨端，两头汇合后，肌纤维斜向后外上，止于颞骨乳突和上项线。一侧收缩时，使头向同侧倾斜，面部转向对侧；两侧同时收缩，可使头后仰或拉头向前。该肌主要受副神经支配（图 4-1）。

【病因病理】

　　以前认为该病是由于难产及使用产钳等因素使一侧胸锁乳突肌产生血肿，肌纤维瘢痕、挛缩而引起，但经过对局部肿块进行组织观察，并未发现任何陈旧性出血痕迹，且一些正常分娩婴儿也发现有斜颈，故现在认为产伤并非斜颈的主要因素。

　　有学者提出，胎儿在宫内头颈长期处于过度侧屈受压位置，肌内局部血运障碍，影响静脉血流供应，致使患儿在出生时胸锁乳突肌已产生挛缩。亦有研究者认为，由于遗传或孕期不良因素的影响，致使胸锁乳突肌发育不良，加上分娩时外力的因素，造成反应性的肉芽组织产生。此外，还有宫内压抑学说、炎症学说、胎儿运动学说、胎内负荷学说等。

　　其病理特征是胸锁乳突肌间质增生及纤维化，多数学者强调成纤维细胞、肌成纤维细胞是转归及预后的关键。

【临床表现】

　　在婴儿出生后 1～2 周内于颈部一侧的胸锁乳突肌中下段发现梭形或圆形、质硬、触之无痛的肿块。肿块一般在出生后 2 周左右急速增大，2～3 个月逐渐缩小，4～6 个月逐渐消退。肿块消失后肌肉开始挛缩，颈部活动受限，出现斜颈（但亦有部分患儿由于病情较轻，不发生显著挛缩，亦无畸形出现）。到1周岁左右，斜颈畸形更为明显，头部向一侧倾斜，下颌转向健侧。如勉强将头摆正，可见胸锁乳突肌紧张而突出于皮下，形如硬索。在发育过程中脸部逐渐不对称，健侧饱满，患侧短小，颈椎侧凸，头部运动受到限制。

【针刀治疗】

1. 体位　取仰卧位，肩颈处垫高，头后仰面向健侧。

2. 体表标志　胸骨柄、锁骨胸骨端、乳突、胸锁乳突肌。

3. 定点　根据胸锁乳突肌的挛缩轻重，选择胸骨端、锁骨端、肌腹进行松解。

4. 消毒与麻醉　常规消毒，铺无菌洞巾，0.5%利多卡因局部麻醉，每点注射1～2mL，注入麻醉药时，必须先回抽注射器确认无回血。

5. 针刀器械　Ⅰ型4号针刀。

6. 针刀操作　刀口线与胸锁乳突肌纤维一致，针刀体与皮肤垂直，按四步规程进针刀达挛缩层次，调转刀口线90°，横行切开2～3次。

年龄大于10岁的患者，除胸锁乳突肌挛缩外，多合并有周围筋膜及肌群短缩。对挛缩的颈阔肌及颈部深筋膜，可在紧张处做适当松解。

术毕，拔出针刀，局部压迫止血1分钟后，无菌敷料覆盖针孔。

7. 疗程　每周治疗1次，4次为1个疗程，视患者病情确定疗程。

【术后手法及康复】

1. 术后手法　以传统的推拿按摩手法为主，弹拨分筋，伸展肌肉，消除粘连，矫正畸形，重建力学平衡，帮助肌肉恢复血液循环，解除硬结，增加弹性。在胸锁乳突肌的胸骨头、锁骨头及乳突部反复指推，每日2次，持续3个月。

2. 康复训练

（1）美国物理治疗协会儿科分会2013年版肌性斜颈临床实践指南：①颈部被动活动度训练：被动牵伸是康复治疗的首选之法，其作为一种良性机械刺激，可促进小月龄患儿胸锁乳突肌内肿块组织肌母细胞向正常的肌细胞转化，避免成纤维化。②加强颈部及周围肌群力量训练。③促进患儿对称性运动发育。④环境调适，在临床操作中让患儿健侧靠近墙面，患侧是喜欢之物等，嘱咐在家中喂奶变化位置，抱姿要经常变换，卧床时患侧处有光源，卧室门等。⑤家属的指导参与，诱导患儿向患侧活动，促进对称性的运动发育，鼓励患儿每天至少俯卧抬头1小时以上，俯卧位也有利于颅面部不对称的恢复，尤其是扁头。

（2）康复工程：针刀术后可以选择患侧侧卧，佩戴矫形帽等持续地进行矫正。

第三节　痉挛性脑瘫

党的二十大报告强调要"把保障人民健康放在优先发展的战略位置"，要"促进中医药传承创新发展"。在新时代，我们要牢记习近平总书记"传承精华，守正创新"的指示，肩负起全面推进健康中国建设的时代使命。痉挛性脑瘫这一疾病，对于患者一家都有重要影响，一定要深入仔细研究发病机制，运用综合技术使患者尽快康复。

【概述】

脑性瘫痪简称脑瘫，2000年9月第六届全国小儿脑性瘫痪学术交流暨国际交流会上新确定，脑瘫的定义应按照《脑瘫流行病学》（英文版）的规定，从出生前至出生后3岁以前，大脑非进行性损伤引起的姿势运动障碍。主要表现为中枢性运动障碍及姿势异常。我国儿童脑瘫患病率为0.18%。痉挛性脑瘫患者占脑瘫的70%，它引起的肢体畸形、关节功能障碍严重影响患者的生活质量。

目前，对痉挛性脑瘫患者治疗的重点在于调节患儿身体功能和结构，改善运动障碍，纠正痉挛，强化活动能力，提高生活质量。中医康复治疗痉挛性脑瘫虽然取得了一定疗效，但疗效缓慢、治疗周期长、疗效不确切。西医矫形外科治疗该病手术创伤大、康复周期长，往往还导致矫枉过正。作为近年发展起来治疗该病的一种新方法，针刀松解治疗痉挛性脑瘫创伤小、见效快、疗效确切，还避免了矫枉过正。

【相关解剖】

痉挛型脑瘫主要表现为肌张力异常增高，主要涉及上肢屈肌、下肢伸肌、内收肌。

【病因病理】

脑瘫病因繁多，直接原因是在出生前、围生期、出生后造成的脑损伤和脑发育缺陷。胚胎期脑发育异常；孕妇妊娠期重症感染、风疹、带状疱疹、弓形体病、糖尿病等；出生时分娩时间长、脐带绕颈、胎盘早剥；产伤、出血性疾病等所致的颅内出血；新生儿高胆红素血症所致的核黄疸；中枢神经系统感染、呼吸障碍、惊厥、急性脑病等。

病理改变以弥散的、不对称的大脑皮质发育不良或萎缩性脑叶硬化为多见，其次是脑局部白质硬化和脑积水、脑穿通畸形。

痉挛性脑瘫受损部位主要位于大脑皮层运动区和锥体束。伸张反射亢进是其基本特征，且对来自大脑的运动指令不能很好地完成。痉挛主要是人体上运动神经元损伤的阳性特征表现，以速度依赖性肌张力上升、合并腱反射亢进为临床特征。虽然脑损伤是非进行性损伤，但运动障碍及姿势异常却是进展性的，最终导致关节畸形、步态异常。

【临床表现】

1.症状 临床表现主要是中枢性神经障碍性肌张力增强、动作姿势异常，可伴有智力低下、惊厥、行为异常、感觉障碍及其他异常。

上肢表现为手指关节掌屈，手握拳，拇指内收，腕关节屈曲，前臂旋前，肘关节屈曲，肩关节内收。下肢表现为尖足，足内、外翻，膝关节屈曲，髋关节屈曲、内收、内旋，下肢大腿内收，行走时足尖着地，呈剪刀步态。

2.体征 肌痉挛腱反射亢进、踝阵挛和巴宾斯基征阳性。

【鉴别诊断】

痉挛性脑瘫的确诊需要排除进行性疾病所致的中枢性瘫痪及正常儿童一过性的运动发育落后。

【针刀治疗】

1.治疗原则 痉挛性脑瘫患儿存在运动障碍和姿势异常，软组织发生粘连、挛缩，限制了软组织的纵横运动，出现痉挛性挛缩，而致机体的力平衡失调。目前治疗多采用降低肌张力、缓解肌痉挛、改善关节活动度的方法。针刀治疗可以使关节周围的屈伸肌张力恢复动、静态平衡，有效地改善异常姿势、运动障碍。

脑瘫所造成的关节畸形及软组织的紧张挛缩是由于脊柱、四肢的力平衡失调所致。通过针刀松解关节周围软组织，使组织恢复正常的力学平衡，从而有效矫正畸形及软组织的挛缩。

2.体位 可根据临床需要和患者耐受采用仰卧位、俯卧位、侧卧位、坐位等体位。

3.体表标志 肱骨内上髁、拇指、跟腱、腘绳肌止点、坐骨结节、腓骨头、髋关节、股骨大转子、耻骨上支、耻骨下支、股骨粗线、髂前上棘、膝关节内侧、髂前下棘、髋臼上缘、胫骨粗隆等。

4. 定点　肱骨内上髁、拇指、跟腱、腘绳肌止点、坐骨结节、腓骨头、髋关节、股骨大转子、耻骨上支、耻骨下支、股骨粗线、髂前上棘、膝关节内侧、髂前下棘、髋臼上缘、胫骨粗隆，以及相关肌肉、肌腱等处的阳性反应点（多少因人而异）。

5. 消毒与麻醉　常规消毒，铺无菌洞巾，0.5% 利多卡因局部麻醉，每点注射 1 ~ 2mL，注入麻醉药时，必须先回抽注射器确认无回血。

6. 针刀器械　Ⅰ型 4 号针刀。

7. 针刀操作

（1）针刀切割纠正畸形　此法为针刀松解术最常用、最广泛的方法。针刀刺入软组织，对挛缩的肌肉进行松解，可以平衡肌肉力量，稳定不能控制的关节，矫正畸形。痉挛性脑瘫患儿前臂旋前挛缩者行旋前圆肌、旋前方肌、骨间膜松解；拇指掌心位畸形者，尤其是拇长屈肌的痉挛，针刀切割松解拇长屈肌、拇短屈肌、拇展肌和第 1 骨间背侧肌；足跖屈畸形者行跟腱延长术；膝关节屈曲畸形行腘绳肌止点、股二头肌切割术；髋内收畸形做股内收肌切割松解术；髋屈曲挛缩畸形者，切割松解挛缩的缝匠肌、股直肌、阔筋膜张肌。主要根据临床表现，选择阳性反应点进行松解：刀口线与肢体纵轴平行，针刀体与皮肤表面垂直，按四步规程进针刀达阳性反应点下的骨面，提起针刀到达肌肉筋膜层，纵行切 3 ~ 4 次，再调转刀口线 90°，横向切割软组织 1 ~ 2 次。术毕，拔出针刀，局部压迫止血 5 分钟后，无菌敷料覆盖。

（2）肌肉刺激术　肌肉刺激术可根据畸形部位不同而施术，常选择的施术部位有腰大肌、肩锁关节、肱桡肌、梨状肌、髂胫束和阔筋膜。主要选择在肌腹处行针刀松解，出现异常感觉后，固定针刀深度，摆动针刀，加强刺激，增加肌肉舒缩频率，反射性抑制异常姿势和运动模式，消除或减轻痉挛症状。术毕，立即出针，局部压迫止血 5 分钟后，无菌敷料覆盖。

（3）神经触激术　包括脊神经触激术和周围神经触激术，主要是通过针刀触及神经，增强神经致敏性，产生应激反应，该神经所支配的肌群受到抑制，从而降低肌张力，消除或减轻肌痉挛。此外可以加快局部血液循环，加强代谢产物的释放与分解，对肌原纤维的损伤起到修复作用，从而达到治疗目的。如果肢体产生不自主的颤动，应立即出针，局部压迫止血 5 分钟后，无菌敷料覆盖。

脊神经触激术选择在第 2 腰神经下定点，针刀刺入，下肢会产生不自主的颤动，立即出针。交感神经触激术选下肢痉挛定点在腹股沟韧带下方股动脉外侧，针刀沿股动脉搏动处外侧垂直刺入。上肢痉挛定点在甲状软骨外缘颈总动脉搏动处，针刀沿颈动脉搏动处外侧垂直刺入。

8. 疗程　每周治疗 1 次，4 次为 1 个疗程，视患者病情确定疗程。

【术后手法及康复】

根据患者病情的具体表现，选择针对性的康复训练方法，包括运动训练、作业训练、语言训练、感觉统合训练、特殊教育、经络导推、矫形肢具等，改善残存的运动功能，抑制不正常的姿势反射，诱导正常的运动发育。

第四节　过敏性鼻炎

【概述】

过敏性鼻炎又称变态反应性鼻炎或变应性鼻炎，是鼻黏膜的 Ⅰ 型变态反应性疾病，以鼻痒、打喷嚏、流鼻涕等为主要临床表现。由于过敏原呈季节性的增减或持续存在，所以本病有季节性和常年性两种临床类型。其发病与环境因素密切相关，发达国家的发病率为10%～20%，我国高发区达到37.74%，且呈逐年上升趋势。本病多发于青年人和儿童，无明显性别差异。属于中医学"鼻鼽"范畴。

【相关解剖】

1. 外鼻 位于面部中央，形如一个基底在下方的三边椎体，由骨、软骨构成支架，外覆软组织和皮肤，主要包括鼻根、鼻尖、鼻梁、鼻翼、鼻前孔、鼻小柱、鼻唇沟等。

2. 鼻腔 鼻腔为一顶窄底宽、前后径大于左右径的不规则狭长腔隙。前起自前鼻孔，后止于后鼻孔并通鼻咽部。鼻腔被鼻中隔分成左右两侧，每侧鼻腔又分为位于最前段鼻前庭和位于其后占鼻腔绝大部分的固有鼻腔。

【病因病理】

1. 病因

（1）变应性体质 常与其他变应性疾病，如支气管哮喘、荨麻疹等同时或交替发作，多有家族史，可能与遗传有关。

（2）变应原接触 ①吸入物，如尘埃、花粉、真菌、动物皮毛、化学粉末等。②食入物，许多食物均可以引起过敏，如面粉、牛奶、鸡蛋。药物如水杨酸磺胺类和抗生素等。③细菌及其毒素。④注射物如血清、青霉素、链霉素等。⑤接触物如油漆、皮毛、氨水等致敏原。

（3）其他因素 如冷热变化，温度不调，阳光或紫外线的刺激等，还可能有内分泌失调，或体液酸碱平衡失调等内在因素，如肾上腺缺少，甲状腺素、卵巢素及垂体素失调或体液偏于碱性等。

2. 病理 过敏性鼻炎是由特应性个体接触变应原主要是IgE介导的介质（主要是组胺）释放，并有多种免疫活性细胞和细胞因子等参与的鼻黏膜非感染性炎性疾病。其发病有三个必要条件：①特异性抗原，即引起机体免疫反应的物质。②特应性个体，即所谓个体差异、过敏体质。③特异性抗原与特应性个体二者相遇。临床上分为常年性和季节性两型。

（1）常年性变态反应性鼻炎 早期鼻黏膜水肿呈灰色，病变属可逆性，此时病理检查，可见上皮下层显著水肿，组织内有嗜伊红细胞浸润，鼻分泌物中亦含有嗜伊红细胞。如过敏反应衍变为炎性反应，组织改变比较显著，上皮变性，基膜增厚和水肿，有血管周围浸润和纤维变性，腺体肥大、膨胀、阻塞，也可囊肿样变性。慢性炎症的病变更为显著，有上皮增生，甚至乳头样形成。有继发感染者，病变黏膜呈颗粒状，分泌物转为脓性，多形核细胞增多，黏膜下有细胞浸润及纤维组织增生。

（2）季节性变态反应性鼻炎 病理主要为鼻黏膜水肿，有嗜伊红细胞浸润，分泌物呈水样，可有息肉形成。

【临床表现】

1. 症状

（1）鼻痒、喷嚏 多数患者鼻内发痒，花粉症患者可伴有眼痒、耳痒、咽痒；喷嚏多为阵发性发作，每次多出现三个以上的连续喷嚏，且多于晨起、夜晚或接触过敏原后随即发作。

（2）清涕 患者伴随大量清水样鼻涕，有时可有不自觉从鼻孔滴下。急性反应期过后可伴有鼻涕减少，若伴有感染可见黄稠鼻涕。

（3）鼻塞和嗅觉缺失 鼻塞症状轻重不一，单侧或双侧单发或并发，呈持续性、间歇性或交替性发作；嗅觉缺失或障碍是由于黏膜水肿引起，持续的水肿可导致嗅神经萎缩，引起永久性嗅觉丧失。患者得病后常伴有鼻黏膜的高敏状态，发病季节对任何强烈的气味、污染的空气，乃至气候温度的变化都会伴有症状的反复，本病的后期患者常可发展为对多种抗原与刺激因素过敏，而呈终年鼻塞、流涕的状态。

2. 体征　患者在发作期常呈一种张口呼吸的面容（儿童尤其明显），由于经常由鼻痒而搓揉可见鼻梁部皮肤的横纹，鼻翼部分肥大，伴过敏性眼结膜炎者可见结膜的轻度充血水肿。

【辅助检查】

1. 窥鼻和镜检检查　可见本症患者鼻黏膜多苍白水肿，分泌物甚多，大都呈水样，镜下检查可见有大量嗜酸粒细胞。

2. 实验室检查　患者对相应的抗原皮肤实验常呈阳性速发反应（反应常在10～15分钟内发生）。在体外用放射性过敏原吸附试验（RAST）或酶联免疫吸附试验测定（ELISA），也可从患者血清内检出特异性IgE的存在。患者中30%～40%有总IgE的升高，血象内嗜酸性粒细胞仅稍高或不增高。

【针刀治疗】

1. 局部治疗

（1）体位　取仰卧位。

（2）体表标志　鼻。

（3）定点

①鼻内点：固有鼻腔的外侧面鼻骨内侧壁定1点。

②鼻外点：鼻翼外侧旁开约0.5cm处。

（4）消毒与麻醉　常规消毒，铺无菌洞巾，0.5%利多卡因局部麻醉，每点注射1～2mL，注入麻醉药时，必须先回抽注射器确认无回血。

（5）针刀器械　Ⅰ型4号针刀。

（6）针刀操作

①鼻内点：针刀由鼻孔进入，刀口线与外侧壁平行刺入0.5～1cm，进行局部小范围的先纵行后横行剥离。

②鼻外点：刀口线与鼻唇沟平行，从下向上沿皮刺入，到达骨面后再将针刀提至皮下，反复切开至骨面2～3次，即可出针，压迫止血，无菌敷料保护伤口。

（7）疗程　每周治疗1次，4次为1个疗程，视患者病情确定疗程。

2. 颈部治疗

（1）体位　俯卧位。

（2）体表标志　枕外隆凸、上项线、颈椎棘突、关节突关节。

（3）定点

①枕外隆凸下缘及上项线：枕部中、浅层肌肉及项韧带止点1点，两侧上项线、枕外隆凸两侧25mm各1点。

②颈椎棘突点：自枕外隆凸沿后正中线向颈部摸到的第一个骨性凸起为枢椎棘突，沿后正中线向下可摸到其余各椎棘突。

③关节突关节点：棘突旁开15～25mm，平均为20mm，关节突关节位于下位棘突水平线上。

（4）消毒与麻醉　常规消毒，铺无菌洞巾，0.5%利多卡因局部麻醉，每点注射1～2mL，注入麻醉药时，必须先回抽注射器确认无回血。

（5）针刀器械　Ⅰ型4号针刀。

（6）针刀操作

①枕外隆凸下缘及上项线：刀口线与人体纵轴平行，针柄向足端倾斜，使针刀向头顶百会方向刺入，按四步规程进针刀至骨面，切开2～3次。

②颈椎棘突点：刀口线与人体纵轴平行，针体与皮肤垂直，按四步规程进针刀至骨面，行纵切开2～3次。

③关节突关节点：刀口线与人体纵轴平行，针体与皮肤垂直，按四步规程进针刀至骨面，紧贴骨面行纵横摆动2～3次，然后缓慢退出针刀，并于中层和浅层切开2～3次。

术毕，拔出针刀，局部压迫止血1分钟后，无菌敷料覆盖针孔。

（7）疗程　每周治疗1次，4次为1个疗程，多数患者需要1～4次治疗。

3. 穴位治疗

（1）针刀操作

①百会穴：刀口线与矢状面平行、针体与身体纵轴一致，到达骨后面，向后各刺入0.5～1寸，纵行切开2～3次。

②神庭穴：刀口线与身体横轴平行，针体与该处颅骨切面平行刺入0.3～0.4寸，纵行切开2～3次。

③印堂穴：刀口线与额肌纤维平行，从上向下沿皮横刺入0.5～1寸，纵行切开2～3次。

④新吾穴：颧弓下缘与下颌头前端的凹陷中。医者左手拇指切掐入进针点，右手持4号直径0.6mm针刀紧靠左手拇指甲缘垂直进针，刀刃平行于颧弓下缘，缓慢进针刀，突破皮肤及筋膜层时有较明显的落空感。当针刀突破翼外肌上头时，将针刀方向旋转90°，缓慢推进，通过翼外肌下头时出现第二个突破感，即停止进针。针尖朝向对侧眼角方向，触及蝶腭神经节，松解局部神经卡压，此时局部出现放电感，传至鼻腔即达到松解目的。出针时要缓慢均匀退出，出针后要以无菌棉球按压针孔10分钟，用无菌敷料覆盖针孔。

（2）疗程　每周治疗1次，4次为1个疗程，视患者病情确定疗程。

【术后手法及康复】

1. 手法治疗　局部治疗术后用手在鼻腔外侧按压1分钟。点揉枕骨后小肌群，使之放松。

2. 康复训练　颈深伸屈肌群训练。

第五节　颞下颌关节功能紊乱症

【概述】

颞下颌关节功能紊乱症是指颞颌关节及其周围的肌肉、韧带等组织病理性损伤导致颞颌关节功能失衡，引起咀嚼与张口障碍、局部疼痛和关节弹响，严重者可引起颞颌关节强直。为口腔科常见病、多发病，为疑难病种。发病率为20%～40%，好发于20～40岁的青壮年人，女性多于男性，常发生于一侧，也可两侧同时发病。

【相关解剖】（图13-1）

颞下颌关节是位于耳郭前、颧弓的下后方，由颞骨的下颌窝和下颌骨的髁状突，及位于二者之间的关节纤维软骨盘所组左右联动的关节，主司张口、闭口和咀嚼。

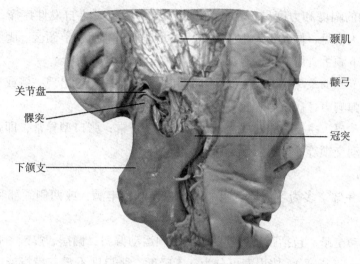

图 13-1　颞下颌关节解剖

1. 关节囊　由纤维结缔组织组成的韧性很强的纤维囊，其松而薄，附着在关节周围，包裹整个关节，形成密闭的关节腔。关节囊外侧被下颌韧带加强。

2. 韧带　颞下颌关节每侧有 5 条韧带，即颞下颌韧带、茎突下颌韧带、蝶下颌韧带、翼下颌韧带和下颌锤骨韧带，主要功能是悬吊下颌，限制下颌运动在正常范围之内。

3. 肌肉

（1）颞肌　是一个大的扇贝形肌肉，覆盖在头侧面耳的前、上和后方。起自颧弓上方颞窝的骨和筋膜，止于颌骨冠状突和下颌支前缘。其功能是提上唇。

（2）咬肌　起自上颌骨颧突和颧弓，止于咬肌浅层至下颌角外表面和下颌支的下半部，咬肌深层至下颌支上半部，可能延伸至下颌角（咬肌粗隆）。其作用为上提下颌骨（闭口），由咬肌神经支配。

【病因病理】

1. 病因　本病的病因尚不十分明确，但按其病因性质不同可分为原发性病因和继发性病因。

（1）原发性病因　包括先天、遗传等，这些病因可以导致颌骨发育、牙齿咬合发育或口腔功能异常。如两侧关节发育不对称就可成为产生颞下颌关节功能紊乱；关节韧带先天性发育薄弱等。

（2）继发性病因　包括：①关节创伤和劳损因素如夜间磨牙和紧咬牙等。②精神因素。③环境因素。④医源性因素等。

2. 病理　与颞下颌关节及其周围组织的平衡协调与否密切相关。在各种病因的作用下，构成颞下颌关节的骨质本身发生病理损害，及关节附属结构（颞下颌关节的关节囊、韧带、相关肌肉）发生劳损，引起颞下颌关节周围软组织发生结节、瘢痕和挛缩等病变，导致出现颞下颌关节的肌力平衡失调、牙齿咬合功能紊乱等一系列症状。总之，其病理特点为由于各种因素引起的颞下颌关节骨质本身的病变、咀嚼肌群痉挛或高张力，关节内软骨盘磨损，关节周围韧带与关节囊粘连结瘢，关节运动时牵扯周围病变组织而发生一系列症状，严重者可导致颞下颌关节活动受限或强直。

【临床表现】

1. 症状

（1）颞下颌关节疼痛　以局部钝性痛为主，也可见跳痛、灼痛或刺痛，大多数患者运动时疼痛加重，且与活动的幅度和力度呈正相关，也有少数患者可发生自发性疼痛，其疼痛部位以双侧耳部和嚼肌区最为常见，同时也发生于颞凹、外耳道、咀嚼肌、上颌区、腮腺区、颌下三角后份、胸锁乳突肌、下颌舌骨肌、咽壁等部位。

（2）颞下颌关节弹响或摩擦音　在张、闭口和咀嚼运动中，可出现一侧或双侧关节弹响。初期为轻微、清脆的弹响声，病重后弹响声变大，或出现破碎声。

（3）关节运动障碍　主要为张口受限，即开口小于正常；张口型异常，即张口时下颌中线偏斜或歪曲，张口运动交锁等。

2. 体征

（1）面部外形异常　多为习惯单侧咀嚼者，咀嚼侧较丰满，或两侧颌部和咀嚼肌发育不平衡，面形两侧不对称。

（2）张闭口运动受限　包括张口运动受限或下颌运动偏斜、偏摆、震颤、弹响等。正常开口度约为 45mm 左右（三指宽）。按程度可分为：①轻度，张口度不足三横指者。②中度，张口不足二横指者。③重度，张口不足一横指或不能张口为牙关紧闭者。要检查两侧关节的情况，判定病变侧别。

（3）压痛点　双侧肌的触诊，比较每对肌的触痛。

【辅助检查】

颞下颌关节的 X 线、CT 和 MRI 检查可了解颞下颌关节骨质改变情况，关节间隙的变化，关节本身的发育情况，同时还可进行鉴别诊断。

【针刀治疗】

1. 体位　侧卧位。

2. 体表标志　下颌窝、颧弓、下颌角、下颌髁状突、冠突。

3. 定点

（1）关节囊点　定点于下颌窝与髁突颈之间，松解关节囊及翼外肌止点。

（2）颧弓下点　定点于颧弓压痛点处，松解咬肌、颞下颌韧带起点。

（3）咬肌粗隆点　定点于下颌角上方的压痛点处，松解咬肌止点。

（4）颧弓上点　为颞肌损伤的压痛点，松解颞肌。

（5）冠突点　定点于压痛点上，松解颞肌的抵止点。

（6）其他肌阳性反应点　包括胸锁乳突肌、斜方肌等，按肌慢性损伤处理。

4. 消毒与麻醉　常规消毒，铺无菌洞巾，0.5% 利多卡因局部麻醉，每点注射 1～2mL，注入麻醉药时，必须先回抽注射器确认无回血。

5. 针刀器械　Ⅰ型 4 号针刀。

6. 针刀操作（图 13-2）

（1）关节囊点　刀口线与颧弓平行，针刀体与皮面垂直，按四步规程进针刀达颞下窝骨面，调整针刀刃至颞下窝骨缘，沿骨缘切开颞下颌关节囊 1～3 次。

（2）颧弓上点　以耳垂稍上方的点为"中心"，刀口线与"中心"的放射状线相平行，针刀体与皮面垂直。按四步规程进针刀达颅骨骨面。调转刀口线 45°（与颞肌腱纤维相平行），纵行切开 2～3 次。

（3）咬肌粗隆点　刀口线与下颌体下缘平行，针刀体与皮面垂直，按四步规程进针刀达下颌骨面。调转刀口线 45°，纵行切开 2～3 次。

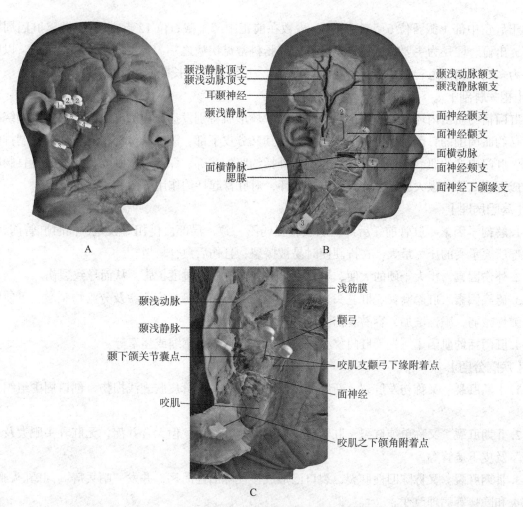

图 13-2　颞下颌关节紊乱针刀治疗

（4）颧弓下缘点　刀口线与颧弓平行，针刀体与皮面垂直。按四步规程进针刀达颧弓骨面。调整针刀刃至颧弓下缘骨面，沿骨缘切开关节囊 2～3 刀。

（5）冠突点　刀口线与颧弓平行，针刀体与皮面垂直。按四步规程进针刀达冠突骨面。调整针刀刃至冠突顶端，沿骨端骨面切开颞肌腱 1～3 刀。

（6）其他相关肌肉损伤点　治疗参照相关肌肉慢性损伤针刀操作步骤。

术毕，拔出针刀，局部压迫止血 1 分钟后，无菌敷料覆盖针孔。

7. 疗程　每周治疗 1 次，4 次为 1 个疗程，视患者病情确定疗程。

【术后手法及康复】

1. 术后手法　患者坐于椅上，一助手站在患者背后将患者头部固定，医师两手拇指包上无菌纱布，放入患者口内两侧下槽牙上，将下颌关节下压，使下颌关节分离，然后双手端起下颌关节，向后上方推顶复位。

2. 康复训练　胸椎灵活性训练，颈深伸屈肌群训练。

第六节　陈旧性肛裂

【概述】

肛裂是指齿状线下肛管皮肤层裂伤形成的小溃疡，以放射状分布于肛管，呈梭形或椭圆形，多发于后正中部（截石位 6 点钟方向），少数在前正中部（截石位 12 点方向），并以肛门周期性疼痛、出血、便秘为主要临床特点。肛裂为肛肠科常见疾病之一，其发病率仅次于痔疮，以中青年人为多发，我国患者女性多于男性（1.8：1），患者多伴有长期便秘病史。

【相关解剖】

肛门括约肌由内环、外纵两层肌构成。其中环形肌特别发达，称为肛门内括约肌，围绕在肛门内括约肌周围的骨骼肌称为肛门外括约肌，其又分皮下部、浅部、深部，有较强的控制排便的作用。肛门内括约肌、肠壁的纵行肌、肛门外括约肌的浅部、深部，以及肛提肌的耻骨直肠肌共同构成围绕肛管的强大肌环，称为肛门直肠环，对肛管起括约作用（图 8-139）。

【病因病理】

1. 解剖学因素　肛管前、后部组织发育强弱不一致，局部血供相对较差，同时肛管前、后、正中部所要承受的压力最大，在排硬便时易被撕裂，且伤后愈合较慢。

2. 外伤因素　粗大干硬的大便、异物或扩肛器等使肛管过度扩张，从而导致裂伤。

3. 感染因素　肛隐窝炎、肛乳头炎、肛门湿疹、直肠炎等炎症刺激及分泌物刺激，可使肛管皮肤弹性减弱，脆性增加，容易裂伤。

4. 肛门括约肌因素　先天肛门狭小症、术后肛门括约肌挛缩或痉挛等。

【疾病分期】

1. Ⅰ期肛裂　又称初发肛裂、新鲜肛裂或早期肛裂，肛管皮肤表浅损伤，创口周围组织基本正常。

2. Ⅱ期肛裂　又称单纯肛裂，肛管已经形成溃疡性裂口，但无合并症，无肛乳头肥大及"哨兵痔"及皮下瘘管等。

3. Ⅲ期肛裂　又称陈旧性肛裂，裂口已形成慢性陈旧性溃疡，并发"哨兵痔"、肛乳头肥大、肛窦炎和隐瘘等病理改变。

【临床表现】

1. 症状　肛门部疼痛、便血或伴有便秘，疼痛呈典型的周期性疼痛，排便时疼痛，便后数分钟后可缓解，随后再次发生疼痛，数小时后缓解；便血为滴血或手纸染血，鲜血，量少，多发于后正中部（截石位 6 点钟方向）。

2. 体征　陈旧期肛裂：创缘不规则，增厚，弹性差，溃疡基底紫红色或有脓性分泌物，上端邻近肛窦处肛乳头肥大；创缘下端有哨兵痔，或有皮下瘘管形成因肛裂、"哨兵痔"、乳头肥大同时存在，故将其称为"肛裂三联征"。

【辅助检查】

直肠指诊和直肠镜检有助于诊断与鉴别诊断。

【针刀治疗】

1. 体位　俯卧位，截石位。

2. 体表标志　肛门。

3. 定点　肛门周边 1cm 处、腰骶椎至尾骨一线寻找阳性反应点。

4. 消毒与麻醉　常规皮肤消毒，以肛门为中心周围 15～20cm，戴无菌手套，铺无菌洞巾，各点以 0.5%～1% 利多卡因注射液 1～2mL 局部麻醉，行退出式注入麻醉药。

5. 针刀器械　Ⅰ型 4 号针刀，肛肠特制针刀。

6. 针刀操作

（1）肛门周边 1cm 处　左手中指伸入肛门做导引，右手持针刀，刀口线与肛门外括约肌平行。针刀与皮面垂直，按四步规程刺入肛管 2～3cm，感觉有韧性或紧缩感即为肛门内括约肌，调转刀口线 15°左右，将肛门内括约肌切开 2～3 次，左手中指感到肛管皮下有一凹陷无紧缩感即可出针刀。出针后用两个示指进行扩肛，持续 5 分钟，将部分未切断的肌纤维充分扩开。将"哨兵痔"和肥大的乳头进行切除。

（2）阳性反应点 刀口线与肌纤维平行，针刀体与皮面垂直，按四步规程进针刀 0.2～0.4cm深，纵行切开 1～2 次，并行横行摆动 2～3 次。

术毕，拔出针刀，局部压迫止血 1 分钟后，无菌敷料覆盖伤口。

7. 疗程 每周治疗 1 次，4 次为 1 个疗程，视患者病情确定疗程。

【术后手法及康复】

1. 术后手法 针刀术后应进行充分扩肛，使肛门括约肌充分松解。

2. 康复训练 盆底肌训练，持续收缩盆底肌（提肛运动）2～6 秒，松弛休息 2～6 秒，如此反复多次。

第七节　带状疱疹后遗神经痛

【概述】

带状疱疹是由水痘－带状疱疹病毒感染引起的一种病毒性皮肤病，沿周围神经分布有群集性疱疹，并以神经痛为特征。带状疱疹的皮疹消退以后，其局部皮肤仍有疼痛不适，且持续 1 个月以上者称为带状疱疹后遗神经痛，表现为局部阵发性或持续性的灼痛、刺痛、跳痛、刀割痛，严重者影响休息、睡眠、精神状态等。

【相关解剖】

带状疱疹急性期结束之后在局部产生瘢痕性的愈合，这种愈合本可以促进疾病的恢复，而在另外一个意义之上则是带状疱疹后遗神经痛产生的一个重要病理基础。瘢痕的形成使得局部的血液运行受阻、代谢不畅，各种炎性物质堆积，不断地产生伤害性刺激，促使疼痛的产生。

浅筋膜是肌的附属结构，是人体皮肤与固有筋膜浅层之间的疏松结缔组织。在固有筋膜浅层与真皮之间分布有与表面皮肤呈垂直方向的结缔组织，称为皮下支持带。浅筋膜中有皮神经、血管及淋巴管穿行，而它们的主干则位于脂肪较少的最深部，皮下的血管、神经与此皮下支持带交叉穿行。胸、腹部皮下支持带随年龄增长松弛，由于重力影响使皮肤形成沟褶，某些紧致部位随年龄增长，浅筋膜发生老化增生和退行性变。皮下支持带因老化而弹性改变，引起皮下血管神经通道挤压，而产生临床症状。

【病因病理】

本病的病原体水痘－带状疱疹病毒有亲神经和皮肤的特性。对该病毒无免疫力或有低免疫力的人群（多数是儿童）感染后，病毒经呼吸道黏膜侵入人体内，使人发生水痘或呈隐性感染。以后病毒侵入皮肤的感觉神经末梢，可长期潜伏于脊髓神经后根或脑神经节的神经元内。当宿主的免疫功能减退时，如患某些感染（如感冒）、恶性肿瘤，使用某些免疫抑制剂，经放射治疗、器官移植，发生外伤，处于月经期，以及过度疲劳等，神经节内的病毒即被激发活化，使受累神经节发炎或坏死，产生神经痛。同时，病毒沿感觉神经通路到达皮肤，即在该神经支配区内发生特有的阶段性疱疹。

病变区皮肤表皮层、真皮层、皮下组织及浅筋膜在急性病变愈合后，遗留广泛的不规则纤维结缔组织粘连、挛缩、皮肤感受器及其附属结构排列紊乱，棘皮细胞坏死，玻璃样变，导致局部营养性微细血管管腔狭窄或闭锁，引起局部微循环不同程度障碍，血液供应不足或已没有任何血液供应，乏氧代谢增多，末梢神经感受器不同程度受损，疼痛皮区缺血、缺氧、酸性代谢产物聚集，局部氢离子浓度升高，刺激本已受损的神经末梢，引起局部剧烈疼痛。

【临床表现】

本病以剧烈的顽固性疼痛为主要临床表现。带状疱疹皮损消除后疼痛仍持续，轻微的刺激即引起疼痛发作。常见的疼痛表现有以下三种：

1. 激惹触痛型　以对痛觉超敏感为特征，轻轻触摸即可产生剧烈的难以忍受的疼痛。

2. 痹痛型　以浅感觉减退和痛觉敏感为特征，触痛明显。

3. 中枢整合痛型　可兼有以上两型的表现，由中枢继发性敏感化异常为主要特征。患者在就诊时将疼痛形象地描绘为灼烧样痛、撕裂样痛、针刺样痛、刀割一样痛、闪电样痛、绳索捆绑样绷紧痛等。

【针刀治疗】

1. 体位　俯卧位。

2. 体表标志　棘突。

3. 定点　棘突间点、关节突关节、皮损部位疼痛区。

4. 消毒与麻醉　常规消毒，铺无菌洞巾，0.5% 利多卡因局部麻醉，每点注射 1～2mL，注入麻醉药时，必须先回抽注射器确认无回血。

5. 针刀器械　Ⅰ型 4 号针刀。

6. 针刀操作

（1）棘突间点　刀口线与脊柱纵轴平行，针刀体与皮肤垂直，按四步规程进针刀达棘间韧带，然后调转刀口线 90°，切开棘间韧带 2～3 次，注意勿进入椎管内。

（2）横突和肋横突关节　刀口线与脊柱纵轴平行，针刀体与皮肤垂直，按四步规程进针刀达肋骨横突骨面，然后将针刀小心移至关节突关节，微微转动刀口线，将关节突关节囊切开 2～3 次。

（3）皮损部位疼痛区　刀口线与局部神经血管平行，针刀与皮面垂直，按四步规程进针刀到皮下后，使针刀和刀口线均与皮肤基本平行，在皮下浅筋膜内向外周呈放射状，广泛切开松解，反复几次。切开时能感到病变区域的皮下纤维结缔组织十分坚韧，当进入正常皮肤区域时，感到阻力明显减少。

术毕，拔出针刀，局部压迫止血 1 分钟后，无菌敷料覆盖针孔。

7. 疗程　每周治疗 1 次，4 次为 1 个疗程，视患者病情确定疗程。

【术后手法及康复】

1. 术后手法　颈胸腰椎整复手法，局部指揉法。

2. 物理治疗　可在患处使用微波理疗，可预防和治疗感染，促进疱疹吸收和治疗针孔恢复。

第八节　鸡　眼

【概述】

鸡眼是由于足部长期受挤压或摩擦而发生的脚趾增生性损害，好发于足跖，也有长在手掌指间的。病变部位皮肤角质层楔状增生变厚，其根深陷，形如鸡眼。

【相关解剖】

本病多发生在足部。足底皮肤由于各区负重和承受的压力不同，其结构亦有不同。在重力支持点的足跟、跗趾基底及足外侧缘特别增厚，有时角化层形成胼胝，其他部分则较薄，并很敏感，富有汗腺。浅筋膜内致密的纤维束将皮肤与足底深筋膜紧密相连。足趾跖侧皮肤较厚，深面有小的纤维束，将皮肤连在骨膜或腱鞘上，尤其是在趾间关节处，结合更为紧密。足底皮肤神经分布由发自胫神经的跟内侧支分布足底内侧，足底内侧神经分布足底内侧2/3，足底外侧神经分布外侧1/3。

【病因病理】

多因足踝发育畸形致足底某一点受力不均，或穿不合适的鞋长期行走，长期挤压摩擦，导致皮肤脚趾增厚，略高于表面，尖端向下深入皮下，行走时由于间接挤压真皮乳头层附近感觉神经末梢而引起疼痛。

【临床表现】

鸡眼一般为针头至蚕豆大小的倒圆锥状角质栓，表面光滑，与皮面平，或稍隆起，边界清楚，呈淡黄或深黄色，嵌入真皮。由于其尖端压迫神经末梢，故行走时引起疼痛。鸡眼多见于足跖前中部、小趾外侧或跗趾内侧缘，也见于趾背。

【鉴别诊断】

应注意与胼胝、跖疣的鉴别诊断。胼胝为扁平片状角质增厚，范围较广，一般不痛。跖疣可散发于足跖各处，不限于受压部位，可多发，损害如黄豆大小，表面角质增厚，用刀削去表面角质层，可见自真皮乳头血管渗出血细胞凝成的角质软芯。

【针刀治疗】

1. 体位 仰卧位。

2. 体表标志 鸡眼处。

3. 定点 鸡眼两侧。

4. 消毒与麻醉 常规消毒，铺无菌洞巾，2% 利多卡因局部麻醉，每点注射1～2mL，注入麻醉药时，必须先回抽注射器确认无回血。

5. 针刀器械 Ⅰ型4号针刀。

6. 针刀操作 从鸡眼的两侧进针刀，针刀体与皮肤平面垂直，按四步规程进针刀达鸡眼的根部，将鸡眼根部切开2～3次后至鸡眼中央，破坏鸡眼基底组织，不必把鸡眼剔出。

术毕，拔出针刀，局部压迫止血1分钟后，无菌敷料覆盖针孔。

7. 疗程 1周左右鸡眼可自行修平脱落，大多1次即可治愈，如7日不愈者，可再做1次。

【术后手法及康复】

康复训练：核心稳定性训练，臀中肌和臀大肌训练，腘绳肌训练，感觉运动刺激训练。

第九节　跗外翻

【概述】

跗外翻是指跗趾趾骨向腓侧偏转超过正常生理角度的一种足部畸形，一般认为跗趾向外侧偏斜15°即为跗外翻畸形。跗外翻是临床常见病，发病率高，女性多见，男女比例可达1：40。

【相关解剖】

跗趾跖趾关节由第1跖骨头的凸形关节面与近节趾骨底的凹形关节面构成。此处关节囊较为松弛，上方为伸肌腱所加强，两侧为扇形的侧副韧带所加强。侧副韧带起自跖骨头两侧的背结节，斜向前下方，止于近节趾骨底两侧及足底韧带；悬韧带从跖骨头两侧的背侧结节向跖侧止于两边的籽骨。关节下方有足底韧带参与构成关节囊,该韧带还与跖骨深横韧带相融合,横行连接各跖骨头。

跖趾关节关节囊的跖面,踇长屈肌腱位于内、外侧籽骨形成的沟内,向远侧止于远节趾骨底。籽骨位于踇短屈肌腱内,踇短屈肌内侧腱与踇展肌腱相融合,外侧腱与踇收肌止点相融合,其共同腱与外侧籽骨相关。

生理状态下,踇指有一定的外翻角度,其范围在15°~20°,不伴有跖骨间角异常、踇趾旋转、籽骨及其他前足畸形(图13-3)。

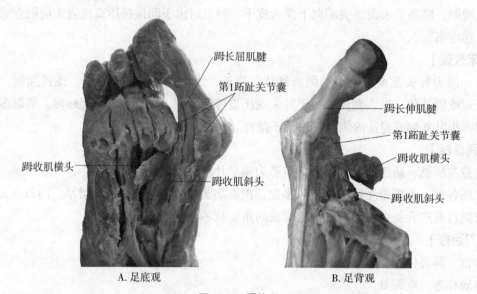

图中标注:踇长屈肌腱、第1跖趾关节囊、踇收肌横头、踇收肌斜头（足底观）；踇长伸肌腱、第1跖趾关节囊、踇收肌横头、踇收肌斜头（足背观）

A. 足底观　　　　　B. 足背观

图13-3　踇外翻

【病因病理】

本病病因较多,尚无统一认识。多种因素如遗传因素、足部生物力学改变、足部关节炎症、神经肌肉病变后足部肌力不平衡、足部关节创伤等。目前认为病因有以下几种:

1. 鞋过窄或尖,或长期穿着高跟鞋,导致前足特别是踇趾外翻畸形。

2. 平跖足引起踇趾外旋和第1跖骨内收。

3. 跖骨内收,以第1~3跖骨内收明显,发生率为67%。

4. 第1跖骨过长。

5. 踇收肌和屈短肌腓侧部分肌张力过大,使踇趾近节基底受到肌力牵张过度,同时引起二籽骨向外移位或二籽骨分离。

6. 第2趾或第2跖骨头切除,使踇趾失去了维持正常位置的重要因素之一,易导致畸形。

7. 类风湿引起的屈肌挛缩。

【临床表现】

1. 症状　第1跖趾关节向内突起,行走痛,穿鞋后有压痛,关节内突部分,常有胼胝和红肿。

2. 体征　关节背、内方有压痛。踇趾外翻,压于第2趾背,第2趾常伴有锤状趾。第1跖趾关节跖面负重痛、触痛和胼胝,平跖足多见。

【辅助检查】

X线检查可见:①第1跖趾关节附近骨质增生,尤以跖骨头内侧为著,踇囊炎的阴影适位于增生骨部位。②籽骨移位或分离。③关节半脱位或脱位。

测量蹞外翻角度大于 20°可做出诊断（图 13-4）。

【针刀治疗】

用 I 型针刀，从跖趾关节内侧将关节囊切开松解。针对具体畸形不同，可分别对第 1 跖趾关节胫侧、第 1 趾骨底腓侧缘、蹞长伸肌腱过第 1 跖骨部分、第 1 跖跗关节、蹞长屈肌腱止点等部分进行松解。

1. 体位　仰卧位，足跟下垫枕，以保持足部舒适稳定。

2. 体表标志　第 1 跖趾关节、蹞长伸肌腱、蹞长屈肌腱。

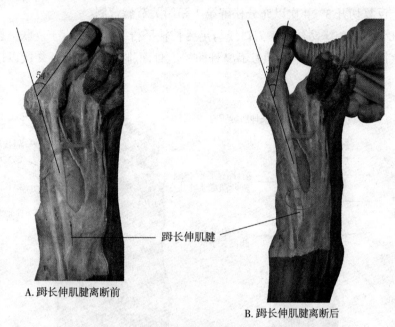

A. 蹞长伸肌腱离断前

B. 蹞长伸肌腱离断后

图 13-4　蹞外翻角度测量

3. 定点

（1）背侧　第 1 跖趾关节胫侧、第 1 趾骨底腓侧、蹞长伸肌腱斜过第 1 跖骨的部分、第 1 跖跗关节胫侧、第 1 跖跗关节腓侧、第 1 跖跗关节背侧。

（2）跖侧　第 1 跖骨底腓侧缘点（蹞收肌横头止点）、蹞长屈肌腱止点、第 2 跖骨底点。

4. 消毒与麻醉　常规消毒，铺无菌洞巾，以 1%～2% 利多卡因局部麻醉，进针方法同针刀治疗，每点注射利多卡因 0.5～1mL。

5. 针刀器械　I 型 4 号针刀。

6. 针刀操作（图 13-5）

（1）第 1 跖趾关节胫侧　刀口线与足弓长轴平行，针刀垂直于皮肤，按四步规程进针刀达第 1 趾骨底胫侧缘骨面（已穿透关节囊），然后提针刀至皮下，再将针刀切至骨面，反复切开 3～4 次以充分松解第 1 跖趾关节囊胫侧面。

（2）第 1 趾骨底腓侧　刀口线与足弓长轴平行，针刀垂直于皮肤，按四步规程进针刀达第 1 趾骨底腓侧缘骨面（已穿透关节囊），然后提针刀至皮下，再将针刀切至骨面，反复切开 3～4 次以充分松解蹞收肌横头止点及第 1 跖趾关节囊腓侧面。

（3）蹞长伸肌腱斜过第 1 跖骨部分　刀口线与蹞长伸肌腱垂直，针刀垂直于皮肤，按四步规程进针刀达蹞长伸肌腱腓侧缘，在肌腱边缘切开 1～2 次。

（4）第 1 跖跗关节胫侧　刀口线与足弓长轴平行，针刀垂直于皮肤，按四步规程进针刀达第

1跖骨底胫侧缘骨面（已穿透关节囊），然后提针刀至皮下，再将针刀切至骨面，反复切开3～4次以充分松解第1跖趾关节囊胫侧面。

（5）第1跖趾关节腓侧　刀口线与足弓长轴平行，针刀垂直于皮肤，按四步规程进针刀达第1跖骨底腓侧缘骨面（已穿透关节囊），然后提针刀至皮下，再将针刀切至骨面，反复切开3～4次以充分松解第1跖趾关节囊腓侧面。

（6）第1跖趾关节背侧　刀口线与足弓长轴平行，针刀垂直于皮肤，按四步规程进针刀达第1跖骨底腓侧缘骨面（穿透关节囊），然后提针刀至皮下，再沿第1跖骨近侧端边缘将针刀刺入跖趾关节间隙，反复切开3～4次以充分松解第1跖趾关节囊背侧。

（7）第1趾骨底腓侧缘跖侧点　刀口线与足弓长轴平行，针刀垂直于皮肤，按四步规程进针刀达第1趾骨底腓侧缘骨面，保持针刀不离骨面，沿骨面腓侧缘切开1～2次以松解踇收肌横头的止点。

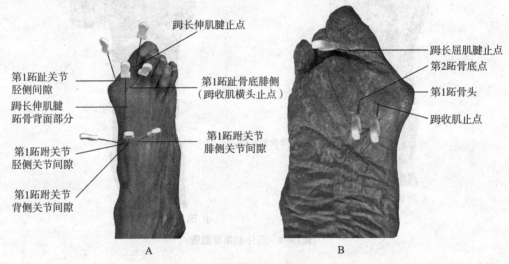

图 13-5　踇外翻针刀治疗

（8）踇长屈肌腱止点　刀口线与足弓长轴垂直，针刀垂直于皮肤，按四步规程进针刀达肌腱表面，在肌腱腓侧缘切开1～2次以切断少量肌腱纤维，从而松解其张力。

（9）第2跖骨头中点　刀口线与足弓长轴平行，针刀垂直于皮肤，按四步规程进针刀，当遇有坚韧阻力感时系趾短屈肌腱（其深面为趾长屈肌腱），稍向两侧移动刀锋以避开肌腱，然后继续深入探至第2跖骨头骨面。调转刀口线90°并稍提针刀2～3mm，再向下刺至骨面以切开踇收肌横头肌腹，反复2～3次，切断少量肌纤维以降低踇收肌横头张力。

术毕，拔出针刀，局部压迫止血1分钟后，无菌敷料覆盖针孔。

7. 疗程　每周治疗1次，4次为1个疗程，视患者病情确定疗程。

【术后手法及康复】

1. 手法治疗　患者坐于治疗床上，将膝关节屈曲，足部略放平，助手将患侧踝关节固定，医师右手捏住大踇趾，左手扶持足背。先做对抗牵引，然后使大踇趾顺时针旋转4～5次，再逆时针旋转4～5次。接着再一次对抗牵引，持续1分钟以后，医师突然加大力度，拔伸大踇趾，力度要足够大，并使大踇趾内收，最后将大踇趾拉直（和第1跖骨在一条线上），用小托板或石膏固定，保持和跖骨在一条线上。2周后拆除托板，进行功能锻炼。此手法将足第1跖趾关节囊充分松动，然后拔伸，使关节囊外侧的挛缩得到恢复。

2. 康复训练　小腿肌肉训练，拉伸放松腓骨肌。

第十节　脑卒中后肢体痉挛性瘫痪

【概述】

脑卒中（stroke）属于中医学中风，西医学称为脑血管意外（cerebrovascular accident，CVA），是由脑部出血或缺血引起脑损伤而出现一系列临床症状和体征的疾病。由于病变的部位、范围和性质等不同，脑卒中后的表现不尽相同，发病后3～4周，患者从患侧肢体屈肌与伸肌共同运动到痉挛明显，能主动活动患肢，但表现为共同运动即上肢运动下肢也联带运动。此阶段治疗应抑制肌痉挛，促进分离运动，加强患侧肢体的主动活动并与日常生活活动相结合，注意减轻偏瘫侧肌痉挛的程度，避免加强上肢屈肌和下肢伸肌痉挛模式。

【相关解剖】

上肢使肘关节屈的肌群，主要包括肱二头肌、肱肌、肱桡肌和旋前圆肌；下肢使膝关节伸的肌群，主要为股四头肌（股直肌、股中肌、股外侧肌、股内侧肌）；使足关节内翻的肌群，主要包括胫骨前肌和胫骨后肌、趾长屈肌、踇长屈肌等。

【病因病理】

脑卒中的危险因素主要包括高血压、冠心病、糖尿病、高血脂、高同型半胱氨酸血症、短暂性脑缺血发作、吸烟、酗酒、肥胖、无症状性颈动脉狭窄、长期口服避孕药、抗凝治疗、肺炎衣原体感染、情绪应激等。

大多数脑卒中患者在患病2周后会出现不同程度的肌肉痉挛，其发病机制是由于上运动神经元（包括额叶中央前回运动区的大锥体细胞及其轴突组成的皮质脊髓束和皮质脑干束）受损后引起牵张反射亢进所致。而长时间骨骼肌张力增高，肌肉痉挛后使得关节周围软组织短缩、弹性降低出现关节挛缩。

【临床表现】

1. 症状　脑卒中后痉挛期表现为肩下垂、内收，上肢及手掌屈曲，停止摆动。步行时患侧下肢出现骨盆上提，髋关节外展、外旋，膝伸直，患足下垂、内翻，患肢经外侧划弧向前迈步的姿态，又称为划圈步态。

2. 体征　腱反射亢进、肌张力增高和巴氏征阳性。

【辅助检查】

1. 体格检查　改良 Ashworth 分级法，Brunnstrom 运动功能评定法。

2. 影像学　头部 CT 或磁共振成像（MRI）扫描：大脑的图像可以显示出血、脑梗死或其他状况。

【针刀治疗】

1. 体位　仰卧位。

2. 体表标志　肩胛骨喙突、桡骨粗隆、尺骨粗隆、肱骨外上髁上方、桡骨茎突、肱骨内上髁、桡骨外侧面中部、髂前下棘、髌骨、股直肌肌腹、胫骨外侧面、内踝尖、外踝尖、胫骨内侧面、第一跖骨底。

3. 定点

（1）肩胛骨喙突肱二头肌短头附着点。

（2）桡骨粗隆肱二头肌远端附着点。

（3）屈肘时肱二头肌肌腹最高点。

（4）尺骨粗隆肱肌远端附着点。

（5）肱骨外上髁上方肱桡肌上端附着点。

（6）桡骨茎突上方肱桡肌下端附着点。

（7）肱骨内上髁旋前圆肌上端附着点。

（8）桡骨外侧面中部旋前圆肌下端附着点。

（9）髂前下棘股直肌肉上端附着点。

（10）髌骨上方、髌骨内侧上方和髌骨外侧上方各 2cm 处。

（11）股直肌肌腹最高点。

（12）胫骨外侧面胫骨前肌肌腹最高点。

（13）胫骨内侧面内踝尖与外踝尖连线中点直上 2cm 处。

（14）内踝尖与第一跖骨底连线中点。

4. 消毒与麻醉 常规消毒，铺无菌洞巾，0.5% 利多卡因局部麻醉，每点注射 1～2ml，注入麻醉药时，必须先回抽注射器确认无回血。

5. 针刀器械 Ⅰ 型 4 号针刀。

6. 针刀操作 切割松解术，用指腹探查痉挛肌两端与骨关节的附着点，在附着点进行切割松解 2～3 次；肌肉刺激术，根据痉挛肌选择施术部位，如肱二头肌、股直肌，主要选择在肌腹处行针刀松解，达到肌肉痉挛层次后，固定针刀深度，纵横摆动针刀 2～3 次，加强刺激，增加肌肉舒缩频率，反射性抑制异常姿势和运动模式，消除或减轻肌肉痉挛症状。

（1）肩胛骨喙突肱二头肌短头附着点：刀口线与人体纵轴一致，针刀体与皮肤垂直，按四步规程进针刀达喙突骨面，纵横摆动 3 次。然后调转刀口线 15°角，向下切 3 次。

（2）桡骨粗隆肱二头肌远端附着点：刀口线与人体纵轴一致，针刀体与皮肤垂直，按四步规程进针刀达桡骨粗隆骨面，纵横摆动 3 次。然后调转刀口线 15°角，向上切 3 次。

（3）屈肘时肱二头肌肌腹最高点：刀口线与肱二头肌纤维一致，针刀与皮肤垂直，按照四步规程进针刀达挛缩层次，调转刀口线 15°，斜行切开 2～3 次。

（4）尺骨粗隆肱肌远端附着点：刀口线与人体纵轴一致，针刀体与皮肤垂直，按四步规程进针刀达尺骨粗隆骨面，纵横摆动 3 次。然后调转刀口线 15°角，向上切 3 次。

（5）肱骨外上髁上方肱桡肌上端附着点：刀口线与人体纵轴一致，针刀体与皮肤垂直，按四步规程进针刀达肱骨外上髁上方骨面，纵横摆动 3 次。然后调转刀口线 15°角，向下切 3 次。

（6）桡骨茎突上方肱桡肌下端附着点：刀口线与人体纵轴一致，针刀体与皮肤垂直，按四步规程进针刀达桡骨茎突上方骨面，纵横摆动 3 次。然后调转刀口线 15°角，向上切 3 次。

（7）肱骨内上髁旋前圆肌上端附着点：刀口线与旋前圆肌纤维一致，针刀体与皮肤垂直，按四步规程进针刀达肱骨内上髁骨面，纵横摆动 3 次。然后调转刀口线 15°角，向外下方切 3 次。

（8）桡骨外侧面中部旋前圆肌下端附着点：刀口线与旋前圆肌纤维一致，针刀体与皮肤成 45°角，斜向内上方，按四步规程进针刀达桡骨外侧骨面，纵横摆动 3 次。然后转动刀口线 15°角，向内上方切 3 次。

（9）髂前下棘股直肌肉上端附着点：刀口线与人体纵轴一致，针刀体与皮肤垂直，按四步规程进针刀达髂前下棘骨面，纵横摆动 3 次。然后转动刀口线 15°角，向下切 3 次。

（10）髌骨上方、髌骨内侧上方和髌骨外侧上方各 2cm 处：刀口线与股四头肌纤维一致，针刀与皮肤垂直，按照四步规程进针刀达挛缩层次，转动刀口线 15°，切 2～3 次。

（11）股直肌肌腹最高点：刀口线与股直肌肌纤维一致，针刀与皮肤垂直，按照四步规程进针刀达挛缩层次，转动刀口线 15°，切 2 ～ 3 次。

（12）胫骨外侧面胫骨前肌肌腹最高点：刀口线与胫骨前肌肌纤维一致，针刀与皮肤垂直，按照四步规程进针刀达挛缩层次，转动刀口线 15°，切 2 ～ 3 次。

（13）胫骨内侧面内踝尖与外踝尖连线中点直上 2cm：刀口线与人体纵轴一致，针刀体与皮肤垂直，按四步规程进针刀达胫骨内侧面骨面，纵横摆动 3 次。然后转动刀口线 15°角，切 3 次。

（14）内踝尖与第一跖骨底连线中点：刀口线与内踝尖和第一跖骨底连线一致，针刀体与皮肤成 45°角，斜向前下方按四步规程进针刀达第一跖骨底骨面，纵横摆动 3 次。然后转动刀口线 15°角，向前下方切 3 次。

7. 疗程　同一部位针刀治疗每周 1 次，非同一部位针刀治疗可每日连续治疗，4 次为 1 个疗程，视患者病情确定疗程。

【术后手法及康复】

根据患者病情的具体表现，选择针对性的康复训练方法，包括手功能训练、运动训练、作业训练、平衡功能训、悬吊训练，避免痉挛肌肉异常运动模式，减低肌张力，增加关节活动度，改善偏瘫侧肢体功能。

【复习思考题】

1. 针刀治疗痛经的方法是什么？

2. 针刀治疗先天性斜颈的方法是什么？

3. 针刀治疗痉挛性脑瘫的方法是什么？

4. 针刀治疗过敏性鼻炎的方法是什么？

5. 针刀治疗颞下颌关节紊乱的方法是什么？

6. 针刀治疗陈旧性肛裂的方法是什么？

7. 针刀治疗带状疱疹后遗症的方法是什么？

8. 针刀治疗鸡眼的方法是什么？

9. 针刀治疗踇外翻的方法是什么？

10. 试述针刀治疗脑卒中后痉挛性瘫痪的方法。

主要参考书目

[1] 塞尔日·蒂克萨.触诊解剖学图谱［M］.郑州：河南科学技术出版社，2001.

[2] 朱汉章.针刀医学原理［M］.北京：人民卫生出版社，2002.

[3] 庞继光.针刀医学基础与临床［M］.深圳：海天出版社，2006.

[4] 汪华侨.功能解剖学［M］.天津：天津出版传媒集团，2012.

[5] 李石良.针刀应用解剖与临床［M］.北京：中国中医药出版社，2014.

[6] 焦颖.肌肉失衡的评估与治疗（扬达治疗法）［M］.北京：人民体育出版社，2016.

[7] 郭长青.中医微创针刀治疗学［M］.北京：中国中医药出版社，2019.

[8] 郭长青.实用表面解剖学［M］.北京：中国医药科技出版社，2020.

[9] 郭长青.阿是穴今释：软组织疼痛治疗点临床应用［M］.北京：人民卫生出版社，2021.

全国中医药行业高等教育"十四五"规划教材

全国高等中医药院校规划教材（第十一版）

教材目录

注：凡标☆号者为"核心示范教材"。

（一）中医学类专业

序号	书名	主编		主编所在单位	
1	中国医学史	郭宏伟	徐江雁	黑龙江中医药大学	河南中医药大学
2	医古文	王育林	李亚军	北京中医药大学	陕西中医药大学
3	大学语文	黄作阵		北京中医药大学	
4	中医基础理论☆	郑洪新	杨柱	辽宁中医药大学	贵州中医药大学
5	中医诊断学☆	李灿东	方朝义	福建中医药大学	河北中医药大学
6	中药学☆	钟赣生	杨柏灿	北京中医药大学	上海中医药大学
7	方剂学☆	李冀	左铮云	黑龙江中医药大学	江西中医药大学
8	内经选读☆	翟双庆	黎敬波	北京中医药大学	广州中医药大学
9	伤寒论选读☆	王庆国	周春祥	北京中医药大学	南京中医药大学
10	金匮要略☆	范永升	姜德友	浙江中医药大学	黑龙江中医药大学
11	温病学☆	谷晓红	马健	北京中医药大学	南京中医药大学
12	中医内科学☆	吴勉华	石岩	南京中医药大学	辽宁中医药大学
13	中医外科学☆	陈红风		上海中医药大学	
14	中医妇科学☆	冯晓玲	张婷婷	黑龙江中医药大学	上海中医药大学
15	中医儿科学☆	赵霞	李新民	南京中医药大学	天津中医药大学
16	中医骨伤科学☆	黄桂成	王拥军	南京中医药大学	上海中医药大学
17	中医眼科学	彭清华		湖南中医药大学	
18	中医耳鼻咽喉科学	刘蓬		广州中医药大学	
19	中医急诊学☆	刘清泉	方邦江	首都医科大学	上海中医药大学
20	中医各家学说☆	尚力	戴铭	上海中医药大学	广西中医药大学
21	针灸学☆	梁繁荣	王华	成都中医药大学	湖北中医药大学
22	推拿学☆	房敏	王金贵	上海中医药大学	天津中医药大学
23	中医养生学	马烈光	章德林	成都中医药大学	江西中医药大学
24	中医药膳学	谢梦洲	朱天民	湖南中医药大学	成都中医药大学
25	中医食疗学	施洪飞	方泓	南京中医药大学	上海中医药大学
26	中医气功学	章文春	魏玉龙	江西中医药大学	北京中医药大学
27	细胞生物学	赵宗江	高碧珍	北京中医药大学	福建中医药大学

序号	书 名	主 编		主编所在单位	
28	人体解剖学	邵水金		上海中医药大学	
29	组织学与胚胎学	周忠光	汪 涛	黑龙江中医药大学	天津中医药大学
30	生物化学	唐炳华		北京中医药大学	
31	生理学	赵铁建	朱大诚	广西中医药大学	江西中医药大学
32	病理学	刘春英	高维娟	辽宁中医药大学	河北中医药大学
33	免疫学基础与病原生物学	袁嘉丽	刘永琦	云南中医药大学	甘肃中医药大学
34	预防医学	史周华		山东中医药大学	
35	药理学	张硕峰	方晓艳	北京中医药大学	河南中医药大学
36	诊断学	詹华奎		成都中医药大学	
37	医学影像学	侯 键	许茂盛	成都中医药大学	浙江中医药大学
38	内科学	潘 涛	戴爱国	南京中医药大学	湖南中医药大学
39	外科学	谢建兴		广州中医药大学	
40	中西医文献检索	林丹红	孙 玲	福建中医药大学	湖北中医药大学
41	中医疫病学	张伯礼	吕文亮	天津中医药大学	湖北中医药大学
42	中医文化学	张其成	臧守虎	北京中医药大学	山东中医药大学
43	中医文献学	陈仁寿	宋咏梅	南京中医药大学	山东中医药大学
44	医学伦理学	崔瑞兰	赵 丽	山东中医药大学	北京中医药大学
45	医学生物学	詹秀琴	许 勇	南京中医药大学	成都中医药大学
46	中医全科医学概论	郭 栋	严小军	山东中医药大学	江西中医药大学
47	卫生统计学	魏高文	徐 刚	湖南中医药大学	江西中医药大学
48	中医老年病学	王 飞	张学智	成都中医药大学	北京大学医学部
49	医学遗传学	赵丕文	卫爱武	北京中医药大学	河南中医药大学
50	针刀医学	郭长青		北京中医药大学	
51	腧穴解剖学	邵水金		上海中医药大学	
52	神经解剖学	孙红梅	申国明	北京中医药大学	安徽中医药大学
53	医学免疫学	高永翔	刘永琦	成都中医药大学	甘肃中医药大学
54	神经定位诊断学	王东岩		黑龙江中医药大学	
55	中医运气学	苏 颖		长春中医药大学	
56	实验动物学	苗明三	王春田	河南中医药大学	辽宁中医药大学
57	中医医案学	姜德友	方祝元	黑龙江中医药大学	南京中医药大学
58	分子生物学	唐炳华	郑晓珂	北京中医药大学	河南中医药大学

（二）针灸推拿学专业

序号	书 名	主 编		主编所在单位	
59	局部解剖学	姜国华	李义凯	黑龙江中医药大学	南方医科大学
60	经络腧穴学☆	沈雪勇	刘存志	上海中医药大学	北京中医药大学
61	刺法灸法学☆	王富春	岳增辉	长春中医药大学	湖南中医药大学
62	针灸治疗学☆	高树中	冀来喜	山东中医药大学	山西中医药大学
63	各家针灸学说	高希言	王 威	河南中医药大学	辽宁中医药大学
64	针灸医籍选读	常小荣	张建斌	湖南中医药大学	南京中医药大学
65	实验针灸学	郭 义		天津中医药大学	

序号	书　名	主　编		主编所在单位	
66	推拿手法学☆	周运峰		河南中医药大学	
67	推拿功法学☆	吕立江		浙江中医药大学	
68	推拿治疗学☆	井夫杰	杨永刚	山东中医药大学	长春中医药大学
69	小儿推拿学	刘明军	邰先桃	长春中医药大学	云南中医药大学.

（三）中西医临床医学专业

序号	书　名	主　编		主编所在单位	
70	中外医学史	王振国	徐建云	山东中医药大学	南京中医药大学
71	中西医结合内科学	陈志强	杨文明	河北中医药大学	安徽中医药大学
72	中西医结合外科学	何清湖		湖南中医药大学	
73	中西医结合妇产科学	杜惠兰		河北中医药大学	
74	中西医结合儿科学	王雪峰	郑　健	辽宁中医药大学	福建中医药大学
75	中西医结合骨伤科学	詹红生	刘　军	上海中医药大学	广州中医药大学
76	中西医结合眼科学	段俊国	毕宏生	成都中医药大学	山东中医药大学
77	中西医结合耳鼻咽喉科学	张勤修	陈文勇	成都中医药大学	广州中医药大学
78	中西医结合口腔科学	谭　劲		湖南中医药大学	
79	中药学	周祯祥	吴庆光	湖北中医药大学	广州中医药大学
80	中医基础理论	战丽彬	章文春	辽宁中医药大学	江西中医药大学
81	针灸推拿学	梁繁荣	刘明军	成都中医药大学	长春中医药大学
82	方剂学	李　冀	季旭明	黑龙江中医药大学	浙江中医药大学
83	医学心理学	李光英	张　斌	长春中医药大学	湖南中医药大学
84	中西医结合皮肤性病学	李　斌	陈达灿	上海中医药大学	广州中医药大学
85	诊断学	詹华奎	刘　潜	成都中医药大学	江西中医药大学
86	系统解剖学	武煜明	李新华	云南中医药大学	湖南中医药大学
87	生物化学	施　红	贾连群	福建中医药大学	辽宁中医药大学
88	中西医结合急救医学	方邦江	刘清泉	上海中医药大学	首都医科大学
89	中西医结合肛肠病学	何永恒		湖南中医药大学	
90	生理学	朱大诚	徐　颖	江西中医药大学	上海中医药大学
91	病理学	刘春英	姜希娟	辽宁中医药大学	天津中医药大学
92	中西医结合肿瘤学	程海波	贾立群	南京中医药大学	北京中医药大学
93	中西医结合传染病学	李素云	孙克伟	河南中医药大学	湖南中医药大学

（四）中药学类专业

序号	书　名	主　编		主编所在单位	
94	中医学基础	陈　晶	程海波	黑龙江中医药大学	南京中医药大学
95	高等数学	李秀昌	邵建华	长春中医药大学	上海中医药大学
96	中医药统计学	何　雁		江西中医药大学	
97	物理学	章新友	侯俊玲	江西中医药大学	北京中医药大学
98	无机化学	杨怀霞	吴培云	河南中医药大学	安徽中医药大学
99	有机化学	林　辉		广州中医药大学	
100	分析化学（上）（化学分析）	张　凌		江西中医药大学	

序号	书 名	主 编		主编所在单位	
101	分析化学（下）（仪器分析）	王淑美		广东药科大学	
102	物理化学	刘 雄	王颖莉	甘肃中医药大学	山西中医药大学
103	临床中药学☆	周祯祥	唐德才	湖北中医药大学	南京中医药大学
104	方剂学	贾 波	许二平	成都中医药大学	河南中医药大学
105	中药药剂学☆	杨 明		江西中医药大学	
106	中药鉴定学☆	康廷国	闫永红	辽宁中医药大学	北京中医药大学
107	中药药理学☆	彭 成		成都中医药大学	
108	中药拉丁语	李 峰	马 琳	山东中医药大学	天津中医药大学
109	药用植物学☆	刘春生	谷 巍	北京中医药大学	南京中医药大学
110	中药炮制学☆	钟凌云		江西中医药大学	
111	中药分析学☆	梁生旺	张 彤	广东药科大学	上海中医药大学
112	中药化学☆	匡海学	冯卫生	黑龙江中医药大学	河南中医药大学
113	中药制药工程原理与设备	周长征		山东中医药大学	
114	药事管理学☆	刘红宁		江西中医药大学	
115	本草典籍选读	彭代银	陈仁寿	安徽中医药大学	南京中医药大学
116	中药制药分离工程	朱卫丰		江西中医药大学	
117	中药制药设备与车间设计	李 正		天津中医药大学	
118	药用植物栽培学	张永清		山东中医药大学	
119	中药资源学	马云桐		成都中医药大学	
120	中药产品与开发	孟宪生		辽宁中医药大学	
121	中药加工与炮制学	王秋红		广东药科大学	
122	人体形态学	武煜明	游言文	云南中医药大学	河南中医药大学
123	生理学基础	于远望		陕西中医药大学	
124	病理学基础	王 谦		北京中医药大学	
125	解剖生理学	李新华	于远望	湖南中医药大学	陕西中医药大学
126	微生物学与免疫学	袁嘉丽	刘永琦	云南中医药大学	甘肃中医药大学
127	线性代数	李秀昌		长春中医药大学	
128	中药新药研发学	张永萍	王利胜	贵州中医药大学	广州中医药大学
129	中药安全与合理应用导论	张 冰		北京中医药大学	
130	中药商品学	闫永红	蒋桂华	北京中医药大学	成都中医药大学

（五）药学类专业

序号	书 名	主 编		主编所在单位	
131	药用高分子材料学	刘 文		贵州医科大学	
132	中成药学	张金莲	陈 军	江西中医药大学	南京中医药大学
133	制药工艺学	王 沛	赵 鹏	长春中医药大学	陕西中医药大学
134	生物药剂学与药物动力学	龚慕辛	贺福元	首都医科大学	湖南中医药大学
135	生药学	王喜军	陈随清	黑龙江中医药大学	河南中医药大学
136	药学文献检索	章新友	黄必胜	江西中医药大学	湖北中医药大学
137	天然药物化学	邱 峰	廖尚高	天津中医药大学	贵州医科大学
138	药物合成反应	李念光	方 方	南京中医药大学	安徽中医药大学

序号	书 名	主 编		主编所在单位	
139	分子生药学	刘春生	袁 媛	北京中医药大学	中国中医科学院
140	药用辅料学	王世宇	关志宇	成都中医药大学	江西中医药大学
141	物理药剂学	吴 清		北京中医药大学	
142	药剂学	李范珠	冯年平	浙江中医药大学	上海中医药大学
143	药物分析	俞 捷	姚卫峰	云南中医药大学	南京中医药大学

（六）护理学专业

序号	书 名	主 编		主编所在单位	
144	中医护理学基础	徐桂华	胡 慧	南京中医药大学	湖北中医药大学
145	护理学导论	穆 欣	马小琴	黑龙江中医药大学	浙江中医药大学
146	护理学基础	杨巧菊		河南中医药大学	
147	护理专业英语	刘红霞	刘 娅	北京中医药大学	湖北中医药大学
148	护理美学	余雨枫		成都中医药大学	
149	健康评估	阚丽君	张玉芳	黑龙江中医药大学	山东中医药大学
150	护理心理学	郝玉芳		北京中医药大学	
151	护理伦理学	崔瑞兰		山东中医药大学	
152	内科护理学	陈 燕	孙志岭	湖南中医药大学	南京中医药大学
153	外科护理学	陆静波	蔡恩丽	上海中医药大学	云南中医药大学
154	妇产科护理学	冯 进	王丽芹	湖南中医药大学	黑龙江中医药大学
155	儿科护理学	肖洪玲	陈偶英	安徽中医药大学	湖南中医药大学
156	五官科护理学	喻京生		湖南中医药大学	
157	老年护理学	王 燕	高 静	天津中医药大学	成都中医药大学
158	急救护理学	吕 静	卢根娣	长春中医药大学	上海中医药大学
159	康复护理学	陈锦秀	汤继芹	福建中医药大学	山东中医药大学
160	社区护理学	沈翠珍	王诗源	浙江中医药大学	山东中医药大学
161	中医临床护理学	裘秀月	刘建军	浙江中医药大学	江西中医药大学
162	护理管理学	全小明	柏亚妹	广州中医药大学	南京中医药大学
163	医学营养学	聂 宏	李艳玲	黑龙江中医药大学	天津中医药大学
164	安宁疗护	邸淑珍	陆静波	河北中医药大学	上海中医药大学
165	护理健康教育	王 芳		成都中医药大学	
166	护理教育学	聂 宏	杨巧菊	黑龙江中医药大学	河南中医药大学

（七）公共课

序号	书 名	主 编		主编所在单位	
167	中医学概论	储全根	胡志希	安徽中医药大学	湖南中医药大学
168	传统体育	吴志坤	邵玉萍	上海中医药大学	湖北中医药大学
169	科研思路与方法	刘 涛	商洪才	南京中医药大学	北京中医药大学
170	大学生职业发展规划	石作荣	李 玮	山东中医药大学	北京中医药大学
171	大学计算机基础教程	叶 青		江西中医药大学	
172	大学生就业指导	曹世奎	张光霁	长春中医药大学	浙江中医药大学

序号	书 名	主 编		主编所在单位	
173	医患沟通技能	王自润	殷 越	大同大学	黑龙江中医药大学
174	基础医学概论	刘黎青	朱大诚	山东中医药大学	江西中医药大学
175	国学经典导读	胡 真	王明强	湖北中医药大学	南京中医药大学
176	临床医学概论	潘 涛	付 滨	南京中医药大学	天津中医药大学
177	Visual Basic 程序设计教程	闫朝升	曹 慧	黑龙江中医药大学	山东中医药大学
178	SPSS 统计分析教程	刘仁权		北京中医药大学	
179	医学图形图像处理	章新友	孟昭鹏	江西中医药大学	天津中医药大学
180	医药数据库系统原理与应用	杜建强	胡孔法	江西中医药大学	南京中医药大学
181	医药数据管理与可视化分析	马星光		北京中医药大学	
182	中医药统计学与软件应用	史周华	何 雁	山东中医药大学	江西中医药大学

（八）中医骨伤科学专业

序号	书 名	主 编		主编所在单位	
183	中医骨伤科学基础	李 楠	李 刚	福建中医药大学	山东中医药大学
184	骨伤解剖学	侯德才	姜国华	辽宁中医药大学	黑龙江中医药大学
185	骨伤影像学	栾金红	郭会利	黑龙江中医药大学	河南中医药大学洛阳平乐正骨学院
186	中医正骨学	冷向阳	马 勇	长春中医药大学	南京中医药大学
187	中医筋伤学	周红海	于 栋	广西中医药大学	北京中医药大学
188	中医骨病学	徐展望	郑福增	山东中医药大学	河南中医药大学
189	创伤急救学	毕荣修	李无阴	山东中医药大学	河南中医药大学洛阳平乐正骨学院
190	骨伤手术学	童培建	曾意荣	浙江中医药大学	广州中医药大学

（九）中医养生学专业

序号	书 名	主 编		主编所在单位	
191	中医养生文献学	蒋力生	王 平	江西中医药大学	湖北中医药大学
192	中医治未病学概论	陈涤平		南京中医药大学	
193	中医饮食养生学	方 泓		上海中医药大学	
194	中医养生方法技术学	顾一煌	王金贵	南京中医药大学	天津中医药大学
195	中医养生学导论	马烈光	樊 旭	成都中医药大学	辽宁中医药大学
196	中医运动养生学	章文春	邬建卫	江西中医药大学	成都中医药大学

（十）管理学类专业

序号	书 名	主 编		主编所在单位	
197	卫生法学	田 侃	冯秀云	南京中医药大学	山东中医药大学
198	社会医学	王素珍	杨 义	江西中医药大学	成都中医药大学
199	管理学基础	徐爱军		南京中医药大学	
200	卫生经济学	陈永成	欧阳静	江西中医药大学	陕西中医药大学
201	医院管理学	王志伟	翟理祥	北京中医药大学	广东药科大学
202	医药人力资源管理	曹世奎		长春中医药大学	
203	公共关系学	关晓光		黑龙江中医药大学	

序号	书 名	主 编		主编所在单位	
204	卫生管理学	乔学斌	王长青	南京中医药大学	南京医科大学
205	管理心理学	刘鲁蓉	曾 智	成都中医药大学	南京中医药大学
206	医药商品学	徐 晶		辽宁中医药大学	

（十一）康复医学类专业

序号	书 名	主 编		主编所在单位	
207	中医康复学	王瑞辉	冯晓东	陕西中医药大学	河南中医药大学
208	康复评定学	张 泓	陶 静	湖南中医药大学	福建中医药大学
209	临床康复学	朱路文	公维军	黑龙江中医药大学	首都医科大学
210	康复医学导论	唐 强	严兴科	黑龙江中医药大学	甘肃中医药大学
211	言语治疗学	汤继芹		山东中医药大学	
212	康复医学	张 宏	苏友新	上海中医药大学	福建中医药大学
213	运动医学	潘华山	王 艳	广东潮州卫生健康职业学院	黑龙江中医药大学
214	作业治疗学	胡 军	艾 坤	上海中医药大学	湖南中医药大学
215	物理治疗学	金荣疆	王 磊	成都中医药大学	南京中医药大学